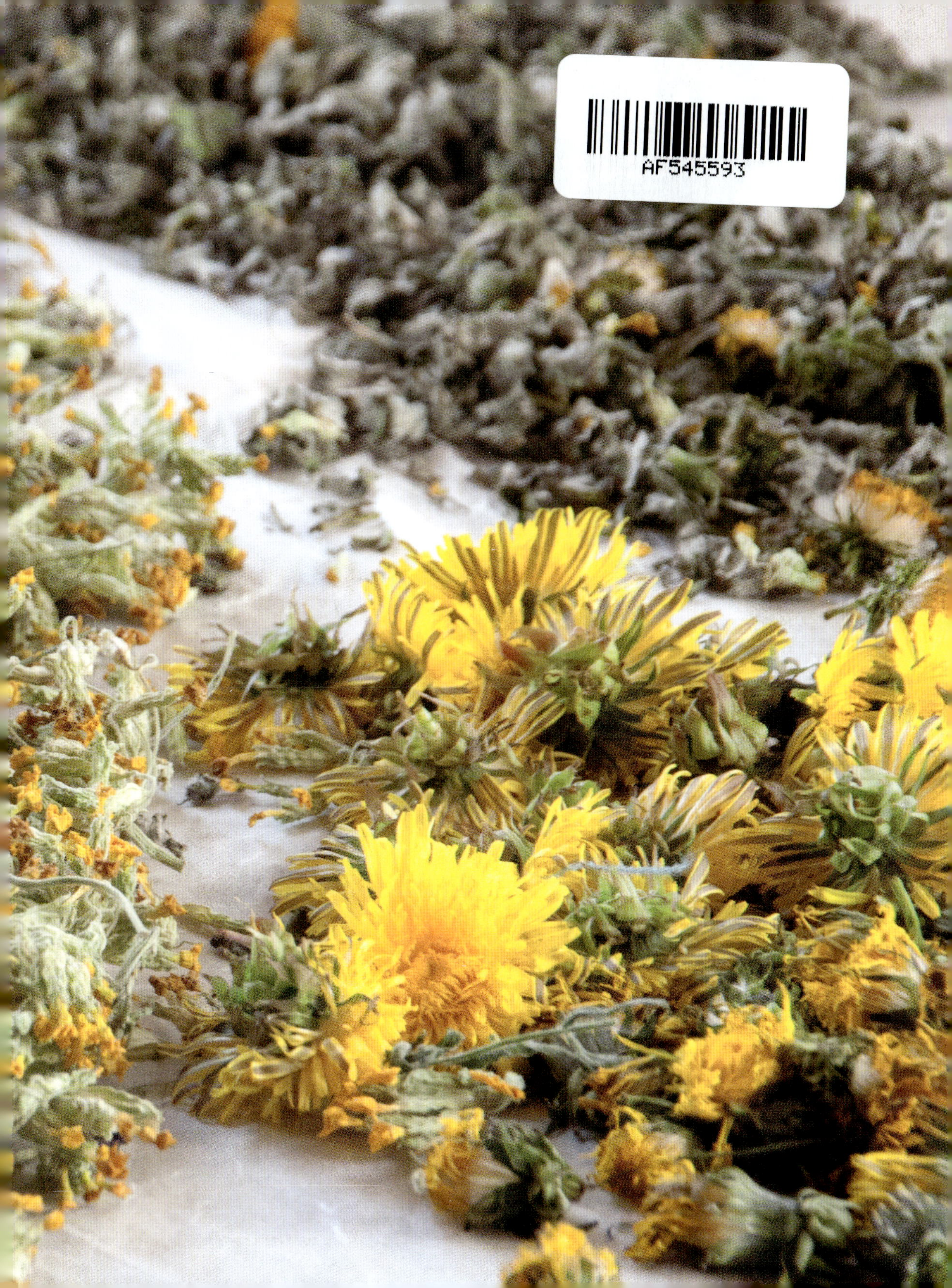

Südtiroler Kräuterfrauen

Irene Hager, Astrid Schönweger, Alice Hönigschmid

Auflage:
2020 2019 2018 2017
5 4 3 2

E-Mail: loewenzahn@studienverlag.at
Internet: www.loewenzahn.at

Umschlag- und Buchgestaltung sowie grafische Umsetzung: Alice Hönigschmid
Fotografien: Alice Hönigschmid

Gedruckt auf umweltfreundlichem, chlor- und säurefrei gebleichtem Papier.

Bibliografische Information Der Deutschen Bibliothek
Die Deutsche Bibliothek verzeichnet diese Publikation in der Deutschen Nationalbibliografie; detaillierte bibliografische Daten sind im Internet über <http://dnb.ddb.de> abrufbar.

ISBN 978-3-7066-2536-4

Mit freundlicher Unterstützung:
Frauenmuseum Meran
Südtiroler Bäuerinnenorganisation
Landesbeirat für Chancengleichheit für Frauen
Autonome Provinz Bozen Südtirol - Deutsche Kultur
Autonome Region Trentino-Südtirol

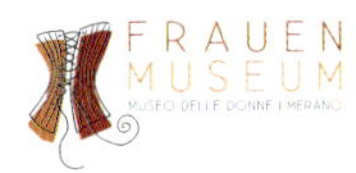

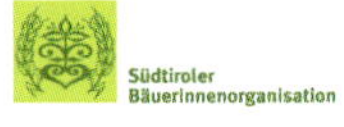

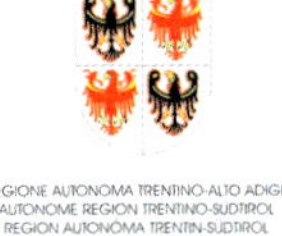

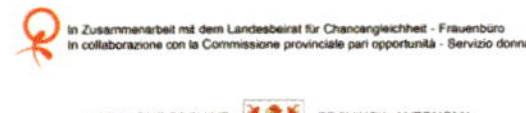

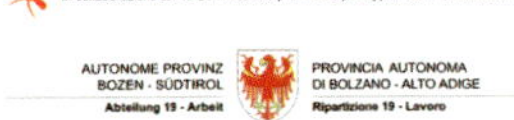

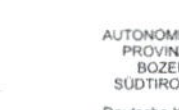

Wichtiger Hinweis: Die Ratschläge und Tipps in diesem Buch wurden nach dem aktuellen Wissensstand sorgfältig eingearbeitet und von Verlag und Autorinnen geprüft. Dennoch erfolgen alle Angaben ohne Gewähr, Verlag und Autorinnen haften nicht für eventuelle Nachteile und Schäden, die aus den im Buch gegebenen Anregungen resultieren. Die Anregungen ersetzen keine ärztliche Untersuchung und Betreuung.

IRENE HAGER | ASTRID SCHÖNWEGER | ALICE HÖNIGSCHMID

Südtiroler Kräuterfrauen

IHR **LEBEN**, IHR **HEILWISSEN**, IHRE **REZEPTE**

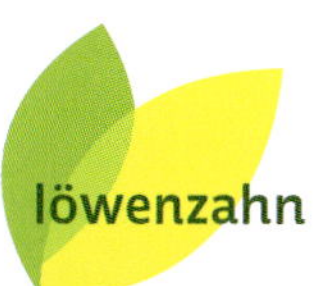

Inhalt

Liebe Leserinnen und Leser, liebe Kräuterfreunde und Kräuterliebhaber!

Ein altes Sprichwort sagt: „Für alles ist ein Kraut gewachsen." Das Wissen um die Heilkräfte der Kräuter ist sehr alt und wird nun wieder für die Gesundheit von Mensch und Tier zu Rate gezogen.
Die Autorinnen sind in ganz Südtirol herumgereist, um Frauen kennenzulernen, welche sich seit Jahren mit Kräutern beschäftigen. Ganz bewusst wurden ausschließlich Frauen interviewt: Seit Jahrhunderten sind es vor allem sie, die ihr Wissen über die Heilkräfte der Natur von einer Generation zur nächsten weitergeben. Diesen wertvollen Schatz halten Sie nun in Ihren Händen und können davon profitieren. Das Buch zeigt Ihnen noch viel mehr: Es gibt Ihnen Einblick in das Leben und die Philosophie der Frauen, welche hinter dem Wissen stehen. Jedes Porträt ist einzigartig, jede Geschichte einmalig und jede Frau ist außergewöhnlich. Als Landesbäuerin bin ich besonders erfreut, etliche Bäuerinnen in den Texten wiederzufinden. Ich lade Sie ein, in diese Geschichten einzutauchen. Lassen Sie sich von den Kräuterfrauen und ihrer speziellen Liebesbeziehung zur Kräuterwelt inspirieren. „Probieren geht über Studieren" – das gilt fürs Leben genauso wie für den Umgang mit den Kräutern. Ich wünsche Ihnen viel Freude beim Lesen dieses Buches, mögen Ihr Wissensdurst und Ihre Neugierde gestillt sowie Ihre Entdeckungslust und Ihre Experimentierfreude geweckt werden.

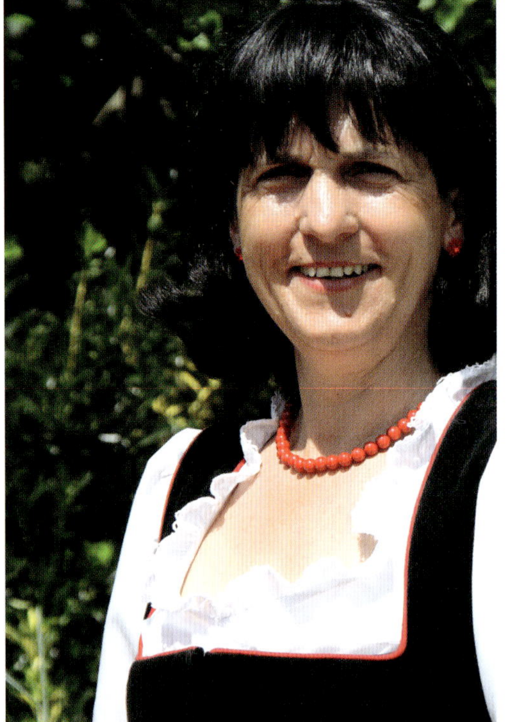

Hiltraud Neuhauser Erschbamer
Landesbäuerin

Südtiroler Bäuerinnenorganisation

Liebe Leserinnen und Leser,

zum Auftrag des Frauenmuseums gehört es, Frauengeschichte(n) und -rollen sichtbar zu machen, sich auf die Spuren der lokalen Geschichte zu begeben und die weiblichen Persönlichkeiten sowie ihr Wissen, ihre vielfältigen Tätigkeiten und ihren Ideenreichtum aufzuzeigen.
Im Jahr 2006 zeigten wir in Zusammenarbeit mit dem Frauenmuseum Hittisau (A) eine besondere Ausstellung zum Thema *Göttin, Hexe, Heilerin*, bei der die beauftragte Kuratorin Astrid Schönweger mit einem Team eine Lokalrecherche begann.
Ein weiterer Schritt in diesem Bereich erfolgte mit der Veröffentlichung der Publikation *Gott weiblich* (Kulturzeitschrift *Arunda*) 2010. Sie bietet erstmals eine Aufsatzsammlung zur Entwicklung des Frauenbildes von der Frühzeit bis zur Christianisierung im (Süd-)Tiroler Alpenraum und den Spuren davon im Heute.
Als die drei Autorinnen uns ihre Buchidee *Südtiroler Kräuterfrauen* und das Vorhaben, die Vielseitigkeit des Kräuterwissens im Lande aufzuzeigen, vorstellten, war dies für uns eine willkommene Weiterführung unseres Schwerpunktes: Porträts kräuterkundiger Frauen mit stimmungsvollen Bildern, in denen gezeigt wird, wie das Wissen der Kräuter sowie altes volksmedizinisches Wissen auch heute genutzt werden können.

Durch die wertvolle Zusammenarbeit mit den Südtiroler Bäuerinnen versuchen wir, dieses Buch als einen wichtigen Bestandteil der Südtiroler Frauenwelt bekannt zu machen.

Bleibt mir nur noch zu wünschen:
Viel Spaß beim Lesen!

Sigrid Prader
Leiterin des Frauenmuseums

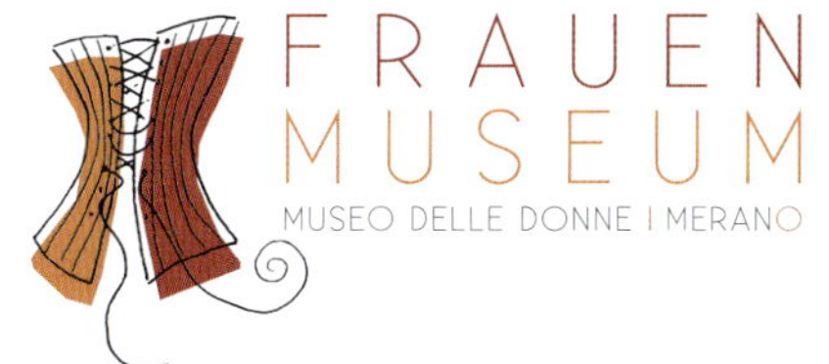

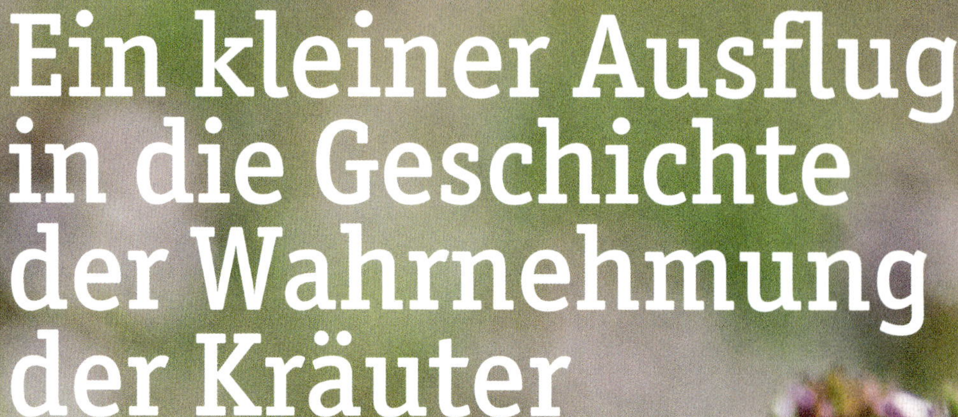

Ein kleiner Ausflug in die Geschichte der Wahrnehmung der Kräuter

„Früher waren Heilpflanzen neben wenigen Mineralien und tierischen Produkten die einzigen Heilmittel, die man kannte. Die Erfahrung im Umgang mit ihnen ... wurde ... von Generation zu Generation weitergegeben. Aber leider wurden auch viele dieser Aufzeichnungen durch die Missionierung geradezu vernichtet, da diese als Werk des Teufels angesehen wurden.
Heute ist die Heilpflanzenkunde eine eigenständige Wissenschaft. Durch die Bestimmung der Inhaltsstoffe und die Erforschung ihrer Wirkung findet Erklärung, was zuvor nur erahnt werden konnte.“[1]

Heinrich Abraham

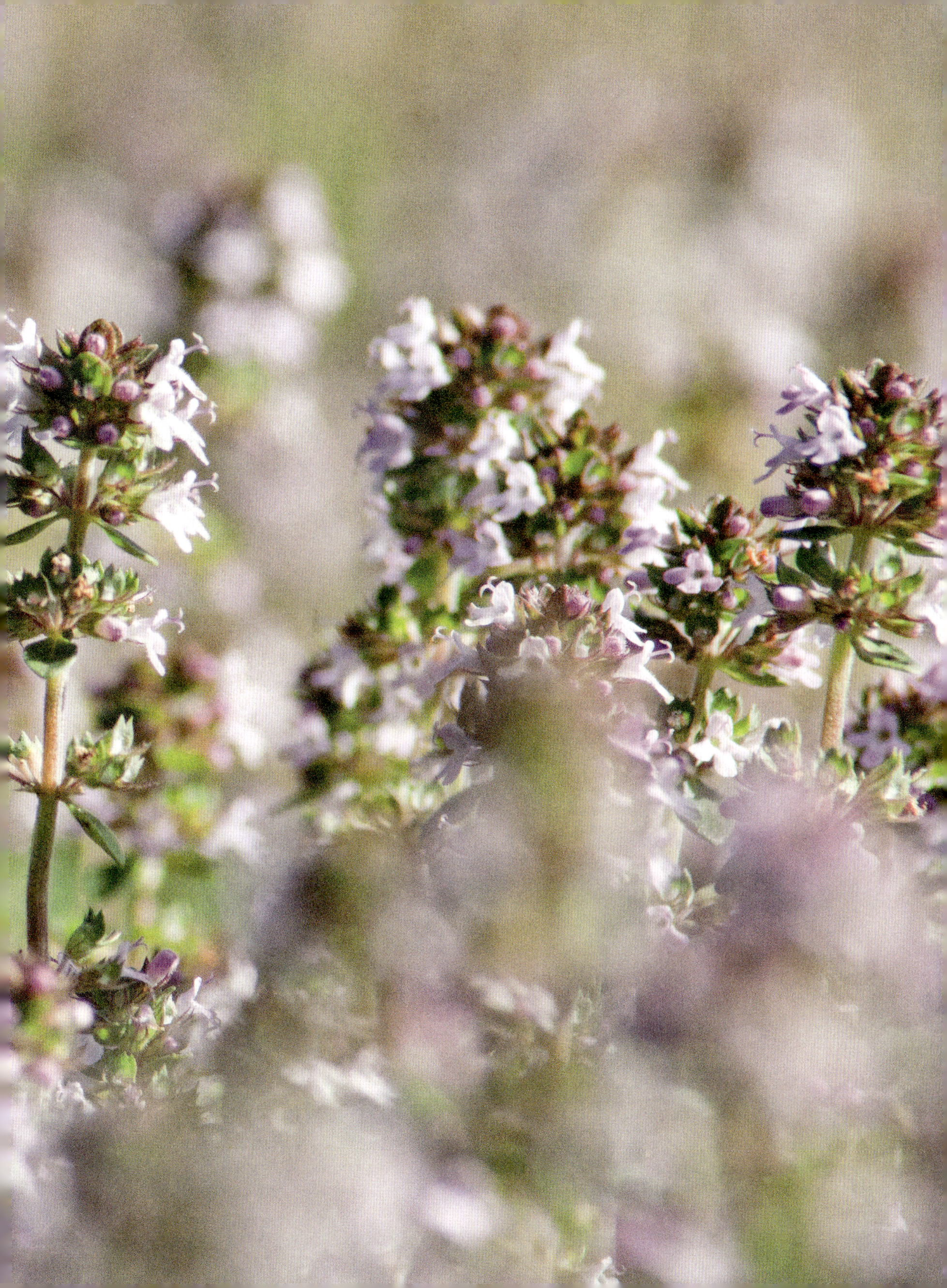

Dieses Buch ist eine Sammlung von Porträts ausgewählter Südtiroler Kräuterfrauen, doch wir alle drei – seit Jahren auch in Museen als Macherinnen von (historischen) Ausstellungen tätig – lieben die Geschichte hinter den Lebensgeschichten, das Umfeld von gestern und heute. Darum haben wir uns nicht nur für diesen thematischen Ausflug entschieden, sondern für insgesamt drei: Die Geschichte rund um die Kräuter, die Geschichte der Frauen als Heilerinnen und die Geschichte der Südtiroler Kräuterfrauen eingebettet in die der Volksmedizin werden nun eingangs kurz vorgestellt.
Gemeinsam bilden sie die Einleitung in das Thema des Buches. Sie sind eine Bereicherung für alle diejenigen, die tiefer, die *hinter* die Porträts schauen möchten.

Wieso beginnen wir mit dem Exkurs in die Geschichte der Wahrnehmung der Kräuter? Wir haben mit vielen Frauen gesprochen, einschließlich derer, die wir nicht in das Buch aufnehmen konnten, und sind dabei vielen unterschiedlichen Ansätzen, wie sie die Kräuter sehen und mit ihnen umgehen, begegnet.
Es gibt jene, die eine stark medizinisch geprägte Herangehensweise haben, die Inhaltsstoffe und Wirkung der Kräuter auf unsere Gesundheit kennen und sie dementsprechend einsetzen, aber auch die, die die Pflanzen als „Mitgeschöpfe" bzw. Freunde sehen und die Kommunikation mit ihnen als heilsam und nützlich für die Weiterentwicklung – für sich und für andere – empfinden, wieder andere betrachten sie vor allem als Bereicherung in der Küche und in anderen Bereichen des Lebens.
Wir wurden neugierig: Wo und wann in der Geschichte sind die verschiedenen Herangehensweisen entstanden und praktiziert worden? Dabei ist uns klar geworden, dass die verschiedenen historischen Wahrnehmungen noch immer aktuell sind, auch wenn nicht notwendigerweise jeder Kräuterfrau klar ist, auf welchen geschichtlichen Hintergrund sie selbst sich bezieht.
Begeben wir uns also gemeinsam auf diesen Ausflug und entdecken wir die Wurzeln der Anschauungen unserer Kräuterfrauen im Buch.

Das alte Sumer: Erste Heilrezepte mit Kräutern

Die Wiege unserer westlichen Heilkunst liegt in Mesopotamien sowie den dort entstandenen Hochkulturen des alten Sumer, später Babylonien, und des assyrischen Reiches. Dort wurden auch erste Niederschriften über medizinische Praktiken auf Keilschrifttafeln aus der frühen Bronzezeit (ca. 3000 v.u.Z.) entdeckt. So hielten die Heilkundigen im alten Sumer 250 verschiedene Heilmittel fest, deren Inhaltsstoffe zu 90 Prozent pflanzlichen Ursprungs sind.
Die Tafeln enthielten auch medizinische Rezeptsammlungen. Das eindrucksvollste Beispiel stammt aus der Tempelanlage von Nippur (2200–2100 v.u.Z.), wo auf Tontafeln 25 Rezeptsammlungen niedergeschrieben wurden, die zum Teil einheimische und zum Teil importierte Pflanzen enthalten.
Die Anwendung der Heilmittel auf den langen Listen der Tafeln ist mit unserem Wissen heute nicht immer leicht nachvollziehbar – schon gar nicht wissenschaftlich. Auch wenn beim Nippur-Fund das magische Beiwerk fehlte, ist dieses auf anderen Tontafeln mit medizinischen Inhalten neben Diagnosen, Symptomen und therapeutischen Verfahren häufig zu finden.

Im darauffolgenden babylonischen Reich an Euphrat und Tigris wurden Krankheiten als Ausdruck von bösen Geistern und Dämonen gesehen. Dementsprechend versuchte man, sie mit Beschwörungen zu heilen. Gesundheit und Krankheit des Menschen hingen von den Göttern ab.

In prachtvollen Gartenanlagen wurden unter anderem auch Heilpflanzen angebaut. So ist bekannt, dass der babylonische König Marduk-apal-iddina II. (772–710 v.u.Z.) einen Arzneipflanzengarten mit 64 verschiedenen Pflanzen anlegen ließ, darunter Kümmel, Fenchel, Thymian und Knoblauch[2].

Im alten Ägypten: Heilkräuter und Magie

Auch im alten Ägypten war die Heilkunst eine Mischung zwischen empirischen, rationalen Erkenntnissen und magischen Praktiken. Aus dem Papyrus Ebers ist sogar der Spruch bekannt: „Wirksam ist der Zauber zusammen mit dem Heilmittel, wirksam ist das Heilmittel zusammen mit dem Zauber."[3]

Zwar gibt es keine illustrierten Papyri von Heilpflanzen aus der Zeit der Pharaonen, doch altägyptische Pflanzennamen geben Hinweise auf das Aussehen der Pflanzen. Heilanwendungen finden sich auch auf einer Niederschrift von 1600 v.u.Z., einem neunzehn Meter langen Papyrus. Darin sind über 800 Rezepte enthalten, für die verschiedenste Heilpflanzen angeführt werden, zum Beispiel Fenchel, Echter Sellerie und Schafgarbe.

Natürlich sind auch nicht alle altägyptischen Rezepte aus der heutigen Perspektive nachvollziehbar, doch die Wirkung mancher konnte in der Zwischenzeit wissenschaftlich bewiesen werden, wie zum Beispiel der Einsatz des Granatapfels bei Bandwürmern. Untersuchungen bestätigen, dass Inhaltsstoffe des Granatapfels das Nervensystem eines Bandwurmes lähmen können, wodurch der sich nicht mehr an der Darmwand festsaugen und somit ausgeschieden werden kann. Das Credo im alten Ägypten lautete: Was Brechreiz auslöst und der Abführung dient, ist ein ausgezeichnetes Heilmittel. Dahinter steht die Auffassung, dass die Ausleitung „kranker Flüssigkeiten" für die Genesung förderlich ist.

Doch wie schon zuvor lagen Gesundheit und Krankheit in der Hand der Götteinnen und Götter; Krankheit konnte eine göttliche Strafe darstellen. Somit war auch die Gesundung etwas, das zumindest teilweise in die Hand der Göttinnen und Götter zu legen war.

Die ÄrztInnen dieser Zeit stellten alle Medikamente selbst her, und zwar aus dem, was sie aus dem Pflanzen-, Tier- und Mineralienreich gewinnen konnten, zum Beispiel Rizinus, Opium, Meerzwiebeln, Wacholder, Kalamus, Myrrhe und Kupferverbindungen. Gewürze wie Kümmel, Koriander, Sellerie und Zwiebeln wurden ebenfalls für medizinische Rezepte verwendet, die Kräuter auch zum Räuchern eingesetzt.[4]

Die griechische und römische Antike: Von Gottes Strafe zur Wissenschaft

Die alten GriechInnen schöpften aus dem Heilwissen der Völker des Vorderen Orients und galten dennoch als BegründerInnen der abendländischen Medizin.

Auch in den Anfängen des Altertums waren Gesundheit und Krankheit, Tod und Leben in den Händen von Göttern und vor allem Göttinnen – wie im nächsten Beitrag noch ausführlich beschrieben. Hier erwähnt sei der berühmteste der männlichen Heilgötter: Asklepios, Sohn des Apollon, zu dessen Ehren Tempel gebaut wurden, die als Sanatorien zur Heilung vor allem von psychosomatischen Krankheiten dienten, denn dass bei Krankheiten der psychische Faktor nicht unbedeutend war, galt für die GriechInnen als selbstverständlich.

Asklepios hatte den Ruf, Kranke im Schlaf heilen zu können; darum verbrachten die PatientInnen in diesen Sanatorien die Nacht, in ihren Träumen sollten sie Heilung finden. Sein Stab, der sogenannte Äskulapstab, ist bis zum heutigen Tag das Symbol der Medizin: ein Stab, um den eine Schlange gewickelt ist. Diese steht aufgrund ihrer Fähigkeit sich zu häuten für Erneuerung und damit für Heilung und Wiedergeburt.

Die einfache Bevölkerung verband mit den heilkundigen Praktiken vor allem schamanische Rituale. Im Laufe der Zeit verabschiedete die griechische Medizin jedoch die Vorstellung, dass Krankheit eine göttliche Strafe darstellte, und wandte sich zur Wissenschaft. Als derjenige, der mit der wissenschaftlichen Medizin im heutigen Sinne begann, gilt der Arzt Hippokrates von Kos (460–370 v.u.Z.). Er stammte aus dem Geschlecht der Asklepiaden, die sich auf den oben erwähnten Heilgott zurückführten, und reiste als wandernder Arzt durch ganz Griechenland und Kleinasien, ließ sich jedoch schlussendlich auf der Insel Kos nieder. Er wurde schon zu Lebzeiten stark verehrt. In seinen Schriften beschrieb er über 230 Heilpflanzen.
Hippokrates war es auch, der für den Beruf des Arztes erstmals eine bestimmte Ethik aufstellte. Erforderliche Attribute waren für ihn körperliche und geistige Hygiene, persönliche Integrität, Vorsicht, Empathie und analytisches Denken. Ein Arzt habe sorgfältig zu beobachten, zu fragen und zu untersuchen, um danach seine Diagnose und seine Therapie systematisch zu erarbeiten. Für ihn waren die Anamnese, die Vorgeschichte, die Lebensumstände und die seelische Situation der PatientInnen Grundlage für die Diagnose.
Auf Hippokrates' Denken baute auch der in Rom arbeitende und ursprünglich griechische Arzt Galen (129–211 n.u.Z.) auf, dessen Schriften die Grundlage der Klostermedizin im Spätmittelalter bildeten. Seine Vorstellungen wirkten bis ins neunzehnte Jahrhundert.
Galen katalogisierte die Heilpflanzen in Gruppen und fasste Werke seiner Vorgänger zusammen. Auch er reiste viel und lebte unter anderem neunzehn Jahre in Alexandria, dem Zentrum der Heilkunst der damaligen Zeit. Er behandelte als Wundarzt die Gladiatoren in Pergamon und betreute als Mediziner zeitweise die römische Aristokratie. Leitgedanke Galens war, dass alle Erscheinungen – ob nun in der Natur oder im Menschen – einen Zweck zu erfüllen hätten. Für ihn war der Mensch eine Einheit von Leib und Seele. Dementsprechend konnte er von zwei Seiten beeinflusst werden: von der Materie *und* von der Metaphysik.

Aus der Antike sind noch weitere medizinische Werke bekannt, in denen die Heilpflanzen eine große Bedeutung haben, so zum Beispiel in der *Naturgeschichte der Pflanzen* von Theophrast (371–287 v.u.Z.) oder beim berühmtesten Pharmakologen des Altertums Dioskurides (100 n.u.Z.), der in seiner *Materia Medica* ca. 600 Pflanzen beschrieb.

Die Vier-Säfte-Lehre der Antike

Hippokrates und Galen sind für unser Thema auch aufgrund der Humoraltherapie, häufig Vier-Säfte-Lehre genannt, wichtig, auf die heute noch viele Kräuterfrauen verweisen. Die ersten Ansätze zu dieser Lehre hat Hippokrates entwickelt, wobei jedoch angenommen werden kann, dass die Ursprünge aus dem alten Ägypten stammen. Galen hat sie zu einem komplexen System ausgebaut. Grundvorstellung der Vier-Säfte-Lehre ist, dass die Gesundheit des Menschen von der ausgewogenen Mischung der vier Körpersäfte abhängt, der gelben Galle, der schwarzen Galle, dem Schleim und dem Blut. Sobald ein Ungleichgewicht dieser Säfte besteht, entsteht Krankheit. Dabei haben die Säfte verschiedene Qualitäten: Die gelbe Galle wirkt warm und trocken, das Blut hingegen warm und feucht, die schwarze Galle kalt und trocken, der Schleim kalt und feucht.

	warm	kalt
trocken	Gelbe Galle	Schwarze Galle
feucht	Blut	Schleim

Das Gleichgewicht der Säfte kann je nach Jahreszeit schwanken, wobei stets ein Saft überwiegt; im Frühling Blut, im Sommer gelbe Galle, im Herbst schwarze Galle und im Winter Schleim.
Diese von Hippokrates verbreitete Lehre wurde von Galen einige Jahrhunderte später weiterentwickelt und mit den vier Elementen, den vier Temperamenten und den vier Lebensaltern verknüpft.

	Element	Temperament	Alter
Blut	Luft	Sanguiniker	Kindheit
Gelbe Galle	Feuer	Choleriker	Jugend
Schwarze Galle	Erde	Melancholiker	Mannesalter
Schleim	Wasser	Phlegmatiker	Greisenalter

Das Ungleichgewicht der Säfte kann durch ein Fehlen, ein Übermaß oder ein Verderben eines oder mehrerer Säfte entstehen. Die Behandlung erfolgt durch die Zufuhr eines Gegenelementes. Es gilt: Wasser löscht Feuer, Erde stoppt Luft. Laut Galen erfolgt dies konkret über die Ernährung und die Zuhilfenahme von Heilmitteln oder auch chirurgischen Maßnahmen.

Durch die Vier-Säfte-Lehre veränderte sich in der Antike auch die Betrachtung der Heilkräuter. Nun wirkten nicht mehr Göttinnen und Götter durch die Heilpflanzen, sondern sie wurden aufgrund ihrer Elemente-Qualität beobachtet. Ab nun wurde wichtig, ob sie wärmende, kühlende, befeuchtende oder austrocknende Eigenschaften hatten, um sie zum Ausgleich der Säfte einsetzen zu können. Laut Galen gibt es bei den von ihm angewandten Medikamenten *elementare*, die nur eine der vier Qualitäten besaßen, oder *kombinierte*, die zwei oder mehrere der genannten Eigenschaften vereinten.

Der richtige Zeitpunkt im keltischen und germanischen Heilwissen

Die KeltInnen und GermanInnen, die auch unser Land zumindest zeitweise besiedelten und die in engem Kontakt mit der heimischen Bevölkerung standen, beeinflussten die Wahrnehmung der Kräuter ebenfalls. Zwar ging durch die Ausbreitung des Römischen Reiches und später durch die Missionierung des Christentums viel nur mündlich überliefertes Heilwissen der KeltInnen verloren, aber in Gebieten wie Irland und Wales sowie in den Rückzugsgebieten des Alpenraumes – vor allem Nord- und Südtirol – hielten sich einige der magischen Praktiken und Heilrituale lange und sind in Sagen, Mythen und auch in der Volksmedizin bis heute erhalten.

Zentral war in der keltischen Heilkunst der „richtige Zeitpunkt", an dem die KräutersammlerInnen die Seelen der Pflanzen für sich gewinnen können. Richtige Zeitpunkte waren etwa im Tagesverlauf die Übergänge zwischen Tag und Nacht, der Sonnenaufgang oder -untergang und die „Mittelpunkte" Mittag und Mitternacht. Bei den Jahreszeiten waren es dagegen Winter- und Sommersonnenwenden, Frühlings- und Herbst-Tages-und-Nachtgleichen sowie die Feste der jahreszeitlichen Übergänge:

- *Imbolc* – 1. Februar, bei uns als Lichtmess bekannt,
- *Beltane* – 1. Mai, wobei bei uns die Nacht vom 31. April zum 1. Mai als Walpurgisnacht ein Begriff ist,
- *Lugnasad* – 1. August, das Kornfest,
- *Samhain* – 1. November, heute Allerheiligen.

Die Kräutersammlung wurde besonders zur Sommersonnenwende und zum Kornfest vorgenommen. Zu all diesen „guten Zeitpunkten" galt die Kommunikation mit den Wesen der Anderswelt und den Pflanzenwesen als leichter.

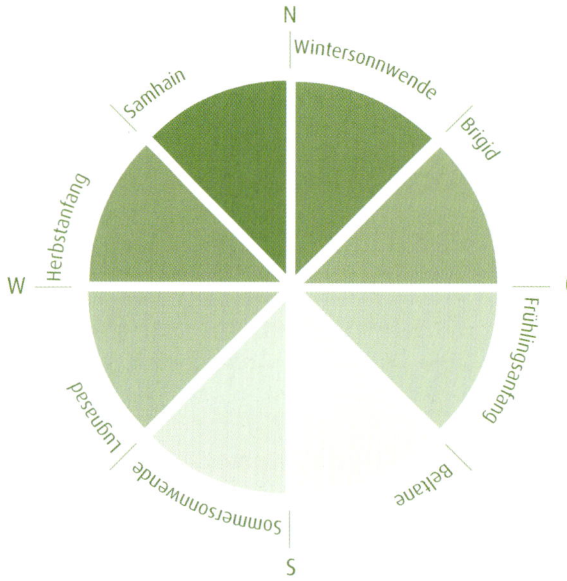

Keltischer Jahreskreis

Die Verabreichung von Heilkräutern zur Heilung von Krankheiten wurde stets von magischen Ritualen und Opfergaben begleitet. Da in der keltischen Vorstellung die Heilkräuter Natur- und Pflanzengottheiten zu verdanken waren, galt es auch, sie mit Ritualen und Opfergaben gnädig zu stimmen.

Da Eisen laut den Kelten die Macht innehatte, Pflanzengeister zu vertreiben, wurden Heilpflanzen von den DruidInnen mit Sicheln aus Kupfer abgeschnitten.
Auch die Weihe der Kräuter ist ein Überbleibsel des germanischen Heilwissens. Heute erfolgt sie am 15. August, am Maria-Himmelfahrts-Tag, in Südtirol als „Hochunserfrauentag" bekannt, und ist im gesamten Alpenraum als inzwischen christlicher Brauch erhalten geblieben. Den um diesen Tag gesammelten und schließlich geweihten Kräutern und Blumen wird besondere Heil- und Abwehrkraft zugesprochen. Der aus Kräutern gebundene Strauß, auch Kräuterbuschen, Frauenstrauß oder Weihbuschen genannt, ist nach Ort und Tradition verschieden. So kann er aus sieben, neun, 33, 77 oder gar 99 Kräutern bestehen. Nach der Weihe wird der Strauß getrocknet und an einem besonderen Platz aufbewahrt, oft im „Herrgottswinkel".
Genau vorgeschrieben wird bei diesem Buschen, welche Pflanzen dafür verwendet werden dürfen: die Königskerze in der Mitte, die anderen Pflanzen rundherum. Die Pflanzenauswahl variiert jedoch nicht nur von Region zu Region, sondern sogar von Dorf zu Dorf. Am häufigsten enthalten sind Johanniskraut, Wermut, Beifuß, Schafgarbe, Rainfarn, Kamille, Thymian, Baldrian, Eisenkraut, verschiedene Getreidesorten, Raute, Mohn, Tausendgüldenkraut, Wegwarte und Dost.
Diese Kräuter galten als wirksamer Schutz gegen Gewitter, wurden in den Raunächten zum Räuchern eingesetzt und werden bis heute als Heilmittel gegen Frauenleiden und andere Beschwerden verwendet.[5]

Das „Vergessen" und die Klostermedizin im Mittelalter

Im Mittelalter sorgten die christlichen Glaubensvorstellungen dafür, dass die „heidnische" Heilpflanzenkunde mit magischem

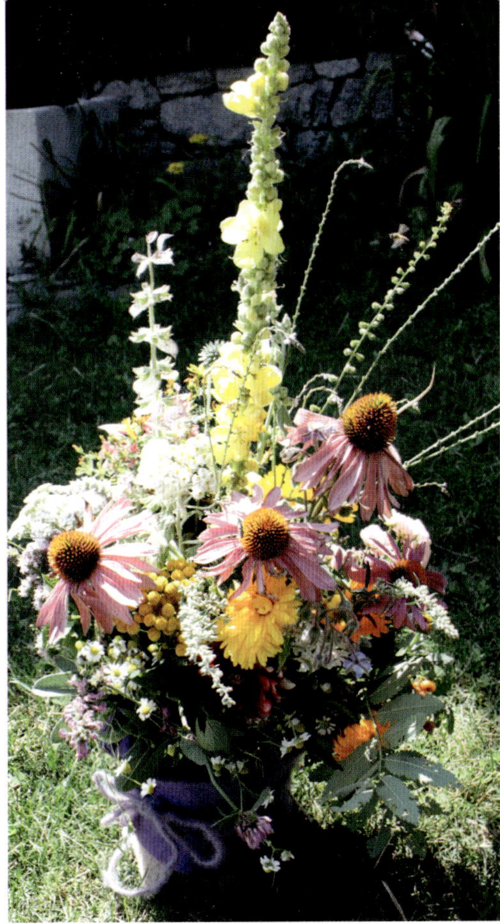

Der Kräuterbuschen, der am „Hochunserfrauentag" geweiht wird

Charakter und das ebenso „heidnische" medizinische Wissen der Antike dämonisiert, verboten und vergessen wurden.
Das Wissen der Antike erfuhr hingegen eine Weiterentwicklung in der arabischen Medizin, wo die griechischen und lateinischen Texte übersetzt und auch im Original studiert wurden. Dementsprechend erfuhr die antike Medizin im Orient eine neue Blüte, es entwickelten sich dort Spezialistentum und Krankenhäuser von einer Qualität, wie sie im Westen als Standard erst wieder ab dem neunzehnten Jahrhundert zu finden sind.

Als *der* Experte in der Pflanzenheilkunde galt während des ganzen Mittelalters der spanisch-arabische Arzt und Botaniker Abu Muhammad ibn al-Baitar (um 1190–1248), der 1230 über 1400 pflanzliche Heilmittel und deren Rezepturen beschrieb und somit das ganze medizinische und pharmakologische arabische Heilwissen des Mittelalters systematisch darstellte.

Erst ab dem dreizehnten Jahrhundert kam die inzwischen hochentwickelte arabische Medizin durch maurische Einflüsse über Spanien nach Mittel- und Westeuropa zurück. Über die italienischen Handelsbeziehungen zu Byzanz/Konstantinopel wurden die griechischen Texte wiederentdeckt. Nicht umsonst war die Schule von Salerno, die im Kapitel zu Frauen als Heilerinnen noch eine Rolle spielen wird, eine der ersten medizinischen Hochschulen Europas, die wesentlichen Anteil daran hatte, dass das griechisch-arabische medizinische Wissen Eingang in die westliche Welt fand.

Derweilen wurden seit dem Frühmittalter die Hospitäler von den Klöstern betrieben – Heilung erfolgte durch „Klostermedizin". Diese bestand aus Heilkräuter- und Wasserheilkunde. Das volksmedizinische – das heißt vor allem aus dem germanischen und vorher keltischen Bereich stammende und von den dort gebräuchlichen Zaubersprüchen und Beschwörungen befreite – Kräuterwissen floss nur wenig in die Klostermedizin ein. Während des gesamten Mittelalters bauten die medizinischen Vorstellungen vor allem auf den Lehren von Hippokrates und Galen, speziell auf die Vier-Säfte-Lehre auf, auch jene der Klostermedizin, die vor allem mit Heilbädern, Salben, Trinkkuren und biblischen Heilpflanzen arbeitete.
Wie zuvor schon bei den germanischen Stämmen war auch in der Klostermedizin das Heilen mit dem Glauben verbunden. Die Heilkunde galt als Handwerk *und* als angewandte Theologie. Somit war sie von 900–1300 n.u.Z. offiziell fast ausschließlich in der Verantwortung der Kirche. Außerhalb der Klöster gab es keine medizinische Aus-

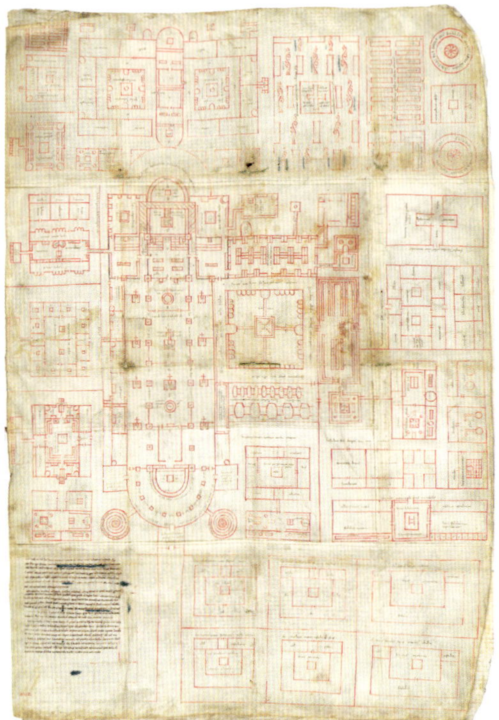

Der St. Galler Klosterplan mit Garten

bildung. Krankheiten, zum Beispiel auch die Pest, galten als von Gott gesandt, somit war auch in dieser „neuen" Vorstellung eine Heilung ohne Gottes Hilfe nicht möglich. Was es außerhalb der Klostermauern an Medizin gab, lag in den Händen der Frauen im Allgemeinen und der Hebammen im Speziellen. Daneben gab es noch Handwerksärzte, etwa die Bader und Scherer in den Badehäusern. Durch die Förderung von Kaiser Karl dem Großen (748–814) wurden das Anlegen der Kräutergärten und die darin zu züchtenden Pflanzen verbindlich. Der bis heute erhaltene St. Galler Klosterplan (9. Jh.) zeigt eine solche Anlage, wie sie damals als ideal empfunden wurde, wobei jede Heilpflanze ihr eigenes Beet hatte.
Im Lehrgedicht *Hortulus* des Abtes von Reichenau, Walahfrid Strabo (808–849), sind 24 Pflanzen erwähnt: Salbei, Weinraute, Eberraute, Flaschenkürbis, Melone, Wermut, Andorn, Fenchel, Schwertlilie, Liebstöckel, Kerbel, Lilie, Schlafmohn, Muskatellersalbei, Frauenminze, Minze, Poleiminze, Sellerie, Heil-Ziest, Odermennig, Rainfarn, Katzenminze, Meerrettich, Rose.

Zu den bekanntesten und ältesten Büchern des Mittelalters über Heilkräuter gehört das walisische *Rote Buch von Hergest*, entstanden um 400, welches neben Literatur, Sprichwörtern und Erzählungen auch eine Sammlung von Kräuterheilmitteln enthält. Das älteste erhaltene handschriftliche Buch zur Klostermedizin im deutschsprachigen Raum zur Zeit Karl des Großen (Ende des 8. Jh.) wurde im Kloster Lorsch bei Worms geschrieben und ist als *Lorscher Arzneibuch* bekannt. Es besteht hauptsächlich aus Rezeptsammlungen, in denen unter anderem darauf hingewiesen wird, dass einheimische Kräuter oft genauso wirksam seien wie teuer importierte ausländische. Außerdem wird im *Lorscher Arzneibuch* gefordert, dass die Heilkunst Reichen wie Armen zugänglich gemacht werden müsse.

Die herausragenden Persönlichkeiten im Mittelalter: Bingen und Paracelsus

Die herausragendste Vertreterin der Klostermedizin ist die Benediktineräbtissin Hildegard von Bingen, auf die auch im folgenden Kapitel näher eingegangen wird. Sie schrieb zwischen 1150 und 1160 zwei Abhandlungen zur Heilkunde, die *Physica* und *Causae et curae* (Ursachen und Behandlungen). Vor allem in der *Physica* beschrieb sie viele Heilpflanzen und deren Anwendungen, wobei sie auch Pflanzen aufnahm, die bis dato nicht als heilend galten, zum Beispiel die Ringelblume.
Ein Beispiel für die Beschreibung der Pflanzen in der *Physica*:
„Von der Königskerze
Die Königskerze ist warm und trocken und etwas kalt [...] Aber auch wer in der

Stimme und in der Kehle heißer ist und wer Schmerzen in der Brust hat, der koche Königskerze und Fenchel in gleichem Gewicht in gutem Wein, und er seihe das durch ein Tuch und trinke es oft, und er wird die Stimme wieder erlangen, und er heilt die Brust.“

Von den neun Bänden der *Physica* sind zwei den Kräutern gewidmet, eines der Heilkraft der Bäume, andere Tieren, Edelsteinen und Metallen.
Hildegard von Bingen bezog sich auf die Vier-Säfte-Lehre und entwickelte daraus eine eigene medizinische Theorie. Zentral war der Gedanke der Ganzheit, davon geprägt, dass Heil und Heilung eines kranken Menschen in seiner Hinwendung zum Glauben, also durch gute Werke und ein maßvolles Leben, begründet liegen..
Der im zwanzigsten Jahrhundert entstandene Begriff „Hildegard-Medizin“ hat nur ableitend etwas damit zu tun.
Neben Hildegard von Bingen war Paracelsus der bekannteste Arzt des Mittelalters. Auf ihn nehmen sehr viele Kräuterfrauen Bezug. Sein eigentlicher Name war Philippus Theophrastus Aureolus Bombastus von Hohenheim (vermutlich 1493–1541) und er war Arzt, Alchemist, Astrologe, Mystiker und Philosoph. Seine Heilerfolge wurden schon zu seinen Lebzeiten gefeiert. Gleichzeitig war er jedoch umstritten, weil er im Gegensatz zu Hildegard von Bingen die vorherrschende Lehrmeinung der Vier-Säfte-Lehre von Galen kritisierte.
Ebenso wie sie vertrat er jedoch die Auffassung, dass die Natur ein Geschenk Gottes sei. Der Mensch lebe eigentlich in einem Paradies, doch der Normalsterbliche verschließe die Augen vor der Schönheit der Welt und lebe dadurch in einem selbstgestrickten Fegefeuer aus Sünde und Verdammnis.
Aufgrund dieser Weltsicht waren für ihn für Diagnose und Behandlung nicht nur die empirischen Befunde wichtig, sondern auch die ganzheitliche Betrachtung des Menschen. Den materiellen Körper sah er als Teil eines größeren, nicht sichtbaren Körpers, der durch stetige Arbeit an sich selbst göttlich erleuchtet werden konnte.

Die Königskerze

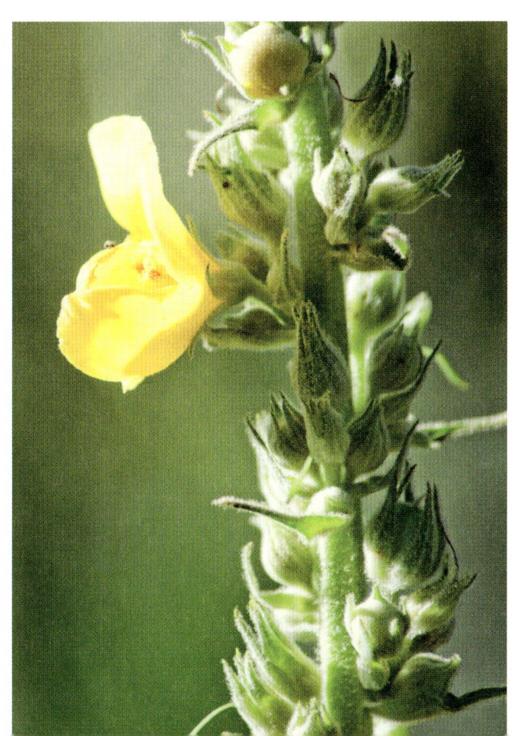

Paracelsus setzte sich sehr für die Nutzung der Heilkräuter ein, vor allem für die der lokalen, davon überzeugt, dass diese am besten wirken. Von ihm ist der Spruch „Ubi malum, ibi remidium“ überliefert (Wo die Krankheit, da das Heilmittel).[6]
Außerdem unterschied er zum ersten Mal „männliche“ von „weiblicher“ Medizin. Er ging davon aus, dass die Heilmittel den Geschlechtern entsprechend zubereitet werden sollten, denn bis auf wenige Ausnahmen braucht nach Paracelsus jedes Geschlecht grundsätzlich andere Kräuter.
Seine ganze Lehre beruht auf dem Gedanken, dass der Mikrokosmos dem Makrokosmos gleich ist. Unter dem Makrokosmos verstand Paracelsus das damals bekannte Universum mit der Erde als Mittelpunkt und

den Planeten und der Sonne, die sie auf bestimmten Bahnen umkreisen.
Der Mensch ist laut dieser Lehre ein Mikrokosmos, in dem sich die Planetenkräfte als geistiges Firmament in sieben Hauptorganen und sieben Grundprinzipien wiederspiegeln. Das heißt wiederum, dass am Stand der Sterne und Planeten abzulesen ist, was sich gegenwärtig auf der Erde abspielt, da im Himmel die gleichen Prinzipien herrschen wie in der Menschen- und Pflanzenwelt. Krankheiten entstehen demnach dadurch, dass die Planetenkräfte im Körper miteinander in Konflikt geraten. Folgende Tabelle zeigt, auf welche Organe, Körperfunktionen und geistige Prozesse die Planeten wirken.

Planet	Organ	Prinzip
Mond	Keimdrüsen	Reflexion, Regeneration
Merkur	Atemwege Hormone	Kommunikation Stoffwechsel
Venus	Harnorgane Venen	Sozialität Libido
Sonne	Herz-Kreislauf	Bewusstsein Wärmeprozesse
Mars	Galle Muskulatur	Wille Oxidationsprozesse
Jupiter	Leber Gelenke	Denken Temperament Formkräfte
Saturn	Milz Knochen	Wahrnehmung Strukturkräfte Abbauprozesse

Tabelle übernommen von Naturheilpraktiker Olaf Rippe aus seinem Text *Heilen im Einklang mit den Sternen. Astromedizinische Therapiekonzepte bei Paracelsus*[7]

Nicht nur die Organe unterstehen laut Paracelsus den Planeten, sondern auch die Heilmittel, von denen die meisten in der Pflanzenwelt zu finden sind.

Die Signaturenlehre

Auch auf die Signaturenlehre verweisen viele unserer Kräuterfrauen. In dieser mittelalterlich-christlichen Lehre wird davon ausgegangen, dass Gott für jede Krankheit ein Heilmittel parat hat und dass eine „Signatur“, irgendeine Art von Merkmal, einen Hinweis auf ihre Verwendbarkeit gibt.
Form, Struktur, Beschaffenheit, Farbe, Charakter, Geruch, Geschmack, Standort, Entstehungszeit, Wachstumsphase, Lebensdauer und viele weitere Aspekte können als Ähnlichkeit, Verwandtschaft oder Analogie verstanden werden. Es gilt, diese Kennzeichen zu erkennen und lesen zu lernen. Hinzu kommen vielfach astrologische Zuordnungen, wie Paracelsus sie machte (dargestellt in untenstehender Tabelle), und/oder humoralpathologische Zuordnungen nach den Elementen.

Ein humoralpathologisches Beispiel bezüglich der Zuordnung zu den Elementen wäre der Rosmarin. Indizien dafür, dass er zum Element Feuer gehört, sind sein Geruch und seine Wirkung – der würzige, warme, balsamisch intensive Geruch und die stimulierende Wirkung auf den Kreislauf verweisen auf das Feuer.
Herzförmige Blüten bei Pflanzen sind ein Hinweis für die Wirksamkeit gegen Herzkrankheiten, höckrige Wurzeln helfen gegen Geschwülste und stachelige Pflanzen stärken die Abwehrkräfte. Der Samen des Helmkrautes, der wie ein kleiner Schädel geformt ist, weist auf seine lindernde Wirkung bei Kopfschmerzen hin, der gelbe Saft des Schöllkrautes auf seinen wohltuenden Effekt bei Lebererkrankungen. Die geschwollenen Wurzelknöllchen des Scharbockkrauts helfen gegen Hämorrhoiden, die haarigen Brennnesseln gegen Haarausfall, die Form der Bohne gegen Nierenleiden – und so weiter und so fort.

Auch die den Pflanzen innewohnenden Planetenkräfte sind an ihren sogenannten „Signaturen“ zu erkennen. Wir haben in die folgende Tabelle, vor allem die Kräuter aufgenommen, die von unseren Kräuterfrauen zu ihren Lieblingskräutern erklärt wurden.

Planet	Pflanzensignatur	Beispiele
Mond	- Standort häufig feucht; - samenreich, schleimige Pflanzen, Milchsaft; - weiße bzw. weiß-gelbliche Blüten; - oft nachts blühend; - betäubender, muffiger und penetranter Geruch, Blätter oft weiß oder silbrig schimmernd.	Eberraute
Merkur	- Aufrechte, schlanke, rankende Gestalt; - ausgeprägtes Blattprinzip; - lanzettförmige, schlanke, aber auch gefiederte Blätter; - Blütenfarbe oft blau bis violett; - kleine Schirmblüten; - oft bizarre Formen; - flüchtiger Duft.	Lavendel; Minze; Gundelrebe
Venus	- harmonisch geformt; - rundliche und regelmäßig gezahnte, samtige Blüten; - ungiftig; - essbare Früchte; - üppige Blütenausbildung; - Blütenfarbe von weiß, weiß-rosa bis bunt; - oft sinnlich-betörender Duft.	Weißdorn; Heckenrose; Kamille
Sonne	- majestätische Gestalt; - auffallend, harmonisch geformt; - warm-trockener Standort; - es lassen sich fette Öle gewinnen; - ausgeprägte Samenbildung; - würziger, warmer, guter Geruch und Geschmack; - gelbe bis orange Blüte; - Säfte oft gelb.	Johanniskraut; Ringelblume
Mars	- widerstandsfähige Pflanzen; - Ausbildung von Dornen, Stacheln und Brennhaaren; - hautreizende Stoffe; - oft senfig, scharfer, beißender Geruch und Geschmack; - rote Blüte oder Frucht.	Brennnessel; Schöllkraut
Jupiter	- viel Holz; - feste, harte, zähe Stängel; - aufrechte, gerade herrschaftliche Gestalt (ähnlich der Sonne); - essbare Früchte, vor allem Korn und Nüsse; - lichte Blütenfarben, von gelb bis tiefblau; - ausgeprägte Blattbildung; – Blätter glatt, ledrig; - Speicherwurzeln; - Geschmack bitter-würzig.	Goldmelisse; Löwenzahn; Engelwurz
Saturn	- Langlebige Pflanzen; - überdauern Extremklima; - schattenliebend; - Wurzelbetonung; - häufig giftig; - Halluzinogene; - Blüten oft düster, dunkelviolett, schmutzige Brauntöne; - Gestik oft gekrümmt; - wider die natürlichen Rhythmen wachsend; - immergrün, hart.	Isländisch Moos; Wermut; Beifuß

Die Beschreibungen der Pflanzensignaturen in der Tabelle sind aus der Publikation von Olaf Rippe und Margret Madejsky *Die Kräuterkunde des Paracelsus* übernommen.[8]

Für Paracelsus war die Signaturenlehre eine weitere Bestätigung seiner kosmischen Anschauung des Mikro- und des Makrokosmos und dafür, dass alles miteinander in Beziehung steht. Er benutzte sie zum Auffinden von Heilmittelträgern und für alchemistische Techniken zur Extraktion enthaltener Wirkstoffe. Die Lehre wurde nicht von ihm erfunden, sondern schon im alten Ägypten zur Ermittlung von Heilmitteln angewandt, aber er hielt sie als Erster schriftlich fest und machte sie so einem breiten Publikum bekannt.

Die Signaturenlehre ist nicht nur in der europäischen Medizin bekannt, auch wenn sie gut in die christliche Weltanschauung passte: eine von Gott perfekt für den Menschen geschaffene Welt, in der die Signaturen Werke des Schöpfers waren, die die Menschen nur zu erkennen brauchten.

Die ayurvedische Medizin bedient sich ebenfalls Zuordnungssystemen nach Signaturen, die chinesische Medizin kennt die Signaturen Geschmack, Geruch, Farbe, Tages- und Jahreszeiten, Elemente, Organe, Sinnesorgane und andere Körperteile für die Auswahl passender Heilmittel. Auch in schamanistischen Traditionen ist die Signaturenlehre bekannt. Das Erkennen der Zeichen für die mögliche Verwendung eines Heilkrautes erfolgt meist in Trance.
In erster Linie kommt die Signaturenlehre in traditionellen Heillehren vor, in denen kosmisches Denken einen Platz hat. Ins naturwissenschaftliche Welterklärungsmodell ist sie schwerer zu integrieren – sie wird von wissenschaftlich-medizinischer Seite stark angezweifelt. In der Schulmedizin wird sie mehrheitlich als „haltlos“ abgelehnt, wobei man anerkennt, dass einige Aspekte der Signaturenlehre empirisch nachweisbar sind. So wurde etwa entdeckt, dass die Walnuss – wegen ihres hirnartigen Aussehens als traditionelles Mittel bei Kopfkrankheiten angewandt – tatsächlich wertvolle Fettsäuren für das Hirn enthält.

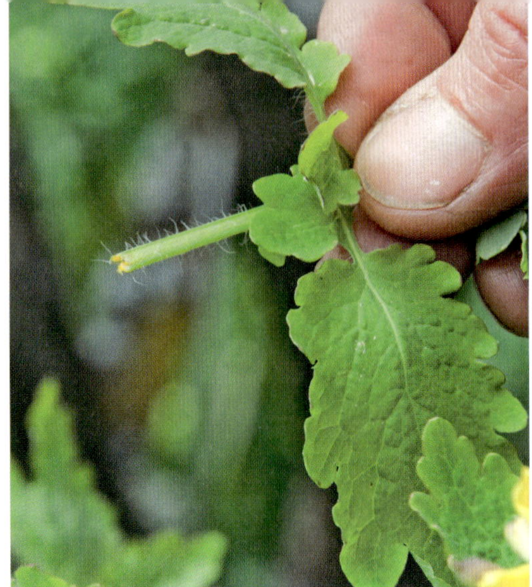

Der gelbe Saft des Schöllkrauts für Galle und Leber

Diese Erkenntnisse werden von der Wissenschaft großteils als Zufall abgetan, mit der Begründung, dass genauso viele Zuordnungen bislang wissenschaftlich (noch) nicht untermauert seien. KritikerInnen behaupten, dass keine Wirkung des Frauenmantels gegen Frauenkrankheiten festgestellt werden konnte und dass die weiß gefleckten Blätter des Lungenkrautes, die seit jeher bei lungenkranken Menschen eingesetzt werden, wissenschaftlich bislang als wirkungslos eingeschätzt werden.

Die auch als Lehrende und mit eigener Praxis in München bekannte Margret Madejsky meint dazu, dass in Zeiten der „so genannten rationalen Phytotherapie“ nur Laboranalysen, Tierversuche und Doppelblindstudien etwas gelten, es aber vorher schon „Heilpflanzenerkenntnisse“ gab, z.B. die Signaturenlehre. Die oft simple Herangehensweise solcher Erkenntnisse sei häufig von „Rationalisten“ als Aberglaube herabgesetzt worden, wobei aber verdrängt werde, dass die moderne Phytotherapie gerade von alten Erkenntnissen wie der Signaturenlehre profitiere, denn wenn PflanzenforscherInnen im Regenwald neue Heilkräuter entdecken,

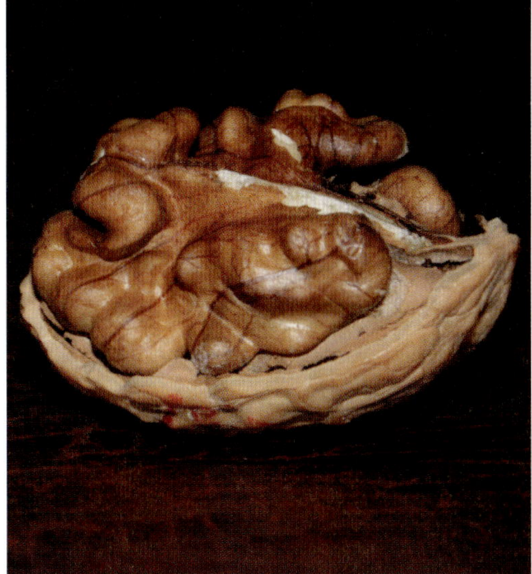

Der Kern der Walnuss erinnert an das Gehirn

informieren sie sich bei den UreinwohnerInnen, wie diese sie verwenden – und die würden sich der alten Heilpflanzenerkenntnisse wie der Signaturenlehre bedienen. Madejsky beendet ihr Plädoyer für die Signaturenlehre mit folgenden Worten:

„Signaturen sind [...] wie Spuren, die die Schöpferkräfte in den Pflanzen und natürlich auch in Steinen, bei Tieren oder am Menschen hinterlassen haben. Wer daran zweifelt, dass man die Heilkräfte einer Pflanze von ihrem Äußeren ablesen kann, sollte die Signaturen einmal mit Tierfährten vergleichen, die eben auch nur ein naturkundiger Mensch lesen kann. [...]"[9]

Die Homöopathie als Weiterentwicklung

Der erste Aufsatz zur Homöopathie wurde 1796 von dem deutschen Arzt Samuel Hahnemann (1755–1843) veröffentlicht. Das Wort „Homöopathie" ist altgriechisch und bedeutet wörtlich „ähnliches Leiden". Dahinter steht das von Hahnemann formulierte „Ähnlichkeitsprinzip", in dem ein homöopathisches Arzneimittel so ausgewählt wird, dass es bei gesunden Menschen ähnliche Symptome hervorrufen kann wie die, an denen der kranke Mensch leidet. Dabei wird auch der Gemütszustand der Person berücksichtigt.

Dieses Prinzip hat Hahnemann nicht erfunden. Schon Hippokrates meinte: „Die Krankheit entsteht durch Einflüsse, die den Heilmitteln ähnlich wirken, und der Krankheitszustand wird beseitigt durch Mittel, die ihm ähnliche Erscheinungen hervorrufen." Auch Paracelsus stellte fest: „Ähnliches wird durch Ähnliches behandelt und nicht Gegensätze durch Gegensätze." Schlussendlich baut auch die Signaturenlehre darauf auf, indem die Heilkraft der Pflanze durch Ähnlichkeit in Form, Farbe etc. gefunden wird.

Als Grundsubstanzen werden in der Homöopathie Pflanzen, aber auch Tiere und Mineralien verwendet. Für die Herstellung der Arzneimittel werden die Grundsubstanzen potenziert, d. h. mit Wasser oder Ethanol verschüttelt oder mit Milchzucker verrieben – davon ausgehend, dass eine, so Hahnemann, „im innern Wesen der Arzneien verborgene geistartige Kraft wirksam" werde.

Die Herrschaft der synthetischen Arzneimittel

Im Laufe der Jahrhunderte hatten die Naturwissenschaft und damit auch eine rein materielle Ursache-Wirkung-Diagnose und eine überwiegende Symptom-Behandlung im Westen überhandgenommen.

Die Kräuter wurden „ein Teil von" einer Arznei, spätestens mit der Entdeckung des ersten „Wirkstoffes" durch den Apotheker Friedrich Sertürner (1783–1841) im Jahre 1804.

Sertürner konnte aus der Droge Opium, gewonnen aus Schlafmohn, einen Wirkstoff extrahieren, den er in Anlehnung an Merpheus, den griechischen Gott des Traumes, Morphium nannte. Dies markierte den Beginn der Arzneimittel, die aus extrahierten Naturstoffen und heute vielfach aus den chemisch nachgebauten synthetischen Stoffen bestehen.[10]

Erst in der zweiten Hälfte des zwanzigsten Jahrhunderts kamen Kritiken an diesen Arzneimitteln auf. Die extrahierten bzw. heute meist chemisch hergestellten Substanzen rufen so manche Nebenwirkung hervor, die wiederum mit Arzneimitteln behandelt werden muss. Auch das Phänomen der sogenannten „resistenten Keime“, im Fachjargon „Multiresistenz“ genannt, wird von manchen als Resultat von Behandlungen auf reiner Wirkstoff-Basis zurückgeführt.
Der Pflanzenheilkunde wurde durch diese Arzneimittel ein jähes Ende gesetzt. Erst im neunzehnten Jahrhundert wurde sie langsam wiederentdeckt, und zwar vor allem von Pfarrern, die sich die Mühe machten, altes Wissen wieder auszugraben, zu sammeln und neu bekannt zu machen. Zu ihnen gehörten die Pfarrer Kneipp, Künzle und Weidinger.

Schlafmohnblüte und -kapseln - Basis für Morphium

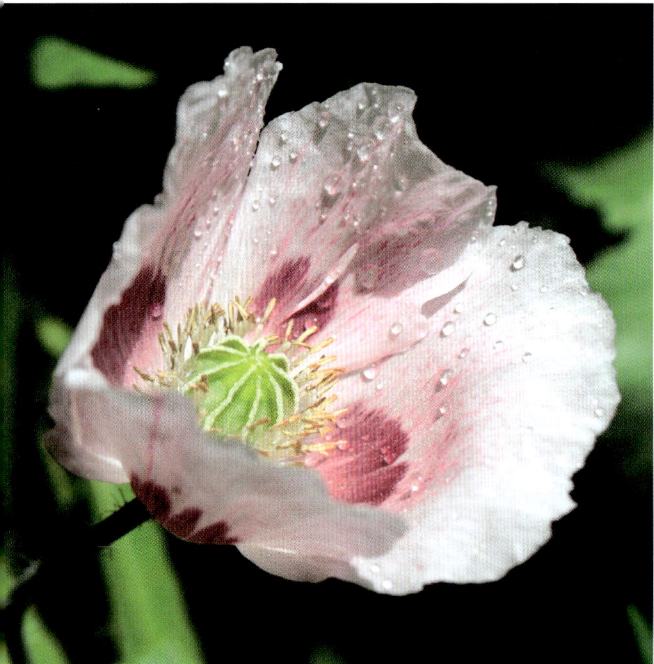

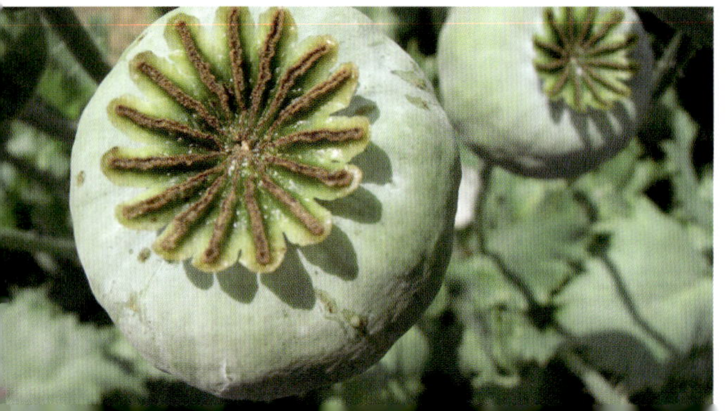

Die Bedeutung des Wassers und der Pflanzen – Sebastian Kneipp

Sebastian Kneipp (1821–1897) war ein bayerischer Priester, Hydrotherapeut und Namensgeber der sogenannten Kneipp-Medizin. Die Wasserkur mit Wassertreten, die häufig mit ihm assoziiert wird, hat er nicht erfunden, sondern nur bekannt gemacht. Schon vor seinem Studium der Theologie hatte Kneipp durch einen Mentor die Pflanzenheilkunde für sich entdeckt – sie sollte ihn nie mehr loslassen. Als er während seines Studiums 1849 an der damals als unheilbar geltenden Tuberkulose erkrankte, entdeckte er in einer Bibliothek das damals 100 Jahre alte Buch *Unterricht von der Heilkraft des frischen Wassers* des Arztes Johann Siegmund Hahn (1696–1773), dessen Erkenntnisse bislang so gut wie unbekannt waren.
Kneipp – inspiriert von diesem Buch – nahm daraufhin regelmäßig kurze Bäder in der eiskalten Donau und kurierte sich selbst. Dies war der Beginn seiner Beschäftigung mit der gesundheitsfördernden Kraft des Wassers und der heilenden Wirkung der Pflanzen. Tägliche Wasseranwendungen wurden für ihn zum festen Bestandteil seines Lebens. Während seines Studiums behandelte er außerdem heimlich Kommilitonen, die ebenfalls an Tuberkulose erkrankt waren.
Zeit seines Lebens wurde Kneipp immer wieder angezweifelt, mehrmals der Kurpfuscherei beschuldigt und von einem Apothe-

ker sogar wegen „Gewerbebeeinträchtigung und Schädigung" angezeigt und später mit Brandstiftungen sabotiert. 1855 wurde er Beichtvater der Dominikanerinnen im Kloster Wörishofen, wo er das klösterliche Leben stark beeinflusste. Er machte Wörishofen zu einem Kurort, den Tausende von Heilsuchenden aufsuchten. Auch Adelige und hohe Geistliche bis hin zum Papst ließen sich auf seine Behandlungsmethoden ein.
Kneipps Bücher erreichten Millionenauflagen und werden heute noch verlegt, es gibt viele Kneippkurorte und Kneippvereine und sein ganzheitliches Denken gilt bis in die Gegenwart als wegweisend für alternative Heilmethoden und die immer wichtiger werdende Präventivmedizin – nicht umsonst hat so manche Kräuterfrau seine Lehren verinnerlicht.
Pfarrer Kneipp war visionär, er schuf das Konzept eines ganzheitlichen Lebensstils, das ein Gleichgewicht des Menschen mit seiner natürlichen Umwelt anstrebt. Vor allem angesichts der Umweltbelastungen und der stressbedingten Zivilisationskrankheiten ist dieses Konzept aktueller denn je.

Es gründet auf fünf „Säulen":

1. Die Hydrotherapie

Zu Kneipps Repertoire gehörten neben dem Wassertreten kalte Güsse, kalte und warme Teil-, Voll- und Wechselbäder, kalte und warme Wickel und Auflagen. Für Kneipp war es das einfachste, sicherste und natürlichste Mittel zur Erhaltung von Gesundheit und Kraft.
„Das Wasser ist mein bester Freund und wird es bleiben, bis ich sterbe."

2. Die Ernährungstherapie

Hierbei stellte er die vielseitige Vollwertkost in den Vordergrund.
„So lange keine durchgreifende Änderung in unserem Ernährungssystem eintritt, können die argen Schäden, an denen die Menschheit krankt, nicht behoben werden, es wird im Gegenteil noch schlechter werden."

3. Die Bewegungstherapie

Kneipp empfiehlt das Barfußlaufen und sieht eine intensive Form der Bewegung als einfachste Abhärtungsmethode, wobei er betont, dass auf einengende Kleidung verzichtet werden sollte.
„Die Bewegung erhöht die Lebenslust und hilft dem Menschen durch die Stärkung seines Körpers."

4. Die Ordnungstherapie

Kneipp schlägt dabei eine bewusste, die Gesundheit erhaltende Lebensführung vor, die Balance und „Ordnung in der Seele" verlangt.
„Kaum ein Umstand kann schädlicher auf die Gesundheit wirken als die Lebensweise unserer Tage. Es muss ein Ausgleich gefunden werden, um die überanstrengten Nerven zu stärken; ihre Kraft zu erhalten; es muss ein Gleichgewicht hergestellt werden."

5. Die Phytotherapie

Kneipp setzte auf die heimischen Kräuter, bis auf Agave und Aloe. Bei diesen beiden plädierte er dafür, sie auf der Fensterbank anzusetzen. Sein Lieblingskraut war Arnika, das traditionell für äußerliche Anwendungen bei Blutergüssen, Prellungen, Quetschungen, Zerrungen, Muskelkater und Venenbeschwerden eingesetzt wurde. Er beschrieb ca. 45 Pflanzen, deren Wirkung – ohne Nebenwirkungen – heute wissenschaftlich belegt sind.
„Alles was wir brauchen, um gesund zu bleiben, hat uns die Natur reichlich geschenkt."
„Je länger ich mich mit den Kranken abgebe, umso klarer wird mir, dass Gott, der Schöpfer aller Dinge, uns die halbe Apotheke im Wasser und die andere Hälfte in den Kräutern bestimmt hat."[11]

Kräuterpfarrer Künzle

Der Schweizer katholische Pfarrer Johann Künzle (1857–1945) gilt als Wegbereiter der modernen Phytotherapie und ist nach Sebastian Kneipp bis in die heutige Zeit einer der bekanntesten Kräuterpfarrer.
Künzle war das jüngste von zwölf Kindern, von denen sieben schon im Kindesalter starben. Obwohl er mit dreizehn Jahren seinen Vater verlor, verhalfen ihm die älteren Brüder zum Studium. Er fühlte sich berufen und wurde 1881 zum Priester geweiht, doch schon in den Studienjahren war Pflanzenkunde sein Lieblingsfach und sein Interesse für die Heilpflanzen begleitete ihn durchs Leben.
Als Seelsorger kümmerte er sich mit seinen Kräuterkenntnissen anfangs um diejenigen, die bereits aufgegeben worden waren. Weil er damit Erfolge erzielte, wurde dies bald bekannt – mehr und mehr Leute strömten zu ihm.
Schließlich wurde Künzle beim Bischof angeschwärzt. Er schickte diejenigen, die von ihm geheilt worden waren, zu ihm, auf dass sie ihre eigenen Geschichten erzählten, woraufhin der Bischof ihm das Heilen weiterhin erlaubte.
In den verschiedenen Pfarreien, in denen Künzle später eingesetzt war, riss der Strom der Hilfesuchenden nicht ab. Im Alter zog er sich nach Zizers in der Schweiz zurück, um sich nur mehr der Heilung der Kranken zu widmen. Eine andere Version ist, dass er vom Bischof wegen seiner zweifelhaften medizinischen Ansichten dorthin zwangsversetzt wurde.
Auch in Zizers erwarteten ihn heftige Kämpfe mit den Behörden und der Schulmedizin. Eine spontane Volksinitiative gestattete ihm, seine Arbeit fortzuführen. 1922 legte er vor einer Ärzteprüfungskommission im Alter von 65 Jahren ein Examen ab und war fortan behördlich als Kräuterpfarrer anerkannt – und zugleich weltberühmt. Von nun an kamen und schrieben ihm Leute aus dem In- und Ausland, sowohl aus dem Adel als auch aus dem einfachen Volk.
Künzles Kräuterhandel lief europaweit, oftmals sogar bis nach Übersee. Die daraus entstandenen Verdienste ließ er Armen und Kranken ohne Rücksicht auf konfessionelle Unterschiede zukommen. Bald galt er in der Schweiz als einer der größten Wohltäter seiner Zeit. In einer Zeitung stand über ihn zu lesen, dass Künzle in der Schweiz durch seine Natürlichkeit ein Vorbild mit Franziskus von Assisi zu vergleichen sei. Bei ihm gab es keine bevorzugten Behandlungen, der Bergbauer galt gleich viel wie der Kardinal, der Reformierte wie der Katholik.

Künzle veröffentlichte zahlreiche Publikationen, darunter das *Grosse Kräuterheilbuch* und das millionenfach verkaufte und in mehrere Sprachen übersetzte Büchlein *Chrut und Unchrut* von 1911, die heute noch gelesen werden. So haben wir Bücher des Pfarrers Künzle bei so manchen – vor allem älteren – Kräuterfrauen vorgefunden, zumeist vererbte Ausgaben von ihren Müttern. Zudem war Künzle Herausgeber der beliebten Volkskalender und der Monatszeitschrift *Salvia*. Damit führte er viele an die Heilquellen der Natur und eine gesunde Ernährung heran – wobei er natürlich betonte, dass der Glaube genauso wichtig sei.
Sein bekanntester Spruch lautet:
„Wenn die Menschen das ‚Unkraut' nicht nur ausreißen, sondern einfach aufessen würden, wären sie es nicht nur los, sondern würden auch noch gesund."

Die Bach-Blütentherapie

Wie die Homöopathie ist auch die Bach-Blütentherapie in der Geschichte der Wahrnehmung von Kräutern aufzunehmen, weil sie ein aus diesem Kontext weiterentwickeltes alternativmedizinisches Verfahren ist. Es wurde von dem britischen Arzt Edward Bach

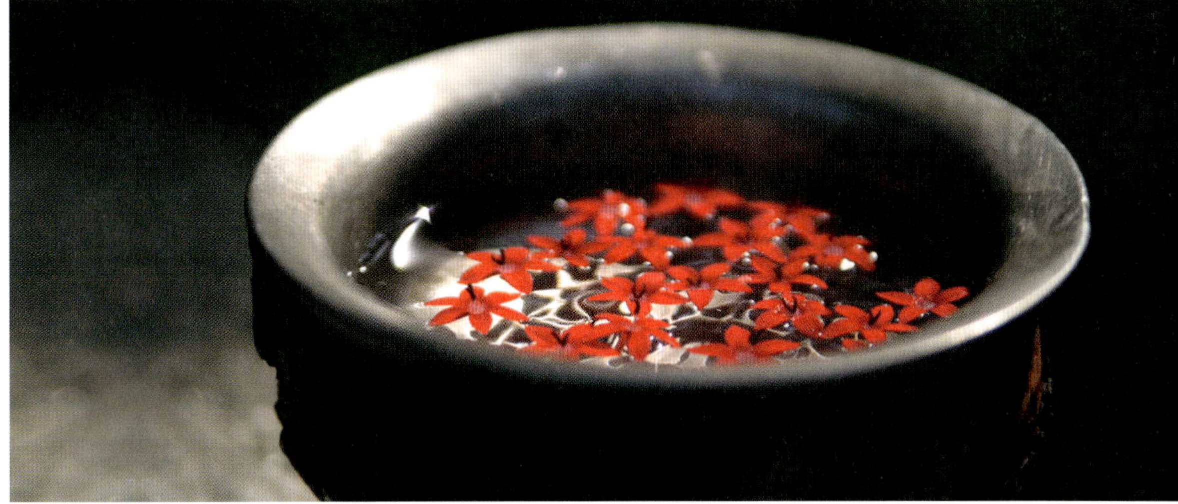

Herstellung einer Blütenessenz nach Bach

(1886–1936) entwickelt.
Bachs These, dass jede körperliche Krankheit auf einer seelischen Gleichgewichtsstörung beruht, erscheint uns auf unserem Ausflug nicht neu. Sie entspricht den Vorstellungen von Krankheit und Gesundheit, die schon Hippokrates, von Bingen und Paracelsus vertraten.
Die Störung sah Bach in einem Konflikt zwischen Seele und Persönlichkeit begründet. Als logische Schlussfolgerung basierte für ihn die Heilung auf der Harmonisierung des Gleichgewichts auf geistig-seelischer Ebene. Er beschrieb 38 verschiedene Gemütszustände, die er verschiedenen Pflanzen, Bäumen und Kräutern zuordnete. Diese legte er ins Wasser, um ihre Schwingungen an dasselbe zu übertragen. Aus diesen „Urtinkturen" stellte er stark verdünnt die sogenannten „Blütenessenzen" her.

Die Bach-Blütentherapie wird von wissenschaftlicher Seite bis heute stark angezweifelt. Sie wird als pseudowissenschaftlich abqualifiziert, man geht davon aus, dass die Wirkung rein auf dem Placebo-Effekt beruht. Dass die Bach-Blütentherapie von einigen deutschen Krankenkassen anerkannt wird, wird als „Kundenfreundlichkeit" eingestuft, die mit der Realität nichts zu tun hat. Nichtsdestotrotz wird sie im deutschsprachigen Raum zunehmend bekannter und ist im englischsprachigen Raum zum Teil sehr geschätzt.

Kräuterpfarrer Weidinger

Der österreichische Pfarrer Hermann-Josef Weidinger (1918–2004) ist neben Kneipp und Künzle der dritte im Bunde der deutschsprachigen „Kräuterpfarrer", die dafür gesorgt haben, dass die Volksmedizin wieder unter die Leute kommt. Mit seinen Vorträgen in Österreich und auch in Südtirol, seinen Kommentaren und Ratschlägen in Printmedien, Radiosendungen und TV-Beiträgen erreichte er vor allem ab 1980 ein Millionenpublikum. Zudem schrieb er über vierzig Bücher, in denen er den Menschen den Gebrauch der Heilkräuter, die Liebe zur Natur und die Ehrfurcht vor dem Leben ans Herz legte.

Viele Menschen kamen zu ihm und er etablierte einen Beratungsdienst mit telefonischen und schriftlichen Auskünften. Zu ApothekerInnen und ÄrztInnen unterhielt er rege Kontakte.

Seine eigene Verbindung zur Natur liegt wahrscheinlich in der Kindheit begründet. Als Bauernkind im Waldviertel aufgewachsen, kam er 1938 als Missionar nach China und lernte während seines 15-jährigen Aufenthaltes als Assistent eines Militärarztes die chinesische Medizin kennen.
Zurück in Europa gründete er als Pfarrer in Harth (Niederösterreich) den Verein „Freunde der Heilkräuter" und gestaltete seinen Pfarrgarten zu einem reichhaltigen Obst-, Gemüse- und Kräutergarten. Außerdem experimentierte er mit Kräutermischungen und Destillaten. 1983 begann er, die Landwirte seiner Umgebung zum Anbau von Heilkräutern und deren Verarbeitung zu gewinnen. Er selbst wandelte auf den Spuren von Hildegard von Bingen und Paracelsus und übernahm ihre ganzheitliche Sicht und ihre Vorstellung von der Beziehung des Menschen zu den Tieren, den Pflanzen und dem Kosmos.

Schon zu Lebzeiten wurde Weidinger verehrt. Er hatte freundschaftliche Kontakte zu vielen Persönlichkeiten aus Politik und Kunst und bekam etliche Ehrentitel und Auszeichnungen verliehen.
Ein Wahlspruch von ihm lautet:
„Heilkräuter sind meine besten Freunde, seit Jahren bin ich mit denen per du. Wir lieben uns, die Heilkräuter und ich. Mit ihrer Hilfe habe ich Zehntausenden und Aberzehntausenden beistehen können. Heilkräuter sind für mich ein Lächeln des Schöpfers, das mich verpflichtet, meinen Brüdern und Schwestern zu helfen."[12]

Eine Verbreiterin der Volksmedizin

Auch die Österreicherin Maria Treben, deren Lebensgeschichte im folgenden Kapitel ein Platz gewidmet ist, hat mit dem immensen Erfolg ihres Buches *Gesundheit aus der Apotheke Gottes* 1980 dazu beigetragen, die Volksmedizin wieder salonfähig zu machen. Schon seit den 1960er Jahren mit den Büchern von Sebastian Kneipp vertraut, übernahm sie im Laufe der Jahre dieses Wissen und sammelte weiteres an. Treben gilt weniger als Kräuterfrau denn als Sammlerin von Kräuterrezepten und -wissen. Darum werden nicht nur von der Schulmedizin, sondern auch von Kräuterfrauen selbst einige ihrer Rezepte angezweifelt. Dennoch sind ihre Bücher Bestandteil in der Bibliothek so mancher Kräuterfrau.
Berühmt wurde vor allem ihr Schwedenbitter, ein Rezept, das laut ihren Angaben von einem schwedischen Arzt stammt.

Und heute? Von Popularität und Machtkämpfen

Immer mehr Menschen entwickeln heute wieder Interesse für Kräuter. Vielen dienen sie dazu, Würze ins Essen zu bringen und Speisen einen individuellen Geschmack zu verleihen. Manche von ihnen sind landestypisch, wie zum Beispiel Oregano und Basilikum, die vor allem in der italienischen und der griechischen Küche verwendet werden. Viele Menschen legen sich einen kleinen Kräutergarten an oder stellen zumindest Kräutertöpfe auf den Balkon, um stets frische Kräuter zur Verfügung zu haben, auch wenn fast alle im Kräuterladen oder sogar im Supermarkt zu finden sind – in getrockneter, gemahlener oder auch frischer Form.
Die Kräuterfrauen sind geteilter Meinung: Manche nehmen an, dass wildwachsende Kräuter am meisten Wirkung hätten und dementsprechend auch gesammelt werden sollten, andere sind überzeugt, dass die Kräuter aus dem eigenen Garten die besten sind, weil Herkunft und Behandlung der Pflanze damit klar sind.
Dass Kräuter nicht nur einen erlesenen Geschmack, sondern auch heilende Kräfte

haben, ist heute wieder ein weit verbreitetes Wissen. Kräuterbücher – ob Neuauflagen von „alten" AutorInnen oder Neuerscheinungen – erfreuen sich großer Nachfrage. Sie enthalten Tipps für die Verwendung der Kräuter in der Ernährung, in Haus und Garten, in der Schönheits- und Körperpflege und eben auch für die Hausapotheke. Das gebräuchlichste Hausmittel ist dabei sicherlich der Tee – aber auch die Homöopathie und die Bach-Blütentherapie sind für viele Menschen Bestandteile ihrer Hausapotheke geworden, die sie nicht mehr missen möchten.
Die auch im Westen immer bekannter werdende traditionelle chinesische Medizin und die indische Medizin Ayurveda bauen ebenfalls unter anderem auf pflanzlichen Heilmitteln auf. Daneben trägt der immer beliebter werdende biologische Landbau zur Popularität der Heilkräuter bei.

Selbst die Pharmaindustrie ist zu der Erkenntnis gelangt, dass die Vielfalt von „sekundären Pflanzenstoffen" ein enormes Reservoir für neue, höchst wirksame Medikamente ist. Darum ist sie auch daran interessiert, die Flora der tropischen Regenwälder zu erforschen. Mit der Entdeckung und somit auch der Anerkennung der Heilpflanzen von Seiten der Pharmaindustrie gehen jedoch auch wirtschaftliche Interessen einher, die zu einem Machtkampf der Pharmakonzerne führen, aus welchem ein Phänomen hervorgeht, das als „Biopiraterie" bezeichnet wird. Biopiraterie bedeutet, dass erforschte Pflanzenwirkstoffe, die auf biologische Ressourcen und traditionelles Wissen anderer Länder – häufig Entwicklungsländer – sowie indigener und lokaler Gemeinschaften zurückgehen, als neue „Erfindungen", also konkret als Patent, angemeldet werden, um sie kommerziell zu beanspruchen und auszuschlachten.
Bislang waren diese Versuche innerhalb der EU jedoch nicht erfolgreich. So gibt es ein Urteil von 2010, in dem einem deutschen Pharmaunternehmen vom europäischen Patentamt sein Recht auf Nutzung zweier Heilpflanzen aus Südafrika entzogen wurde.[13]
Da Heilpflanzen bislang jedeR anbauen und verwenden kann und sie nicht patentiert werden können, sind mit ihnen nur wenig kommerzielle Erfolge zu erzielen. Hierin liegt der Grund dafür, dass derzeit einige ein Verbot der Nutzung der Heilpflanzen anstreben.

In diese Richtung geht auch das seit ein paar Jahren EU-weit geltende Gesetz für Nahrungsergänzungsmittel und Heilkräuter „Traditional Herbal Medical Product Directive (THMPD)", das eine „wissenschaftliche For-

Bäuerlicher Kräutergarten in Südtirol

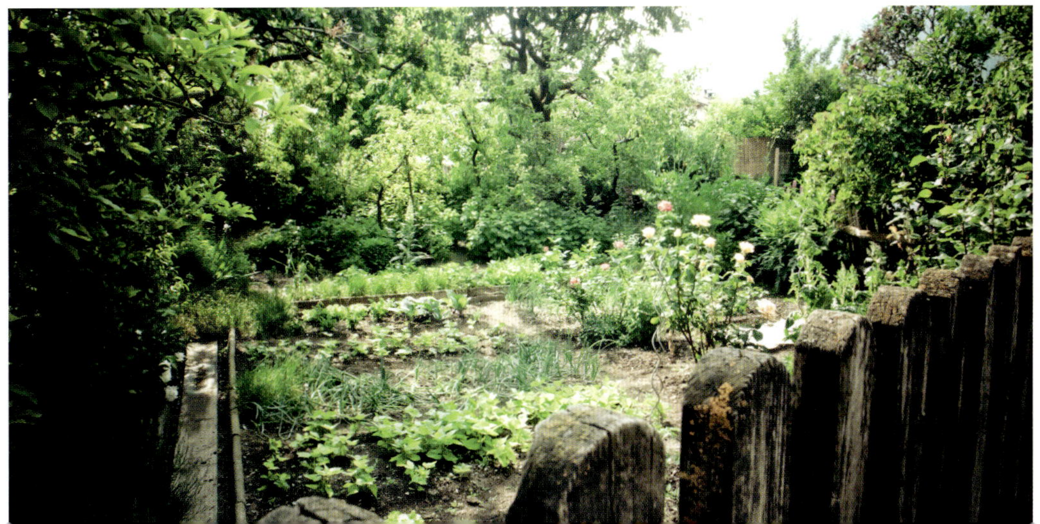

schung“ vor der Verwendung von Kräutern vorschreibt. Ohne diese kostenaufwändige Forschung ist keine Zulassung als Arzneimittel möglich, was in der Praxis bedeutet, dass die oft auf Teemischungen basierende Kräuterheilkunde mit einheimischen Kräutern im Grunde illegal ist, sobald eine gesundheitsfördernde Wirkung eines Krautes angegeben wird. Ab diesem Moment muss eine Registration erfolgen, die wiederum viel kostet. Für klein- und mittelständische Unternehmen sind die teuren Zulassungs- und Registrierungsverfahren häufig gar nicht erschwinglich.
De facto wurden so auch alle chinesischen und ayurvedischen Heilpflanzen und ein guter Teil der europäischen Heilpflanzen vom europäischen Markt genommen. Wer davon profitiert, sind die Konzerne.
Durch die Vereinheitlichung des Zulassungsverfahrens für traditionelle Kräuterzubereitungen, die medizinisch eingesetzt werden, werden Naturprodukte – bislang wegen ihrer zweifelhaften Heilwirkung belächelt – als medizinische Produkte deklariert. Somit können sie nur mit Lizenz verkauft werden. Plötzlich sind also Naturstoffe, denen eine Heilwirkung zugeschrieben wird, nicht mehr Lebensmittel, sondern Arzneimittel, die Patent und Schutzmarke brauchen. Provokant gesagt: Alles, was in der Natur wächst, ist illegal.[14]

Die Aufregung über dieses Gesetz wurde abgewiegelt. Es sei 2004 und 2011 nur erweitert worden, von einem Heilpflanzen-Verbot sei selbstverständlich keine Rede. Dennoch wurden Petitionen, vor allem von Umwelt- und Entwicklungshilfeorganisationen und über soziale Netzwerke organisiert, vorangetrieben. Dass sie zu den erfolgreichsten Petitionen der Gegenwart gehören, spricht für die Empörung der Bevölkerung.
Durch die ökonomische Zulassungshürde gibt es zwar kein Heilpflanzenverbot, aber dennoch eine starke Einschränkung, die im zweiten Anlauf 2011 noch einmal verstärkt wurde. Der Trend lässt sich auf dem Markt bereits feststellen und ist somit nicht zu leugnen.[15]

Die Verbote gehen in erster Linie von amerikanischer Seite aus. So gab die amerikanische „Food and Drug Administration“ öffentlich bekannt: „Es gibt kein unbeschränktes Recht, irgendein bestimmtes Essen zu konsumieren oder Kinder damit zu füttern.“ Ob es dabei wirklich noch um den Schutz der BürgerInnen geht? Da es wegen Heilpflanzen bislang kaum Skandale gab, wegen Pharma-Präparaten hingegen sehr viele, muten diese Aussagen besonders seltsam an.[16]
Kritische BeobachterInnen sehen auch einen verstärkten Einfluss vor allem der amerikanischen Pharmaindustrie auf die Kommission des „Codex Alimentarius“, der 1962 von der Weltgesundheitsorganisation (WHO) und den Ernährungs- und Landwirtschaftsorganisationen der Vereinten Nationen eingeführt wurde. Er dient der Durchsetzung weltweiter Standards für Lebensmittel. Es wird befürchtet, dass durch ihn der freie Verkauf von Vitaminprodukten, Naturheilmitteln und -kosmetika in Gefahr sei.[17]

Auch in Europa sind Trends dieser Art vermehrt zu bemerken. In Deutschland ist etwa am Beispiel des Huflattichs, eines bewährten alten Heilkrautes, zu verfolgen, wie Heilkräuter über Nacht zu gefährlichen Giftpflanzen werden.
Ende der 1980er Jahre starb ein Neugeborenes, nachdem die Mutter während der Schwangerschaft Tee getrunken hatte, in dem unter anderem auch Huflattich war. Sofort gab es Schlagzeilen: Ein Säugling sei wegen „Mutters Kräutertee“ an Leberzirrhose verstorben. Dabei blieb unerwähnt, dass die Mutter längere Zeit Haschisch und leberschädigende Pilzdrogen eingenommen hatte, bei ihr selbst kein Leberschaden durch den

Tee nachgewiesen werden konnte, und dass der Anteil des Huflattichs im Tee nur neun Prozent betrug. Neun weitere Pflanzen, die im Tee enthalten waren, wurden gar nicht untersucht.
Auf der einen Seite werden also Homöopathie und Bachblüten aufgrund ihrer Potenzierung und Verdünnung angezweifelt, auf der anderen scheut man nicht davor zurück, eine geringe Portion Huflattich im Tee der Mutter für den Tod eines Neugeborenen verantwortlich zu machen. Der Zwischenfall zog eine Verbotswelle nach sich, der 2500 Pflanzen zum Opfer fielen, darunter eben Huflattich, aber zum Beispiel auch Beinwell. Grund dafür waren laut Deutschem Bundesgesundheitsamt die leberschädigenden und krebserregenden Wirkstoffe – die später widerlegt werden konnten.

Vor allem Naturkosmetikhersteller wurden von der EU-Verordnung empfindlich getroffen. So sind nun Duftstoffe, die natürlich in ätherischen Ölen enthalten sind, plötzlich als allergieauslösend und somit gefährlich eingestuft und als chemisch auszuweisen, während mit synthetischen Aromastoffen bei weitem nicht so streng verfahren wird. So ist scheinbar ein Totalverbot zahlreicher ätherischer Öle wie dem seit Jahrtausenden bekannten Teebaumöl in Arbeit, aber auch Naturstoffe wie Ringelblume, Johanniskraut, Rotklee und sogar Soja sollen in der Kosmetik verboten werden.
KritikerInnen verweisen darauf, dass in den EU-Kommissionen ausschließlich VertreterInnen meist amerikanischer Pharma- und Chemie-Großkonzerne sitzen, die offensichtlich eigene Interessen verfolgen.[18]

Eine weitere EU-Verordnung ist allerdings zumindest momentan aufgehalten worden: das „Plant Reproductive Material Law“, zu dem ebenfalls zahlreiche Petitionen im Netz zu finden sind. In diesem Gesetz sollten der Anbau, die Reproduktion und der Verkauf von Samen, die nicht von der Europäischen Union „analysiert und genehmigt“ wurden, für illegal erklärt werden, womit zugunsten der großen Konzerne die lokalen und biologischen kleinen und mittleren Unternehmen ausgeschaltet würden.
Das würde unter anderem zudem bedeuten, dass die Landwirtschaft die wiedergewonnenen Samen ihrer Arbeit nicht mehr verwenden dürfte. Damit würde die jahrtausendelange Gewohnheit, bei der Ernte Samen für die nächste Aussaat zu behalten, zur Straftat.
Streng betrachtet zeichnet sich auch hier der Trend ab, dass alle Bäume, alle Samen, alle Gärten, Gärtnereien, alle landwirtschaftlichen Betriebe zu registrieren sind – was natürlich nicht nur mit bürokratischem Aufwand, sondern auch mit Kosten verbunden ist.
Multinationale Konzerne wie Monsanto und DuPont, die sich auf Samen spezialisiert haben, kommen hiermit ihrem Ziel, die Samen und den gesamten Anbau der Welt unter ihr Monopol zu bringen, einen Schritt näher.[19]

Fazit:
Das Heute ist geprägt von einem wachsenden Interesse der breiten Bevölkerung an den Kräutern und der ganzen Palette an Möglichkeiten ihrer Nutzung, aber auch von der Gefahr ihrer wirtschaftlichen und politischen Vereinnahmung, durch die sie den meisten Menschen vorenthalten werden, wie sie in den Vergangenheit – wie die vorangegangen Kapitel veranschaulichen – von der Kirche, der Wissenschaft und der Medizin vereinnahmt wurden.

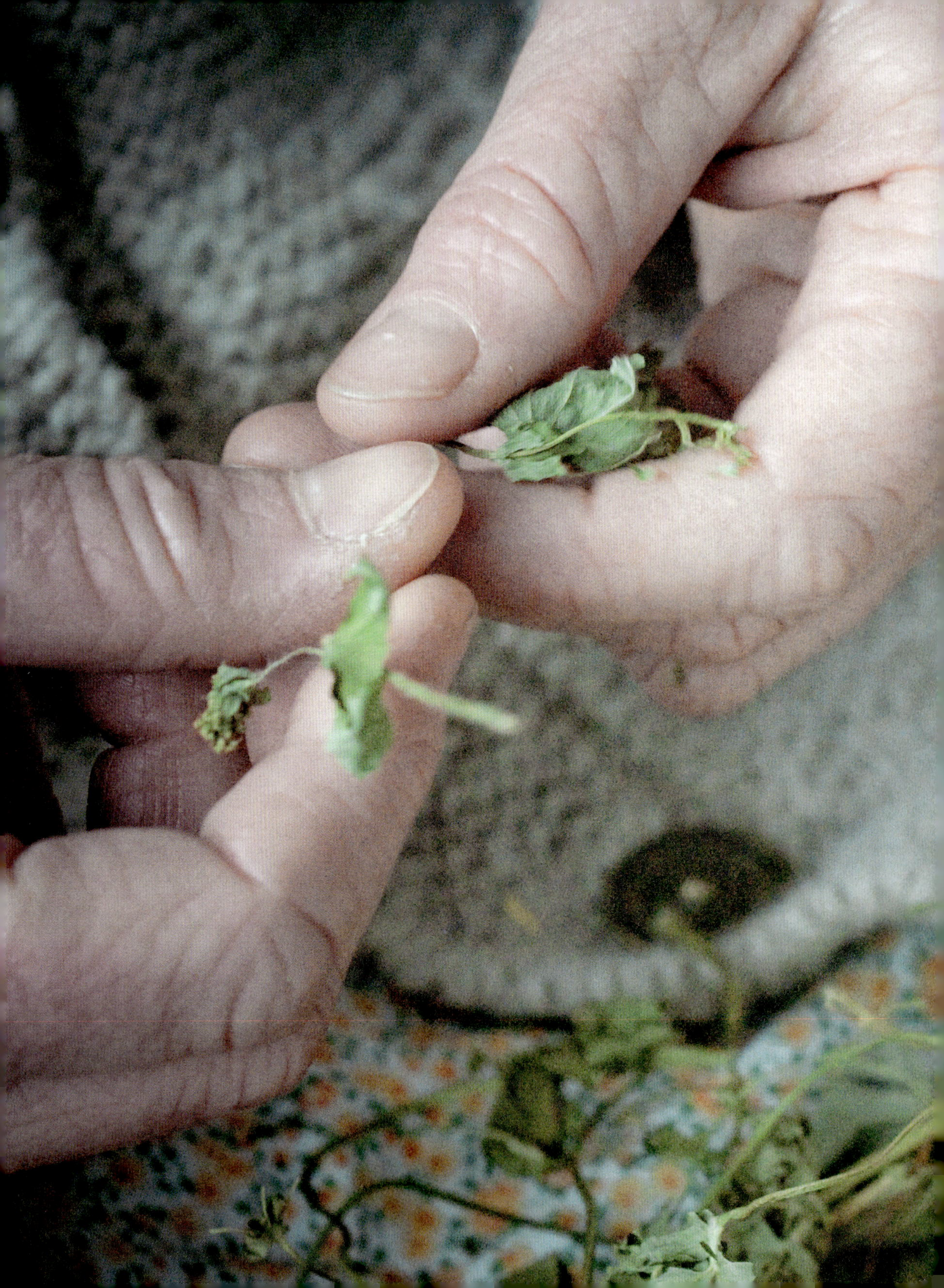

Die Geschichte der Frauen als Heilerinnen

„Frauen waren schon immer Heilerinnen. In allen Kulturen der Welt gibt es Mythen, die eine Zeit beschreiben, in der nur die Frauen um die Geheimnisse von Leben und Tod wussten und von daher nur sie fähig waren, die magische Kunst des Heilens auszuüben.“[20]

Jeanne Achterberg

„Ihr Wissen um die Geheimnisse der Natur, um Leben und Sterben, ihr Einfluss auf Geburt und Tod war vielen Menschen unheimlich, nicht selten wurden sie bedroht und verfolgt. Ihre Akzeptanz hing eng mit dem jeweils herrschenden Frauenbild zusammen, die Frage nach ihrer Kompetenz entpuppte sich immer wieder als Frage der Macht.“[21]

Susanne Dieterich

Was hat die Geschichte der Heilerinnen mit den Kräuterfrauen zu tun? Wer sich auf die Suche nach dem Begriff „Kräuterfrau" macht, wird im Duden entdecken: Frau, die [Heil]kräuter sammelt und sich auf deren Anwendung versteht[22].
Diese Definition beinhaltet, dass davon ausgegangen wird, dass eine Kräuterfrau über Heilwissen verfügt – ob sie es nun ausübt, also die Kräuter zur Verbesserung des gesundheitlichen Wohlbefindens anwendet, oder ob sie sie ausschließlich für die Essenszubereitung nutzt.
Dass Kräuter nicht nur dem Verfeinern von Speisen dienen, sondern auch gesund sind, ist nicht nur Kräuterfrauen, sondern auch ApothekerInnen und den meisten ÄrztInnen bekannt. Viele Kräuter werden als Heilpflanzen angesehen und somit zum Teil auch in Medikamenten verarbeitet.
Nach unserem vorigen Ausflug ist uns bewusst, dass es Frauen, die im Kräuterheilwissen bewandert sind, vor allem in Italien gesetzlich nicht erlaubt ist, die Worte „heilen" und „gesund machen" in den Mund zu nehmen. Der vielfältige Einsatz der Kräuter im Heilbereich ist jedoch schon rein geschichtlich mehr in der Volks- als in der Schulmedizin anzusiedeln – und das ist der Bereich, in dem viele Kräuterfrauen tätig waren und sind.
Für uns ist es naheliegend, in einem Buch, in dem wir das Leben der Kräuterfrauen in den Vordergrund stellen, nicht nur die Geschichte der Kräuter, sondern auch die Geschichte des Verhältnisses der Frauen zu den Kräutern zu erzählen – und die ist eng mit der Geschichte des Heilens verbunden.
Begeben wir uns also auf eine Reise in die Vergangenheit, damit sich uns die Zusammenhänge zwischen Frauen, Kräutern und Heilwissen erschließen.

Heilung in Frauenhänden

Frauen waren seit jeher Heilerinnen, Belege dafür finden sich in den Mythen aus aller Welt. Es gab allerdings auch Zeiten, in denen *ausschließlich* sie für das Heilen verantwortlich waren.
Das belegen unter anderem Hinweise und Spuren der weiblichen Heilerinnen, die uns während unserer Recherche begegnet sind, wie zum Beispiel im sibirischen Schamanismus, der lange Zeit als das Urbild des Schamanismus angesehen wurde. SchamanInnen gelten nicht nur als VermittlerInnen zwischen Diesseits und Jenseits, sondern haben außerdem die Aufgabe, ihrem gesellschaftlichen Umfeld in vielerlei Hinsicht nützlich zu sein – auch in Bezug auf die Heilung.
Heute wird Schamanismus in Sibirien zwar hauptsächlich von Männern ausgeübt, früher waren laut historischer Forschung jedoch eher Frauen dafür zuständig. Sie galten als jene, die die Natur kannten und die Heilpflanzen sammelten. Ein Beweis dafür ist auch die Bezeichnung *ud hagen* für weibliche Schamaninnen. Sie ist älter und ursprünglicher als die für den männlichen Schamanen. Auch weit voneinander entfernt wohnende sibirische Stämme haben sie gemeinsam.[23]
Bei bestimmten UreinwohnerInnen Lateinamerikas, zum Beispiel bei Indios im Amazonasbecken, ist bis heute zu beobachten, dass Frauen für die Behandlung von Menschen, Männer hingegen für die Heilung von Tieren zuständig sind.

Wenn wir die Definition des Wortes „Heilung" betrachten, dann finden wir bis heute nicht nur die medizinische und psychologische Wiederherstellung von Gesundheit, sondern zugleich auch eine religiöse Bedeu-

tung, die göttliches Wirken miteinbezieht. Darum ist die Geschichte des Heilens eng mit der Geschichte der Götter und Göttinnen verbunden.
Es gab eine Zeit, in der die Gottheiten vorherrschend weiblich oder zumindest unter anderem weiblich waren. Da erschien es logisch, dass die Frauen nicht nur für das Spenden des Lebens, sondern auch für seine Erhaltung, also für die Gesundheit, zuständig waren.
Frauen wird noch heute Intuition, Fürsorglichkeit, Empathie und die Nähe zur Natur zugeschrieben. Dieser Weiblichkeitsmythos, ob er nun kulturell oder biologisch begründet ist, unterstrich schon immer ihre Befähigung zum Heilen. Mit der Verbannung der Göttinnen aus dem Götterhimmel, auf die immer mehr die Verbannung der Frau aus dem Heilbereich ins Heim und an den Herd folgte, rückte der ganzheitliche Aspekt des Heilens zunehmend in den Hintergrund.

Fest steht: Als Heilerinnen waren Frauen untrennbar mit Magie, Gebeten und somit dem Göttlichem verbunden – diese Göttliche war also lange Zeit nicht nur männlich definiert. Die Heilerinnen waren starke Persönlichkeiten, die sich nicht nur um das Leben der ihnen anvertrauten Menschen kümmerten, sondern zugleich auch ihren gesellschaftlichen Stand zu sichern hatten. In bestimmten Zeiten waren sie öffentlich anerkannt, meist jedoch mussten sie um ihre Daseinsberechtigung kämpfen.

Das alte Ägypten: Von Chefärztinnen und Heilgöttinnen

Die älteste bekannte Heilerin stammte aus dem alten Ägypten. Ihr Name war Merit Ptah (ca. 2700 v.u.Z.), „die von Gott Ptah geliebte". Ihr Bildnis findet sich auf einem Grab in der Totenstadt Sakkara südlich von Kairo. Ihr Sohn, ein Hohepriester, bezeichnete sie als „Chefärztin". Unter den Ärzten hatte sie eine besondere Stellung inne, da ansonsten im alten Ägypten Frauen eher in der Geburtsvorbereitung und als Hebamme tätig waren und sich mit Hausmitteln – unter anderem mit Heilkräutern – um die Gesundheit der Familie kümmerten.

Wie bereits erwähnt, war Krankheit in den religiösen Vorstellungen dieser Zeit eine Strafe der Götter und diese sorgten somit für deren Heilung. Darauf ging auch der Isiskult zurück, ein mystischer Heilskult zur Verehrung der Göttin Isis, der Zauberin und Herrin der Heilpflanzen.

Das alte Sumer: Der Abstieg von der Himmelskönigin zur Schreckensgöttin

Im alten Sumer, wo die Wiege der Heilkunst liegt, nahmen Frauen bis etwa 2000 v.u.Z. aktiv an allen Lebensbereichen teil, unter anderem auch als Priesterinnen und Ärztinnen. Es praktizierten zwei Sorten von Heilerinnen: die Aschipu, die die „unsichtbaren" Aspekte der Krankheit behandelten, und die Asu, die mit pflanzlichen Heilmitteln arbeiteten. Das Ansehen der Aschipu war ungemein höher.

Im Laufe der Zeit kristallisierte sich im alten Sumer aus der Vielfalt der GöttInnen ein einziger männlicher Gott heraus. Nachzuvollziehen ist dies an den Mythen von Inanna oder Ischtar, wie sie später im assyrischen Reich (18. Jh. bis 600 v.u.Z.) genannt wurde. Inanna, die Himmelskönigin, war zuständig für Liebe, Heilung und Geburt. Sie galt als Mitschöpferin des Universums. Als sie die Unterwelt betrat, verlor sie ihre göttlichen Kräfte und kehrte nicht mehr zu den Lebenden zurück.
Ischtar hingegen, zuerst auch als Göttin der Heilung bekannt, wurde immer mehr zur Göttin des Krieges, des Schicksals und der

sexuellen Potenz. Ihre heilerischen Fähigkeiten verlor sie schließlich ganz – sie wurde zu einer schrecklichen Göttin, die im negativen Sinne verführte und deren Avancen liederlich waren.
Zeitgleich wurde der Frau die Verbindung zum Göttlichen aberkannt, ebenso die damit eng zusammenhängende natürliche Begabung zum Heilen. Von höheren Ausbildungen wurde sie immer mehr ausgeschlossen: 700 v.u.Z. fand man Frauen nur noch als Hebammen, die wenig Ansehen genossen, Zauberinnen und Prostituierte.
Die sumerischen Heilerinnen werden in der Medizingeschichte bis heute gerne ignoriert.[24]

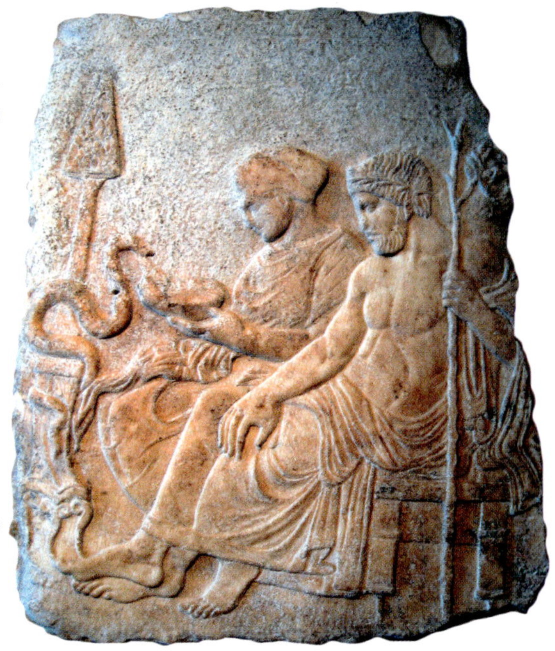

Äskulap mit Tochter Hygieia

Die griechische Antike: Die Gynäkologin in Männerkleidern

In der griechischen Antike – wie schon zuvor im alten Ägypten – spielten Priesterinnen und Tempeltänzerinnen in Heiltempeln im gesellschaftlichen und im religiösen Leben eine wichtige Rolle. Diese heilkundigen Frauen waren in erster Linie Hebammen, die allerdings einen höheren Status hatten als im alten Sumer.

Auch im griechischen Götterhimmel tummelte sich eine Reihe von Heilgöttern und noch mehr Heilgöttinnen. Allen voran zu erwähnen ist sicherlich die Familie des Heilgottes Äskulap: Seine Frau Epione brachte Schmerzlinderung, seine Töchter Hygieia und Panakeia waren für Vorsorge und Genesung zuständig – den beiden wurde unter anderem auch der hippokratische Eid geschworen. Dann gab es neben Hera, der obersten Heilgottheit, Leto, die Chirurgin, Eileithyia, die Hebamme der Götter, Hekate, die Göttin der Zauberei, die auch für Kinderkrankheiten zuständig war, Artemis, die nicht nur für die Jagd, sondern auch vor der Geburt angerufen wurde, Demeter, die Fruchtbarkeitsgöttin, Medea und Circe für die Gifte und deren Gegenmittel, Persephone, verantwortlich für Zähne und Augen, und Athene, die von Blindheit befreite. Sogar die ägyptische Heilgöttin Isis wurde in der griechischen Antike als mächtige Heilerin verehrt.
Bei Homer finden wir außerdem Agamede, die älteste Tochter des Halbgottes Augeias und Gattin des im Trojanischen Krieg gefallenen Mulios. Sie ist mit allen Heilkräutern vertraut und darum auch als zweite Medea angesehen, jene zauberkundige Frauengestalt der griechischen Mythologie, die im Laufe der Zeit bezeichnenderweise immer mehr verunglimpft wurde.

Heilkundige Frauen der Antike, sowohl Ärztinnen als auch Hebammen, sind einige überliefert. Ein prominentes Beispiel aus dem fünften Jahrhundert v.u.Z. ist die Hebamme Phainarete, die Mutter von Sokrates.[25]
In der griechischen Antike können wir im Laufe der Zeit – ähnlich wie im alten Sumer – eine Änderung verfolgen. Vor dem siebten Jahrhundert v.u.Z. wurden die Frauen der

HeilerInnenfamilie Äskulaps oft alleine auf Gefäßen und Fresken dargestellt, was auf ihre Wichtigkeit hinwies. Danach wurden sie jedoch immer mehr zu Gehilfinnen degradiert, was sich in den zeitgenössischen Darstellungen wiederspiegelt.
Hygieia, die für die Vorsorge und somit für richtige Ernährung und einen gesunden Lebensstil stand, wurde zurückgedrängt. Zeitgleich traten andere medizinische Interventionsmethoden, die von den griechischen Vätern der Medizin gepriesen wurden, in den Vordergrund. In diesem Zusammenhang trat vor allem ein Mann besonders hervor: der griechische Arzt Hippokrates von Kos (460–370 v.u.Z.).

Außerhalb der Heiltempel wurde es für griechische Frauen zunehmend schwieriger, als Ärztinnen zu arbeiten. Das zeigt der berühmte Fall der Agnodice (wahrscheinlich 3. Jh. v.u.Z.), einer Athener Ärztin, die als die erste Gynäkologin der Antike gilt. Auffallend ist, dass, während die Geburts- und Todeszeiten der griechischen Ärzte dieser Zeit weitgehend dokumentiert sind, von Agnodice gerade noch das Jahrhundert zu ermitteln ist – und selbst das nur, weil sie bei dem alexandrinischen Arzt Herophilos von Chalkedon in der Lehre war, dessen Geburts- und Sterbedaten bekannt sind.
Zu ihrer Zeit war es den „Weibern und Sklaven", also auch Agnodice, bereits verboten, Heilkunst oder Geburtshilfe auszuüben. Der einzige Ausweg bestand für sie darin, sich als Mann zu verkleiden, um bei dem damals berühmten Arzt Herophilos in die Lehre gehen zu können. Natürlich musste sie ihre Maskerade auch als praktizierende Ärztin aufrechterhalten.

Bei den Bürgerinnen der Stadt Athen war sie bald sehr angesehen, vermutlich auch deswegen, weil sie ihren Patientinnen ihr eigentliches Geschlecht verriet. Ihr Erfolg rief jedoch den Neid der anderen Ärzte in der Stadt hervor und ihre Tarnung flog auf. Agnodice wurde wegen Vorspiegelung falscher Tatsachen und dem Praktizieren als Frau angezeigt.
Ihr drohte die Todesstrafe, doch am Tag der Verhandlung stürmten die Frauen Athens das Tribunal des obersten Gerichts. Sie bekundeten ihre Loyalität und drohten, ihre Männer zu verlassen, falls die beliebte Ärztin verurteilt werden sollte.
Die Richter erkannten Agnodices Leistung als Ärztin schließlich an und hoben die Anklage auf. Daraufhin wurde das Verbot der Heilkunst für Frauen aufgehoben. Frei geborenen Frauen war es ab nun erlaubt, Geburtshilfe und Heilkunst zu erlernen und auszuüben. Die einzige Beschränkung: Frauen durften nur Frauen behandeln. Agnodice konnte von da an also bei ihren Hausbesuchen tragen, was sie wollte.

Eine weitere griechische Ärztin war Metrodora (zwischen 200–400 u.Z.). Von ihr stammt der älteste medizinische Text, der von einer Frau verfasst worden ist. Er hat 63 Kapitel und dreht sich um Frauenkrankheiten und deren Heilung. Zudem stellt dieser Text das älteste gefundene alphabetische Medizinlexikon überhaupt dar.
In Metrodoras Werk ist der Einfluss vom Denken des Hippokrates zu erkennen, aber es scheint auch praktische medizinische Erfahrung durch. Sie scheint Untersuchungen durchgeführt zu haben und mit der menschlichen Anatomie vertraut gewesen zu sein. Ihr Text wurde bis ins Mittelalter immer wieder zitiert.
Von ihrer Lebensgeschichte ist im Gegensatz zu Agnodice leider nichts bekannt.

Im alten Rom: Mehr als nur eine vornehme Ehefrau

Im alten Rom wurde die griechische Heilkunst samt ihrer Gottheiten vielfach übernommen. Sie gesellten sich zu Diana, die den Schwangeren half, Minerva, der allgemeinen Heilerin und Beschützerin, Mater Matuta, die für die Gebärmutter zuständig war, und Kybele oder Magna Mater, die stark dem frühen Bild der Inanna ähnelten. Sie erfreuten sich großer Beliebtheit und mit ihrer Abschaffung hatte das Christentum später schwer zu kämpfen.

Die Frauen der römischen Antike besaßen weit mehr Freiheiten als die Griechinnen. So war es kein Wunder, dass Hebammen und Ärztinnen für die Gesundheitsfürsorge von Frauen und Kindern zuständig waren. Die meisten römischen Heilerinnen stammten aus Patrizierfamilien, waren jedoch in allen Schichten für ihr Können anerkannt, ob sie dieser Arbeit nun als freie Frau oder Sklavin nachgingen.
Selbst Galen, der berühmteste Arzt des Römischen Reiches (ca. 129–211 u.Z.), erwähnte die „medicae", die wahrscheinlich aus dem Hebammenstand hervorgingen, und beschrieb in seinen Abhandlungen die verschiedensten Anwendungen, die er bei ihnen beobachtet hatte. Dank Galen wissen wir zum Beispiel von den Heilerinnen Origenia, Margareta, Aspasia und ihren verschiedenen Heilmethoden, Geburtenregelungen etc.[26]
Natürlich gab es auch andere Stimmen: Der römische Gelehrte Plinius der Ältere (23–79 u.Z.) betonte, dass Frauen sich bescheiden zu verhalten hätten, damit sich nach ihrem Tode niemand mehr an sie erinnern sollte.

Hervorzuheben ist im alten Rom Octavia (69–11 v.u.Z.), eigentlich Octavia Minor, die ein Buch über Heilrezepte verfasst hat. Das wird in der Geschichtsschreibung häufig vernachlässigt, da sie als vierte Ehefrau des römischen Feldherrn und Politikers Marcus Antonius eine nicht unbedeutende Rolle spielte. Ihre Ehe mit Marcus Antonius war politisch motiviert und hielt nicht sehr lange, da er zu seiner Geliebten Kleopatra zurückkehrte – ob aus Liebe, politischem Kalkül oder beidem, ist heute nicht mehr nachvollziehbar.
Octavia war in Rom sehr beliebt. Obwohl ihr Gatte vor aller Welt offen seine Geliebte vorzog, blieb sie so lange in seinem Haus, bis er sie vertrieb, und zog nach der Scheidung nicht nur die gemeinsamen Kinder, sondern auch die aus seiner erster Ehe und später die von ihm und Kleopatra auf. Ihre Güte und die Loyalität zu ihrem Gatten machte sie zum Vorbild in den traditionellen römischen Vorstellungen, in denen Frauen aus vornehmen Patrizierfamilien sich auf ihre Aufgabe als Mutter und Hausfrau beschränken sollten.
Diese Lebensweise Octavias stand in keinem Widerspruch zu ihrer beruflichen Freiheit, wenn auch das Verfassen eines Arzneibuches in ihrem Lebenslauf selten erwähnt wird. Octavia hielt Rezepte fest, die in der römischen Oberschicht häufig angewandt wurden. Ihre Mixturen wurden vor allem von den Frauen am Kaiserhof angewendet, die sie als Autorität sehr schätzten.
Gegen Halsschmerzen finden wir bei ihr zum Beispiel eine Mischung aus Lavendelöl, Honig, Myrrhe, Safran, Alaun, Kümmelkörnern und Anis. Um Tiergift aus dem Körper zu ziehen, empfiehlt sie ein Rezept für ein Pflaster mit Iriswurzeln, Feigenmilch, Terpentin, Hundeblut, Ammoniak, Wachs, Öl und Zwiebeln.

Die ChristInnen: Vom Siechenhaus zum ersten Krankenhaus

In den ersten Jahrhunderten des Christentums wurde den Frauen nicht nur eine Bedeutung im sakralen, sondern auch im heilerischen Bereich zugestanden. Jesus selbst schockierte seine patriarchalen Zeitgenossen mit seinem offenen Umgang mit Frauen und seiner Achtung vor ihnen. Sein Gottesbild hatte durchaus auch weibliche Aspekte. Das wirkte sich auf das Schaffen der Heilerinnen aus, die Spiritualität und Berufung verbinden konnten.

Aus dieser frühen Zeit des Christentums sind demnach einige Heilerinnen bekannt, etwa die römische Wohltäterin und Heilige Fabiola (4. Jh.), die 394 u.Z. das erste öffentliche Gemeindehospital gründete, das lange Zeit als das beste in Europa galt und noch heute als das erste Krankenhaus in der westlichen Welt angesehen wird.[27]
Fabiola stammte aus einer der führenden Patrizierfamilien Roms, dem vornehmen Geschlecht der Fabier. Ansonsten wissen wir von ihr, dass ihr erster Mann zwar standesgemäß, doch den Lastern allzu sehr zugetan war. Sie ließ sich scheiden und wurde daraufhin von der christlichen Gemeinde in Rom ausgeschlossen.
Nach dem Tod ihres zweiten Mannes leistete sie öffentlich Buße und durfte daraufhin in die Gemeinde zurückkehren. Bezeichnenderweise wird sie in der Ikonographie betend in einem roten Büßergewand dargestellt – als die reuige Sünderin, nicht als diejenige, die ihr ganzes Vermögen zur Unterstützung der Armen und Kranken in ein Siechenhaus steckte, aus dem sie das erwähnte Krankenhaus schuf.
Fabiola galt als langjährige Freundin des heiligen Hieronymus, dem sie auch auf eine Wallfahrt ins Heilige Land folgte. Dieser war dafür bekannt, einen Kreis wohlhabender frommer Jungfrauen und Witwen um sich zu sammeln, die das asketische Ideal anstrebten. Diese Frauen wählten, um sich von den gesellschaftlichen Zwängen von Ehe und Familie zu befreien, die Jungfräulichkeit und Keuschheit als Mittel der Selbstbestimmung.
Sie nahmen an Philosophenschulen teil und wurden dort den Männern gleichgestellt. In Bethlehem führte Hieronymus solch einen Kreis an, hauptsächlich bestehend aus wohlhabenden Witwen. Diese hochgebildeten Frauen lasen in christlichen Schriften, waren in der Armen- und Krankenfürsorge tätig und leisteten Arbeiten von unschätzbarem Wert in der Herstellung und Verbreitung von Büchern. Auch Fabiola gehörte dazu und lebte einige Zeit in einem Kloster, bevor sie wieder zu ihrem Krankenhaus zurückkehrte.
Von Hieronymus ist folgende Aussage erhalten, die jedoch wenig bekannt ist, vielleicht, weil sie ein seltenes Kompliment für die Frauen in der christlichen Männerwelt darstellt:
„Durch euer beständiges Nachfragen fordert ihr mich heraus, ihr weckt meinen in Untätigkeit matt gewordenen Geist, und indem ihr eure Fragen stellt, belehrt ihr mich.“
Hieronymus ist ansonsten eher für seine frauenfeindlichen Aussagen in die Geschichte eingegangen, zum Beispiel:
„Fliehet das Weib, es ist die Pforte des Teufels, die Straße des Lasters; nähert sich der Mann, so brennt er ...“
Mit dieser Zwiespältigkeit gegenüber den Frauen stand und steht er nicht alleine da.

Die KeltInnen: Von Druidinnen, Müttern und Großmüttern

Für unsere Geschichte der Heilerinnen sind auch die Keltinnen und Germaninnen bedeutend.

Die KeltInnen bewohnten in der Antike das westliche Mitteleuropa. Sie hatten keine einheitliche Kultur, somit war auch die gesellschaftliche Position der Frauen regional und zeitabhängig unterschiedlich. Unbestritten ist, dass sie zum Teil hohe gesellschaftliche Positionen innehatten, in weltlicher wie spiritueller Hinsicht.
In der keltischen Mythologie sind unzählige weibliche Gottheiten und Sagengestalten zu finden, darunter auch Muttergottheiten, die vermutlich vorkeltische und sogar vorindogermanische Ursprünge haben. Sie sind alle-

samt Fruchtbarkeits- und Heilgöttinnen und wurden bei den KeltInnen als Triaden dargestellt, die für die drei Lebensalter standen. Auch bei ihnen ist der Übergang zu Kriegs- und Schlachtgöttinnen feststellbar, wie etwa bei der sumerischen Ischtar. Ein herausragendes Beispiel dafür ist die irisch-schottische Sagengestalt Brigid, die auf eine keltische Göttin namens Brigantia zurückgeht. Ihr Name kann als „Strahlende", aber auch als „Streiterin" gedeutet werden. Brigantia, mit der germanischen und auch in Südtirol bekannten Perchta verwandt, wurde in dreifacher Gestalt verehrt und galt unter anderem als Schutzgöttin der Heilkunst und Fruchtbarkeit.

Die KeltInnen unterschieden in ihrem Heilwesen zwei verschiedene Gruppen; eine bestand aus den DruidInnen, den geistigen FührerInnen der Kultur, die die BehüterInnen des Wissens und die SeherInnen der Zukunft des Volkes waren; die andere bestand vor allem aus den Müttern, Großmüttern und Hirten aus dem einfachen Volk. Sie übten das praktische Heilwissen aus und kümmerten sich um die Gesundheit der Familie und der Tiere.
Während wir für die zweite Gruppe keine Namen nennen können, sind aus der Sparte der Druidinnen und Seherinnen einige überliefert: Aus den tradierten Texten aus Irland ist die weibliche Sagengestalt der zauberkräftigen Druidin Tlachtga bekannt, die Tochter des Druiden Mog Ruith, die ihren Vater bis nach Jerusalem begleitet haben soll. Wir erfahren aus der Überlieferung mehr über ihre Zauberkräfte als darüber, wie ihr weiteres Leben verlief, jedoch, dass es alles andere als angenehm war: Sie wurde von den drei Söhnen des Simon Magus, des Magie-Lehrers ihres Vaters, vergewaltigt und gebar jedem von ihnen einen Sohn. Bei der Geburt starb sie. Ein Hügel in Meath, heute als Hill of Ward bezeichnet, trug ihren Namen, weil sich angeblich ihr Grab darunter befindet. Dieser Hügel war ein religiöses Zentrum des vorchristlichen Irlands.
Eindeutig nachgewiesen ist die Existenz der noch keltisch/germanischen Seherin Veleda, die im Jahre 70 zur Zeit Vespasians wirkte und von einigen Keltologen als Druidin angesehen wird.

Die GermanInnen: Von Seherinnen und göttlichen Behausungen

Die GermanInnen, die sich aus Stämmen in Mitteleuropa und dem südlichen Skandinavien zusammensetzten, hatten genauso wenig eine einheitliche Kultur wie die KeltInnen, teilten sich aber eines: eine patriarchale Gesellschaft. Eine germanische Frau unterstand der Vormundschaft ihres Vaters und später ihres Ehemannes, die Ehe kam durch einen Sippenvertrag im Austausch gegen materielle Güter zustande. Nach der Heirat war sie die Herrin des Hauses, hatte das Weisungsrecht über Knechte und Mägde, verwaltete die Vorräte und organisierte den Haushalt. Innerhalb des Hauses konnte sie sich Meinungsfreiheit erlauben.
In germanischen Sagen und historischen Texten ist zu lesen, dass den Frauen wenig zu trauen sei. Dies könnte dem Umstand geschuldet sein, dass die GermanInnen eine ähnliche Ethik wie ihre Männer hatten: Unrecht musste unbedingt gerächt werden, ansonsten lohnte es sich nicht, weiterzuleben. Im Gegensatz zu ihren Männern konnten sie nicht etwa öffentlich körperlich gewalttätig werden, für ihre Rache blieb ihnen daher nur Täuschung und Intrige.

Zeitgleich ist jedoch auch Wertschätzung gegenüber den Frauen dokumentiert. Sie galten als heilig, prophetisch und ihr Rat als wertvoll. Römische Texte erwähnen oft germanische Priesterinnen. So warnten Ariovist, den Heerkönig der Sueben, seine Priesterinnen vor der Niederlage in einer

Schlacht gegen Caesar 58 v.u.Z.
Die schon bei den Kelten und ebenso bei den Germanen erwähnte Veleda wurde wie eine Göttin verehrt, die das ganze Geschick von Stämmen mit ihren Prophezeiungen leitete. Bekannt ist auch ihre Nachfolgerin Ganna aus dem germanischen Stamm der Semnonen (Ende 1. Jh. u.Z.), die ihren Anführer zu den Verhandlungen mit Kaiser Domitian begleitete und wie ihre Vorgängerin über Weissagungen und Zauberpraktiken großen politischen Einfluss ausübte. Ihr Name verweist auf das altnordische Wort „Zauberstab".
Aus dem Stamm der Semnonen stammte auch Waluburg (2. Jh. u.Z.), die wahrscheinlich versklavt wurde und in einem römischen Heerlager in Ägypten diente. Auch ihr Name, gleichbedeutend mit „Stabträger", verweist auf ihre kultisch-magischen Tätigkeiten.
Zu nennen ist außerdem die germanische Seherin Albruna (1. Jh. u.Z.), „die mit dem Geheimwissen der Alben versehene", die mit ihren hellseherischen Künsten auf den Alpenfeldzügen von Drusus und Tiberius wohl sehr hilfreich war.

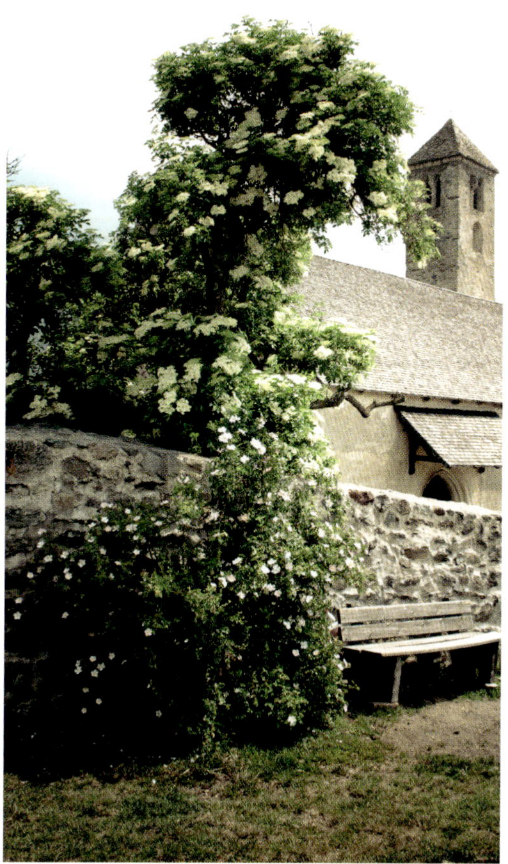
Der Holler am Tartscher Bichl/Vinschgau

Auch in der germanischen Götterwelt werden wir fündig. Die GermanInnen hatten keine einheitliche Religion, jedoch hatten sie seit jeher Fruchtbarkeitskulte, das zeigt sich zum Beispiel in Darstellungen von heiligen Hochzeiten, wie beim Götterpaar von Braak (5. Jh. v.u.Z.).
Eine wichtige Göttin war auch Eir. In der nordischen Mythologie stand sie für Heilkunde und Heilung. Sie gehört zum Göttergeschlecht der kriegerischen Asen und zählte zu den Dienerinnen der nordischen Göttin Frigg, Gemahlin von Odin.
In den Heldenlieder der Edda ist Eir der Name einer Walküre, eines weiblichen Geistwesen im Gefolge von Odin, das die ehrbaren Gefallenen nach Walhalla, den für tapfere Krieger reservierten Himmel, brachte. Auch diese Walküre kann jedoch Wunden heilen und Tote erwecken.
Bei den Germanen lebten die Göttinnen und Götter – wie zuvor bei den Kelten – in den Bäumen und Pflanzen. Bekanntestes Beispiel für so eine „göttliche Behausung" ist der Holunder, auch bekannt als Holler, der höchstwahrscheinlich nach Frau Holle benannt ist – deren Name wiederum auf Hulda bzw. Perchta zurückgeht. Von der Perchta wird angenommen, dass sie aus der germanischen Göttin Frigg hervorgegangen ist.
Die Heilkunst oblag in erster Linie den Frauen. Das Wissen wurde mündlich weitergegeben. Bekannt ist, dass zur Heilung auch Heilpflanzen und -kräuter verwendet wurden, die in der näheren Umgebung des

Wohnortes gesammelt oder innerhalb eines Zaungeheges angepflanzt wurden.
Die Pflanzen hatten einen magischen Charakter, Magie wurde jedoch im Zuge der Christianisierung dämonisiert. Heilpflanzen wurden daher umbenannt und der Gottesmutter Maria zugeordnet, zum Beispiel Mariendistel, Marienmäntelchen (Frauenmantel), Marienbettstroh (Labkraut), Marienkerze (Königskerze), Mariengras und andere.

Die später vom Christentum und in Südtirol auch bis heute praktizierte Kräuterweihe gab es schon bei den GermanInnen, zum Beispiel in Form der „Neunerlei Kräuter", die in einer Suppe im Frühling den Winter aus dem Leib vertreiben sollten. Dieser Brauch wurde vom Christentum übernommen - und vermutlich aufgrund des bitteren Geschmacks auf den Gründonnerstag gelegt, um an das Leiden Christi in der Karwoche zu erinnern.
Auch jene Kräuterweihe, die in Südtirol heute „Frauendreißiger" genannt wird, wurde mit der Gottesmutter Maria verknüpft - häufig ein Hinweis darauf, dass der Brauch von vorchristlichen Lebensweisen herstammt.

Das Mittelalter: Altes Heilwissen wird vergessen

Das mittelalterliche Europa wurde von der Pest, Kriegen und einer körperfeindlichen christlichen Doktrin beherrscht. Die Menschen, egal ob adliger oder niedriger Herkunft, lebten unter für die Gesundheit äußerst schlechten Bedingungen. Fehlende Hygiene, unzulängliche, giftige Nahrung und oft auch schwere Arbeit erschwerten ihr Leben zusätzlich. Die meisten Frauen brachten viele Kinder zur Welt und starben häufig bei der Geburt.
Mit der Betreuung von schwangeren Frauen und kränklichen Kindern waren viele Heilerinnen beschäftigt. Sie bedienten sich der heimischen Kräuter, aber auch exotischer Ingredienzien wie Mumienstaub, Sexualorganen von Tieren, in Essig aufgelösten Perlen etc. Auch wenn dies heute seltsam anmutet und nicht mehr nachvollziehbar ist, hatten diese Zutaten im damaligen Weltbild sicherlich ihre Berechtigung. Fakt ist, dass die Heilerinnen, die oft als Giftmischerinnen verunglimpft wurden, nicht auf das Wissen der Antike zurückgreifen konnten.
Die in der Vergangenheit getragenen Amulette verloren im Christentum ihre Bedeutung, der heilende Aspekt von unbelebten Gegenständen lebte in Heiligenfiguren und Reliquien weiter. Letztere galten in nachfolgenden Jahrhunderten als wirksame Schutz- und Heilmittel.

Im Hochmittelalter entstand mit den Städten eine verbesserte Nahrungsmittelproduktion, die auch eine bessere Versorgung der Bevölkerung ermöglichte.
In diesen Zeiten des Wandels gab es kein starres Rollenbild der Frau, sodass sie in vielen Bereichen tätig sein konnte, wenn sie auch nicht das gleiche Einkommen wie ihre männlichen Kollegen erhielt. Es gab auch im medizinischen Bereich eine Vielzahl von Tätigkeiten, denen Frauen nachgingen: approbierte Ärztin, geschworene Hebamme, Wundärztin, Baderin, Spitalsvorsteherin, Siechenmeisterin, Totenwäscherin, Kräuterfrau oder Wurzelgräberin.
In ihrer heilerischen Arbeit waren diese Frauen meist auf sich gestellt, die medizinische Ausbildung war ihnen verwehrt – die Fertigkeit der Hebammen, das Kind im Mutterleib umzudrehen oder einen Kaiserschnitt vorzunehmen, war so zum Beispiel in Vergessenheit geraten.[28]

Das Mittelalter: Die Chirurginnen

Die Anerkennung der Heilerin hing stets mit dem vorherrschenden Frauenbild zusammen. Wurde ihre Kompetenz angezweifelt,

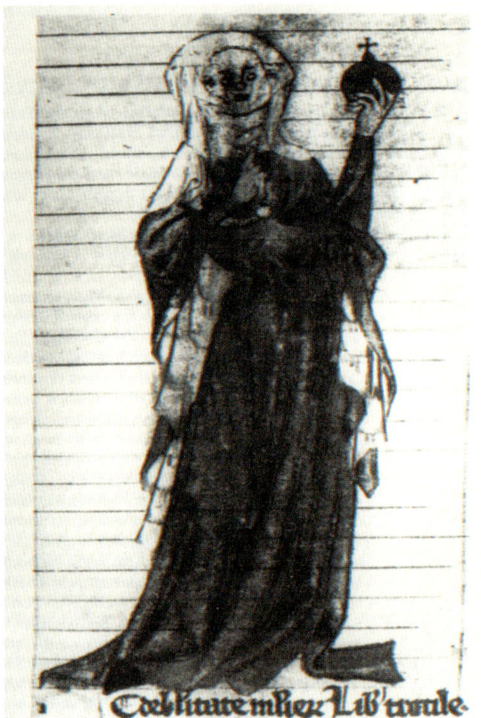

Trotula

so fürchteten in Wirklichkeit die männlichen Kollegen, dass Frauen ihnen ihren Einfluss streitig machen würden. Eine Ausnahme bildeten die Universitäten und Medizinschulen der italienischen Kleinstaaten. Als im elften Jahrhundert die ersten Universitäten gegründet wurden, waren Frauen in der Regel davon ausgeschlossen. Es ist jedoch bekannt, dass zum Beispiel die Universität in Bologna seit ihren Anfängen im Jahr 1088 Frauen erlaubte, an den Vorlesungen teilzunehmen.

Die berühmteste Ärztin dieser Zeit war Trotula – bezeichnenderweise sind ihre Geburts- und Sterbedaten nicht bekannt. Sie unterrichtete an der Medizinschule in Salerno, die in ihrer Blütezeit (1150–1180) das Wissen von Orient und Okzident vereinte und die Grundlage der westlichen Schulmedizin schuf. Auch hier waren Frauen zugelassen – in Salerno arbeiteten Ärztinnen und Dozentinnen. Die medizinischen Schriften der Chirurgin Trotula wurden über Generationen hinweg gelehrt.

Trotula, die Ehefrau des ebenso bekannten Arztes Platearius Johannes, stammte aus einer vornehmen Medizinerfamilie Parmas. Sie hatte sich als Chirurgin einen Namen gemacht, auch weil sie ihrer Zeit oft weit voraus war: So verwendete sie schon damals Opiate und Präparate aus Schierling und Alraune zur Anästhesie, während im restlichen Europa noch bis ins neunzehnte Jahrhundert höchstens Alkohol als Schmerzlinderung eingesetzt wurde. Dahinter stand ihre Überzeugung, es den Kranken so angenehm wie möglich zu machen. Sie bestand auf eine saubere Umgebung, gute Körperpflege, appetitliche Speisen und Getränke. Ihre Tipps in Sachen Hautkrankheiten sind bis heute aktuell.

Dass ihr Wirken und ihre medizinischen Werke lange angezweifelt, oft sogar einem Mann zugeschrieben wurden, ist nicht weiter verwunderlich.[29]

Als ihr wichtigstes Werk gilt *Passionibus Mulierum Curandorum,* auch bekannt als *Trotula Major.* Dieses Lehrbuch über die Geburtshilfe hat 83 Kapitel. Berühmtheit erlangte Trotula auch über ihre Veröffentlichung zu Missgeburten. Trotulas *Passionibus Mulierum* galt bis ins sechzehnte Jahrhundert als Standardwerk an den medizinischen Fakultäten Europas.

Trotula hob sich mit ihrer Arbeit und ihren Einstellungen nicht nur von anderen Frauen, die ebenfalls in Salerno studierten und arbeiteten, sondern auch von ihren männlichen Kollegen ab. Im Gegensatz zu ihren ZeitgenossInnen berief sie sich nicht auf Hippokrates und Galen, sondern vielmehr auf die Frauen von Salerno. Für sie war bei der Zusammensetzung wirksamer Arzneimittel wichtig, einfache Rezepte zu erstellen und erschwingliche Ingredienzien zu verwenden. So kennen wir von ihr noch folgendes Rezept aus der *Trotula Major:*

Förderung des Haarwachstums:
Ein Gerstenbrot (wichtig: mit Kruste) verbrennen, dann mit Bärfett zerkleinern.
Diese Mischung in das Haar reiben, damit es wieder wächst.
Für mehr Volumen im Haar hingegen kann folgende Mischung verwendet werden:
Johanniskraut, Ulmenrinde, Eisenkraut- und Weidewurzel, Eberries verbrennen, Leinsamen und Zuckerrohr pulverisieren.
Das Verbrannte und das Pulverisierte wird mit Ziegenmilch oder Wasser gekocht.
Das Haar sollte besser zuerst rasiert werden, bevor es mit dieser Mischung gewaschen wird.
Rezept aus der Trotula Major

Auch andere italienische Ärztinnen sind aus dieser Zeit bekannt, zum Beispiel Dorotea Bucca (1360–1436), die von 1390 an über 40 Jahre einen Philosophie- und Medizinlehrstuhl an der Universität von Bologna innehatte, Albella (14. Jh.), eine römische Ärztin, die an der Medizinschule von Salerno unterrichtete, sowie die Ärztinnen und Chirurginnen Rebecca de Guarna und Mercuriade (14. Jh.), die Abgängerinnen dieser Schule waren und von denen noch medizinische Texte erhalten sind.
Zu nennen ist auch Alessandra Giliani (1307–1326). Sie gilt als erste Wissenschaftlerin der westlichen Welt, die die Anatomie untersuchte. Zusammen mit namhaften Professoren der Zeit arbeitete sie lange als Chirurgin und war an der Universität von Bologna hoch angesehen.

Eine besondere Geschichte – ähnlich der der Agnodice in der Antike – ist die von Jacobina Félicie (ca. 1322), einer Florentiner Ärztin, die sich in Paris niedergelassen hatte und zu den damals acht registrierten Ärztinnen in Paris zählte. Sie wurde wegen ungesetzlicher Praktiken angezeigt und vor Gericht gezerrt. Obwohl sie den Ruf hatte, eine bessere Ärztin und Chirurgin zu sein als die französischen *und* männlichen Ärzte in Paris und viele ZeugInnen vorgeführt wurden, die von anderen bereits aufgegeben und von ihr kuriert worden waren, wurde ihr unter Androhung der Exkommunikation verboten, ihren Beruf weiterhin auszuüben. Begründung des Urteils war, dass es offensichtlich sei, dass Männer die Medizin besser verstünden als die Frau – nur aufgrund ihres Geschlechtes. Dieses Urteil bestimmte in Frankreich in den folgenden Jahrhunderten die Auffassung zum Thema Frau und Heilung und verzögerte die Zulassung der Frauen zum Studium bis ins neunzehnte Jahrhundert.

Auch im fünfzehnten Jahrhundert werden wir fündig: Constance Calenda (ca. 1415), eine italienische Chirurgin, hatte sich auf Augenkrankheiten spezialisiert. Sie war die Tochter des Dekans der Universität von Salerno und wurde von ihrem Vater unterstützt. Ebenfalls Augenärztin in Salerno war im gleichen Jahrhundert Calrice di Durisio.

Das Mittelalter: Die Äbtissinnen

Eine andere Möglichkeit zu einem selbstbestimmten Lebens bot sich den Frauen im Mittelalter – neben dem Beruf der Heilerin – durch den Eintritt ins Kloster. Dabei ging die Mitgift vermögender Töchter von adeligen Grundbesitzern ins Eigentum der Kirche über.
Die Klosterfrauen hatten eine Bewegungsfreiheit, von der die Frauen außerhalb des Klosters nicht einmal träumen durften. Sie waren frei von häuslichen Pflichten und Zwängen sowie von den Gefahren der Schwangerschaften, vor allem jedoch hatten sie uneingeschränkten Zugang zu Bildung und Wissen.

So sind uns bis heute Schriften einiger großer Äbtissinnen bekannt.[30] Die berühmteste Äbtissin des Mittelalters – und für unser

Thema zentral – ist jedoch zweifelsohne Hildegard von Bingen (1098–1179). Hildegard war das jüngste von zehn Kindern und hatte nach eigenen Angaben schon als kleines Mädchen Visionen. Mit acht Jahren wurde sie ins Benediktinerkloster Disibodenberg geschickt und in die Obhut ihrer Meisterin Jutta von Sponheim übergeben. Hildegard galt als äußerst wissensdurstig und begann schon früh mit genauen Aufzeichnungen über Tiere und Pflanzen. Nach dem Tod Jutta von Sponheims wurde sie zur Äbtissin ernannt. Mit 42 Jahren hatte sie die göttliche Vision zu schreiben. Sie schrieb daraufhin unermüdlich zu verschiedensten Bereichen, unter anderem Heil- und Kräuterwissen. Obwohl nicht sehr gebildet und des Lateinischen nur begrenzt mächtig, war ihr Wissen dem ihrer Zeit weit voraus. In lateinischer Sprache berichten ihre Aufzeichnungen von Kräutern, magischen Sprüchen, Ernährungsvorschriften und Edelsteinen.

Hildegard von Bingen bezog sich in ihren Rezepturen auf die aus der griechischen Antike überlieferte Vier-Säfte-Lehre des Arztes Galen. Sie war außerdem mit dem bekanntesten Arzt des Mittelalters in Kontakt: Theophrastus von Hohenheim, genannt Paracelsus.
Sie wird heute mancherorts als erste deutsche Ärztin bezeichnet, da sie über Heilkunde und Kräuterwissen außergewöhnlich viel – so viel wie niemand vor ihr – veröffentlichte.
Ihr großer Verdienst liegt darin, die Volksmedizin mit dem lateinisch-griechischen Wissen über Krankheiten und Pflanzen zusammengebracht zu haben. Sie benutzte auch erstmals die volkstümlichen Pflanzennamen. Sie vertrat zwar eigene Ansichten über die Entstehung von Krankheiten und über Körperlichkeit, entwickelte aber keine eigenen medizinischen Verfahren, sondern sammelte bekannte Behandlungsmethoden aus verschiedenen Quellen.
Hildegard war die letzte ihrer Art, nach ihr wurden Äbtissinnen in ihrem Einfluss durch Dogmen stark eingeschränkt. Somit ist es auch nicht verwunderlich, dass Hildegards Werk lange ignoriert wurde, doch ihr Einsatz für die intakte Natur und das Heilsein des ganzen Menschen macht ihr Wissen auch für die heutige Zeit noch äußerst wertvoll. Insgesamt verfasste sie mehr als 2000 Rezepte, die in Büchern, Zeitschriften und Internetseiten zuhauf zu finden sind und von begeisterten AnhängerInnen angewandt werden. Ihre Anschauungen sind noch heute Standardwissen der Naturheilkunde, die vom medizinischen Standpunkt aus als „esoterisch orientiert“ angesehen wird.[31]

Die Hexenverfolgung

In der Geschichte der Frauen als Heilerinnen darf im Mittelalter die Erwähnung des *Hexenhammers* nicht fehlen. Dieses 1486 vom Dominikaner Heinrich Kramer veröffentlichte Buch galt zusammen mit der Hexenbulle von Papst Innozenz VIII. 1484 als *das* Werk zur Legitimation der Hexenverfolgung.
Kramer hat darin alle „Fakten“ über Hexen und Zauberer gesammelt – besser gesagt: alle Vorurteile – und sie „wissenschaftlich untermauert“. In erster Linie interessierte ihn hier das weibliche Geschlecht. Er behauptete, dass Frauen für die schwarze Magie anfälliger seien als Männer. Er sah das weibliche Geschlecht als notwendiges Übel, Versuchung, Katastrophe und häusliche Gefahr und unterstellte Frauen sexuelle Unersättlichkeit, weshalb sie seiner Meinung nach auch intime Kontakte mit Dämonen suchten. Vom heutigen Stand psychologischer Erkenntnisse aus scheint der gute Mann mit Zölibat und sexueller Abstinenz nicht zurechtgekommen zu sein. Für die vermeintlichen Hexen fordert er als Fazit seiner ausführlichen Beschreibung die systemati-

sche Verfolgung und Vernichtung.
Schon nach Erscheinen des Hexenhammers hatte Kramer viele Gegner unter Klerikern und Laien. Er fand offiziell weder kirchlich noch weltlich Anerkennung, doch seine Auffassungen über Frauen allgemein und Hexen im Speziellen fanden bis in die USA Verbreitung. Der Hexenhammer, in dem in späteren Auflagen die Hexenbulle mitgedruckt wurde, erschien bis ins siebzehnte Jahrhundert in 29 Auflagen.

Die Neuzeit: Verbote und Unterdrückung

Hexenverfolgungen gab es schon vor Mittelalter und Christentum, die meisten fanden jedoch in der frühen Neuzeit statt. Häufig wurden sie gegen den Willen der Obrigkeit praktiziert, eingefordert von breiten Bevölkerungskreisen, um Sündenböcke für die unsicheren Lebensumstände zu haben, die durch konfessionelle Spaltungen, Missernten und Kriege entstanden.

Für die in der Heilkunst tätigen Frauen war diese Stimmung mehr als gefährlich. Ihr Umgang mit Kräutern, ihre Heilmethoden und der ungewisse Ausgang ihrer Behandlungen bargen stets das Risiko, denunziert zu werden. Zwar wurde ihnen nie abgesprochen, dass sie das Handwerk des Heilens beherrschten, doch da ihre Heilmittel auch ins Übernatürliche gingen und sie Frauen waren, wurden ihre Heilpraktiken bald als dämonisches Werk betrachtet.[32]
Die Auswirkungen dieser veränderten Haltung zum weiblichen Geschlecht und zu den Heilerinnen sind nicht nur in den Hexenverfolgungen zu beobachten. Während in der frühen Neuzeit noch belegt ist, dass sich Fürstinnen als Apothekerinnen oder Autorinnen von Büchern über Heilkräuter und Behandlungsmethoden verschiedenster Krankheiten hervortaten, ist davon bald nichts mehr zu finden.[33]

Wenn die Kirche auch nicht hinter den Hexenverfolgungen stand, war die christliche Doktrin doch eindeutig: Die Frau galt als Urheberin der Erbsünde und hatte eine angeborene Sündhaftigkeit, etwas, worauf sich auch der Hexenhammer bezieht. Sie, die Nachfahrin von Eva, die Adam verführte, vom Baum der Erkenntnis zu naschen, sei zur Strafe verdonnert, dem Manne untertan zu sein und unter Schmerzen Kinder zu gebären. Vor allem Letzteres unterband durchaus einige heilerische Möglichkeiten. Aus oben genannten Gründen verteufelte die Kirche viele Praktiken der Hebammen, etwa Kräuter, Räucherungen, Salben und wehenfördernde Mittel.
Dabei ging die kirchliche Doktrin mit der experimentellen Wissenschaft Hand in Hand. So ist in der Nürnberger Medizinalordnung von 1592 zu lesen, dass eine Reihe von Personengruppen nicht zu medizinischen Berufen zugelassen werden durfte, darunter Zahnbrecher, Alchimisten, Juden, Schwarzkünstler und alte Weiber.[34]

Berühmte Hebammen der Neuzeit

Auch die Geburtshilfe war bis zur frühen Neuzeit allein in Frauenhand, danach wurden die Hebammen systematisch aus diesem Bereich verdrängt. Dahinter stand die Absicht, ihren gesellschaftlichen Einfluss zu schmälern, die weibliche Solidarität zu sprengen und die Bevölkerungsentwicklung zu kontrollieren. Magische Mittel wurden untersagt, sofern sie nicht christlich waren. Es kann davon ausgegangen werden, dass durch diese Maßnahmen ein reiches Wissen über Empfängnisverhütung und Geburtenregelung unterdrückt worden ist. Das ist zugleich der Verlust eines nicht unbedeutenden Stückes Selbstbestimmung der Frau über den eigenen Leib.
Kontrollmaßnahmen, etwa dass man die Nottaufe in den Zuständigkeitsbereich der Hebamme übertrug, und rechtliche Auf-

gaben, zum Beispiel die Pflicht, uneheliche oder missgebildete Kinder zu melden, damit die Mutter bestraft werden konnte, schränkten die Heilerinnen noch mehr ein und zwangen sie, zu Handlangerinnen der gesellschaftlichen Machtträger zu werden, sofern sie nicht selbst Probleme bekommen wollten.
Hinzu kamen ein Abtreibungs- und Geburtenregelungsverbot, eine reglementierte, von Ärzten beaufsichtigte Ausbildung, für die man bestimmte Zulassungsvoraussetzungen erfüllen musste, und das Verbot, bis dato übliche Instrumente zu verwenden.
Zeitgleich wurden Hebammen beschuldigt, ignorant zu sein, weil sie weder des Lesens noch des Schreibens kundig waren und die Anatomie der Frau nicht so „studiert" hatten wie die Ärzte. Sie galten als stur, weil sie nicht immer Ärzte herbeiriefen, und als teuflisch, weil sie den Frauen oft zur Empfängnisverhütung oder zur Abtreibung verhalfen.[35]

Trotz allem wurden Frauen aus den gegründeten Hebammenschulen bekannt, die sich durch ihre Arbeit einen Namen erworben haben: Neben Marie-Louise Bourgeois und Justine Siegemundin, auf die wir im Folgenden genauer eingehen werden, ist Margarete Schievelbein (gestorben 1626) zu nennen, Hebammenlehrerin und Hofhebamme an den Fürstenhöfen in Dänemark und Holland, oder Marguerite du Tertre (um 1630), Lehrende und Oberhebamme der Geburtsabteilung am damals bekannten Krankenhaus „Hôtel-Dieu" in Paris.
Diese hervorstechenden Persönlichkeiten konnten jedoch nicht aufhalten, dass die an solchen Hebammenschulen ausgebildeten Hebammen die älteren ihrer Zunft, die ihr Wissen durch Weitergabe und Erfahrung erworben hatten, nicht mehr respektierten und schließlich verdrängten. Somit ging tradiertes Wissen vielfach verloren.[36]
Zu den bekanntesten Hebammen Europas im siebzehnten Jahrhundert gehörte die Pariserin Marie-Louise Bourgeois (1563–1636). Sie stammte aus einer vornehmen Familie und heiratete mit 20 den Militärchirurgen Martin Boursier, dem sie fünf Kinder gebar.
Schon bei der Erteilung der Lizenz zur Geburtshilfe intrigierte ihre Konkurrentin Madame Dupuis gegen sie, weil Bourgeois ihr als Frau eines Chirurgen für den Beruf der Hebamme nicht geeignet schien – ein Vorurteil, welches sie immer wieder verfolgen sollte.
Marie-Louise arbeitete vorerst in den Armenvierteln, doch ihr ausgezeichneter Ruf führte sie bald auch in die Häuser des Großbürgertums und schließlich – nach drei Jahren Praxis – an den Königshof. Königin Maria de Medici (1575–1642) hatte sie als Hebamme bestellt. Die vom König vorgeschlagene Madame Dupuis hatte sie abgelehnt, da diese Heinrichs Mätresse bei der Geburt geholfen hatte. Marie-Louise verhalf dem Thronfolger Ludwig XIII. (1601–1643) auf die Welt – eine Szene, die auch auf einem Kupferstich festgehalten wurde. Sie

Marie-Louise Bourgeois

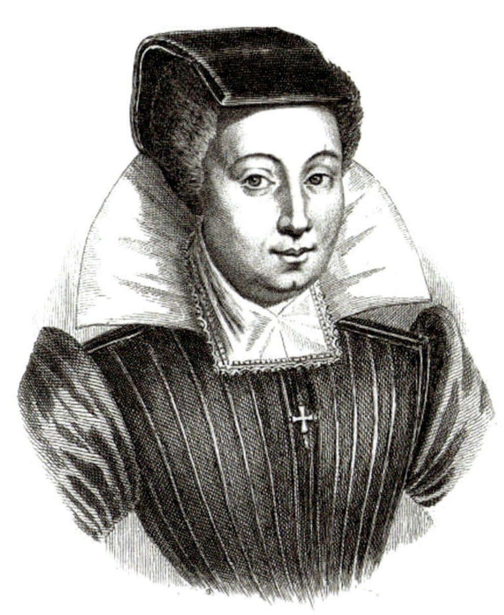

begleitete die Königin in den letzten Monaten ihrer Schwangerschaften, half ihr bei ihren sechs weiteren Geburten und diente dem französischen Königshof 26 Jahre lang. 1608 veröffentlichte sie ihr Hebammenbuch, in dem sie die Erfahrungen aus über 2000 Geburten niederschrieb. Von Auflage zu Auflage erweiterte sie das Werk um ihre neuesten Erkenntnisse. Damit löste sie das bis dahin unangefochtene Standardwerk von Trotula von Salerno aus dem zwölften Jahrhundert ab und gilt seitdem als Vorreiterin der Geburtshilfe. Das Buch wurde in mehrere Sprachen übersetzt, unter anderem in die deutsche, und machte sie in ganz Europa bekannt. Bourgeois erhielt sogar viele anerkennende Briefe von Ärzten, die viel Nutzen aus dem Buch gezogen hatten.
Während ihrer beruflichen Karriere wurde sie – wahrscheinlich auch aus Neid – immer wieder angefeindet. Hebammen wie Ärzte betrachteten sie als Konkurrenz und intrigierten gegen sie. Am meisten setzten ihr die Vorwürfe 1627 zu, als eine Hofdame, die Herzogin von Orléans, am Kindbettfieber starb. In mehreren Schriften wehrte sie sich, verwies auf ihre Berufserfahrung und ihre in mehrere Sprachen übersetzen Bücher. Dennoch war ihr Ruf am Hof daraufhin ruiniert – Marie-Louise widmete sich stärker dem Schreiben. So verfasste sie neben dem Hebammenbuch auch eines über ihre Lebenserinnerungen. Darin enthalten sind unter anderem Anekdoten zu den Geburten und der Kindheit der französischen Königskinder.

Den Fall der Herzogin und ähnliche Vorkommnisse nutzten die Ärzte, um Hebammen immer mehr in Misskredit zu bringen und sie als Geburtshelfer abzulösen. Ironischerweise trug auch Marie-Louises Hebammenbuch dazu bei, denn in ihm hatte sie wertvolles Wissen, das bislang von Hebamme zu Hebamme weitergegeben worden war, der Öffentlichkeit zugänglich gemacht. Damit erlangten Ärzte in ganz Europa Kenntnisse der Geburtshilfe, die sie sich zunutze machten, um sich massiv in sie einzumischen.

Im englischen Sprachraum veröffentlichte Jane Sharp (1641–1671) das in dieser Zeit und Sprache berühmteste Buch über Geburtshilfe. Es gilt bis heute als Informationsquelle über Frauen, Geburt und Sexualität in der Neuzeit. Jane war die erste Frau im englischsprachigen Raum, die ein solches Buch verfasste.
Über ihr Leben wissen wir so gut wie gar nichts, nur, dass sie das Buch im Jahr ihres Todes schrieb und dass es eine Kombination von medizinischem Wissen und persönlichen Anekdoten mit praktischen Vorschlägen für Mütter, Väter und Hebammen enthielt. Dabei handelt es sich nicht nur um die Beschreibung schwieriger Geburten und um anatomische Illustrationen, sondern auch um Behandlungsmethoden von Krankheiten wie der Syphilis.
In ihrem Buch forderte Jane, dass der Beruf der Geburtshelferin den Frauen vorbehalten bleiben sollte, da männliche Geburtshelfer zu teuer und nicht notwendig seien, weil es um Erfahrung und nicht um Wörter ginge.[37]

Im deutschsprachigen Raum veröffentlichte Justine Siegemundin (1636–1705) 1690 das erste Lehrbuch für Hebammen. Es ging als erster medizinischer Text, der von einer deutschen Frau geschrieben wurde, in die Geschichte ein.
Die Tochter des evangelischen Pfarrers Elias Dittrich heiratete den Renthschreiber Siegemund, blieb jedoch kinderlos. Ihre Fähigkeiten als Hebamme eignete sie sich aus Büchern an, vor allem jedoch in Gesprächen mit den Hebammen der Stadt, denen sie bald zur Seite stand. Während ihrer zwölfjährigen Arbeit schreib die „Siegemundin“ alles nieder, was sie beobachtete, erfuhr und erkannte. 1683 wurde sie zur Stadt-Wehemutter in Liegnitz ernannt.

Wegen ihres guten Rufes wurde sie schließlich auch vom brandenburgischen Hof entdeckt und vom Großen Kurfürsten Friedrich Wilhelm (1620–1688) als Hofhebamme nach Berlin gerufen. Friedrich Wilhelm schickte sie auch an den holländischen Hof und sogar nach England, was ihren Bekanntheitsgrad noch vergrößerte. Später, im Jahre 1696, half sie Christiane Eberhardine (1671–1727), der Ehefrau des Kurfürsten von Sachsen und späteren Königs von Polen August dem Starken (1670–1733), bei der Geburt ihres einzigen Kindes, des Thronfolgers Friedrich August II. (1696–1763). Der Siegemundin wird nachgesagt, dass sie bei über 6200 Geburten assistiert haben soll.
In ihrem Buch beschrieb sie die verschiedensten - auch die ungewöhnlichen - Geburtslagen und arbeitete Lösungen dafür aus – unter anderem einen operativen Kunstgriff, der bis heute ihren Namen trägt. Es handelt sich dabei um jenen gedoppelten Handgriff, dank dem auch die Geburt eines Kindes in Querlage möglich wird. Genauso trugen die bildliche Darstellung und die Beschreibung der Drehung eines Kindes im Mutterleib mithilfe einer Schlinge zu ihrem Bekanntheitsgrad bei.
Natürlich hatte auch Justine Neider und Gegner, die sogar Gegenschriften verfassten, aber diese konnte sie durch ihre Erfahrung und ihre Eloquenz immer wieder abwehren. Das Lehrbuch für Hebammen erreichte nichtsdestotrotz hohe Auflagen und galt aufgrund seiner Präzision in der Hebammenausbildung lange Zeit als Standardwerk. Heute wird es zu den bedeutendsten Dokumenten der Medizingeschichte gezählt.

Die Liste großer Hebammen ließe sich natürlich noch lange weiterführen. Auch im neunzehnten Jahrhundert gab es bekannte Hebammen, etwa Regina Josepha, die seit 1807 in Darmstadt als Hebamme tätig war und 1819 aufgrund ihrer herausragenden und erfolgreichen Arbeit die Ehrendoktorwürde für Geburtshilfe erhielt. Vom siebzehnten bis zum neunzehnten Jahrhundert änderten sich einige Dinge jedoch grundlegend.

Die Neuzeit: Nicht nur Hebammen

Auffallend ist, dass wir im neuzeitlichen deutschsprachigen Raum vor allem die Lebensgeschichten von Hebammen ausfindig machen können, in Bezug auf Heilerinnen im weiteren Sinne jedoch nicht oft fündig werden. Im Ausland gestaltet sich das Verhältnis anders.

Im England des sechzehnten Jahrhunderts hört man in England von einer Elinor Sneshell (Geburts- und Sterbedaten nicht bekannt), die zur Zeit von Elizabeth I (1533–1603) arbeitete. Sie galt als weibliche „Barbier-Chirurgin", womit eindeutig klar wird, dass sie ihre Kenntnisse nicht auf wissenschaftlichem, sondern auf praktischem Wege erworben hatte. Von ihrem Leben ist so gut wie nichts bekannt – nur dass sie 1593 als Witwe aus Nordfrankreich einwanderte. In ihrem Beruf war sie auf alle Fälle eine Ausnahme von der Regel.
Einen höheren Status hatte Brigitta Lars Anderssons (ca. 1549) in Schweden. Diese Heilerin mit volksmedizinischem Hintergrund wurde sehr geschätzt von der damaligen Königin Margaret Leijonhufvud (1516–1551), Frau des Königs Gustav I. von Schweden (1496–1560). In einem Briefwechsel der Königin mit ihren Geschwistern von 1549 wird erwähnt, wie Brigitta auch die Geschwister der Königin mehrmals von Krankheiten heilte.

Auch im siebzehnten Jahrhundert werden wir in Schweden fündig – und zwar bei Ingeborg Danielsdoetter i Mjärhult (1665–1749). Sie galt als Naturheilerin, Medizinfrau, Kräuterkundige, Naturphilosophin und

Wahrsagerin und war eine der bekanntesten Vertreterinnen der Volksmedizin ihrer Heimat. Schon in jungen Jahren sah man sie als „weise alte Frau“, berühmt wurde sie vor allem ab 1876 als Witwe. Sie hatte eine eigene Weltanschauung und führte Geistheilungen durch, wobei sie vor allem bei Fällen von Epilepsie erfolgreich war.
Ingeborg wurde oft von den Autoritäten verhört, weil ihr Aberglaube vorgeworfen wurde. Auch die Bevölkerung wurde aufgerufen, sie nicht mehr um Hilfe zu bitten. Sie verteidigte sich jedoch damit, niemandem etwas zuleide zu tun und nur mit Verbänden zu arbeiten, die sie mit Kräutertinkturen tränkte. Diese Kräuter pflückte sie in der Mittsommersonne, wie sie es von ihrer Mutter gelernt hatte. Die Verfolgung durch die Kirche vergrößerte nur ihre Bekanntheit, das einfache Volk pilgerte aus dem ganzen Land zu ihr.

Gerade in Schweden weiß man von einigen dieser Frauen, dass sie medizinische Praxis mit Spiritualität verbanden. Bekannt wurde auch Brita Biörn (1667–1745) aus Gotland, die auf eine lange Reihe von Heilerinnen unter ihren Ahninnen zurückblicken konnte. Sie erlangte traurige Berühmtheit, weil sie von der Kirche wegen Aberglaubens 1722 und 1737 verurteilt wurde. Die Kirchenvertreter beklagten, dass das Volk sie um Hilfe anrief und ihr wie einer Gottheit vertraute. Trotz der Verurteilungen führten ihre Schwiegertochter Greta Enderberg (1746–1831) und ihre Enkelin Gertrud Ahlgren (1782–1874) als Heilerinnen die Tradition weiter. Letztere erklärte zu ihrem Erfolg und ihrer Beliebtheit: „Die Ärzte heilen mit neuen Methoden, die Krankheiten sind aber alt und ich heile sie mit alten Methoden.“[38]

Auch in Norwegen sind aus dieser Zeit Heilerinnen wie Anna Brandfjeld (1810–1905), Valborg Valland (1821–1903) und allen voran Mor Sæther (1793–1851) bekannt.

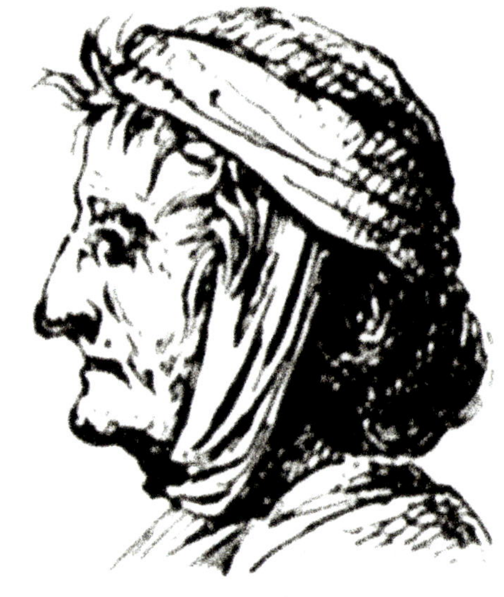

Gertrud Ahlgren

Letztere war in erster Linie eine Kräuterkundige.
Mor Sæther („Mutter Sæther“) wurde mehrmals wegen Quacksalberei verurteilt, war aber dank der Proteste der Bevölkerung und auch des Adels immer wieder freigekommen, bis sie schließlich offiziell als „Heilerin“ anerkannt wurde.

Eine Heilerin, die sogar einen medizinischen Titel erhalten haben soll, war die schwedische Heilerin Maria Jansson (1788–1842), Kisamor („Mutter von Kisa“) genannt. Kisa war der Ort, an dem sie wirkte. Als Tochter eines Heilers arbeitete sie schon früh mit ihrem Vater, wurde von ihm jedoch zur Heirat mit einem Bauern gezwungen, die kinderlos blieb und mit einer Scheidung endete.
Sie besuchte die Kranken zuhause und wurde weit über ihren Heimatort hinaus gerufen, obwohl sie scheinbar temperamentvoll, bestimmend und dem Alkohol zugetan war. Aufgrund ihrer großen Fähigkeiten kamen die Leute von überallher zu ihr.
Nachdem sie 1825 erfolgreich den König und den Kronprinzen behandelt hatte, wurde

ihr eine medizinische Lizenz gewährt. Auch wenn nicht hundertprozentig belegt ist, dass sie diese wirklich bekam, wirkte sie wie eine Ärztin, obwohl Schweden Frauen erst 1870 zum Medizinstudium zuließ.

Ähnlich erging es der schwedischen Chirurgin Maria Lovisa Åhrberg (1801–1881), die als erste anerkannte Ärztin Schwedens gilt. Ihre Mutter und ihre Großmutter waren vermutlich Krankenschwestern. Lovisa begleitete sie oft in Krankenhäuser und lernte als Beobachterin viel.
Vorerst arbeitete sie als Magd in Stockholm und half Freundinnen bei gesundheitlichen Problemen. Das sprach sich herum; immer mehr Leute kamen zu ihr, auch reiche, die sie bezahlten und ihr ermöglichten, eine eigene Klinik zu eröffnen. Schon seit 1820 war sie in Stockholm tätig, obwohl es Frauen verboten war, als Ärztin zu arbeiten. Auch sie wurde wegen Quacksalberei angezeigt. Während der Untersuchungen wurde jedoch festgestellt, dass sie ebenso viel Wissen wie die männlichen Ärzte hatte. Für ihre Arbeit erhielt sie sogar eine Medaille von König Oscar I. von Schweden und Norwegen (1799–1859).
Sie galt als geduldig, stets freundlich, großzügig und als eine, die sich unabhängig vom Status für jeden Menschen Zeit nahm und auch die Armen behandelte. 1871 erblindete Lovisa und zog sich aus dem Berufsleben zurück.

Auch Hanna Svensdottor (1798–1864), die zeitgleich mit Lovisa tätig war, konnte aufgrund ihrer Erfolge trotz aller Anfeindungen weiterhin Beinverletzungen kurieren, auf die sie sich spezialisiert hatte, und Amalia Assur (1803–1889) war sozusagen die erste schwedische Zahnärztin. Als Assistentin von Vater und Bruder erlernte sie den Beruf und erhielt 1852 eine spezielle königliche Ermächtigung, in Stockholm zu arbeiten.

Alle diese Heilerinnen hatten mit großen Schwierigkeiten zu kämpfen, wobei ihre größten Gegner aus Kirche und Schulmedizin kamen. Nur durch ihre großen Erfolge und die Treue ihrer PatientInnen konnten sie sich schlussendlich durchsetzen.

Achtzehntes und neunzehntes Jahrhundert: Vorreiterinnen erobern die Medizin

Derweilen versuchten die Ärzte im achtzehnten und verstärkt im neunzehnten Jahrhundert erfolgreich, in Sachen Gesundheitsversorgung ein Monopol zu errichten und sich die medizinische Macht in der Gesellschaft zu sichern. Für Frauen war in diesem Monopol so gut wie kein Platz mehr, selbst in der Geburtshilfe standen ihnen männliche Ärzte vor. Der Druck auf formell unausgebildete „Kurpfuscher“ und „Winkelhebammen“ wuchs.
Lange Zeit reichte das Monopol nicht über den städtischen Bereich hinaus, doch der Bedeutungsverlust der magischen und religiösen Denkweisen zugunsten eines „rationalen“ Weltbildes begünstigte langsam aber sicher auch am Land die Stellung des Arztes. Zudem erhielten Ärzte ein stets größer werdendes öffentliches politisches Gewicht.
Die nunmehr „irregulären“ HeilerInnen hingegen wurden immer mehr in Heimlichkeit und Illegalität abgedrängt, was durch die staatliche Gesundheitsversorgung und die allgemeine Krankenversicherung weiter verstärkt wurde.[39]
Im Laufe des neunzehnten Jahrhunderts begannen die Frauen, ihren Platz im Gesundheitswesen wieder einzufordern, doch dabei kamen auch sie der Schulmedizin immer näher und ließen die traditionelle Volksmedizin hinter sich. Zu unserer Geschichte der Heilerinnen gehören aber auch die Ärztinnen; somit nennen wir hier die ersten ihrer Zunft.

Eine Vorreiterin war Dorothea Erxleben aus Quedlinburg (1715–1762). Sie promovierte 1754 als erste Frau in den deutschen Staaten. Von klein auf galt sie als äußerst begabt und wurde zusammen mit ihrem Bruder zuhause von ihrem Vater unterrichtet, unter anderem auch in praktischer und theoretischer Medizin. Der Zugang zur Universität blieb ihr aber vorerst verwehrt.
Ihr Vater wandte sich daraufhin an den preußischen König Friedrich den Großen (1712–1786), der 1741 die Universität Halle aufforderte, Dorothea zur Promotion zuzulassen. Diese war jedoch in der Zwischenzeit mit dem verwitweten Diakon Johann Christian Erxleben (1697–1759) verheiratet, zog seine vier Kinder auf und gebar ihm vier weitere.
Ohne formelle universitäre Ausbildung begann sie zu praktizieren. Sofort wurde sie von den Ärzten in der Stadt als Dilettantin verschrien. Sie wehrte sich schriftlich gegen diese Vorwürfe und argumentierte, dass etwas, was dem größten Teil der Menschheit vorenthalten bliebe, nämlich den Frauen, auch keinen großen Nutzen haben könne. 1747 übernahm sie die Praxis ihres Vaters. Als eine ihrer Patientinnen während einer Behandlung starb, wurde sie der medizinischen Pfuscherei angezeigt. Daraufhin beschloss die damals 39-jährige Dorothea 1754, kurz nach der Geburt ihres vierten Kindes, die Promotion, die ihr der König Jahre zuvor gestattet hatte, nachzuholen. Nach der Promotion führte sie ihr Leben weiter wie zuvor, kümmerte sich um ihre Kinder, führte den Haushalt und behandelte PatientInnen.

Ebenfalls als Vorreiterinnen der Schulmedizin im deutschsprachigen Raum galten Josepha von Siebold (1771–1849) und ihre Tochter Charlotte Heidenreich von Siebold (1788–1859). Josepha hatte in erster Ehe vier Kinder, darunter die Tochter Charlotte. Nach dem Tode ihres ersten Mannes heiratete sie den Amtsarzt von Darmstadt, Damian von Siebold, und begann ein Studium der Geburtshilfe, was damals sehr ungewöhnlich war. Zuvor erwirkte sie dafür eine Ausnahmegenehmigung bei ihrem Schwager in Würzburg. Sie durfte lediglich hinter einem Vorhang an Vorlesungen teilnehmen, von praktischen Übungen war sie ausgeschlossen. Praktische Erfahrungen sammelte sie nach dem Studium in Würzburg in der Praxis ihres Ehemannes. 1807 beantragte sie die Zulassung zur Staatsprüfung an der Universität in Gießen. Ihr wichtigstes Argument war, dass Hebammen zu wenig wissenschaftliche Ausbildung hätten. Sie bestand die Prüfung und begann in Darmstadt zu praktizieren. 1815 wurde ihr von der Universität Gießen die Ehrendoktorwürde der Entbindungskunst verliehen, 1819 half sie bei der Geburt der späteren Königin Viktoria (1819–1901) des Vereinigten Königreiches von Großbritannien und Irland.
Ihre Tochter erhielt die Doktorenwürde der Entbindungskunst zwei Jahre nach ihrer Mutter, 1817. Sie gilt als erste Frauenärztin Deutschlands. Charlotte erhielt die praktischen Unterweisungen von ihrer Mutter und wurde auch von ihrem Stiefvater unterrichtet. Nach ihre Ausbildung arbeitete sie in der Entbindungsanstalt ihrer Eltern in Darmstadt, gab Unterricht für Hebammen und war karitativ tätig. Sie genoss einen ausgezeichneten Ruf als Geburtshelferin und wurde an mehrere Fürstenhöfe gerufen, unter anderem – wie ihre Mutter – zu Victoire (1786–1861), der Mutter Königin Victorias, und zu Herzogin Luise Sachsen-Coburg und Gotha (1800–1831), der Mutter von Viktorias Ehemann Prinz Albert.

Trotz dieser besonderen Ausnahmen wurden Frauen im Deutschen Reich erst spät zum Medizinstudium zugelassen: Ende des neunzehnten, mancherorts sogar erst Anfang des zwanzigsten Jahrhunderts. Das Vorurteil, dass Frauen in der Heilung und sogar in der

Geburtshilfe nichts zu suchen hätten, hatte sich erfolgreich durchgesetzt.
Es verwundert nicht weiter, dass die anderen Vorreiterinnen in Italien zu finden sind: Maria Dalle Donne (1788–1842), die italienische Gynäkologin, die schon um 1800 verschiedene medizinische Texte veröffentlichte und 1804 zur Direktorin der Hebammenschule in Bologna ernannt wurde; Maria Magdalena Petraccini (1759–1791), die mit ihrer Tochter Zaffira Peretti (Geburts- und Sterbedaten nicht bekannt) an der Universität von Ferrara Anatomie unterrichtete und Bücher über Geburt und Kinderfürsorge schrieb. Maria Magdalena setzte sich dafür ein, dass Babys nicht so fest bandagiert wurden, wie es üblich war, sondern sich frei bewegen sollten. Außerdem befürwortete sie das Stillen. Da sie früh verschied, erhielten ihre fortschrittlichen Ideen wenig Aufmerksamkeit.

Neunzehntes Jahrhundert: Frauen drängen ins Medizinstudium

Die Geschichte der Frauen als Ärztinnen hängt eng mit der Zulassung des Frauenstudiums zusammen, Heilerinnen konnten nur noch in Zusammenhang mit dem Titel Anerkennung erlangen.

Für unsere Geschichte sind jene wichtig, die im neunzehnten Jahrhundert als erste promoviert haben, zum Beispiel die aus England stammende und mit ihrer Familie in die USA ausgewanderte Elizabeth Blackwell (1821–1910). Sie war die erste Frau in den Vereinigten Staaten, die 1849 im Geneva College in New York ihr Studium abschloss – als Jahrgangsbeste und nachdem sie zuvor von zwölf Colleges abgelehnt worden war. Auch nach dem Studium gingen die Schwierigkeiten weiter: Niemand vermietete ihr Praxisräume, Krankenhäuser stellten sie nicht ein und die PatientInnen waren ihr gegenüber misstrauisch, weil sie eine Frau

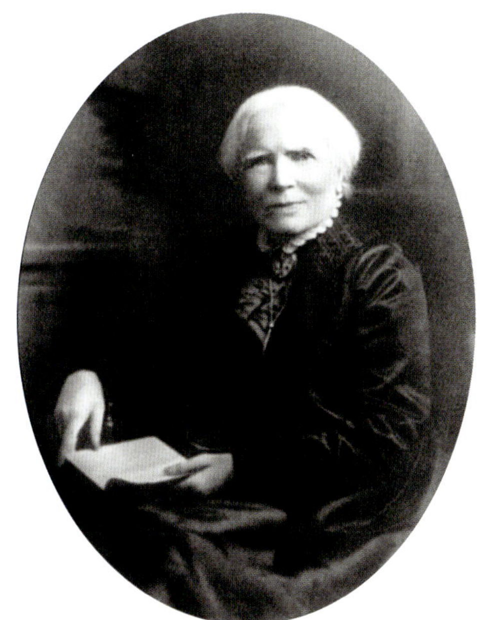

Elizabeth Blackwell

war. Die jahrhundertelange Propaganda gegen Frauen hatte längst überall Früchte getragen.
Elizabeth gab nicht auf. Sie kaufte ein Haus in New York und gründete eine Praxis. 1854 veröffentlichte sie ein Buch über Hygiene, speziell in der Mädchenerziehung. Dank der Aufmerksamkeit der Medien und zufriedener PatientInnen stellte sich nach Jahren endlich auch ein finanzieller Erfolg ein. 1857 gründete sie mit ihrer Schwester Emily Blackwell (1826–1910), die ebenfalls ein Medizinstudium absolviert hatte und als Hebamme sowie später als Gynäkologin arbeitete, und mit Marie Zakrzewska (1829–1902), ebenfalls Gynäkologin, das New Yorker Frauen- und Kinderkrankenhaus. Es wurde ausschließlich von Frauen geleitet. Später gliederte man ein medizinisches College an, um Frauen die Ausbildung zur Ärztin zu erleichtern.
Um übler Nachrede vorzubeugen, hatte Blackwell sehr rigide Zulassungs- und Abschlussprüfungsregeln. Dazu gehörte eine einwandfreie Moral der Anwärterinnen, ansonsten wurden sie sofort vom Studium ausgeschlossen.
1869 kehrte Elizabeth nach England zurück

und gründete zwei Jahre darauf den Vorläufer des heutigen nationalen Gesundheitssystems Großbritanniens. 1875 zog sie sich aus der ärztlichen Praxis zurück, schrieb aber noch bis zu ihrem Tode Bücher.

In Europa nahm im neunzehnten Jahrhundert – wenn wir von einzelnen Universitäten in Italien absehen, die jedoch vor allem im deutschsprachigen Raum erstaunlich ignoriert werden – die Schweiz eine sehr fortschrittliche Stellung ein. Die Universität Zürich erlaubte schon 1840 erste Gasthörerinnen. Frankreich ließ 1863 Frauen zu allen universitären Studienrichtungen – außer der theologischen – zu, die Züricher Universität folgte diesem Beispiel ein Jahr später.
Obwohl wir nicht nur in Italien in den letzten Jahrhunderten einige Namen von Ärztinnen gefunden haben, gilt die Russin Nadeschda Suslowa (1843–1918) als erste Europäerin, die 1867 an der Universität von Zürich promovierte, und nahm somit eine Vorreiterinnenstellung ein. Als erste russische Frau gründete sie in ihrem Heimatland eine Praxis für Gynäkologie und Pädiatrie. Erst 1874 folgte ihr die deutschsprachige Schweizerin Marie Heim-Vögelin (1843–1918) mit der Eröffnung des ersten Schweizer Frauenspitals.
Auch in Frankreich wird als erste Frau mit einer medizinischen Promotion eine Ausländerin genannt, und zwar Elizabeth Garrett (1836 bis 1917), die 1870 an der Sorbonne in Paris ihren Titel erhielt. Elizabeth wollte Medizin studieren, wurde aber von allen Colleges in Großbritannien abgelehnt und arbeitete deshalb vorerst als Aushilfsschwester und in einer Apotheke. Als die Eignungsprüfung für das Medizinstudium eingeführt wurde, wurde sie zu dieser nach gerichtlichen Drohungen ihres Vaters zugelassen. Da jedoch in England zu dieser Zeit für Frauen zwar ein Studium, nicht aber der Abschluss möglich war, ging sie nach Paris an die Sorbonne und promovierte dort.

Gemeinsam mit der Schottin Sophia Jex-Blake (1840–1912) gründete sie die Londoner „School of Medicine for Women", der später in Anlehnung an Blackwells amerikanisches Modell ein medizinisches College angegliedert wurde, in dem Krankenschwestern und Ärztinnen ausgebildet wurden. Auch Blackwell unterrichtete nach ihrer Rückkehr aus den Vereinigten Staaten an diesem College, während Elizabeth Garrett und Sophia Jex-Blake zu den Schülerinnen ihres New Yorker Colleges gehört hatten. Als erste Ärztin mit Hochschulabschluss setzte sich Garrett in Großbritannien durch und wurde das erste weibliche Mitglied der dortigen Ärztekommission. Sie kämpfte zeitlebens für das Recht auf das Ausüben eines Berufes und für das Wahlrecht der Frauen.

Eine besondere Geschichte – ähnlich der Agnodice – ist die von James Barry (ca. 1789–1865), geboren als Margaret Ann Bulkley. Von ihrer Kindheit ist wenig bekannt, nur dass sie in Irland geboren wurde und alleine mit ihrer Mutter in sehr armen Verhältnissen lebte. 1809 fuhr ihre Mutter

James Berry

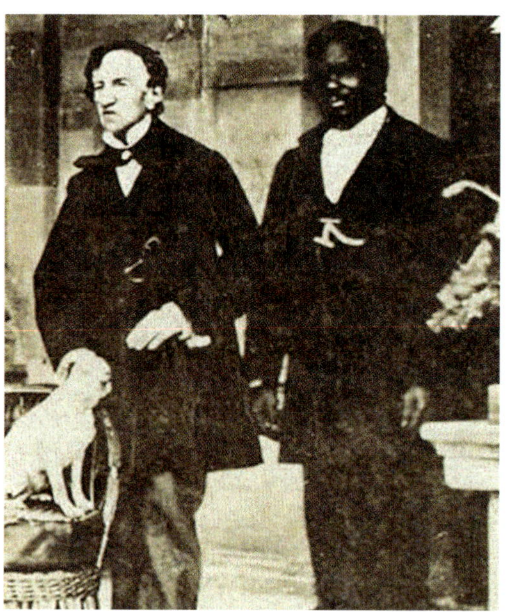

mit ihr auf einem Schiff nach Edinburgh. Briefen kann man entnehmen, dass sie auf dieser Schifffahrt begann, sich als Mann auszugeben.
1809 schrieb sich ein James Barry auf der Universität von Edinburgh ein und promovierte 1812. Von diesem Tag an gab es keine Margaret Ann Bulkley mehr. James übersiedelte nach London und begann dort als Arzt zu arbeiten. Er wurde Militärchirurg bei der britischen Armee und nach Indien sowie Südafrika geschickt. Auf seinen Auslandsaufenthalten sorgte er nicht nur für die verwundeten Soldaten, sondern kümmerte sich auch um die Gesundheit der Eingeborenen. Er gilt als der erste britische Chirurg, der einen Kaiserschnitt vornahm. Die Ironie dabei ist, dass dieser Verdienst eigentlich einer Frau zuzuschreiben ist.
James Barry ging 1864 – scheinbar gegen seinen Willen – in Pension und kehrte nach England zurück. Als er 1865 verstarb, entdeckte die Putzfrau, dass James einen weiblichen Körper hatte. Dennoch wurde Barry als Mann begraben und die britische Armee hielt sein Geschlecht 100 Jahre lang geheim, bis eine Kunsthistorikerin in den 1950ern entdeckte, dass hinter James Barry nachweislich die Nichte des irischen Malers James Barry steckte, die sich den Namen ihres Onkels „ausgeliehen" hatte.
Barry war als unangenehmer Zeitgenosse bekannt. Er konnte taktlos, ungeduldig, streitsüchtig und rechthaberisch sein und scheint eine Reihe von Duellen ausgefochten zu haben, häufig, weil jemand seine Stimme, sein äußeres Erscheinungsbild oder seine Professionalität angriff – in Anbetracht der Tatsachen kein Wunder.
Mehrere Male wurde er wegen Insubordination und unangemessenem Verhalten beim Militärgericht vorgeladen, doch seine professionellen Fähigkeiten waren unzweifelhaft. Er versuchte, überall die sanitären Bedingungen zu verbessern und war gegen unnötiges Leiden. Barry war stets von einem gewissen John, einem Diener, und einigen Hunden umgeben. John kehrte sofort nach Barrys Tod in seine Heimat Jamaika zurück.
Da James Barry eigentlich eine Frau war, ist sie in Wahrheit die erste Ärztin, die in Großbritannien promovierte – auch wenn ihr das nur gelungen ist, weil sie ein Leben als Mann führte.

Auch wenn sie nicht zur Ärztinnen-Riege gehört, ist sie in Bezug auf die Geschichte der Heilung auf alle Fälle zu nennen: Florence Nightingale (1820–1910), die Wegbereiterin der modernen Krankenpflege. Durch sie wurde diese zu einem für Frauen anerkannten beruflichen Weg. Florence bestand darauf, dass es neben dem ärztlichen auch ein pflegerisches Wissen braucht. Deshalb setzte sie sich für eine Ausbildung in diesem Bereich ein.
Die aus reichem Landadel stammende Florence wuchs im Luxus auf und suchte nach einer Lebensaufgabe. Gegen den Willen ihrer Eltern wollte sie Krankenpflege lernen, erst nach Jahren setzte sie sich durch. In London übernahm sie die Leitung eines heruntergekommenen Hospitals. Bald darauf kam es zu ihrem legendären Einsatz im Krimkrieg, in dem sie unter widrigsten Umständen eine Pflegestation für verwundete und kranke Soldaten organisierte. Durch ihre Erfahrung in diesem Krieg und die guten Verbindungen, die ihre Familie zur Politik pflegte, konnte Florence aufzeigen, dass im Krieg viele Soldaten durch Hunger, Mangelkrankheiten und fehlende Hygiene in den Lazaretten starben, nicht nur in den Schlachten. 1860 eröffnete Florence eine Pflegeschule im St. Thomas Hospital, das noch heute zum Londoner Kings College gehört. Sie unterrichtete auch an der „School of Medicine for Women" in London und war eine Freundin von Elizabeth Blackwell, auch wenn sie sich nicht als Vertreterin der Frauenemanzipation verstand.
Sie verfasste Lehrbücher über Krankenpflege,

erhielt viele Ehrungen und wurde als erste Frau in den Order of Merit aufgenommen. Es ist auffallend, mit welchen Ehren Florence Nightingale noch zu Lebzeiten überschüttet wurde, während den Ärztinnen ihrer Zeit solche meist verwehrt blieben. Zu erklären ist das auch damit, dass das Berufsbild der Krankenschwester nicht an dem des Arztes kratzte, sondern eine begleitende und unterstützende Rolle vorsah – was sich auch in der Entlohnung niederschlug bzw. bis heute niederschlägt.

Während im englischsprachigen Raum die Frauen in der Schulmedizin im Vormarsch waren, ging es in Frankreich zögerlicher voran. Nach Garrett promovierte erst fünf Jahre später, nämlich 1875, die erste Französin Madeleine Brès, geborene Gebelin, und das nur mit großem Einsatz seitens Kaiserin Eugenie (1826–1920). Ihr Diplom erhielt sie nur mit der Zustimmung ihres Mannes.
In ihrer Karriere war sie schlussendlich eher theoretisch als praktisch tätig. Sie unterrichtete die Direktorinnen der Kindergärten in Paris in ihrem Spezialgebiet Hygiene, gab eine Zeitschrift zur *Hygiene der Frau und des Kindes* heraus und schrieb Bücher. Sie starb in völliger Armut.

Offiziell wurde im jungen Staat Italien 1876 das Studium für alle möglich. Im Jahr darauf promovierte auch in Florenz eine Russin: Ernestina Pager. Diese eröffnete in Florenz eine Praxis für Frauen und Kinder und setzte sich in Italien für die Frauenbildung ein. Ihr folgte offiziell erst 1896 in Rom die erste Italienerin, die in Medizin promovierte: Maria Montessori (1870–1952), die jedoch vor allem als Reformpädagogin in die Geschichte eingegangen ist.

In Österreich-Ungarn promovierte 1897 Gabrielle Possanner als erste Frauenärztin (1860–1940) an der Universität in Wien, nachdem sie schon drei Jahre zuvor in der Schweiz ihr Medizinstudium abgeschlossen hatte. Zeit ihres Lebens musste sie um Gleichberechtigung mit ihren männlichen Kollegen kämpfen. Sie eröffnete eine Praxis und war bis 1903 die einzige weibliche Ärztin in den Krankenanstalten.
Die erste Ärztin Österreichs war die russische Augenärztin Rosa Kerschbaumer-Putjata (1851–1923). Schon 1876 in der Schweiz promoviert, eröffnete sie zusammen mit ihrem Mann, einem österreichischen Arzt, eine private Augenheilanstalt in Salzburg, die sie nach der Scheidung 1890 alleine weiterführte. Dafür erhielt sie eine spezielle Erlaubnis von Kaiser Franz Joseph (1830–1916), da im Salzburger Raum Augenerkrankungen überdurchschnittlich häufig auftraten. Erstaunlich war das deshalb, weil Frauen in der Monarchie erst Jahre später zum Medizinstudium zugelassen wurden.
Rosa und ihrer Heilanstalt mit über 60 Betten war es zu verdanken, dass sich die Anzahl der an Altersblindheit erkrankten Personen stark reduzierte. Sie behandelte auch häufig kostenlos und wurde in Salzburg „der Engel mit dem Skalpell" genannt.

All diesen Ärztinnen ist gemeinsam, dass sie sich trotz der Vorurteile, die in diesem Jahrhundert Frauen in der bürgerlichen Vorstellung ins Heim und an den Herd verbannten, aufgrund hervorragender Leistungen und Erfolge einen Namen erworben haben.
In unserer Geschichte soll nicht unerwähnt bleiben, dass der Sieg der Schulmedizin von vielen als Untergang des volksmedizinischen Wissens und damit als Niederlage der Frau in der Heilkunst angesehen wurde. Lange Zeit war sie nämlich nur noch als dienende Pflegerin zugelassen. Ärztinnen waren die Ausnahmen von der Regel.[40]

Die Rettung der Volksmedizin

Die Retter der Volksmedizin waren – wenn das nicht eine Ironie der Geschichte ist –

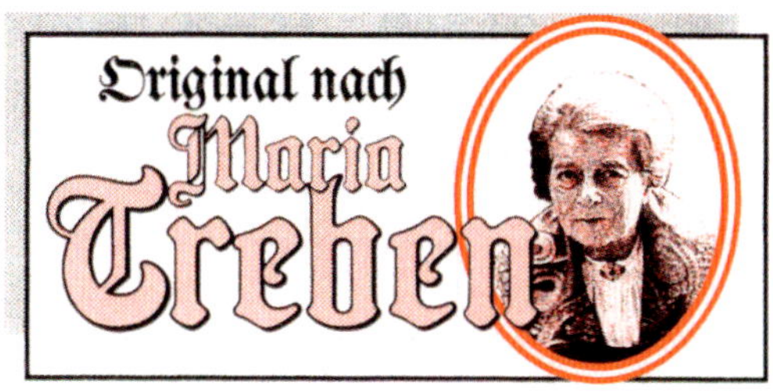

Eine Etikette von Maria Treben

Vertreter der Kirche und – Männer. Die Pfarrer Kneipp, Künzle und Weidinger, aber auch die österreichische Autorin Maria Treben (1907–1991), geborene Günzel, verbreiteten im neunzehnten und zwanzigsten Jahrhundert wieder das Wissen über Pflanzenheilkunde und sonstige alternative Behandlungsmethoden. Maria Treben orientierte sich an Kneipps Lehren. Ihr Buch *Gesundheit aus der Apotheke Gottes* erschien 1980, wurde in über 20 Sprachen übersetzt und erreichte eine Gesamtauflage von über acht Millionen Exemplaren.
Nachdem die Hausfrau und Mutter angefangen hatte, sich für Pflanzenheilkunde zu interessieren, praktizierte sie bald in ganz Österreich und Deutschland. Zeitgleich wurde sie stark kritisiert, vor allem die deutsche Verbraucherorganisation „Stiftung Warentest" zweifelte ihre Inhalte an und zählte Fehler in ihren Büchern auf.
Ihr wurde vorgeworfen, dass sie gegen schwere Krankheiten wie Krebs die Behandlung mit Pflanzen vorschlug, obwohl deren Wirksamkeit noch nicht nachgewiesen worden sei. Andere Empfehlungen von ihr seien nicht nur falsch, sondern auch gefährlich. Zum Teil sicherlich berechtigt, war diese Kritik zu einem anderen Teil Ausdruck der Wissenschaftshörigkeit der 1980er Jahre, die ganzheitliche Heilerfolge von Heilpflanzen komplett abstritt. Ihr Fall hatte Nachwirkungen: Heutige AutorInnen von Kräuterbüchern sind sehr viel vorsichtiger und versprechen keine Heilung, außer bei Pflanzen, deren heilende Wirkung durch wissenschaftliche Analysen bestätigt wird.
Inwiefern die heftigen Angriffe auch damit zu tun hatten, dass sie eine Frau war, sei dahingestellt. Unbestritten ist, dass sie trotz vieler Anfeindungen die Kräuterheilkunde dem Volk und vor allem den Frauen zurückgab.

Fazit:
Seit dem Ende des zwanzigsten Jahrhunderts ist festzustellen, dass die traditionelle Heilkunde eine Aufwertung erfährt. Menschen greifen wieder auf altes Wissen zurück, wobei im Laufe der Jahrhunderte natürlich viel verloren gegangen ist. Dabei kommt nicht von ungefähr, dass das Interesse für die Geschichte der Frau als Heilerin wächst und es bei der breiten Bevölkerung verstärktes Interesse an den Kräutern und ihren Wirkungen gibt.
Die Weitergabe des Wissens funktioniert heute anders: Nicht mehr die mündliche Überlieferung, sondern das Studium von Büchern und Ausbildungen ist heute an der Tagesordnung. Das Heilen ist für viele nicht mehr ausschließlich Sache der Schulmedizin und in den Haushalten ist wieder häufiger eine Hausapotheke zu finden, die nicht nur aus Medikamenten besteht.
Auch das im Laufe der Jahrhunderte entstandene Vorurteil, dass Frauen sich von der Heilkunst fernzuhalten hätten, ist aus der Welt, nicht zuletzt, weil sich das Gesundheitsbewusstsein verändert hat. Immer mehr sieht man Gesundheit nicht nur als reibungsloses Funktionieren des Körpers, sondern als harmonische Einheit von Leib, Seele und Geist – und in dieser Anschauung wird die Frau ihren Platz in der Geschichte der Heilung gestärkt wieder einnehmen.

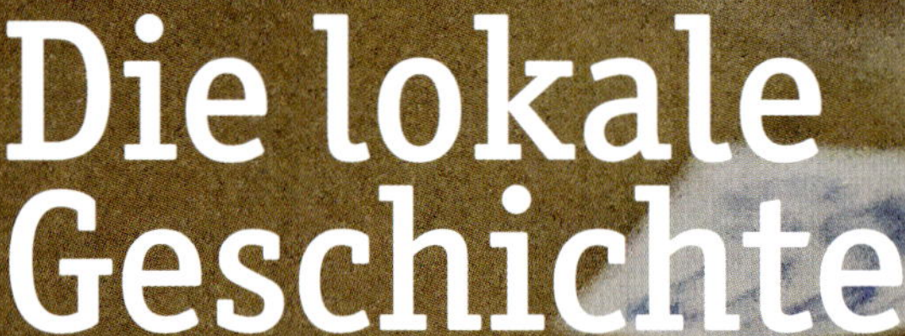

Die lokale Geschichte

von der Volksmedizin, namhaften Südtiroler Kräuterfrauen und der Entwicklung heute

„Volksmedizin könnte definiert werden als die Summe der vom Volk heute und in früheren Zeiten angewandten Diagnose- und Heilmethoden."[41]

Zentrum zur Dokumentation der Naturheilkunde (ZDN)

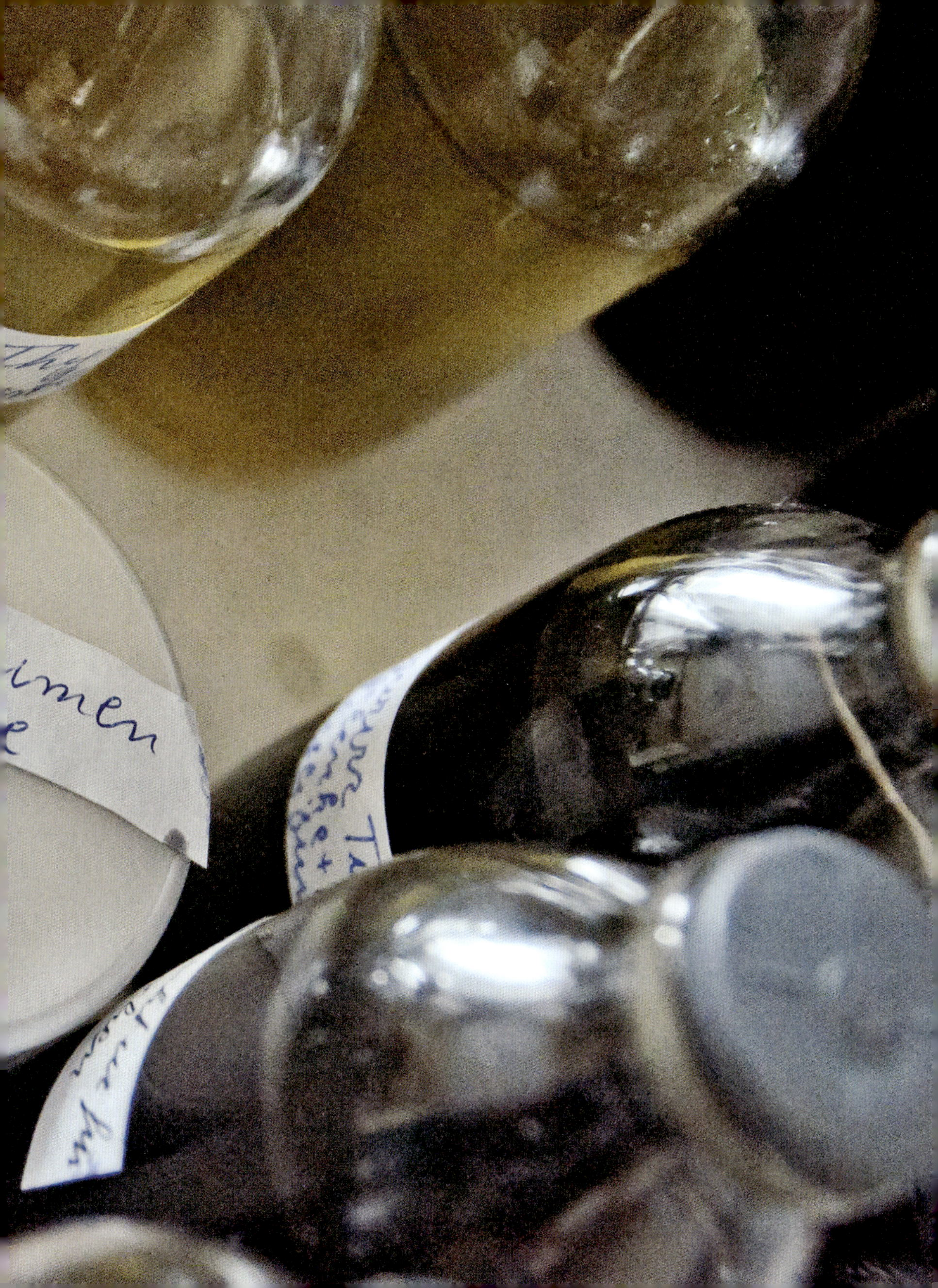

In diesem dritten Ausflug geht es uns um die lokale Geschichte, also die Geschichte der Kräuterheilkunde in Südtirol. Am Anfang steht hierbei die Geschichte der Volksmedizin, in der es zwischen Südtirol und Tirol viele Gemeinsamkeiten gibt.

Was ist Volksmedizin?

Unter Volksmedizin versteht man überliefertes Wissen über Krankheiten und Heilmethoden. Sie basiert in erster Linie auf der Erfahrung, die durch das Ausprobieren von Heilmitteln pflanzlichen, tierischen und/oder mineralischen Ursprungs entstanden ist; teilweise auch auf der Beobachtung dessen, was Tiere bei Krankheit instinktiv fressen. Auch die Signaturenlehre bildet, wie schon in unserem ersten Ausflug beschrieben, einen wichtigen Bestandteil.

Dass die Volksmedizin darüber hinausgeht, ist nicht nur aus der Definition des Zentrums zur Dokumentation von Naturheilverfahren (ZDN), sondern auch aus der des Heimatforschers und Arztes Hans Matscher (1878–1967) in seinem kleinen Büchlein von 1958 zu lesen. Darin beschreibt er die Volksmedizin als eine Mischung von religiösen Anschauungen, die zum Teil noch vorchristlich sind, jahrhundertealten Rezepten und Handgriffen, „arabischen Zauberkünsten" und der Überlieferung oder Erfahrung heilsamer Medikamente.[42]
Diese vorchristlichen Anschauungen beziehen sich jedoch nicht nur auf das Heilwissen der Antike, sondern – wie in den vorangegangen Beiträgen aufgezeigt – auch auf das der KeltInnen und GermanInnen, die zeitweise unser Land besiedelten. Aus diesem Grund hängt die Volksmedizin seit jeher mit lokalen Bräuchen zusammen. Früher reichte sie weit in den Alltag hinein. Ein typisches Beispiel dafür ist nicht nur der schon erwähnte „richtige Zeitpunkt", sondern auch der Mondglauben, der in der Volksmedizin Südtirols und Tirols von großer Bedeutung ist. Der Mond in der richtigen Phase ist nicht nur für die Heilung wichtig, sondern auch für die Landwirtschaft, den Haushalt, die Körperpflege und vieles mehr.

Die Volksmedizin hat sehr häufig magische Aspekte. Dahinter steckt die Auffassung, dass Krankheit stets von außen kommt. Dämonen, Hexen und Naturgeister führten sie herbei, dementsprechend brauchte es dafür Gegenzauber, zum Beispiel Exorzismus oder Gesundbeten, das Tragen von Amuletten (später christlicher Natur), Wallfahrten oder das „Besprechen", zum Beispiel von Warzen. Somit waren Menschen, die Volksmedizin ausübten, stets in Gefahr, als „schwarze MagierInnen" angesehen zu werden:
„Und immer wieder tauchte [...] die schwarze Magie auf, wurde von Verwünschungen und Erbflüchen erzählt. Dies beleuchtet die Tatsache, daß auch die Volksmedizin ambivalent gesehen wurde, daß Gutes sich zum Schlechten wenden und drehen kann, ganz gemäß dem Grundsatz, daß ein Messer weder ‚gut' noch ‚schlecht' ist, daß Gutes und Böses, Wohl und Übel nur von der Intention des Menschen abhängt, der das Messer gebraucht."[43]

Kein Wunder, dass gerade die „magischen" Aspekte der Volksmedizin in Vergessenheit gerieten oder in die Heimlichkeit abwanderten. Das hängt nicht nur damit zusammen, dass die (Süd-)TirolerInnen geheimniskrämerisch sind und jedeR Heilkundige bzw. jede Familie ihre Rezepte – gleich welcher Natur – eifersüchtig hütet,[44] sondern auch daran, dass das rationale Weltbild im Laufe des zwanzigsten Jahrhunderts auch die hintersten Täler erreichte und das magische Denken darin keinen Platz mehr hat.

Das Verdrängen der Volksmedizin

Im Zeitalter von Biologie, Naturwissenschaft und Technik wurde schon das Kräuterwissen als Aberglauben abgetan, also überrascht es wenig, dass man das magische Denken der Volksmedizin als Okkultismus einordnete. Der 1988 gegründete Südtiroler Verein ZDN führte Ende des zwanzigsten Jahrhunderts eine umfassende Studie zur Volksmedizin in Tirol durch. Im Zuge dessen wurden viele VertreterInnen der Volksmedizin, darunter natürlich auch Kräuterfrauen, interviewt. Dort ist zu lesen:

„Ein rein naturwissenschaftliches Weltbild, das Paradigma von Zahl und Logik ließen besonders die ‚magischen' Teile der Volksmedizin vielfach verschwinden. Wer berichtet heute auch schon gerne und ohne Furcht vor der Gefahr des Verlachtwerdens von ‚Gesundbeten', heilmagischen Ritualhandlungen oder von Praktiken, wie man Dämonen und böse Geister loswerden kann. Davon unabhängig ist der Umstand Tatsache, daß in der Katholischen Kirche heute noch Exorzisten vom Bischof ernannt und zur Ausübung ermächtigt werden können." [45]

Der alles andere als reibungslose Übergang zum naturwissenschaftlichen Weltbild verlief für die Volksmedizin ähnlich wie für die historische Heilerin: Ihre VertreterInnen wurden in die Ecke gedrückt. Elisabeth Stoiber berichtet in ihrer Diplomarbeit 1994, wie schwer es im Rahmen ihrer Untersuchung war, mit den „Naturheilern", wie sie sie nannte, ins Gespräch zu kommen. So wurde ihr von einem Fall berichtet, bei dem ein Heiler vom zuständigen Arzt angezeigt worden war und es seitdem vorzog, geheim zu bleiben. Sie konnte weder seinen Namen noch seine Adresse ausfindig machen.[46]
Immer wieder funktionierten jedoch – vor allem auf zwischenmenschlicher Basis – der Austausch und die Zusammenarbeit zwischen Schul- und Volksmedizin. In den Forschungen Helene Ambachs für ihre Diplomarbeit 2003 hielten sich die negativen und neutralen Bewertungen der Schulmedizin die Waage: Manche HeilerInnen schickten sich die zu betreuenden Menschen untereinander zu, manchmal aber auch zu Ärzten, „denn es geht ja eigentlich um die Leute".[47] Immer wieder wurde auch berichtet, dass Ärzte ihre PatientInnen zu HeilerInnen schickten.

Von so manchen wird die Volksmedizin als Basis der Schulmedizin gesehen, denn in der Volksmedizin seien die „Anfänge der Wundpflege und der Geburtshilfe" zu finden, wie „überhaupt eine Reihe von Mitteln, die der Arzt heute nicht missen möchte".[48]
Wieder andere sprechen von einer „Verständnislosigkeit und Feindschaft" zwischen der Volks- und Schulmedizin seit Mitte des neunzehnten Jahrhunderts.[49] Unseres Erachtens ist dieser Zeitpunkt jedoch eher ein Höhepunkt denn ein Beginn. Wahr ist, dass seither die Volksmedizin immer drastischer zurückgedrängt worden ist, wenn sie auch trotz aller Verunglimpfung in Südtirol und noch länger in Tirol – bis ungefähr Mitte des zwanzigsten Jahrhunderts – vor allem von der ländlichen Bevölkerung noch stark in Anspruch genommen wurde.
So kann die Volksmedizin als Mutter und die Schulmedizin als Tochter angesehen werden, „unzertrennlich miteinander verbunden durch das Ziel, dem Kranken zu helfen und die Gesundheit zu erhalten." Dabei haben sie sich im Laufe der Zeit öfters getrennt und sind „gelegentlich" auch als Feinde zusammen gestoßen. Manchmal hat das Kind die Situation richtig eingeschätzt, weil die Mutter mit ihrem veralteten Denken nicht richtig mit den modernen Mitteln umzugehen weiß und dadurch Schaden anrichtet, manchmal hingegen hat die Mutter an der Unerfahrenheit der Tochter etwas auszusetzen.[50]

Die Wiederentdeckung der Volksmedizin

Die gerade genannten Anschauungen entstanden nicht umsonst 1967, denn seit den 1960er und 1970er Jahren wurde wieder verstärkt ein Augenmerk auf die Volksmedizin und alternative Heilmethoden gelegt, und zwar vom städtischen Lebensraum aus. Das hängt auch damit zusammen, dass die „Schulmedizin" aus verschiedensten Gründen die Bedürfnisse der Bevölkerung nicht mehr abdeckte. Es entstand die sogenannte „holistische Gesundheitsbewegung".

Auch in Italien wandten sich laut ISTAT[51] Ende des zwanzigsten Jahrhunderts 22 Prozent der Bevölkerung der „Alternativmedizin" zu. Diese 22 Prozent entsprechen mehreren tausend Menschen, die – im medizinischen wie im häuslichen Bereich – diese alten und neuen Methoden ausübten. Von damals 250.000 ÄrztInnen gaben 5000 an, dass sie unter anderem Akupunktur anwandten. Im restlichen Europa sprach man zeitgleich von bis zu 50 Prozent der Bevölkerung, die vor allem Akupunktur, Homöopathie, Chiropraktik und Osteopathie in Anspruch nahmen. Diese Zahlen sind in den letzten Jahrzehnten tendenziell steigend. Dem Trend zu alternativen Heilmethoden folgen zu einem großen Teil Frauen, da ihnen diese Heilprinzipien mehr entsprechen – was aufgrund der Geschichte, wie wir sie im vorigen Beitrag nachvollzogen haben, nicht überrascht.[52]

So manches Mal hat sich in der Zwischenzeit das Blatt sogar ganz gewendet. Der anerkannte Philosoph Ivan Illich (1926–2002) bezeichnete die Schulmedizin als schwarze Magie, in der das „Fortschrittsritual zelebriert" wird. Wenn dabei die Selbstheilung nicht mobilisiert werde, würde der Prozess „schwarzmagisch". Der Kranke werde „ohnmächtig" und zum „behexten Voyeur" seiner eigenen Behandlung. Die Folge sei die moralische Erniedrigung des Kranken und eine fragwürdige Definitionsmacht darüber, wer krank ist und wer nicht. Die Furcht vor dem Tod sei angesichts dessen beinahe normal geworden, es würden jedoch keine Kosten gescheut, um einen wahnwitzigen Kampf gegen den Tod zu gewinnen.[53]

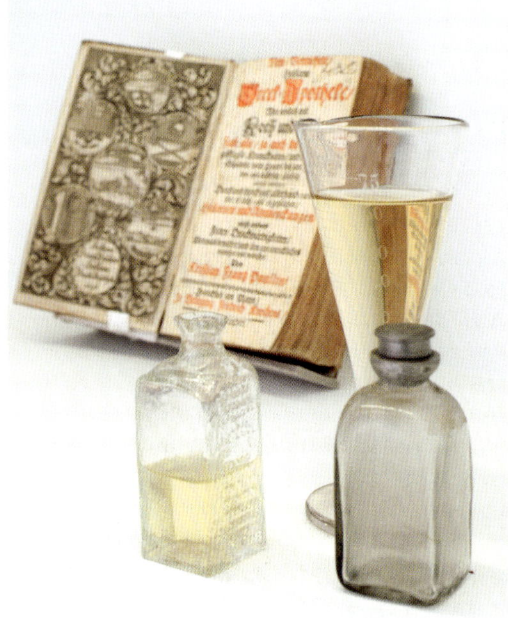

Utensilien zur Dreckapotheke aus dem Apothekenmuseum Winkler in Innsbruck

Das neu erwachte Interesse an der Volksmedizin wird teilweise aber auch sehr kritisch betrachtet. Die Wiederkehr des „Magischen" wird als Flucht- und Angstreaktion gewertet, um die „bedrohlich werdende Welt" zu bewältigen. Bedrohlich deshalb, weil keine religiösen bzw. weltanschaulichen Orientierungen und Sinngebungen mehr zur Verfügung stehen und oft das intensive emotionale Erleben fehlt – eine Sichtweise, die sicherlich ihre Berechtigung hat.[54]

Nichtsdestotrotz hat die Volksmedizin im Zeitalter der Globalisierung eine Schlüsselposition eingenommen. Sie ist die Mittlerin zu Medizinsystemen anderer Kulturen geworden,[55] speziell zur traditionellen

chinesischen Medizin und dem indischen Ayurveda.
Die traditionelle chinesische Medizin hat für die Bevölkerung Chinas einen beinahe gleich hohen Stellenwart wie die Schulmedizin und wird an Hochschulen gelehrt. Auch das ayurvedische Heilwissen hat in Indien, Nepal und Sri Lanka große Bedeutung; die Ausbildung zur Ayurveda-Ärztin oder zum Ayurveda-Arzt dauert genauso lange wie ein westliches Medizinstudium, nämlich fünfeinhalb Jahre, und schließt mit einem Staatsexamen ab. Beide Heilkünste erfreuen sich in der Zwischenzeit auch im Westen immer größerer Aufmerksamkeit.
Es kristallisiert sich heraus, dass die westliche Schulmedizin aufgrund ihrer hohen Kosten und ihrer Aufwändigkeit die Bedürfnisse der globalen Gesundheit nicht abdecken kann, sodass zwei Drittel der Menschheit ohnehin auf Heilpflanzen und/oder die traditionelle Medizin angewiesen sind. Dies führte – wie in unserem ersten Ausflug zur Geschichte der Kräuterwahrnehmung erläutert – zu einem wirtschaftlichen und damit auch politischen Machtkampf gerade um diese Mittel und Methoden, brachte jedoch auch die Anerkennung der traditionellen Heilmethoden von Seiten der Weltgesundheitsorganisation (WHO) mit sich, die eigene Spezialinstitute dafür eröffnete.[56] Die Organisation der Vereinten Nationen für Erziehung, Wissenschaft und Kultur (UNESCO) verabschiedete 2003 die „Konvention zur Erhaltung des immateriellen Kulturerbes", worunter auch „mündlich überlieferte Traditionen", „gesellschaftliche Praktiken und Rituale" sowie „Wissen und Praktiken im Umgang mit der Natur und dem Universum" aufgelistet wurden.[57]

Auf nationaler Ebene hat sich die Ärztekammer in Italien den alternativen Heilmethoden geöffnet. 2002 wurde bestimmt, dass sie zu den medizinischen Leistungen gezählt werden dürfen.[58] Nach wie vor ist Italien jedoch von einer Regelung der Naturheilverfahren weit entfernt und eine rechtlich eindeutige Stellung für alternative HeilerInnen ausständig.

Die Frau in der Geschichte der (Süd-)Tiroler Volksmedizin

Aufgrund der geographischen Begebenheiten wohnten stets viele Menschen in Tirol und Südtirol in entlegenen Gebieten. Bei Krankheitsfällen in der Familie waren in erster Linie die Frauen dafür zuständig, sich um die Kranken zu kümmern. Auch das ZDN hat in seinen Befragungen festgestellt, dass die Rolle der Mütter – und wir fügen hinzu: der Großmütter – in der Volksmedizin nicht zu unterschätzen ist. Sie waren in der Pflege der Kranken auf sich allein gestellt, übernahmen die Heilmethoden ihrer Vorfahrinnen, halfen sich unter Nachbarinnen aus und waren für die „Basisgesundheitsversorgung" zuständig. Dafür legten sie eine Hausapotheke an und merkten sich allerlei Behandlungsmethoden.
Falls die Krankheit oder die Verletzung schlimmer war, wurden Bauerndoktoren oder Kräuterweiber herangezogen, also Menschen, denen besondere Kräfte und Kenntnisse zugeschrieben wurden. Ein Arzt wurde erst dann geholt, wenn keine Besserung eintrat. Da es keine Krankenversicherung gab, war der Arztbesuch teuer. Außerdem war der nächste Arzt oft weit entfernt und es war vor allem im Winter äußerst mühsam, zu ihm zu gelangen oder ihn zu holen. Viele Bauernhöfe waren in dieser Zeit nur zu Fuß erreichbar.

Aus diesen Gründen kann die Volksmedizin in ganz (Süd-)Tirol auf eine lange Geschichte zurückblicken und erhielt sich in den entlegenen Gebieten bis weit ins zwanzigste Jahrhundert. Weitergegeben wurde dabei vieles mündlich, vielfach in der eigenen Familie an Söhne oder Töchter, noch häu-

figer an Enkel und Enkelinnen, die so in die Volksmedizin „hineingewachsen“ sind. Andere wiederum sind durch Krankheit, ein besonderes Ereignis, Talent und Intuition in diese Rolle geschlüpft.[59]
In der Volksmedizin gab es keine geregelte Ausbildung. Meist erfolgte sie innerhalb der Familie – ob man dafür geeignet war, wurde „gespürt“.[60]

Die verschiedenen Heilmethoden und „Spezialisierungen“

Die HeilerInnen in (Süd-)Tirol gingen verschiedensten Tätigkeiten nach. Manch eineR „spezialisierte“ sich auf eine, andere praktizierten mehrere gleichzeitig.

Da waren die Bauerndoktoren, die oft auch als Kurpfuscher bezeichnet wurden. Sie waren für die chirurgischen Fälle – meist Unfälle – zuständig. Magische Elemente gehörten zu ihrem Repertoire. So hielten sie sich beim Sammeln von Heilpflanzen an Mondphasen und Tageszeiten oder beachteten das Stadium der Pflanzen und ihren Standort, was den Gehalt ihrer Wirkstoffe beeinflusste. Auch sie gehörten eindeutig in den Bereich der Volksmedizin und haben in (Süd-)Tirol eine lange Tradition. Die Bauerndoktoren waren in erster Linie Männer.

Separat anzuführen sind die Kräuterkundigen, die oft nach ihrer Tätigkeit benannt und Kräuterliesl oder Wurzelsepp gerufen wurden. Sie hatten ein enormes Kräuterwissen, wussten gegen jedes „Wehwehchen“ ein Kraut und genauso, wann die richtige Zeit war, diese Kräuter zu ernten. Sie stellten Salben und Kräuterteemischungen her.
Von diesem Wissen ist heute am meisten zusammengetragen worden, weil vor allem ältere Frauen noch einiges im Hausgebrauch anwandten. Heute sind viele von ihnen verstorben. Auch in unserem Buch sind die, die ihr Wissen in erster Linie von ihren Vorfahrinnen vererbt bekommen haben, in der Minderheit.

Anzuführen sind weiters die PendlerInnen oder RutengeherInnen, die der Radiästhesie fähig waren. Darunter versteht man die Kunst der „Strahlenfühligkeit“, was bedeutet, dass man geologische Störungen, Brüche, Verwerfungen, Wasseradern, Gitternetze, Gegenstände, Erze- und Kohlenlager, etc. mit Hilfe der Wünschelrute oder eines Pendels aufspüren kann. Dabei geht es um die Lokalisierung der Zonen, die von solchen Strahlungen beeinflusst werden und um deren Einfluss auf die Gesundheit der Menschen. Diese Tätigkeit wurde hauptsächlich von Männern, aber auch von Frauen ausgeübt.

Handauflegen nennt man eine zumeist unabhängig von Geschlecht vererbte Gabe, die Schmerzen lindern und die Selbstheilungskräfte des Menschen aktivieren kann. Es hat vor allem im Zillertal eine starke Tradition. In England gibt es dafür in der Zwischenzeit sogar einen professionellen Begriff – „therapeutic touch“. Dort wurde auch wissenschaftlich erwiesen, dass die Hämoglobinbildung und die Gehirnwellen durch das Handauflegen beeinflusst werden, was Entspannung und Schmerzlinderung herbeiführt.

Die Geist- oder GebetsheilerInnen hingegen arbeiteten mit Gottvertrauen und überlieferten Familiengeheimnissen. Sie blieben gerne im Verborgenen und hatten natürlich keine formelle Ausbildung. Oft wandten sie Fernheilung an. Geistheilung fällt unter den Begriff „Okkultismus“ und wurde dementsprechend lange äußerst kritisch betrachtet.[61] Heutzutage wird sie in der modernen Quantenphysik wissenschaftlich erforscht und ernster genommen. Diese Tätigkeit wurde und wird häufig von Frauen ausgeübt.

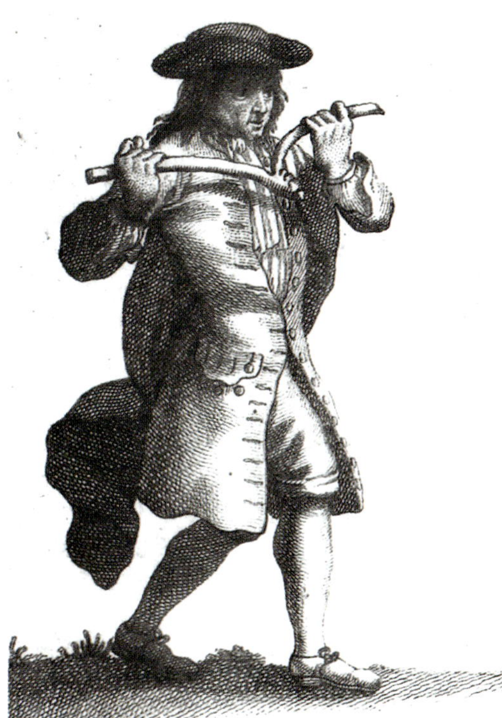

Ein Rutengänger aus dem 18. Jahrhundert

In die Sparte des Okkulten fällt auch das Blutstillen. Immer wieder wird berichtet, dass früher oft nach einem Blutstiller gerufen wurde, der verhinderte, dass die verletzte Person ausblutete. Blutstillen ist immer mit Gebeten und Formeln verbunden. Wie beim Handauflegen sind diese bestimmten Regeln unterworfen: den Spruch dürfen höchstens drei Menschen kennen, oft müssen bei der Weitergabe bestimmte Reihenfolgen eingehalten werden, zum Beispiel Mann, Frau, Mann, Frau. In der Regel wurde der Spruch innerhalb der Familie weitergegeben, meist vom Großvater an den Enkel oder von der Großmutter an die Enkelin.[62] Das Blutstillen soll wie das Gesundbeten auch aus der Ferne funktionieren. In Südtirol waren Blutstiller meistens Männer.

Manche HeilerInnen waren auf Schwindsucht „spezialisiert", wieder andere auf das „Entfernen" von Warzen – die Liste ließe sich unendlich weiterführen. Zu den Heilmethoden gehörten auch Schwitzkuren, Heilfasten, Heu- und Dampfbäder und vieles mehr. Zusätzlich gaben und geben HeilerInnen auch Beratungen zur Körper- und Seelenpflege und „erziehen" zu einem naturnahen Leben.[63]

Qualitäten, Fähigkeiten, Glaube und Bezahlung

Das „Gespür", die „eigene Leiberfahrung" und die „von der Natur" gegebenen Kräuter sind zusammenfassend laut Helene Ambach die Werkzeuge der verschiedensten HeilerInnen. In ihrer Diplomarbeit *Heilweisen – Wegweisen* beschreibt sie, dass das „Ausschwemmen", das „ins Fließen bringen" und das „Reinigen" wichtige Rollen einnehmen, und dass alles „in Liebe" erfolgen sollte.[64]
Ebenso als bedeutsam nannten die von ihr befragten HeilerInnen Glaube und Einfachheit. In Bezug auf die Einfachheit geht es in erster Linie um Bodenständigkeit und Körpernähe, um einfaches, bildhaftes Denken und einfache Handlungen, durch die sich die Heilerfolge einstellen. Einfachheit wird hier auch als Gegensatz zur hochentwickelten Technik mit ihren Nachteilen der Entfremdung und Distanz gesehen.[65]
Das alles sind Qualitäten, die auch die Kräuterfrauen, die wir interviewten, immer wieder erwähnten.
Der Glaube spielte früher eine tragende Rolle und tut es noch heute. Es braucht ihn auf beiden Seiten. Die HeilerInnen müssen daran glauben, MittlerIn oder Werkzeug (Gottes oder der Schöpfung) für die Heilung zu sein. Bei den behandelten Personen trägt der Glaube an die Heilung maßgeblich zu derselben bei.[66]

Viele HeilerInnen, die ihre Tätigkeit nicht offiziell ausübten bzw. ausüben konnten, erhielten Spenden oder eine „Gabe", also etwas, was die Leute freiwillig gaben. Manche

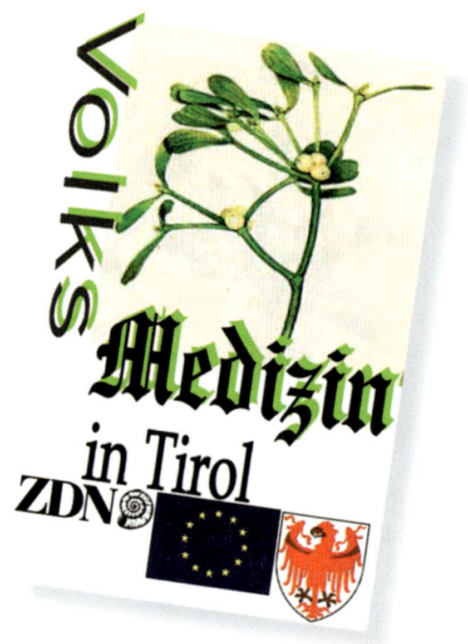

Deckblatt der ZDN-Studie

verlang(t)en einen Unkostenbeitrag für Fahrt- und Materialspesen. Nur die, die mehr Zeit in das Heilen investierten, verlang(t)en eine gewisse Summe Geld und streb(t)en eine offiziell anerkannte Tätigkeit an.[67] Die alten HeilerInnen betonten in verschiedensten Befragungen, dass es ihnen in erster Linie „ums Helfen" ginge, nicht um das Geld. Manche von ihnen waren überzeugt, dass es nur helfen kann, wenn man nichts annimmt.[68]

Erschwerte Spurensuche in Südtirol

Das ZDN hat in seiner Erhebung festgestellt, dass man im Nordtirol der Volksmedizin gegenüber äußerst offen war, offener als Südtirol. Es sind dort auch mehr Bauerndoktoren und eine größere Methodenvielfalt bekannt.[69] Walter Mair, ehemaliges Vorstandsmitglied des ZDN, der als Interviewer maßgeblich an der Studie beteiligt war, vermutet, dass das mit dem in Südtirol schneller gewachsenen Fortschritt, Tourismus und Reichtum zusammenhängt.

Nenna von Menhart hat schon 1988 in ihrem Buch *Bauerndökter und Heiler in Tirol* beklagt, dass sie im Gegensatz zu Nordtirol in Südtirol nur schwer fündig wird. Dabei geht sie davon aus, dass es sehr wohl auch in Südtirol einige HeilerInnen gegeben hat, die Spurensuche aber erheblich schwerer sei. Sie stieß in Südtirol jedoch auf viele Bräuche – Zweigsegen, Verbohren von Krankheiten in Bäumen, Kräuterheilkunde und Quellheiligtümer –, die Einfluss auf die Volksmedizin ausübten.[70]
In der Auswertung der Befragung des ZDN ist zu lesen:
„Die Befragten in Südtirol waren anfangs bei Fragen bezüglich der ‚Dreckapothek' (Speichel, Urin, Kot, Blut, Nachgeburt von Mensch und Tier) und der heilmagischen Rituale (Warzen wegbeten, Blutstillen) nicht gewillt, sich zu äußern. [...] In allen Gegenden erschwerte anfangs das Misstrauen gegenüber Fremden die Arbeit. Entweder achteten jüngere Familienmitglieder wachsam darauf, dass der oder die „Alte" nicht zuviel von den Geheimnissen preisgab, oder die betreffende Person selbst hatte eine gewisse Scheu, über nicht ganz alltägliche Heilmethoden zu berichten. In der alten Volksmedizin wurden mitunter recht seltsame Methoden des Heilens angewandt. So legten einige auch größten Wert darauf, namentlich in der Untersuchung auf keinen Fall aufzuscheinen."[71]

Laut den Ergebnissen des ZDN hat sich die Volksmedizin in Südtirol mehr oder weniger auf die Verwendung von Heilkräutern beschränkt. Handauflegen, Blutstillen, Gesundbeten oder der Einsatz von Sympathiemitteln erscheinen unbekannt. Mirko Declara kommt hingegen zu dem Schluss, „dass Formen der Geistheilung einen wichtigen Bestandteil der Südtiroler Volksmedizin darstellten."[72] Wir fügen hinzu, dass viele „okkulte" bzw. ehemals als „heidnisch" bekannte Methoden und damit zusammenhängende Weltanschauungen komplett in die Verheimlichung abgewandert und damit auch oft bewusst nicht auffindbar waren und vielleicht noch sind.

Erschwerte Spurensuche bei den Frauen und die Frage, was alt und was neu ist

Bei all den bekannten Persönlichkeiten in der Volksmedizin (Süd-)Tirols fällt auf, dass die Frauen sich rarmachen. Ein paar wenige, öffentlich praktizierende Frauen waren lange Zeit vor allem einem kleineren Kreis bekannt.

In seiner Forschung im Bregenzerwald für die Ausstellung *Göttin, Hexe, Heilerin* des Frauenmuseums Hittisau (Vorarlberg) hat der leider inzwischen verstorbene Soziologe Hermann Denz Ähnliches festgestellt und daraus den Schluss gezogen, dass Frauen oft „nur" in der Familie heilerisch tätig waren, während Männer viel eher dem materiellem Erwerb auf magische Art nachgingen. Der Vorteil für die Forschung dabei ist, so Denz, dass das weiblich tradierte Wissen dadurch weniger mit modernen Elementen und Neuinterpretationen versetzt sein könnte.[73] Bezogen auf das „Sich-rar-Machen" hat sich in Südtirol einiges geändert – und das hat durchaus Vorteile.

Die erschwerte Spurensuche ändert sich durch die Verbindung von altem und neuem Wissen. So ist festzustellen, dass sich in den Biographien der Kräuterfrauen oft überlieferte Volksmedizin mit angelesenem oder in Ausbildungen erworbenem Wissen vermischen. Das spiegelt sich in Nord- und Südtirol wieder: Zum einen werden in den Tälern und Berggebieten traditionelle Heilmittel angewandt, zum anderen wird auch dort schon auf in der Zwischenzeit bekannte neuere Naturheilmethoden zurückgegriffen. Die HeilerInnen bilden sich autodidaktisch weiter und sind oft auch um offizielle Anerkennung bemüht.[74] Da die Arbeit mit Kräutern über das Heilen hinaus- und in andere Bereiche hineinreicht, ist die Aufgeschlossenheit diesbezüglich groß.
Es zeigt sich, dass schwer auseinanderzuhalten ist, was tradiert und was in den letzten Jahren an neuem Wissen hinzugekommen ist, aber auch was lokal überliefert ist und was sich irgendwann eingebürgert hat. Manchmal finden sich handgeschriebene Haushaltsbücher, die nicht selbst verfasst, sondern abgeschrieben worden sind. Mirko Declara fand heraus, dass so manches Volksrezept aus historischen Quellen bekannt ist und aus Zauberbüchern wie dem *Gertrudenbüchlein*, den *Ägyptischen Geheimnissen*, dem *Wahren Geistlichen Schild* und den famosen *Büchern Moses* stammt.[75] Viele unserer Kräuterfrauen sind mit dem Wissen Hildegard von Bingens oder Paracelsus mehr als vertraut, andere begeisterte Anhängerinnen von Kneipp oder Künzle.

Namhafte Südtiroler Kräuterfrauen

Das ZDN führt unter den bekannten Persönlichkeiten Südtirols nur eine Frau auf: die Paßler-Ursche, eigentlich Ursula Steinkasserer, die aus dem Defreggental kam und ins Antholzertal heiratete.
Sie war bekannt als Heilerin, hatte bei ihrem Vater gelernt und die Gabe von ihrem Großvater geerbt. Der war der bekannte Heilpraktiker Thoman Johann aus Schleis im Vinschgau und hatte den Ruf eines Hexenmeisters. Noch einige Geschichten sind von ihm bekannt.
Die Spezialität der Paßler-Ursche war die Behandlung von Wunden aller Art. Sie hatte selbst ein Allheilmittel hergestellt, die Paßler-Salbe, setzte die „Lörgetsalbe" ein und verwendete eine Reihe von Pflastern und Salben bei Verrenkungen und Knochenbrüchen bis hin zu Hühneraugen. Als sie

den offenen Fuß eines „Bluters“ kurierte, bekundete der seinen Dank sogar in der Zeitung. Außerdem hatte ihr Vater sie gelehrt, wie man mit krankem Vieh umging. Im Alter von 80 Jahren soll sie beklagt haben, dass ihre Kräuter und Mittel nicht mehr gefragt waren. Sie starb in den 1960ern des zwanzigsten Jahrhunderts, doch die AntholzerInnen haben die Tipps ihrer Paßler-Mutter im Dorfbuch verewigt:

- Arnikaöl
  gegen Verstauchungen (Gelenkszerrungen);
- Augentrostwasser
  für die Augen;
- Ehrenpreis und Eiwischtee
  bei Lungen- und Rippfellentzündung;
- Enzian
  gegen Magenverstimmung und Darmkatarrh;
- Isländisch Moos (Geißstrauben)
  gegen Husten und Lungenleiden;
- Knoblauch, Salz und Englischer Balsam
  gegen Zahnschmerzen;
- Leinsamen (Linsat)
  zum „Heranreifen“ von Geschwüren[76]

Eine weitere bekannte Südtiroler Kräuterfrau ist Rosa Treiner. Dank der Publikation ihrer Tipps und Ratschläge, die ein „Freundeskreis“ ermöglichte, darunter die Apothekerin Zita Marsoner-Staffler, eine unserer porträtierten Kräuterfrauen, bleibt diese im Jahr 2000 verstorbene Ultnerin in Erinnerung. Rosa Treiner soll schon von klein auf viele Kräuter gekannt haben. Als 13-jähriges Mädchen hatte sie bei der landwirtschaftlichen Arbeit einen schweren Unfall, von da an kämpfte sie immer wieder mit gesundheitlichen Beschwerden, die sie selbst kurierte.
Hauptberuflich als Hauswirtschafterin bei einem Schmied und seinem Knecht in Kuppelwies tätig, pflegte sie nebenher immer wieder die alten Menschen in ihrer Familie. Ab 1995 konnte sie sich nur noch im Rollstuhl bewegen, wurde jedoch von vielen aufgesucht, damit sie ihnen mit ihrem reichen Kräuterwissen half. Sie schrieb ihre Rezepte immer auf und ergänzte sie durch Wirkungen und Erfolge, befasste sich mit Naturheilkunde und der medizinischen Wirkung der Kräuter, las Kräuterbücher, verglich Rezepte in Zeitschriften, nahm an Weiterbildungskursen teil und hatte regelmäßigen Briefverkehr mit Fachleuten im Ausland.

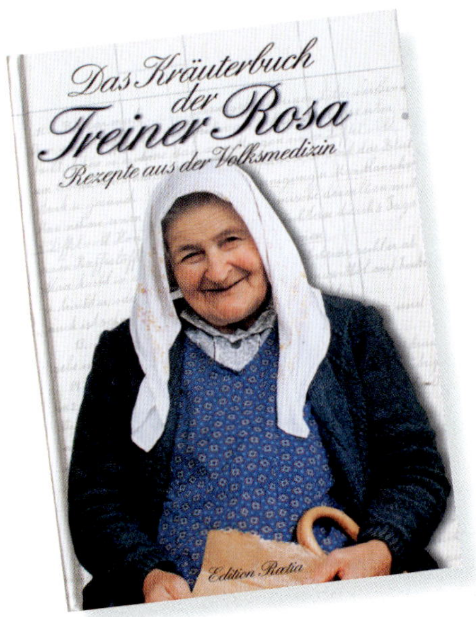

Veröffentlichung der Notizen von Rosa Treiner

Lungenverschleimung:
20 g Isländisch Moos und 5 g Süßholz werden 3 Stunden in 1 l warmen Wasser eingeweicht, dann 1 Stunde langsam gekocht, bis die Masse schaumartig wird. Man siebt noch heiß durch, vermischt mit beliebig Bienenhonig und dem Saft einer halben Zitrone. Man bewahrt es an einem richtigen Ort auf. Gut zur Kräftigung nach schweren Krankheiten.[77]
Rezept von Rosa Treiner

Anonym überliefertes Wissen

Anonym haben viele Gewährsfrauen in den letzten Jahren zu den Forschungen, ob nun zur Studie des ZDN oder verschiedenen Diplomarbeiten, beigetragen – zum Glück, denn die meisten von ihnen sind in der Zwischenzeit verstorben und hätten ihr Wissen zumeist mit ins Grab genommen. Wir haben im Folgenden einige Beispiele aus der ZDN-Studie[78] durch Erzählungen von den Kräuterfrauen ergänzt, mit denen wir während der Recherche für dieses Buch gesprochen haben.

Eine alte Frau aus dem Antholz bewirkte viel durch Gebete. Sie riet, zur Blutreinigung lebende Schnecken zu schlucken.
Eine andere Antholzerin legte großen Wert auf Bedeutung und Wirkung von Heubädern. Sie bedauerte, dass die meisten Heubäder nicht mehr in Betrieb waren, obwohl gerade das Heubad in Tirol Tradition hatte.
Eine Boznerin berichtete von einer Großtante als Lehrmeisterin. Diese führte mit dem alten Herrn Dr. Röggla in St. Georgen bei Bozen ein Frauenhaus. Die Insassen dieses Hauses, meist ledige oder verlassene Mütter, wurden von anderen Frauen, auch Hebammen, versorgt. Meist war kein Geld vorhanden und so wurde oft auf die alten Methoden aus der Volksmedizin zurückgegriffen. Den Großteil ihres volksmedizinischen Wissens bekam die Befragte mündlich überliefert, doch sie besaß auch ein altes Buch aus dem Jahre 1710 über Volksmedizin und Alchemie. Darin waren viele Hinweise zum Lörget enthalten.
Eine alte Frau aus Deutschnonsberg kannte sich gut mit Kräutern aus und hatte auch einen Kräutergarten. Sie schloss nicht aus, selbst von Erbflüchen betroffen zu sein und erzählte eine diesbezügliche Begebenheit aus ihrem Verwandtenkreis.
Eine Siebeneicherin setzte sich mit „ihren Heiligen" in Verbindung, wenn sie heilte. Dazu gehörten: Leonhard, Gabriel, Michael, Josef, Paracelsus, Franziskus, Hildegard, Sokrates, Hippokrates. Sie bat mit dem Pendel um Hilfe beim Stellen von Diagnosen. Auch bei kleineren Problemen halfen ihr die Heiligen, zum Beispiel bei der Parkplatzsuche. Sie gab an, früher auch das Rutengehen betrieben zu haben, jetzt aber mit dem „weniger anstrengenden" Pendel zu arbeiten. Sie setzte Mineralien für die Heilung ein und machte die Erfahrung, dass sie nicht länger als eine Woche wirkten. Außerdem glaubte sie, dass Kräuter heute nicht mehr dieselbe Heilwirkung haben wie früher. Sie überließ einige Bücher zur Volksmedizin der Tessmann-Bibliothek.
Eine alte Hebamme aus Sand in Taufers, Ahrntal, war seit 1982 in Pension und hatte über 3.000 Geburten betreut. Sie gab an, keine einzige Mutter bei der Geburt verloren zu haben. Sie meinte, dass ihr stets das Glück zur Seite gestanden hätte, aber sie sich an die Schwierigkeiten gar nicht alle erinnern könne, weil sie an die Schweigepflicht gebunden war und somit schneller vergaß. Was sie aber genau wisse, sei, dass sie heute keine Hebamme mehr sein wolle, da den Hebammen keine Verantwortung mehr zugestanden werden würde. Früher sei nur in schwierigen Situationen ein Arzt konsultiert worden, Dammschnitte habe sie selbst gemacht, um den Leuten Kosten zu ersparen. Ihre Pflicht sei es gewesen, auf die Frau und nicht auf den Arzt zu schauen. Sie habe die Wunden gewaschen, mit Johanniskrautöl behandelt und die Nachgeburt verbrannt.
Ebenfalls in Sand in Taufers, Ahrntal, war eine alte Frau in früheren Jahren Apothekengehilfin und hatte ihr Wissen zur Volksmedizin vor allem von ihrer Großmutter mütterlicherseits überliefert bekommen. Die Großmutter war eine bekannte und geschätzte Heilpraktikerin auf dem Rittner Berg, die durch ihr „Wund- und Brandöl" weit über ihr Dorf hinaus bekannt war.

Dieses Öl fand sowohl beim „Wundliegen" von bettlägerigen Patienten im Krankenhaus Bruneck und im Grieserhof in Bozen als auch als Kosmetikum Anwendung. Heilerfolge dieses Öls gab es auch bei Angina.

Elisabeth Stoiber berichtet in ihrer Diplomarbeit, dass ihr bei ihren Befragungen in erster Linie Frauen das eigene Heilkräuterwissen mitteilten. Die wertvollsten Informationen habe sie 1994 bei der Befragung einer älteren Frau erhalten. Sie habe von einer andern noch älteren Frau die Rezepte abschreiben dürfen, die diese in ihrer Jugend gesammelt hatte. Dabei durfte sie nur die übernehmen, die sie selbst erprobt hatte. Diese Frau sei auch die einzige gewesen, die das Thema Empfängnisverhütung zur Kenntnis nahm und auch darüber einiges wusste.
Stoiber berichtet außerdem, dass viele Frauen ihr Kräuterwissen für den Hausgebrauch einsetzten, wobei sie oft auch selbst Salben aus zuvor gesammelten Zutaten herstellten. Alle waren sich einig, dass die Wirkung dieser Salben besser sei als die der in der Apotheke gekauften. Eine Befragte hatte einen Grund dafür parat, und zwar das Einbringen der Liebe – der Liebe zu den Familienmitgliedern, der Absicht, den Kranken helfen zu wollen.

Eine ältere Frau aus dem Vinschgau hingegen erzählte von den Aussegnungen des früheren Matscher Pfarrers. Er war dafür bekannt, dass er, wenn Tiere oder Familienmitglieder „verwunschen" wurden, die Aussegnung vornahm. „Verwunschen" hieß, dass jemand neidisch war und dem anderen ein Glück nicht gönnte. Hinter dem Neid steckte in dieser Auffassung der Teufel.
Sie erinnerte sich, dass es, wenn jemand beim Anblick einer vollen Kanne sagte „Du hast aber viel Milch!", passieren konnte, dass die Kuh am Abend keine Milch mehr gab – ein Zeichen von „Verwünschung". In einem anderen Fall hatte ein Dorfbewohner zwei Ferkel. Ein anderer strich mit der Hand über beide und meinte: „Die sind aber schön!" Am gleichen Abend war eines der Ferkel tot – wieder „Verwünschung". Kinder, die stets schrien, konnten ebenfalls „verwunschen" sein.
Wenn so etwas passierte, gingen die Leute zum Pfarrer. Der nahm geweihtes Wasser, geweihtes Salz und eine Kerze und segnete – sozusagen in „Fernheilung" – das betreffende Lebewesen aus und gab die Gebete vor, die es brauchte, damit die Aussegnung auch wirklich half.

Auch Waltraud Pickl-Herk berichtete über eine Befragung im Pustertal für ihre Diplomarbeit 1995, dass ihr von 83 älteren befragten Personen in erster Linie Frauen Rede und Antwort über das Heilkräuterwissen gestanden wären. Diese seien schon von Kindheit an mit ihren Müttern auf den umliegenden Almen zum Kräutersammeln unterwegs gewesen. Bei ihr – wie auch in der Studie des ZDN – ist interessant nachzulesen, dass immer wieder von einer geschlechtlichen Aufgabenaufteilung gesprochen wurde, wie sie heute noch bei den UreinwohnerInnen Südamerikas üblich ist: Die Pflege erkrankter Menschen sei in Tirol, vor allem in Südtirol, Frauensache, die Behandlung kranker Tiere Aufgabe der Männer gewesen.[79]

Volksmedizin heute

Von den alten Heilerinnen und Heilern sind in der Zwischenzeit viele verstorben. Das Wissen wurde dabei vor allem in Südtirol nicht selbstverständlich an die Jüngeren in der Familie weitergegeben. Eine unserer Kräuterfrauen berichtete, dass das auch mit dem Aufkommen der Apotheken, der Krankenversicherung und der so gut wie kostenlosen Schulmedizin zu tun hätte.
Der Weg in die Apotheke ist einfacher und weniger zeitaufwändig als das Herstellen al-

ter Heilmittel, die Wirkung tritt ebenfalls rascher ein. Außerdem glaubten die Menschen mit der Zeit mehr an die schulmedizinischen Heilmittel und betrachteten die mit „Zauber" behafteten alten Mittel als altmodisch und unglaubwürdig.

In der „Kräuterwelt" hingegen hat sich mit Ende des zwanzigsten Jahrhunderts viel getan, vor allem in Südtirol. Ob als Kräuteranbauerinnen oder als Kräuterpädagoginnen – viele Frauen sind zu Expertinnen geworden. Dazu beigetragen haben seit den 1980er Jahren viele Fortbildungen des Landes, vor allem des landwirtschaftlichen Versuchszentrums Laimburg. Damit wurde flächendeckende Arbeit geleistet und die vielfältige Bedeutung der Kräuter im ganzen Lande unterstrichen.

Kräuteranbau in Südtirol

Der Kräuteranbau in Südtirol wurde sicherlich auch durch die neue Hinwendung der Bevölkerung zu alternativen Heilmethoden begründet und gefördert, durch die eine Nachfrage entstand. Seit den 1990er Jahren produzieren immer mehr landwirtschaftliche Betriebe Kräuter, die sie zum Großteil selbst vermarkten.
Gefördert wurde und wird dies vonseiten der Laimburg. Dort werden Kurse und Lehrgänge zum Kräuteranbau und zur Kräuterpädagogik angeboten. Auf der Homepage der Laimburg wird das folgendermaßen beschrieben: Das Interesse an Arznei- und Gewürzpflanzen sei in den letzten Jahren deutlich gestiegen, wodurch der Kräuteranbau in Südtirol als Neben- oder Haupterwerb interessant wurde und einigen Bergbauernhöfen neue Perspektiven zum wirtschaftlichen Überleben bot.
„Ziel des Sachbereiches Alternativkulturen ist es, dem Anbauer das notwendige Fachwissen in Theorie und Praxis sowie neue Erkenntnisse im Arznei- und Gewürzpflanzenanbau zu vermitteln. Damit soll für den Südtiroler Kräuteranbau die Grundlage geschaffen werden, in einer biologischen Wirtschaftsweise Qualitätsprodukte zu erzeugen, die eine kontinuierliche Vermarktung erlauben und damit das Einkommen der Betriebe sichern. (...) Darüber hinaus gilt es, Vermarktungsstrukturen aufzubauen, zu verbessern und zu sichern sowie innovative Produkte zu entwickeln.[80]

Es sind nicht nur, aber vor allem Bäuerinnen, die von dieser Nische profitieren. Über zwanzig landwirtschaftliche Betriebe haben sich 1996 zur „Vereinigung Südtiroler Kräuteranbauer" zusammengeschlossen. Viele Bäuerinnen haben den Kräuteranbau als zusätzlichen Erwerb begonnen und die Kräuter sind zu ihrem Lebensinhalt geworden.
Die Kräuteranbauerinnen unter unseren Kräuterfrauen berichten, dass die Vermarktung am Anfang recht schwierig war. Manche von ihnen waren schon beim 1987 gegründeten „Bund Alternativer Anbauer",

Das landwirtschaftliche Versuchszentrum Laimburg

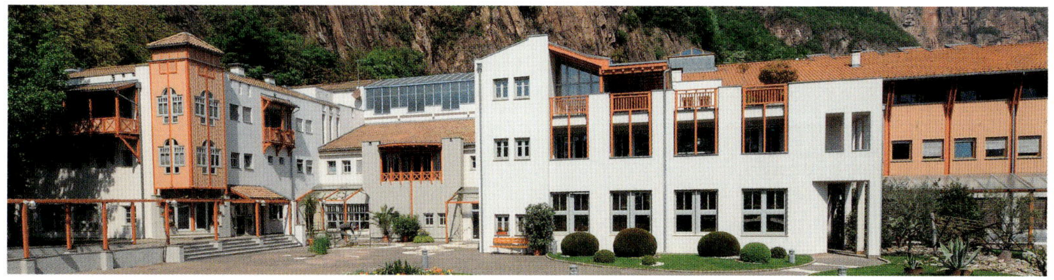

der sich für eine biologische Landwirtschaft einsetzte – ohne Kunstdünger, ohne Spritzmittel, ohne Kupfer und Schwefel – und ebenfalls mit Vermarktungsproblemen zu kämpfen hatte.
Mit Unterstützung des Landes und einigen für dieses Thema offenen Tourismusvereinen vor Ort wurden Bauern- und Biomärkte ins Leben gerufen, auf denen die KräuteranbauerInnen schließlich optimal ihre Kräuter verkaufen konnten und damit Bekanntheit erreichten. Der Verkauf am Hof hatte damit die notwendige Werbung.

Somit wurden die Kräuter wieder in den Alltag geholt. Das Interesse der Bevölkerung an Kräuterexkursionen, Wanderungen und Vorträgen ist seitdem kontinuierlich gestiegen.

Die Kräuterpädagogik in Südtirol

Für dieses Interesse wurde im deutschsprachigen Raum ein eigenes Berufsbild kreiert: die KräuterpädagogInnen. Nicht nur in Südtirol, auch in Österreich und Deutschland gibt es Ausbildungen dazu. Damit begonnen hat 2002 die bayerische „Gundermann Naturerlebnisschule e.K." Die erste Ausbildung in Südtirol – organisiert von der Laimburg und dem Bildungshaus „Kloster Neustift" – fand 2010 in Zusammenarbeit mit dieser Schule statt. Neunzehn Frauen und ein Mann nahmen daran teil. 2012 erfolgte mit 25 TeilnehmerInnen eine Neuauflage der Ausbildung.

Die Kräuterpädagogik ist mit dem Kräuteranbau eng verbunden. Viele Bäuerinnen haben diese Ausbildung absolviert, um den Leuten die Kräuter näherzubringen. Schon jetzt zeichnet sich jedoch ab, dass das Berufsbild der Kräuterpädagogin verschiedensten Frauen mit unterschiedlichstem Interesse an Kräutern die Möglichkeit bietet, sich zu etablieren.
Ein Aspekt dieses Berufsbildes ist jedoch, dass es nichts mit Heilwissen zu tun hat – und das ist überhaupt die Schwierigkeit der Kräuterfrauen von heute. Die strenge Gesetzgebung verbietet ihnen, Kräuter offiziell als Heilmittel zu verwenden oder darauf hinzuweisen, wofür diese Kräuter traditionell verwendet werden – auch wenn sie es wissen. Sie verwenden dieses Wissen zwar in der Familie und im engen Freundeskreis, sind ansonsten aber extrem vorsichtig in der Formulierung. Aus diesem Grunde gibt es heute so viele Teemischungen mit seltsam anmutenden Namen wie „Fröhlicher Tag", „Märchenwald" und „Sonnenstunden".
Viele der Kräuterfrauen, mit denen wir gesprochen haben, klagten über diesen Umstand und auch darüber, dass die Einschränkungen in ihren Aufgaben und Möglichkeiten von Jahr zu Jahr schlimmer werden. Die Hoheit der ÄrztInnen und ApothekerInnen über diese Definitionsmacht und die wirtschaftlichen Interessen der Pharmaindustrie bekommen sie deutlich zu spüren. Das verhindert oft, dass sie ihr Wissen unter die Leute bringen.

Die Kräuterfrauen von heute

Wie erwähnt gibt es nur (mehr) sehr wenige Kräuterfrauen, die auf dem herkömmlichen Weg – nämlich durch mündliche Weitergabe in der Familie – zu ihrem Wissen gekommen sind. Für uns hat sich die Frage gestellt, ob wir die Definition „Südtiroler Kräuterfrauen" nur auf diese Frauen beschränken oder sie weiter fassen.
Die bereits erwähnte Duden-Definition *„Frau, die [Heil]kräuter sammelt und sich auf deren Anwendung versteht"*[81] ist schon recht weit gefasst. Hier ist nicht wichtig, wie sie zu diesem Wissen gekommen ist und ob sich das Wissen auf das Heilen beschränkt. Der Schwerpunkt liegt auf der Kenntnis, dem Sammeln und der Anwendung von Kräutern.
Kritisch gesehen besteht die Gefahr, dass

der Begriff verwässert wird und nicht mehr trennscharf ist. Wir alle kennen das Bild des alten Kräuterweibleins, das durch die Wälder streift und mit altem magischen Denken und Rezepten ihrer Mutter und Großmutter Tinkturen und Tees braut – die Realität ist heute jedoch eine andere.
Zwar mag es ein Interesse der Soziologie und der Anthropologie sein, „unverfälschtes", tradiertes Wissen von neu interpretiertem zu unterscheiden, nicht jedoch für diejenigen, die konkret mit den Kräutern arbeiten und das Wissen darüber erhalten möchten.

Auch diejenigen, die mündliches Wissen erhalten haben, bilden sich weiter. Wenn sie sich mit Kräutern nicht nur hobbymäßig auseinandersetzen wollen, brauchen sie Ausbildungen, um etwas in der Hand zu haben und überhaupt damit arbeiten zu können. Es entspricht dem heutigen Zeitgeist, Informationen nicht nur mündlich von den VorfahrInnen, sondern über Ausbildungen, aus Büchern, den Medien und dem Internet zu beziehen. Außerdem haben aufgrund des Laufs der Geschichte manche in der eigenen Familie kein Wissen weitergegeben bekommen, sind jedoch leidenschaftlich an Kräutern interessiert, studieren sie ihr ganzes Leben, wenden sie an, beobachten, experimentieren und geben ihr Wissen und ihre Erkenntnisse bereitwillig weiter. Im Grunde starten sie damit wieder die Kette der mündlichen Überlieferung, stehen am Anfang, statt am Ende. Sind sie darum weniger Kräuterfrauen?

Ausgangssituation unseres Buches

Das Buch *Südtiroler Kräuterfrauen* ist in Zusammenarbeit mit dem Frauenmuseum Meran und der Südtiroler Landesbäuerinnenorganisation entstanden. Aufgrund der Tatsache, dass wir in diesem Buch faszinierendes Frauenwissen und wichtige Frauenarbeit darstellen, haben wir sie inhaltlich und auch finanziell um Mitarbeit gebeten, da uns die aufwändige Recherche durch ganz Südtirol führte.
Mit Vertreterinnen beider Organisationen haben wir eine Arbeitsgruppe gegründet, die uns bei der Suche und der Auswahl der Kräuterfrauen sehr half.
Zusammen haben wir für dieses Buch einundzwanzig Kräuterfrauen ausgewählt und porträtiert. Gefunden haben wir natürlich mehr, und wir sind überzeugt davon, dass uns nach dem Erscheinen des Buches noch viele weitere Namen zugetragen werden, von denen wir bislang gar nichts wussten. Dieses Buch erhebt keinen Anspruch darauf, eine Gesamtschau der Südtiroler Kräuterfrauen zu sein.
Aufgrund der Auswahl, die wir treffen mussten, haben wir uns auf ein Kriterium geeinigt: Wir haben jene Frauen ausgesucht, die sich vorwiegend und nicht nur unter anderem mit den Kräutern auseinandersetzen. Wahr ist natürlich dennoch, dass es viele vielfältig interessierte Frauen gibt, die nicht nur, aber auch ein Kräuterwissen besitzen, ob nun tradiertes, mündlich überliefertes oder aus verschiedenen Quellen angeeignetes.

Fazit:
Am Ende unserer Ausflüge in die Geschichte und durch die folgenden Porträts eindrücklich bestätigt, steht fest: Das Kräuterwissen in Südtirol – und nicht nur hier – stirbt nicht aus. Es erfährt in den letzten Jahrzehnten sogar neue Dimensionen und wird heute von beiden Geschlechtern interessiert aufgenommen, wenn sich auch nach wie vor in erster Linie Frauen damit beschäftigen.

18 Portraits von Südtiroler Kräuterfrauen

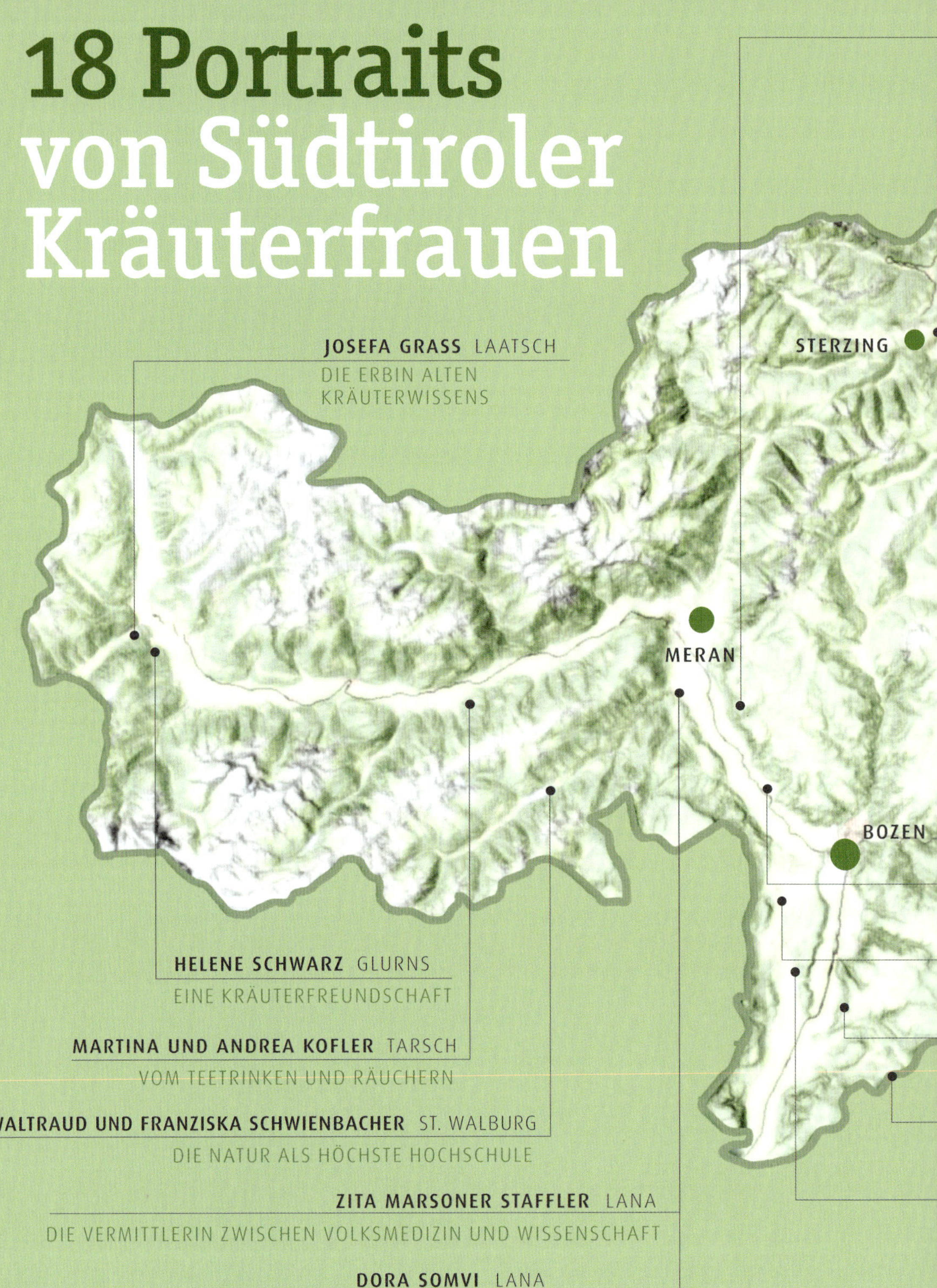

JOSEFA GRASS LAATSCH
DIE ERBIN ALTEN KRÄUTERWISSENS

HELENE SCHWARZ GLURNS
EINE KRÄUTERFREUNDSCHAFT

MARTINA UND ANDREA KOFLER TARSCH
VOM TEETRINKEN UND RÄUCHERN

WALTRAUD UND FRANZISKA SCHWIENBACHER ST. WALBURG
DIE NATUR ALS HÖCHSTE HOCHSCHULE

ZITA MARSONER STAFFLER LANA
DIE VERMITTLERIN ZWISCHEN VOLKSMEDIZIN UND WISSENSCHAFT

DORA SOMVI LANA
DIE PFLANZEN ALS MENSCHENFREUNDE

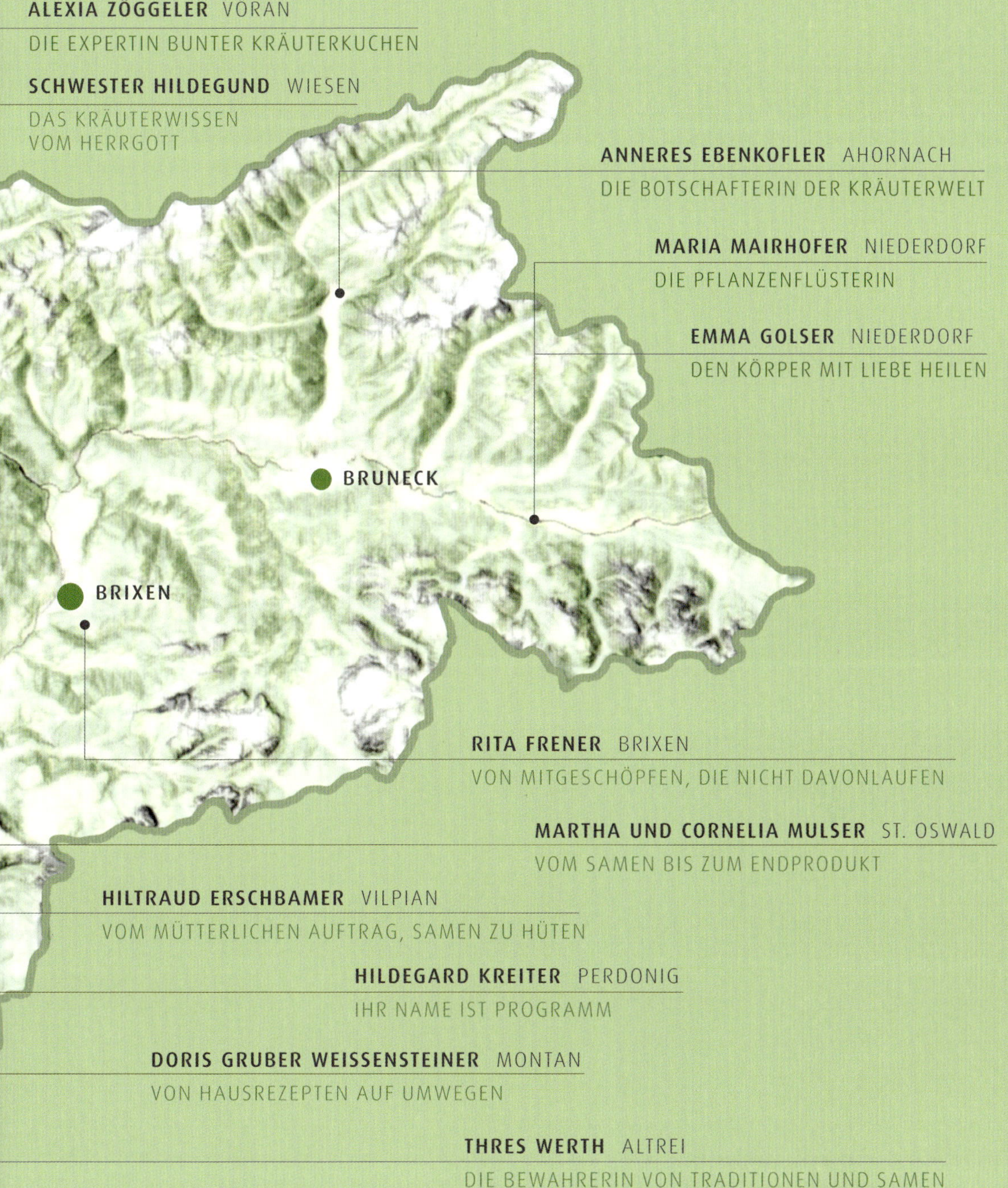

ALEXIA ZÖGGELER VÖRAN
DIE EXPERTIN BUNTER KRÄUTERKUCHEN

SCHWESTER HILDEGUND WIESEN
DAS KRÄUTERWISSEN VOM HERRGOTT

ANNERES EBENKOFLER AHORNACH
DIE BOTSCHAFTERIN DER KRÄUTERWELT

MARIA MAIRHOFER NIEDERDORF
DIE PFLANZENFLÜSTERIN

EMMA GOLSER NIEDERDORF
DEN KÖRPER MIT LIEBE HEILEN

RITA FRENER BRIXEN
VON MITGESCHÖPFEN, DIE NICHT DAVONLAUFEN

MARTHA UND CORNELIA MULSER ST. OSWALD
VOM SAMEN BIS ZUM ENDPRODUKT

HILTRAUD ERSCHBAMER VILPIAN
VOM MÜTTERLICHEN AUFTRAG, SAMEN ZU HÜTEN

HILDEGARD KREITER PERDONIG
IHR NAME IST PROGRAMM

DORIS GRUBER WEISSENSTEINER MONTAN
VON HAUSREZEPTEN AUF UMWEGEN

THRES WERTH ALTREI
DIE BEWAHRERIN VON TRADITIONEN UND SAMEN

KARIN FEDRIGOTTI WEISSENSTEINER KALTERN
VOM KRÄUTERGARTEN DER UMWELTGRUPPE

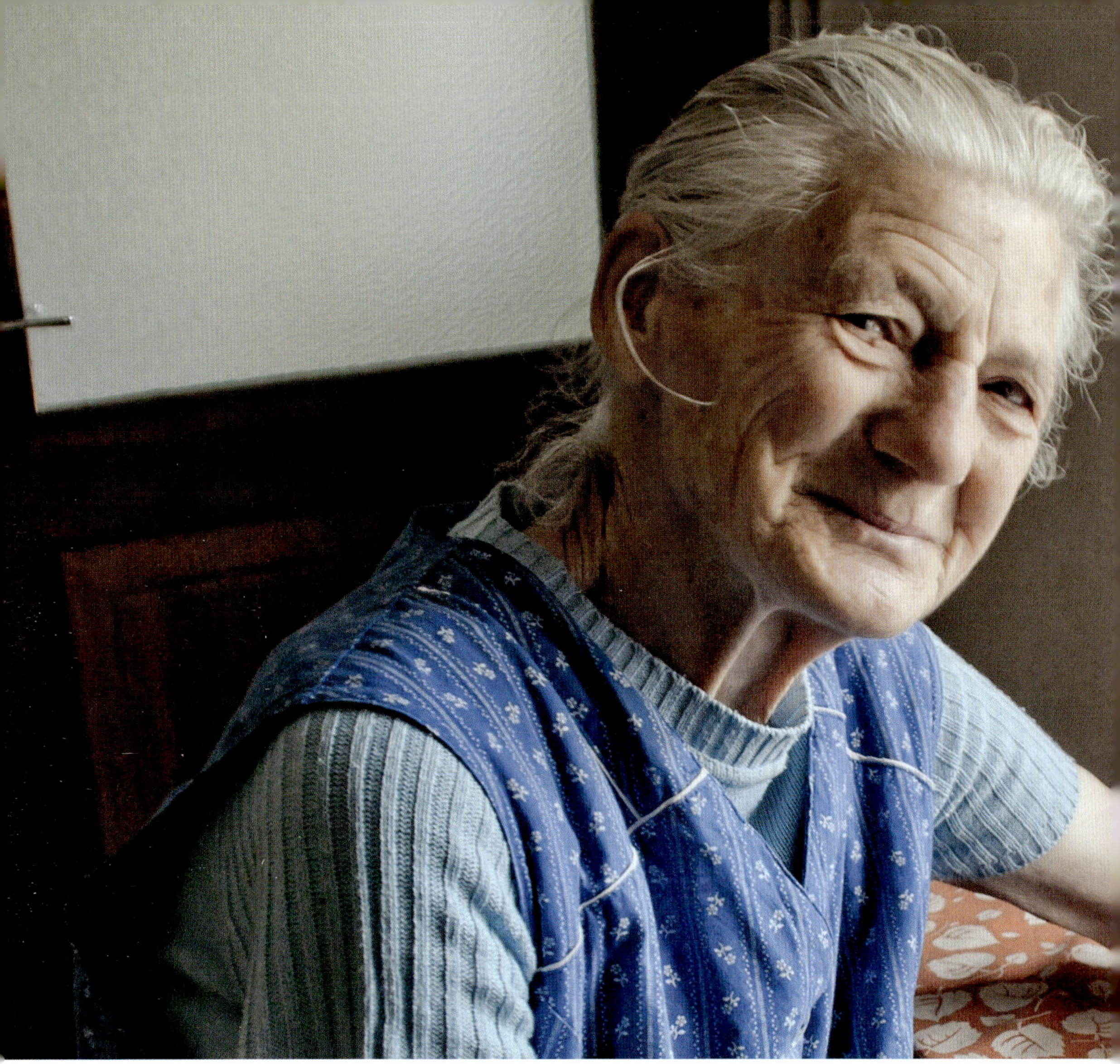

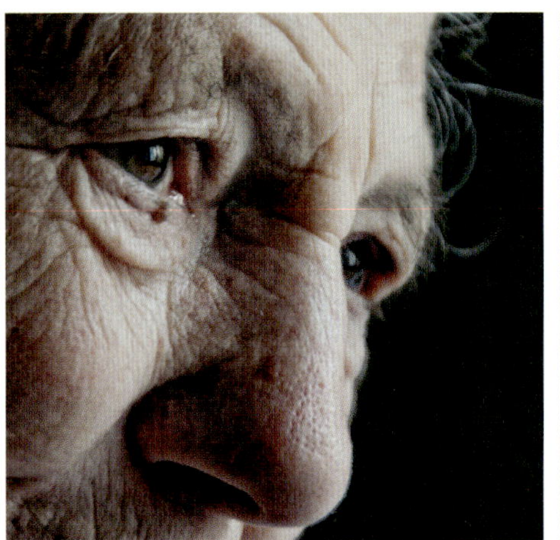

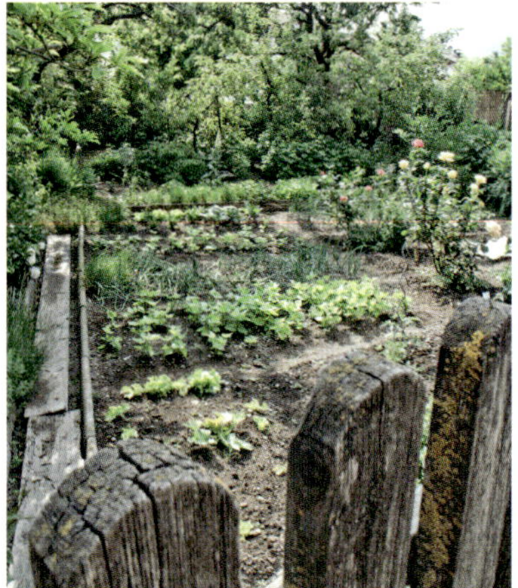

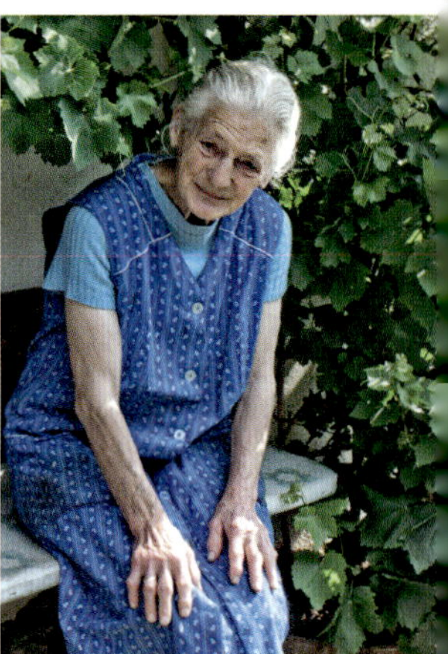

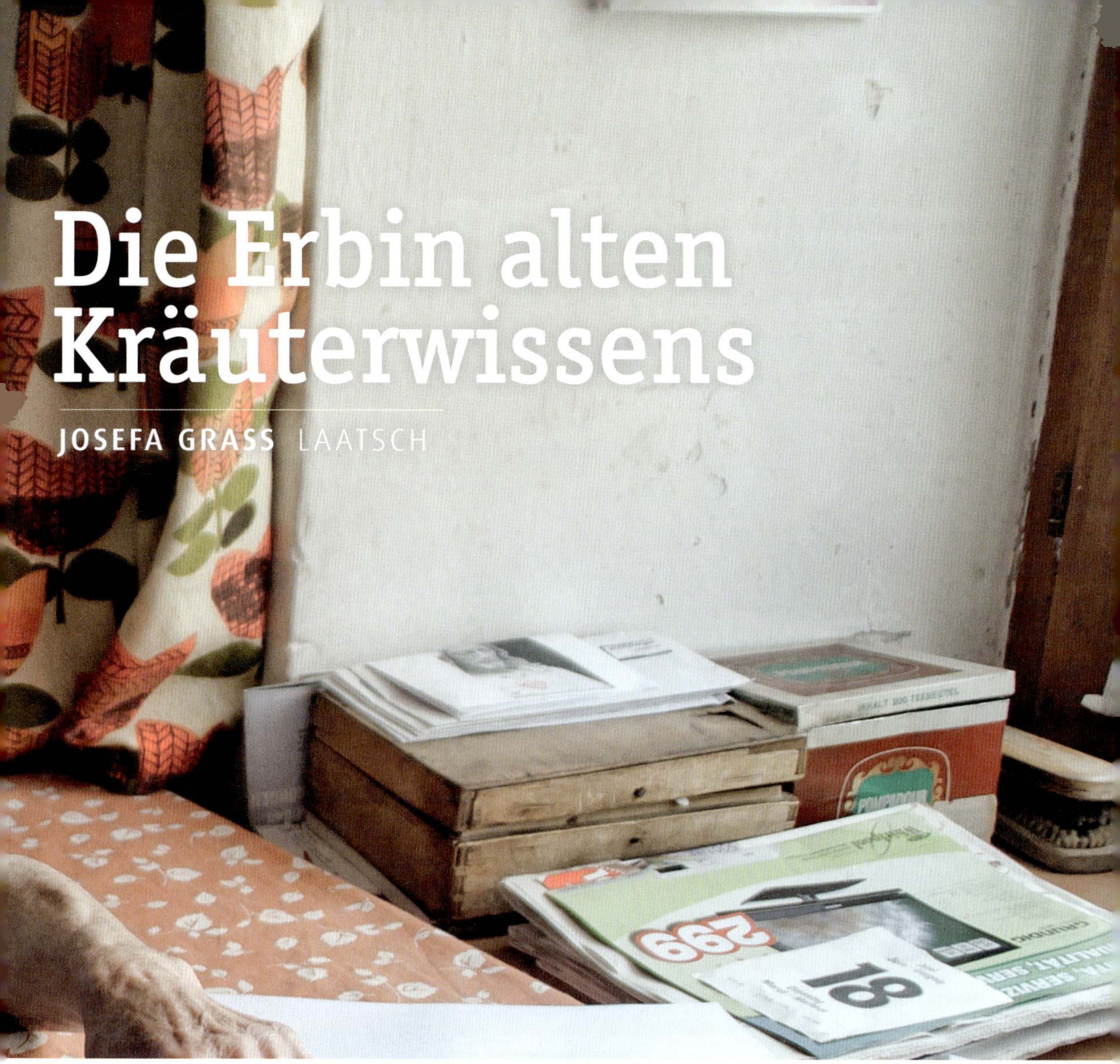

Die Erbin alten Kräuterwissens

JOSEFA GRASS LAATSCH

„Heute rennen alle wegen jeder Kleinigkeit zum Arzt. Ich glaube, es ist viel besser, bei den Kräutern zu bleiben, vor allem wenn man weiß, dass es hilft. Mit den Pillen geht alles schnell weg, aber gesund ist das nicht."

Seffa Grass

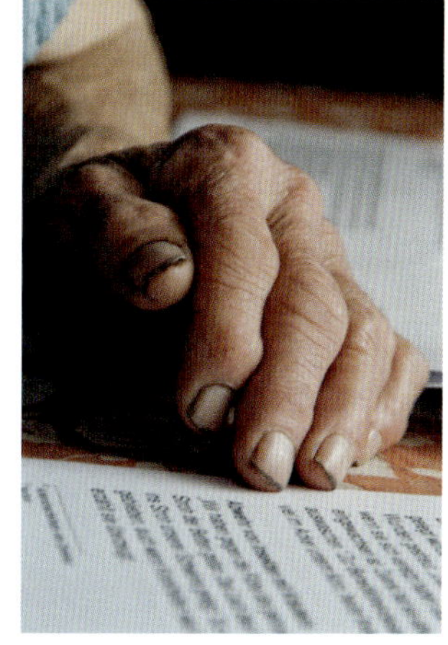

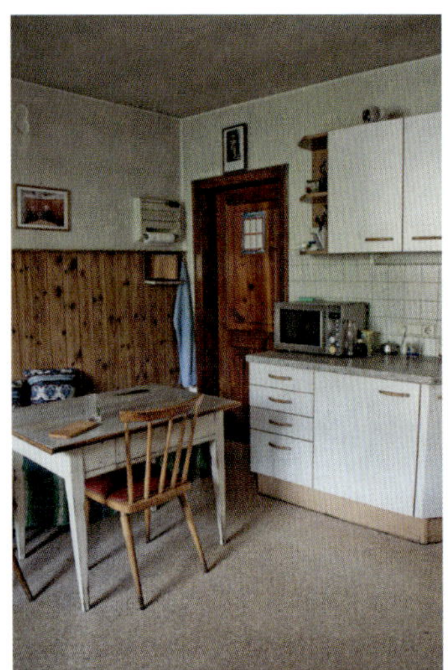
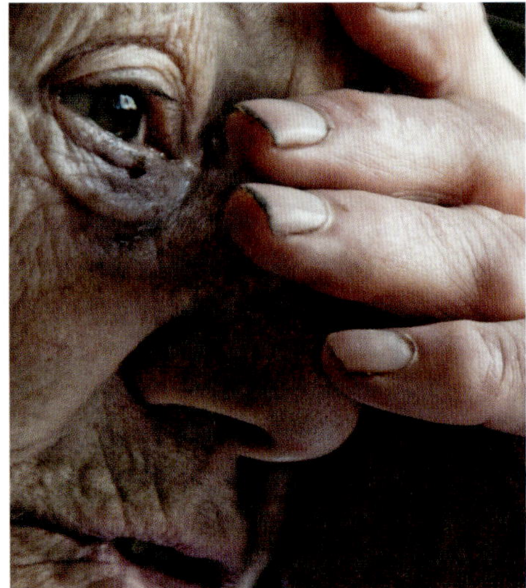
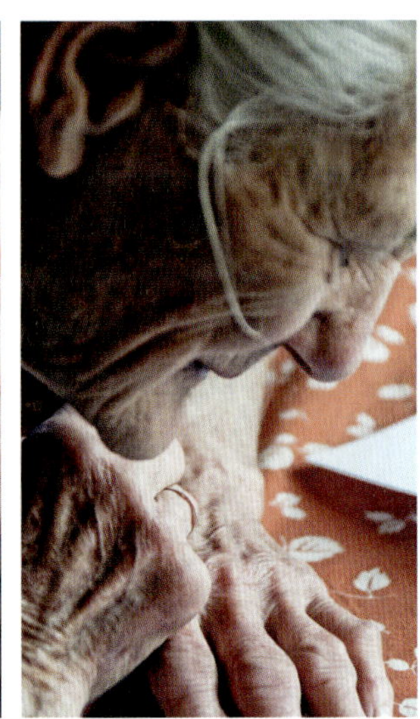

„Komm herein, dann gehen wir wieder Hexereien machen!", sagt Seffa leicht schmunzelnd, als sie uns hereinbittet. Anfangs wollte sie nichts davon wissen, dass sie ins Buch aufgenommen wird, fotografiert werden wollte sie schon gar nicht. Davon überzeugt, nicht viel zu erzählen zu haben, hat Seffa für uns viel Wissen auf Lager, auch wenn sie selbst immer wieder meint: „Das ist doch heute alles nichts mehr."

Kräuterwissen durch mehrere Generationen

Seffa ist auf einem Hof in Laatsch aufgewachsen. Sie hatte eine Schwester, die später in die Schweiz geheiratet hat, und einen Bruder, der jedoch schon ein paar Monate nach der Geburt verstarb. „Manche Leute haben eine halbe Stube voll Kinder gehabt, manche weniger, wie jemand eben veranlagt ist ..."
Seffa hat den Hof ihrer Eltern geerbt, ihr Mann – ein ehemaliger Schneider – hat zugeheiratet. Zusammen haben sie zwei Töchter, einen Sohn und fünf Enkelkinder. Die Wiesen sind heute verpachtet, der Stall leer, sie betreibt die Landwirtschaft nicht mehr.

Ihr Kräuterwissen hat sie von ihrer Mutter, ihrer Großmutter und ihrer Urgroßmutter. „Die Mutter von der Mutter meiner Mutter hat sich schon mit Kräutern ausgekannt, viel mehr als ich heute. Die war von Rifair in Taufers. Damals hatte man ja keinen Arzt und man musste sich zu helfen wissen. Mit der Zeit kamen dann die Medikamente und da waren die Kräuter nicht mehr so wichtig", erinnert sie sich.

Ihre „Nandl"[1] Josefa Ofner, ebenfalls in Rifair geboren, hat nach Laatsch geheiratet. Sie war Hebamme und kannte sich darum auch mit Kräutern aus. So übernahm die Mutter von Seffa das Kräuterwissen von ihr. „Sie hat sich sehr interessiert und auch viel dazu gelesen. Sie wusste von allen Pflanzen die lateinischen Namen", erzählt Seffa. „Darum bin ich auch so eine ‚Les-Katz'[2] geworden, das hat sie mir vererbt, wie auch das mit den Kräutern."
Zu ihren Kindheitserinnerungen gehört das immer am Dreikönigstag geweihte Salz und Wasser im Haus: „Von diesem Salz gab man dem Vieh, bevor es auf die Alm ging, damit sie gut heimkommen." Seffa gehört zu denen, die sich an den magischen Teil der Volksmedizin noch erinnern können, an

1 Großmutter
2 „Lese-Katze", eine Frau, die gerne liest

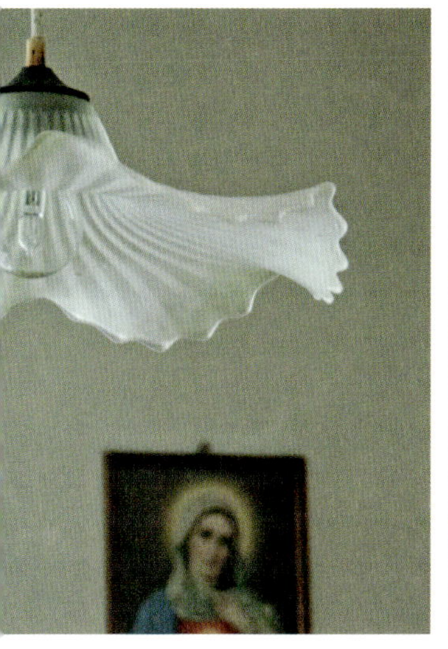
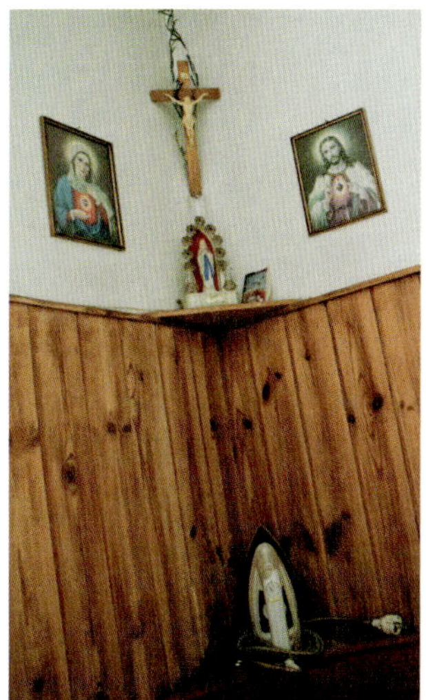
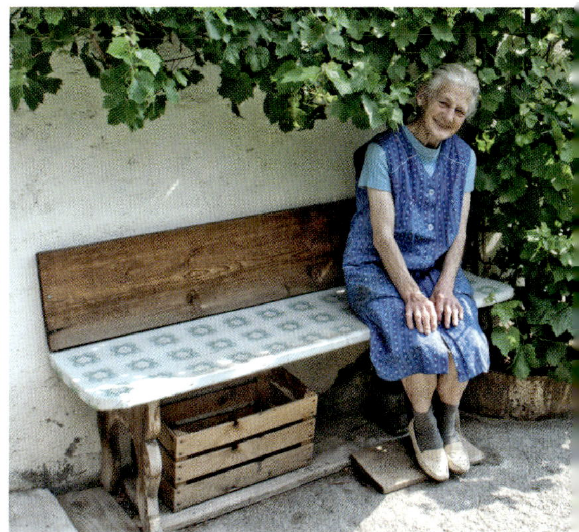

das, „was eh niemand mehr glaubt", wie sie ein wenig bitter hinzufügt.

„Vergelt's Gott und guat isch"[3]

„Ich erinnere mich, dass immer wieder Leute zu meiner Mutter gekommen sind, um nachzufragen: ‚Hast du nicht für das etwas oder für das?'", erzählt Seffa. Sie wussten, dass die Mutter mit den Kräutern bei Krankheiten helfen konnte. „Da kam mal einer mit Magenblutungen. Mutter gab ihm Johanniskraut und Zinnkraut mit. Damit sollte er sich Tee machen, ihn abbrühen, abseihen und das Wasser trinken. Meine Mutter hat immer gesagt, dass Johanniskraut gegen Magenschmerzen hilft und Zinnkraut das Blut stillt."
Da sie selbst viele Kräuter sammelte und trocknete, gab sie den Leuten immer mit, was sie im Hause hatte. „Die Leute haben ‚Vergelt's Gott' gesagt und guat isch. Heute muss man ja sagen: ‚Was kriegst du dafür?' Das hat es früher nicht gegeben, da musste man nichts dafür geben. Im Gegenteil, die Mutter sagte: ‚Hoffentlich wirkt es! Das ist das Beste.'"
Seffa schüttelt den Kopf. „Die Leute waren früher viel mehr im Gespräch miteinander. So ergab es sich dann oft, dass meine Mutter um Rat gefragt wurde. Vor jedem Haus gab es Bankln[4] und am Abend saß man draußen und hat gehoangortet[5]. Nach der Messe ist man zusammen nach Hause gegangen." Sie findet es schade, dass das heute nicht mehr so ist. „Die Jungen gehen zum Sport, Fußball oder so, und sind dann weg. Und die Bankln vor dem Haus gibt es auch nicht mehr. Das wäre auch viel zu gefährlich bei dem Verkehr, der heute durch das Dorf geht", fügt sie nachdenklich hinzu.

JOSEFA

Josefa Schalkl, Seffa genannt, verheiratete Grass, geboren am 5.2.1929 in Laatsch

Ort:
Hof in Laatsch Nr. 33 (Vinschgau)

Arbeit:
heute in Rente, früher Haushalt und Hof

Sonstiges:
hat ihr Kräuterwissen von ihrer Mutter und Großmutter erhalten, den Hof von ihren Eltern geerbt, heute die Landwirtschaft verpachtet; hat noch viel Erinnerung an den magischen Teil der Volksmedizin

3 „Dankeschön und gut ist es so", im Sinne von: Ein Dankeschön reicht.

4 Gartenbänke
5 sich unterhalten

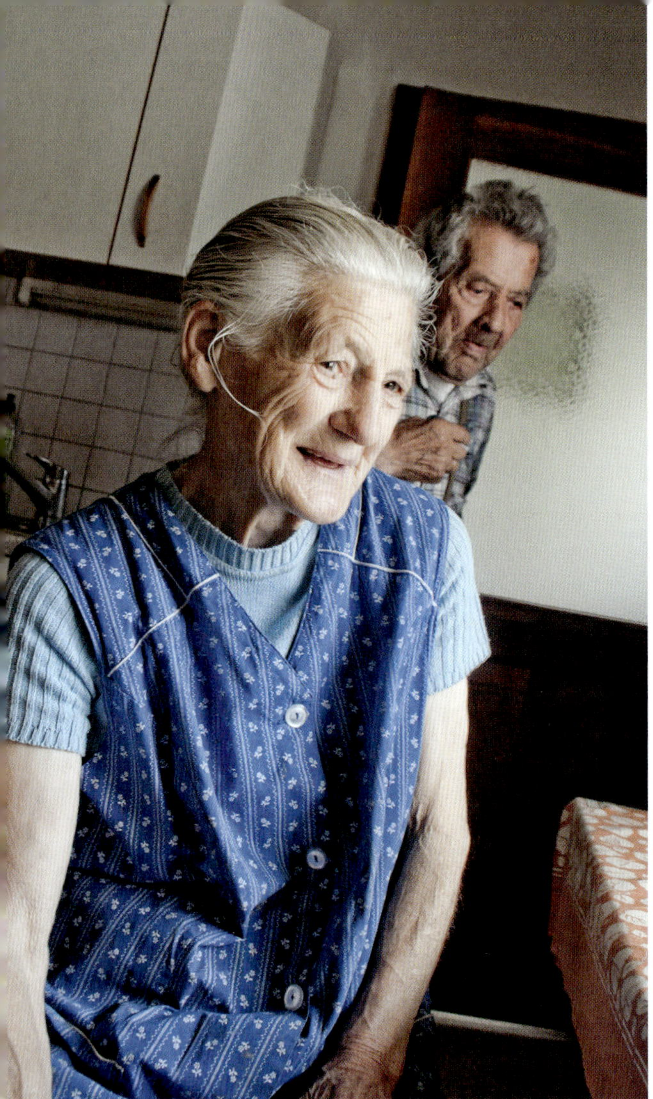

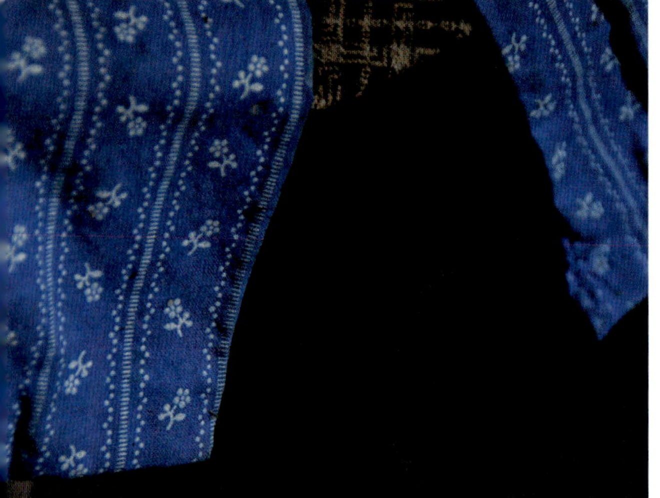

Seffa und die Kräuter

Sie selbst hat immer viel gelesen, auch viele Kräuterbücher, oft bekommt sie heute noch welche geschenkt. Ihr Fazit ist: „Die alten sind viel besser als die neueren." Zudem hat sie im Laufe ihres Lebens einiges aufgeschrieben.
Früher hat sie selbst Kräuter gesammelt und daheim verarbeitet. Stets kamen Leute zu ihr und bekamen, was sie brauchten. „Jetzt kann ich das nicht mehr machen." Seffas Mann ist leider dement, sie muss immer auf ihn aufpassen, sonst geht er aus dem Haus und sie hat Angst, dass er bei diesem Verkehr überfahren wird. „Deshalb komme ich gar nicht mehr ins Dorf, in die Kirche oder gar zum Kräutersammeln", sagt sie ein wenig traurig. „Ich bin immer gern in die Kräuter gegangen. Vor allem am Unterberg, von Laatsch Richtung Taufers hinein, da wächst fast alles, was man braucht."
Wieder schüttelt sie den Kopf: „Heute gibt es viele Pflanzen nicht mehr. Das frühe Mähen der Wiesen, die scharfe Gülle und das neue Einsäen von Wiesen haben dazu geführt, dass traditionelle Kräuter oft nicht mehr wachsen."

„Vor vielen Jahren" hatte Seffa Brustkrebs, musste eine Chemotherapie machen und sich operieren lassen. „Als alles vorüber war, sagte mir der Doktor: ‚Halten sie sich nur an die Natur!' Das habe ich gemacht und bin seither immer gesund geblieben."

Von Husten, Nasenbluten und offenen Wunden

Sie erzählt, dass sie im Frühjahr als erstes die „Schlüsselblumen[6], dann die Märzenveilchen, die hellen im Wald, die Märzableamlen[7], auch Sandpflerchen genannt", blühen hat sehen, „die alle so gut bei

6 Himmelschlüssel
7 Huflattich

Husten sind". Und weil sie schon einmal beim Husten ist, fügt sie die ihr bekannten traditionellen Hustenmittel dazu: Quendel[8], Fenchel, „der ist auch für Grippe gut", und die Wurzel des Schliesgrases[9] als Tee oder Spitzwegerich-Sirup.

Durch das Erzählen kommt Seffa immer mehr in Fahrt. So sei der „Katzenschweif"[10] seit jeher bekannt dafür gewesen, gut zum Blutstillen und zum „Wasserheben" zu sein, zum Beispiel bei Prostata-Leiden. Männern mit Prostata-Leiden habe man früher einen Tee aus Birkenblättern gemacht, den sie zwei Mal am Tag getrunken hätten, weil er „das Wasser trieb".
Gegen Nasenbluten hat schon ihre Mutter immer Knoblauch oder die Benediktendistel Nasenloch macht man das Gleiche mit der linken."
Zum Nasenbluten fällt ihr noch ein: „Meine Mutter hat immer gesagt, dass wir das Hirtentäschel auf das Gnack[11] legen sollen, wenn wir auf der Wiese Nasenbluten bekamen."
Um den Blutdruck zu senken, ist früher Knoblauch klein aufgeschnitten und mit Brot, Butter oder Zucker hinuntergeschluckt worden, „damit er leichter hinuntergeht", aber auch Minztee sollte für einen niedrigeren Blutdruck sorgen.
Die Benediktendistel hingegen legte auch man auf offene Wunden oder streute ihre pulverisierten Blätter darauf. „Das hat meine Mutter bei den Kälbern gemacht, wenn sie sich verletzt haben oder die Kette um den Hals eingewachsen ist. Zuerst hat

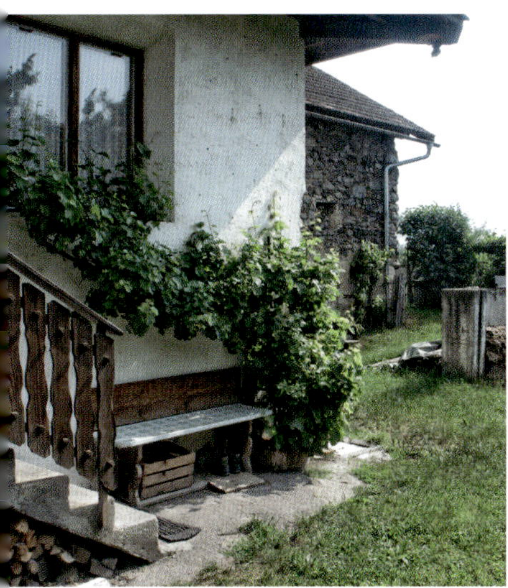

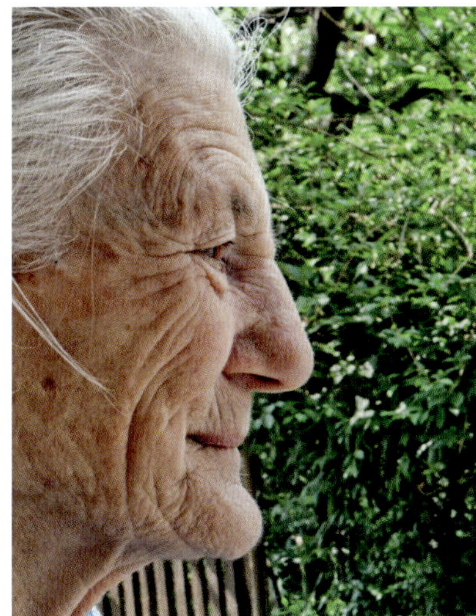

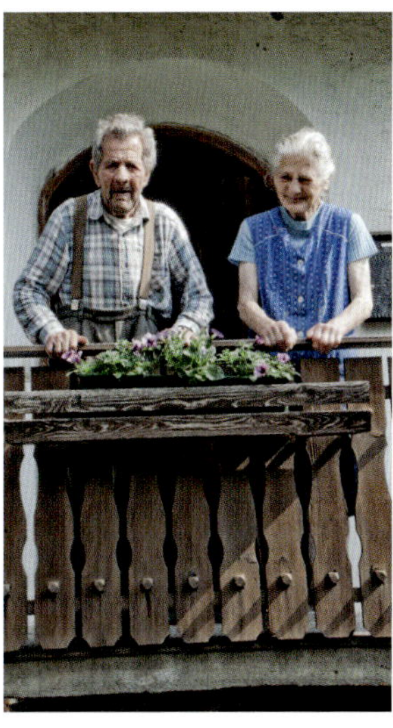

hergenommen. „Während man die Benediktendistel in die Nase gesteckt hat, machte man beim Knoblauch so: Blutet man am rechten Nasenloch, nimmt man eine Zehe in die rechte Hand und zerdrückt sie, dann hört es auf zu bluten, für das linke

sie aber die Wunden mit Kamillentee ausgewaschen."
Zur Benediktendistel meint sie: „Die war früher viel im Acker unterm Korn, heute findet man sie nicht mehr."

8 Thymian
9 Quecke
10 Ackerschachtelhalm oder Zinnkraut

11 Nacken

Abwehr von Insekten mit Kräutern

„Wir haben gegen die Flöhe das getrocknete Laub des Farns ins Stroh der Betten getan. Das Laub des Königsfarns hingegen wurde ins Stroh unserer Schweine gelegt. So sind die immer gesund geblieben, auch wenn Krankheiten wie Rotlauf im Umlauf waren", erzählt sie mit großer Überzeugung.

Eine erfolgreiche Abwehr gegen die Fliegen im Haus habe sie früher mit dem „Spicket"[12] erreicht, der in Essig angesetzt wurde. Bei Insektenstichen, vor allem von Wespen, gab es Schmerzlinderung durch Breitwegerich. „Wenn ich Kräuter sammle und einen Breitwegerich sehe, stecke ich ihn sofort in den Sack, denn dann habe ich ihn, wenn mich etwas sticht."

Den Breitwegerich trinkt Seffa auch als Tee, wenn sie einen Zahn reißen lassen muss. „Das hört schnell auf wehzutun, wenn die Narkose nachlässt", sagt sie.

12 Lavendel

Die „Lutwerga"

Seffa erzählt, dass man früher aus den Beeren des Schwarzen Holunders die „Lutwerga" gekocht hat. „Das hat meine Tante für sich und andere Leute gemacht, aber nicht für uns – mir hat das nie geschmeckt, aber wir halfen immer mit."
Seffa erinnert sich, wie die Tante die Beeren in einem großen Stahltopf kochte, damals noch auf dem offenen Herd. Der Topf hatte drei Füße und stand im Feuer. „Wir schnitten den Schwarzen Holunder und beerten ihn ab. Davon bekamen wir ganz schwarze Finger, die acht Tage nicht mehr sauber geworden wären. Da sagte die Tante, wir sollen doch hinuntergehen zum Bummlbeer[13]-Strauch und uns mit den Bummlen fest die Hände abreiben. So sind sie wieder ganz sauber geworden. Das kann man auch machen, wenn die Hände von den Walnussblättern ganz schwarz sind. Da braucht es keine Waschmittel und Seifen."
Zur Berberitze weiß sie noch, dass sie bei Krankheit und Fieber verwendet wurde.
Die Holunderbeeren wurden dann drei Stunden lang gekocht und mit einem Leinensack abgeseiht und ausgedrückt. Der Saft

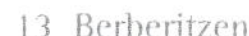

13 Berberitzen

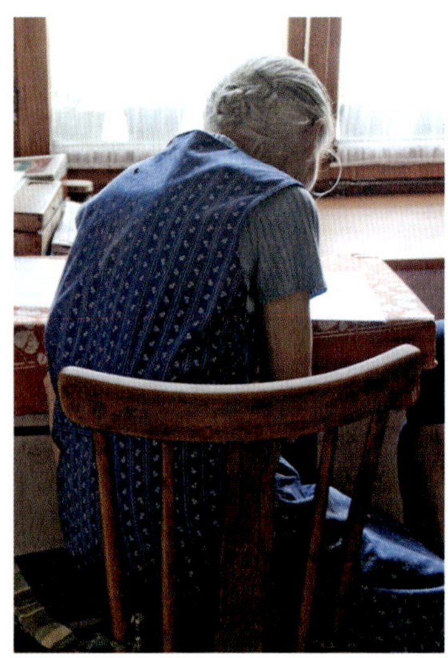

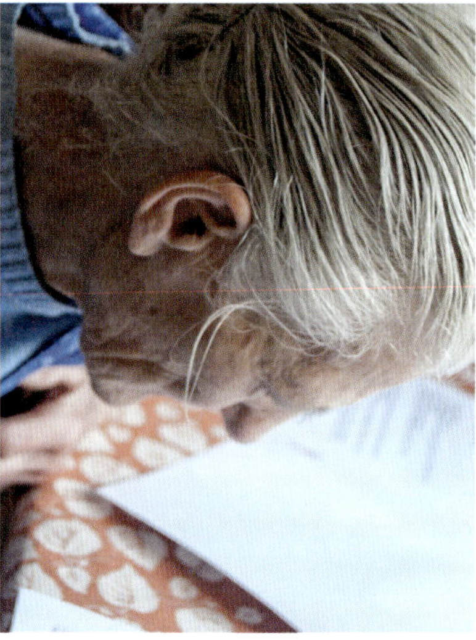

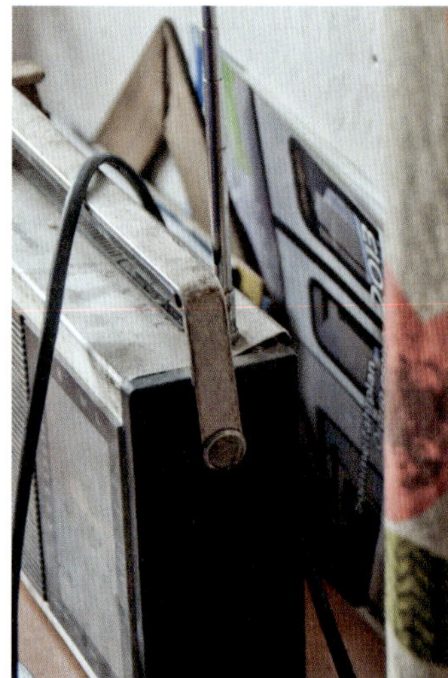

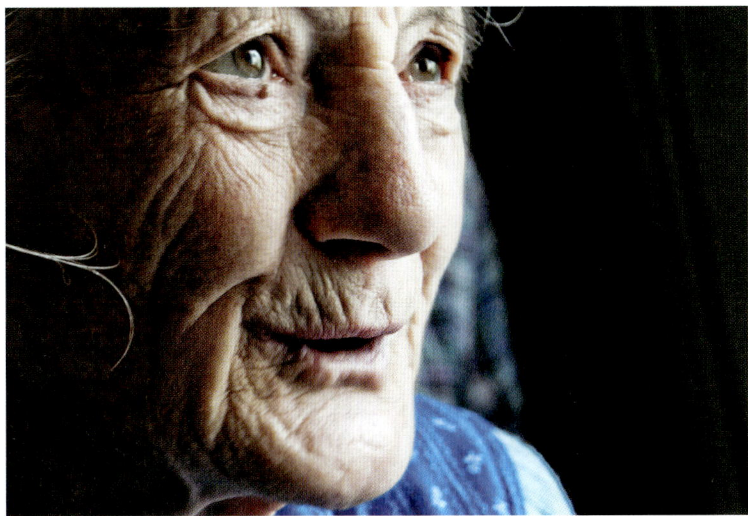

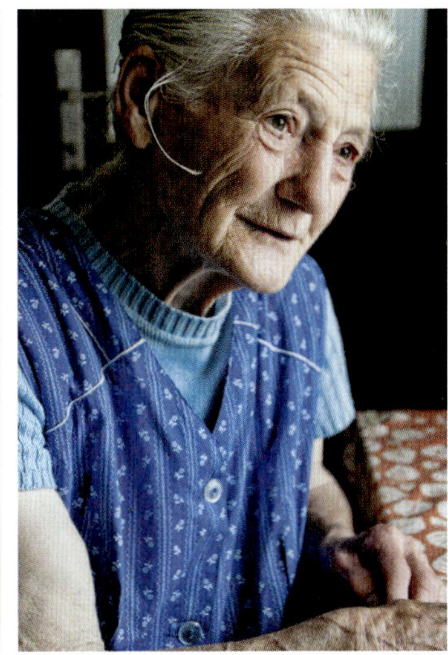

wurde weitergekocht und zuletzt mit Zucker noch einmal kurz aufgekocht. Die dicke zähe Masse wurde in Töpfe abgefüllt. Diese tiefschwarze „Lutwerga" war ein altbekanntes Mittel gegen Husten und wurde sogar dem Vieh eingeflößt. „Ich weiß nicht mehr, wer das heute noch macht", meint Seffa.

Von ansteckenden Krankheiten, Krämpfen und Kröpfen

Seffa ist ein unerschöpflicher Quell an alten Rezepten der Volksmedizin. So erzählt sie, dass die „Horschtrinse"[14] in die Tasche gesteckt und Bibernell als Tee getrunken wurde, um sich vor ansteckenden Krankheiten zu schützen. Bibernellwurzel wurde bei Halsweh gekaut, der Saft geschluckt und der Rest ausgespuckt. „Das ist zwar bitter, hilft aber", meint sie schmunzelnd. „Natürlich kann man auch Salbeitee gurgeln."
Sie fügt hinzu: „Bei uns galt der Spruch: ‚Hättet ihr gegessen Kranewitt und Bibernell, wäret ihr gestorben nicht so schnell.'" Bibernell ist in der Apotheke auch als Theriak-Wurzel bekannt.

Gegen Krämpfe kennt sie die Faberwurzn[15] als traditionelles Heilmittel. „Die Wurzel ist lang und hat mehrere Finger dran, die muss man ausgraben und putzen, aber nicht mit Wasser. Danach ist sie in Stücke zu schneiden, in ein Tuch zu wickeln und im Bett unter die Füße legen, um die Krämpfe in den Beinen zu lindern."
Gegen Bauchkrämpfe bei Frauen hat ihre Mutter empfohlen, das ganze Gänsefingerkraut mit Milch kurz aufzukochen, zu rühren, wieder aufzukochen und ein wenig stehen zu lassen, bevor es getrunken werden kann. „Und natürlich das Frauenmantele", fügt Seffa hinzu. „Das hilft auch, wenn die Frauen Bauchweh haben. Wir haben die Blätter des Frauenmantels auch auf Wunden und Schnitte aufgelegt."
Schon ihre Mutter wusste, dass ein entzündeter, geschwollener Fuß mit Storchenschnabel[16] behandelt werden kann. „Sie hat ihn blühend ohne Früchte auf das Schneidebrett gelegt und mit dem Hammer geklopft, bis alles breiig war, und dann auf den Fuß gelegt und über Nacht dort gelassen, aber immer wieder gewechselt. Nach zwei, drei Mal auflegen war der Fuß besser." Schmerzen im Bein haben Seffa und ihre Mutter immer mit den in Schnaps eingelegten Beinwellwurzeln behandelt, bei Verstauchungen wurde Arnika-Schnaps eingerieben.

14 Meisterwurz
15 Wurmfarn-Wurzel
16 Ruprechtskraut

„Als ich ein junges Mädchen war, hatte ich einen Kropf, der nach innen ging. Ich hätte ersticken können. Der Schludernser Doktor machte damals auch viel mit Kräutern und trug mir auf, die Faberwurz in Weinessig aufzukochen, sie drinnen zu lassen und öfters am Tag den Kropf damit einzureiben. Nach kurzer Zeit ging er weg."

Von Durchfall, Blutreinigung und Magenschmerzen

Die Wurzel der Blutwurz wurde früher zusammen mit der Eichenrinde bei Durchfall verwendet, wie auch die schwarzen Johannisbeeren. „Die Blutwurz hat nur vier Blütenblätter – Achtung, sie wird gerne verwechselt", sagt Seffa mit Nachdruck. „Hingegen gut für den Stuhlgang sind die Blüten des Schlehdorns und die Brombeerbeeren." Blutreinigende Wirkung haben laut Seffa der Löwenzahn, „der im Salat als Kur 8–14 Tage lang gegessen gut ist", die Brennnessel, „abbrühen, morgens und abends nüchtern trinken, aber auch Erdbeer-, Brombeer- und Himbeerblättertee".

„Früher habe ich einmal einem Hirten, der immer Magenweh hatte, nach dem Rezept der Schnapsfibel von Christoph Mayr den Neun-Kräuterbitter gegeben. Der bestand aus Hopfen, Meisterwurz, Enzianwurz, Moschusschafgarbe, Wermut, Bibernellwurz, Weinraute, Wacholder und Kümmel. Der ist bald wiedergekommen und wollte noch was davon, weil es das Einzige war, das ihm geholfen hat." Schnäpse aus den Wurzeln des Gelben Enzians oder der Moschusschafgarbe empfiehlt Seffa bei Magenproblemen.

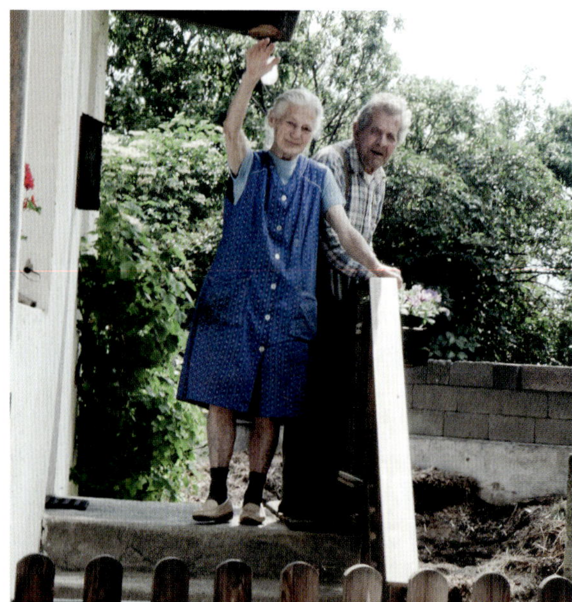

Die Nerven beruhigen

„Ich habe es zwar nie gebraucht, aber Baldrianwurzen beruhigen die Nerven", weiß Seffa zu berichten. „Ich habe sie gesammelt, aber die nehmen mir immer die Katzen mit, die sind ganz verrückt danach. Sie reißen jede Schachtel auf, in der die Baldrianwurzel drinnen ist, als ob es Mäuse wären."

Sehr gerne habe sie die Zitronenmelisse. „Ich mache daraus Tee mit Kandiszucker oder Rohrzucker, aber ich rate euch, nehmt nie den weißen Zucker, der schadet nur! Die Melisse beruhigt die Nerven und schmeckt so gut."

Das glaubt eh niemand mehr

„Weißt du, dass das Augenwaschen mit dem Augentrost den Augen gut tut?" fragt Seffa. Ihr ist die Freude darüber anzusehen, dass nicht alle jungen Leute verschlossen gegenüber diesem Wissen sind.

Traurig meint sie: „Meine Töchter interessiert das nicht mehr." Von dem wieder steigenden Interesse der Leute für die Kräuter hat sie selbst noch wenig gemerkt. „Heute rennen alle wegen jeder Kleinigkeit zum Arzt. Heute glaubt eh niemand nichts mehr, alles sind nur mehr die Pillen."

Sie schüttelt den Kopf: „Ich glaube, es ist viel besser, bei den Kräutern zu bleiben, vor allem wenn man weiß, dass es hilft. Mit den Pillen geht halt alles schnell weg, aber gesund ist das nicht."

DIE ENGELWURZ

wissenschaftlicher Name:
Angelica archangelica

volkstümliche Namen:
Angelika, Angelikawurz, Brustwurz

verwendete Pflanzenteile:
Wurzel, Blüten, Samen und Blätter

Vorkommen:
kultiviert oder auf feuchten Wiesen und Ufern von Bächen und Seen

Sammelzeit:
Wurzel: zeitiges Frühjahr oder Spätherbst, Blüten: Mai bis August, Blätter: vor der Blüte, Samen: Oktober bis Dezember

ENGELWURZ-TALISMAN

Zutaten:

- 1 ca. 5 cm langes Stück Wurzel der Engelwurz

Die Wurzel der Engelwurz im Spätherbst, wenn die Pflanze schon dürr wird, ausgraben und in ca. 5 cm lange Stücke schneiden. Im Kühlen trocknen lassen.
Die Wurzel immer bei sich tragen und so oft wie möglich in die Hand nehmen.

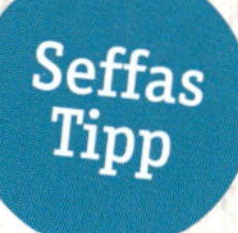

„Wenn eine Krankheit herum ist, dann die Wurzel anritzen und aufhängen. Das schützt vor ansteckenden Krankheiten. Meine Mutter ließ uns immer ein Stück Angelikawurzel in der Tasche mit in die Schule nehmen, wenn eine Grippe im Umlauf war. Wir mussten immer wieder daran riechen. Dadurch nahmen wir sie in die Hand und diese war desinfiziert. So sind wir vor vielen Grippen verschont geblieben."

„Wir hatten in Laatsch einmal die Hennenpest. Da sind fast alle Hennen im Dorf gestorben. Nur meine und die von der Nachbarin nicht. Wir haben die Angelikawurz mit Knoblauch zusammengebunden und im Vorstall und im Hennenstall aufgehängt. So sind alle Hennen gesund geblieben. Die Keime konnten ihnen nichts antun."

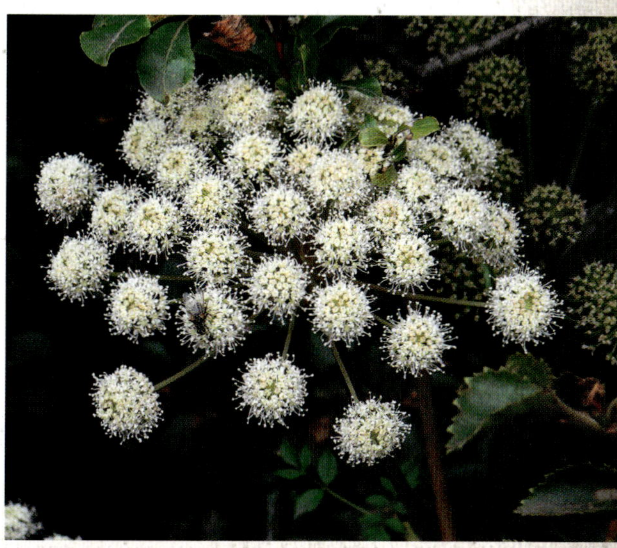

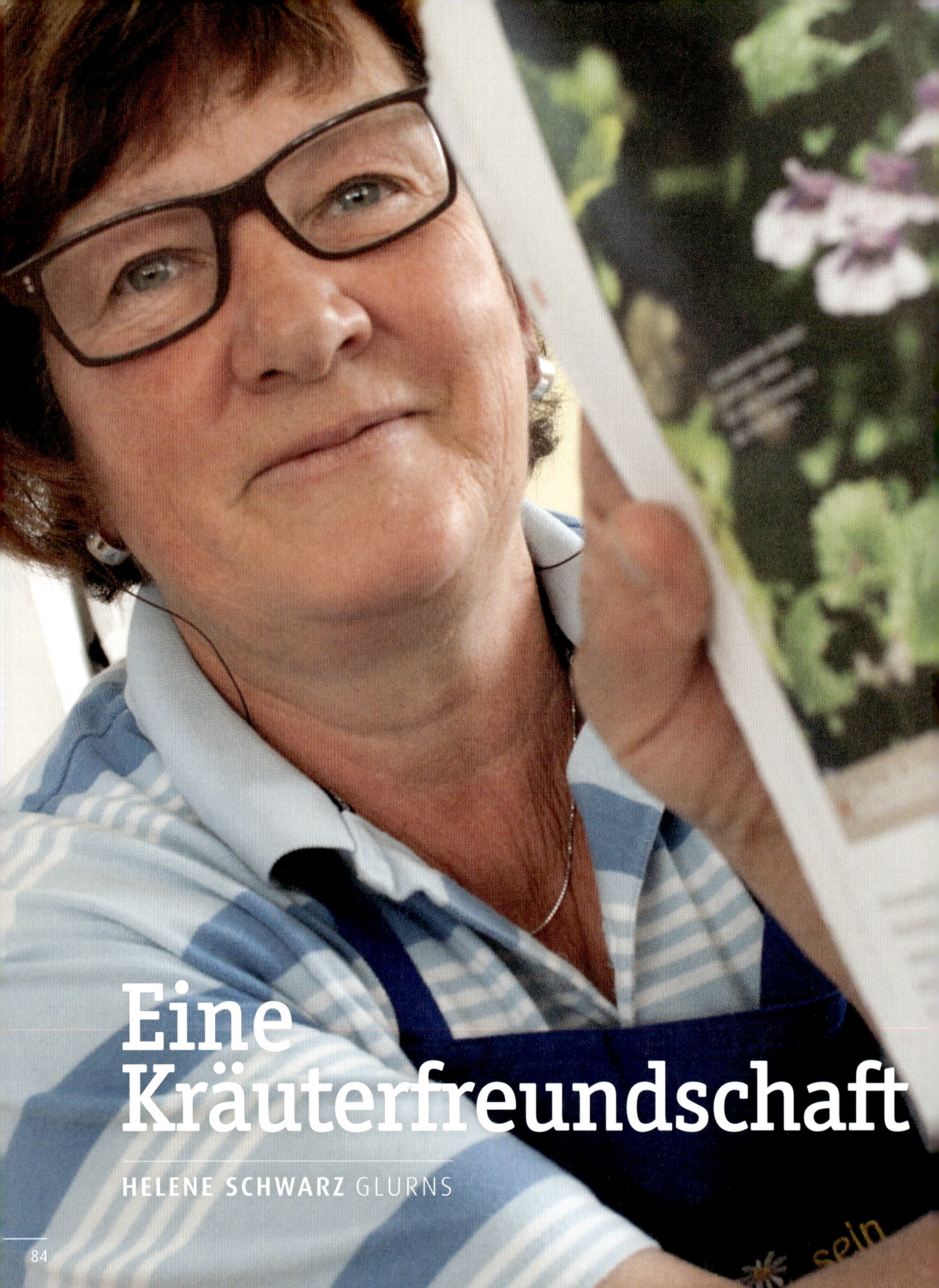

Eine Kräuterfreundschaft

HELENE SCHWARZ GLURNS

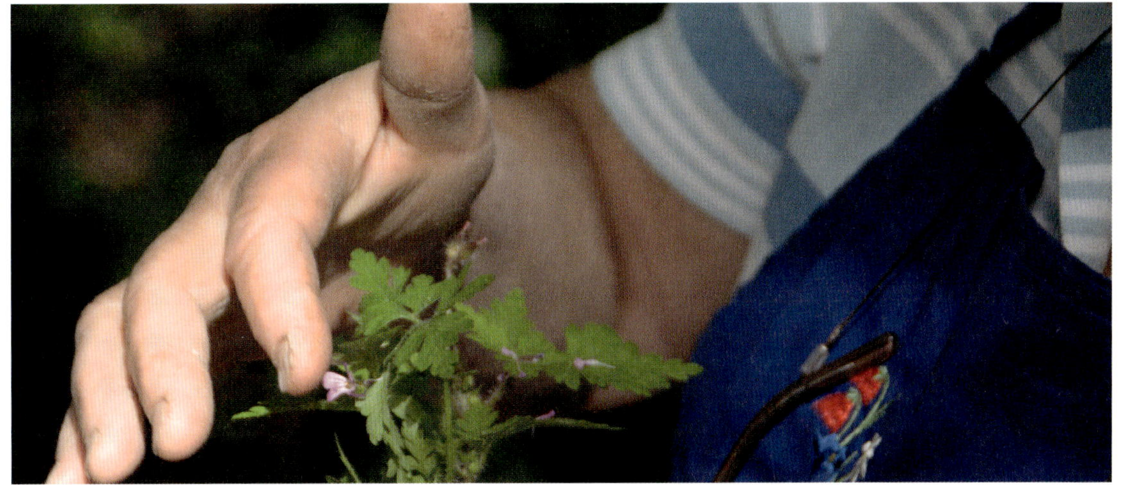

„Meine Welt sind die Blumen und die Kräuter, das ist mein Leben! Wenn ich gestorben bin, brauche ich kein Bliaml mehr, ich brauche es, solange ich lebe."

Helene Schwarz

Als wir vor dem Haus parken, führt uns Helene in ihre Wohnung in den ersten Stock. Dabei gehen wir an großen auf Tischen ausgelegten Kartons vorbei, in denen die Kräuter, die sie am Vortag gesammelt hat, ausliegen.

Wir setzen uns in die Küche neben einen ausladenden Kräuterstrauß. Später, so meint sie, gehen wir zu ihrem Kräuterfreund Hubert, der hat genügend Platz zum Trocknen und Verarbeiten all der Kräuter und dem gehört auch die Erlen-Au, wo viele Kräuter wachsen.

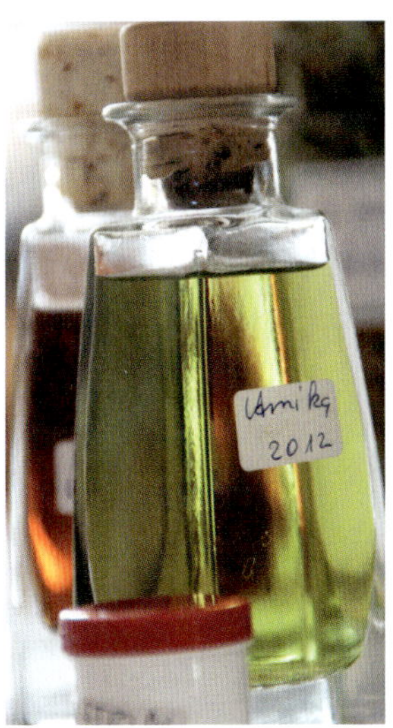

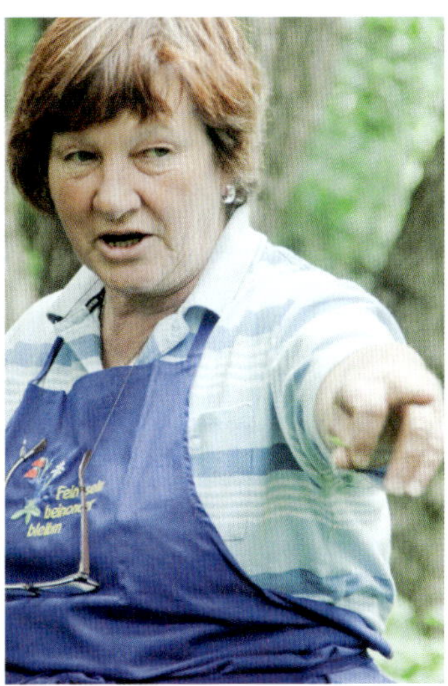

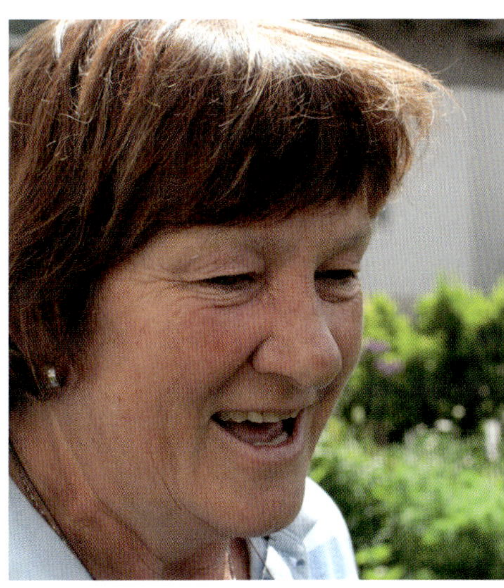

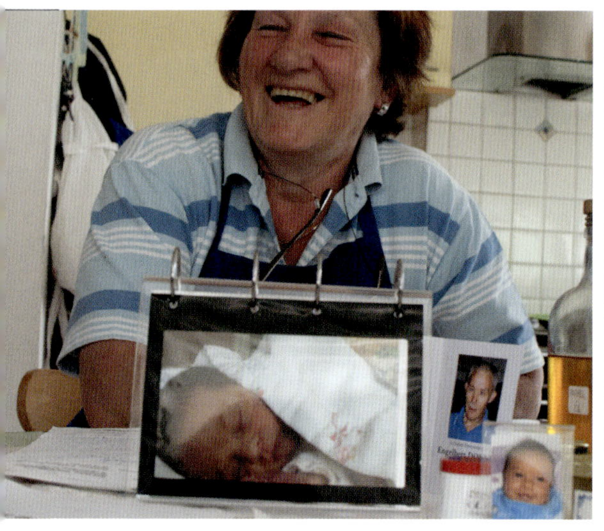

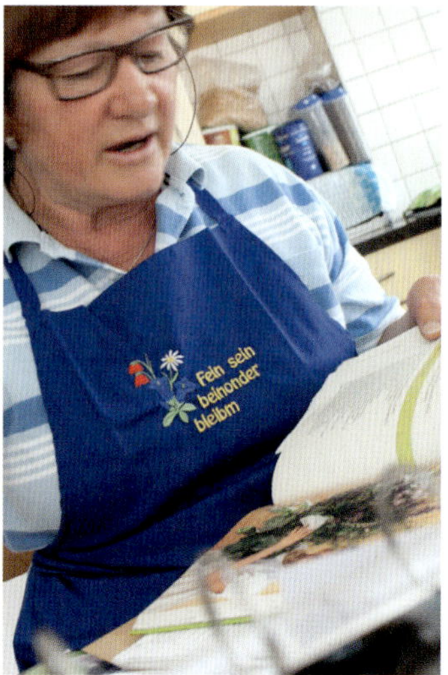

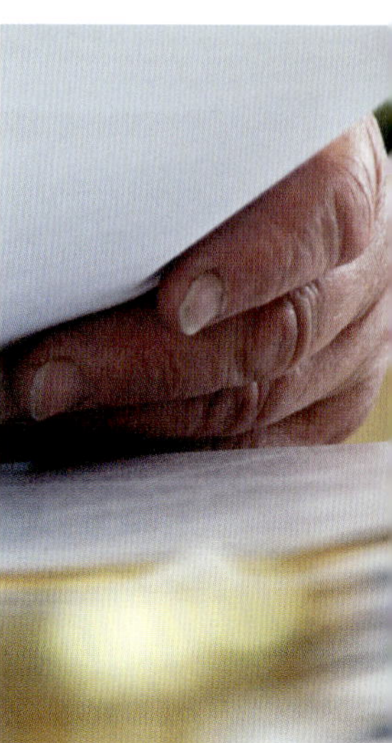

Aus kinderreicher Familie

Helene ist die Jüngste von neun Kindern eines Schludernser Bäckers. Die Mama war Hausfrau und stammte selbst von einer Familie mit 15 Geschwistern von der Matscher Alm ab. „Wir hatten eine schöne Kindheit, eine liebe Mutter und einen ganz guten Vater."
Ihre Eltern sind in der Zwischenzeit verstorben, doch sie hat nach wie vor ein enges Verhältnis zu ihren Geschwistern. Sie zeigt uns das Sterbebildchen ihres kürzlich verstorbenen Bruders, der am Down-Syndrom litt. Mit feuchten Augen erzählt sie: „Er war ganz ein Lieber und als er starb, hat er den Wunsch geäußert, zu Mama und Tata[17] zu gehen. Er wurde von allen geschätzt und war ein Künstler. Er hat so schöne Gedichte geschrieben."

1981 hat Helene ihren Mann, einen selbständigen Installateur, geheiratet. Mit ihm hat sie drei Kinder, zwei Töchter und einen Bub. „Mit 40 wollte ich wissen, ob ich noch einen Bub bekomme. Mein Schwiegervater wünschte sich unbedingt einen Nachkommen, der den Namen Schwarz weiterführt." Seit kurzem ist sie auch stolze Oma eines Enkelsohnes, auf den sie voraussichtlich bald aufpassen wird, sobald die Tochter wieder arbeiten geht.

Die Kräuter in die Wiege gelegt

„Die Kräuter sind mir in die Wiege gelegt worden und waren immer schon mein Hobby. Ich kann mich die ganze Zeit mit Kräutern befassen und wenn ich auf den Boden schaue, sehe ich immer gleich, was da wächst."
So hat sie auf einer Wanderung mit ihrem Kräuterfreund erst kürzlich Hauhechel entdeckt. „Ich dachte mir, das gibt es nicht! Ich wusste gar nicht, dass da einer wächst. Hauhecheln wachsen immer am Weg- und Waldrand."
Wenn sie ein Kraut entdeckt, dann nimmt sie es nach Hause, um es mit Bildern in den Büchern zu vergleichen. Während sie redet, steht sie auch schon auf und sucht in einem Buch nach dem Hauhechel, um ihn uns zu zeigen.

Beim Blättern in ihrem Kräuterbuch meint sie: „Ich habe viel zu viele Bücher. Hier ist nur die Hälfte davon. Meine Madln[18] sagen immer, wenn wir der Mama zu Weihnach-

17 Vater

18 Mädchen

ten ein Kräuterbuch kaufen, dann machen wir ihr die größte Freude." Sie lacht herzlich. „Das ist so." Und fügt hinzu: „Am liebsten sind mir die Bücher von Gertrude Messner[19]. Die haben wir sogar telefonisch kontaktiert, der Hubert und ich."

Auf der Suche nach dem Hauhechel findet sie das Labkraut und fängt an zu schwärmen: „Wenn ich euch etwas empfehlen kann, dann einen Schnaps aus Labkraut zu machen. Ich kann es kaum erwarten, den wieder herzustellen. Das ist ein Likör! Noch zwei Stunden danach hast du den köstlichen Geschmack im Mund. Und wenn du abends schwer isst, kannst du mit einem Labkrautschnaps danach gut schlafen." Einer Bekannten, die nach einer Operation am Kehlkopf keine Stimme mehr hatte, hat Helene Labkraut-Tee mitgegeben, den sie jeden Morgen gegurgelt hat. Begeistert erzählt sie, wie sehr der Tee ihrer Bekannten geholfen hat.

Ihre Mutter sei stets Kräutersammeln gegangen und sie gerne mit. „Ich gehe einfach gerne in die Natur hinaus. Wenn ich ein Problem habe, muss ich raus und abschalten. Da brauche ich einen Schurz[20] und einen Korb ...", lacht sie. „Und wenn ich auch bis zehn, elf Uhr abends diese Kräuter sortiere, da ist mir keine Stunde zu spät." „Schon die Urgroßmutter hat Kräuter gesammelt", erzählt sie uns. „Das weiß ich von meiner Tante mütterlicherseits. Die lebte früher auf dem Tartscher Bühel und ich ging gern zu ihr. Dort hat sie mir auch

HELENE

Helene Maria Donner, verheiratete Schwarz, geboren am 9.11.1954 in Schluderns

Ort:
Glurns (Vinschgau)

Arbeit:
Hausfrau

Berufung:
in erster Linie Waldkräuter sammeln, dann Gartenkräuter

Sonstiges:
verarbeitet mit ihrem Nachbar und Kräuterfreund Hubert Prieth viele Kräuter zu Teemischungen, Tinkturen, Salben und Schnäpsen für den Hausgebrauch

19 eine Tiroler Kräuterbäuerin, die mehrere Bücher im Löwenzahn Verlag veröffentlicht hat

20 Schürze

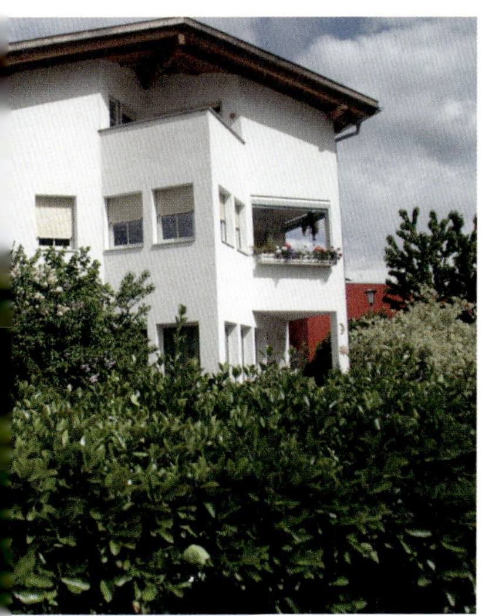

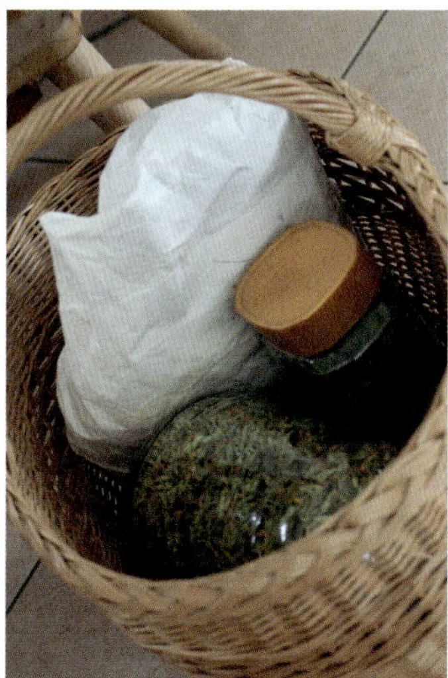

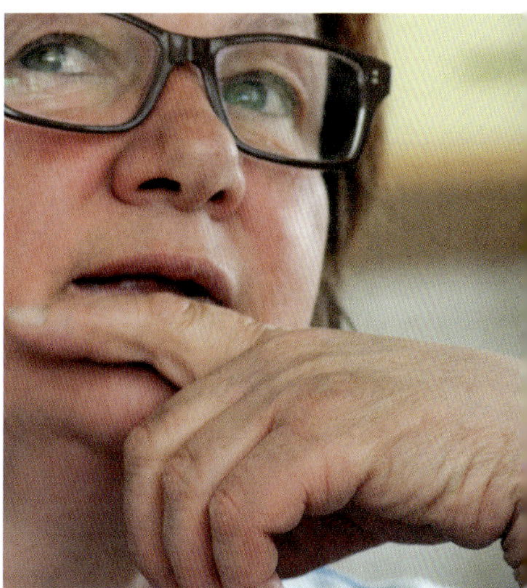

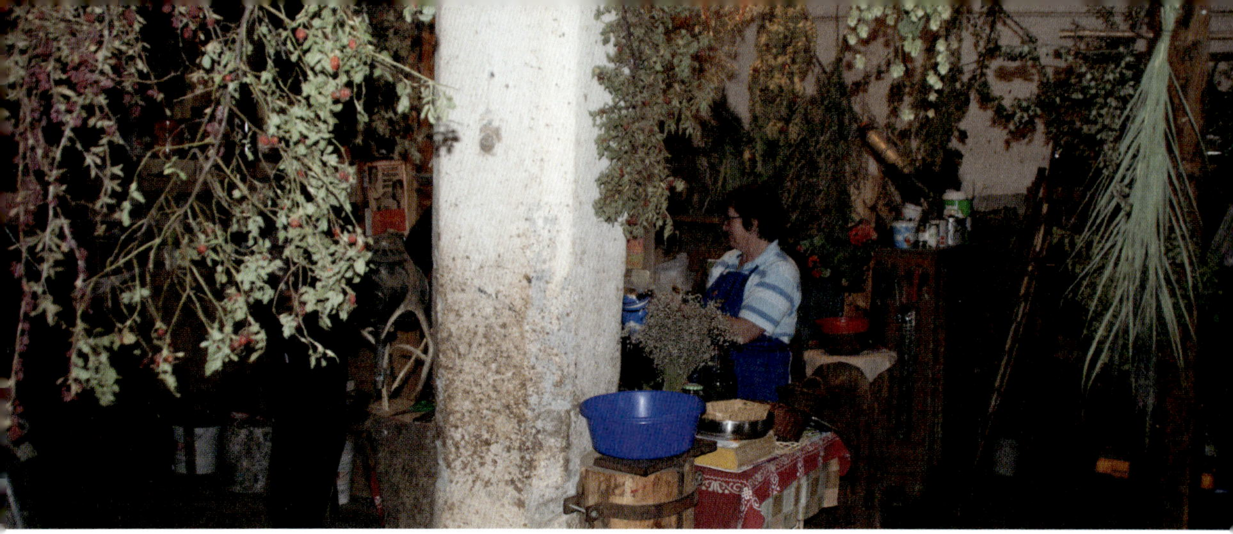

das Herzgespann[21] gezeigt. Das finde ich heute noch immer dort." Mutter und Tante zeigten ihr viele Kräuter, wie sie aussehen und wofür sie einsetzbar sind. Helene kann sich noch gut daran erinnern, wie ihre Mutter daheim in einem Kasten mit Gläsern die vielen Säckchen aufbewahrt hat. „Sie hat mir gesagt, dass ich den Tee immer im Dunklen aufbewahren soll" – eine wichtige Information, denn Helenes ganze Familie trinkt gerne Tee.

Kräuter wie Schätze sammeln

Das Sammeln der Kräuter hat sie auch nach ihrer Heirat fortgeführt. „Bei schönem Wetter sind wir seit jeher jeden Sonntag auf dem Berg. Mein Mann geht immer auf die Weißkugelhütte in Langtaufers, ich hingegen spaziere zur Melager Alm. Da finde ich alles: Den Frauenmantel nahe am Wasser, den Silbermantel, der in den Bergen zu finden ist, den Quendel, den Wilden Thymian, die Schafgarbe und den Augentrost. Im Herbst fahren wir schließlich mit dem Sessellift zum Gasthof Atlantis hinauf und da, weit oben, finde ich das Isländisch Moos. Das ist für unseren Hustentee und hilft so gut."
Den ganzen Sommer lang geht sie auf den Berg und hat immer drei bis vier Stofftaschen dabei. „Ich weiß Plätze, ich sage euch! Was für eine Freude habe ich immer, wenn ich diese Taschen voll heimbringe." Sie lacht: „Das sind meine größten Schätze." Überhaupt, bei schönem Wetter ist sie nie daheim. „Dem Haushalt und dem Garten komme ich schon nach, wenn es sein muss auch nachts, denn wenn ich gestorben bin, brauche ich kein Bliaml[22] mehr, ich brauche es, solange ich lebe."

In unserem Gespräch verweilt Helene selten bei den Stationen ihres Leben, denn: „Meine Welt sind die Blumen und die Kräuter, das ist mein Leben! Ich gebe euch einen Spruch von mir mit: Im Frühjahr a Handl der Kräuter ist von der Wirkung wie im Herbst a Korb voll." Immer wieder erzählt sie von einem Kraut, ob sie es uns nun im Kräuterstrauß zeigt oder in einem Kräuterbuch. Wichtig ist für sie, *wo* die Kräuter gesammelt werden. „Durch die Obstbäume wird viel gespritzt und darum kannst du nicht links und rechts davon sammeln, denn der Wind trägt es überall hin. Du findest heute keine Wiese ohne Kunstdünger mehr – die Bienen, alles muss daran glauben. Das ist einfach schade!"
Helene hat auch Kräuter in ihrem Garten,

21 auch Löwenschwanz oder Herzspannkraut genannt

22 Blümchen

zum Beispiel Pfefferminz, Ringelblume, Melisse, Goldmelisse, Salbei, Malve, Kornblume, Johanniskraut, Hirtentäschel, Hagebutte, Labkraut, Honigklee, Augentrost und Kamille. „Schaut, was bei mir alles wild durcheinander wächst. Mein Mann sagt, es ist eine Katastrophe, manchmal kommt er gar nicht durch im Garten, aber ich sage allen, das ist mein Reich, da walte und schalte ich."

Eine gemeinsame Kräuterleidenschaft

Vor zehn Jahren sind sie in dieses Haus gezogen. Dahinter liegt Huberts Erlen-Au, „und so bin ich zum Hubert gekommen." Sie selbst habe ja zum Aufbewahren und Trocknen der Kräuter keinen Platz.
Der hatte auch schon angefangen, Kräuterbücher zu sammeln, wurde jedoch erst von ihrer Begeisterung so richtig angesteckt. Zusammen mit ihm hat sie die Bücher von Eva Aschenbrenner[23] gelesen. Von ihren Rezepten sind die beiden inspiriert worden, zum Beispiel von ihrer 3-fach Salbe und dem 6er-Tee. „Der Hubert ist mein Kräuterfreund, mit ihm mache ich alles. Wir haben bei ihm im Stall einen Raum mit Gasherd und Tisch, unsere Kaffeemühle, unsere Teesäckchen und unsere Schnapsgläschen." Lachend meint sie: „Abends, wenn ich meinem Mann sage, ich gehe einen Sprung weg, dann meint er immer: ‚Geh nur, ich weiß ja, wo du immer hingehst.'" Eifersüchtig? Sie winkt ab. „Nein, natürlich nicht, auch Huberts Frau nicht."
Helene und Hubert sammeln jedes Jahr 48 Wildkräuter, „und das sind nur die Wildkräuter", wie Helene betont. Sie zählt einige Beispiele auf: „Himbeerblätter – die sind gut für eine schnelle Geburt, die habe ich gerade erst meiner Tochter gegeben und nach drei Stunden war ihr Kind schon da, Erdbeerblätter – von den Wilderdbeeren, ein Tee mit diesen Blättern vierzehn Tage lang

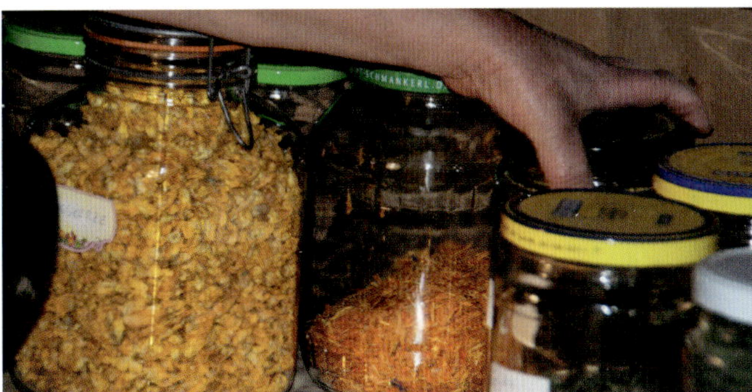

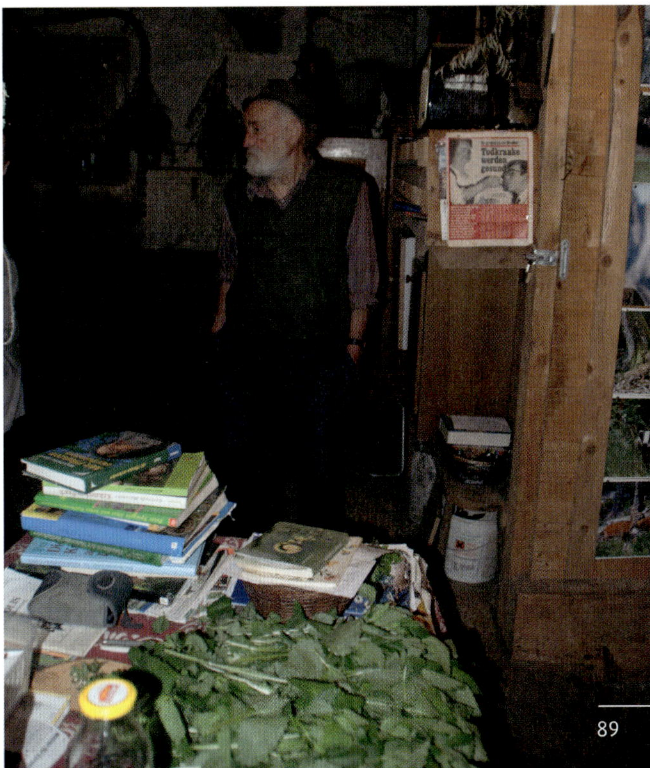

23 bayerische Autorin, die mehrere Bücher zur Volksmedizin, insbesondere mit Kräutern, geschrieben hat

und jedes Kind bekommt Hunger, Knoblauchrauke – davon gibt es jede Menge hier und der Pesto damit ist herrlich, die Königskerze – die wächst hinter der Haustür, die Wurzeln sammeln wir immer im Herbst, da haben sie die größte Kraft."

Zu ihr und Hubert kommen Freunde und Bekannte, die freiwillige Spenden geben oder sie zu Weihnachten beschenken. Helene meint: „Wir verkaufen nichts. Die, die den Wert verstehen, spenden etwas und damit kaufen wir unsere Töpfchen und Gläschen."
Ihnen geht es nicht um einen Verdienst. Die Kräuter und die damit zusammenhängende Verarbeitung sind ein gemeinsames Hobby. „Wir schauen in den Büchern nach, probieren immer etwas Neues aus und schauen, wie das ankommt. Wir haben auch eine Waage, denn die Kräuter müssen heutzutage gezielt gemischt werden. Von Pfefferminze oder Johanniskraut ist nur wenig zu nehmen."

Für jedes Wehwehchen gibt es ein Kraut

Helene ist überzeugt: „Du musst daran glauben, dass dir die Kräuter helfen. Es genügt nicht, etwas zu nehmen. Ich persönlich nehme lieber vorher so etwas, dann weiß ich, was ich habe, bevor ich überhaupt ein Medikament nehme."
Sie selbst ist im vorigen Jahr im Garten gefallen und hatte danach Schmerzen bei jeder Bewegung. „Ich habe Beinwell drauf getan und das Knie danach bandagiert, immer wieder. Zwar bin ich auch zum Doktor gegangen, aber schlussendlich hat mir das fleißige Schmieren[24] geholfen – zum Glück, denn wenn ich nicht mehr gehen könnte, bräuchte es für mich eine Zwangsjacke." Sie lacht. Helene und Hubert sind sich einig: „Es gibt für jedes Wehwechen ein Kraut – für Bauch- und Magenweh, für Prellungen und Zahnschmerzen, für alles."
Mit ihm zusammen führt sie uns in ihren Arbeitsraum im Stall. Beide sind in ihrem Element. Überall hängen Kräuter zum Trocknen, in den Kästen sind Gläser und Dosen, alles beschriftet und geordnet. Sie tauschen sich auch gerne mit Leuten aus dem In- und Ausland aus, unter anderem auch mit Dora Somvi.

„Das ist unser Fiebertee", erklärt Helene, „mit Lindenblüten, Geißbart[25] und Holunder, alle diese Kräuter sind schweißtreibend und wärmend. Und da haben wir den Quendel – der ist herrlich im Wasserbad bei müden Füßen."
Sie geht weiter zum Gänsefingerkraut: „Das geben wir den Kühen bei Durchfall und das ist überhaupt bei Bauchkrämpfen gut, auch für die Frauen. Die vier Kräuter für die Frauen sind das Gänsefingerkraut, der Storchenschnabel, der Frauenmantel und die Schafgarbe." Hubert zeigt uns die Angelikawurzel: „Die ist appetitanregend." Helene kramt die Goldrute hervor: „Das ist eines der schönsten Kräuter, die den ganzen Körper entgiften. Der ist im 6er-Tee enthalten." Als sie die Gundelrebe zeigt, meint Hubert: „Da ist ja dein Liebling." Helene lacht: „Seht, das weiß er."

Anschließend führen sie uns durch die Erlen-Au, wo sie jede Ecke und jede Pflanze kennen. Zusammen fangen sie an zu erzählen und wir könnten ihnen stundenlang zuhören. Stolz zeigen sie uns den selbst gezüchteten Bärlauch und verweisen auf die Wiese mit den vielen Kräutern – für Helene ein Paradies. „Ich könnte alle Kräuter auswendig sagen. Ich brauche keine Bücher, um sie zu erkennen und ihre Verwendung zu nennen", erklärt sie begeistert und Hubert nickt zustimmend.

24 Einreiben

25 Mädesüß

DIE GUNDELREBE

wissenschaftlicher Name:
Glechoma hederace

volkstümliche Namen:
Gundermann

verwendete Pflanzenteile:
Blätter und Blüten

Vorkommen:
überall an Wiesenrändern und im Wald

Sammelzeit:
März bis Juni, aber auch noch später, solange sie sprießt

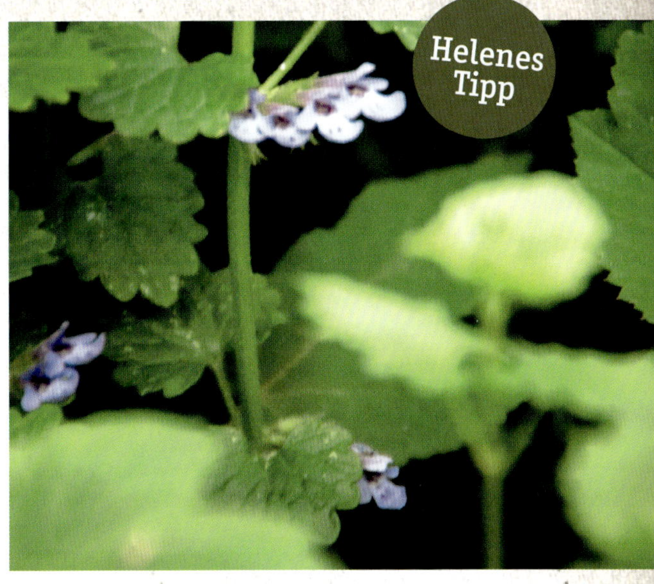

Wildkräutersalz mit Gundelrebe

Zutaten:

- 90 g getrocknete Gundelrebe
- 50 g getrocknete Taubnessel
- 60 g getrockneter Giersch
- 50 g getrockneter Beifuß
- 50 g getrocknete Brennnessel
- 4 Teelöffel Pfeffer
- 2 Teelöffel gemahlener Koriander
- etwas Muskatnuss
- 1 kg Salz, am besten Himalaja-Salz

Die Kräuter in einer elektrischen Kaffeemühle sehr fein mahlen. Dann mit Pfeffer, Koriander, Muskatnuss und Salz mischen und in luftdichte kleine Gläser füllen. Duft und Geschmack entwickeln sich sofort.

„Die Gundelrebe gefällt mir so gut, weil sie schöne, zarte violette Blüten hat. Sie hat einen guten, besonderen Geschmack, vor allem wenn man sie pulverisiert. Man kann diesen Geschmack mit keinem anderen Gewürz vergleichen. Für mich ist die Gundelrebe zu Wild- und Schaffleisch super. Ich tue sie jedoch auch in das Ragout oder das Gulasch. Sie schmeckt nicht nur gut, sondern ist auch sehr gesund, und ihr wird blutreinigende Wirkung nachgesagt. Die Blüten und Blätter der Gundelrebe sammelt man am besten vormittags zwischen zehn und elf an einem sonnigen Tag – das gilt übrigens immer für das Sammeln von Kräutern."

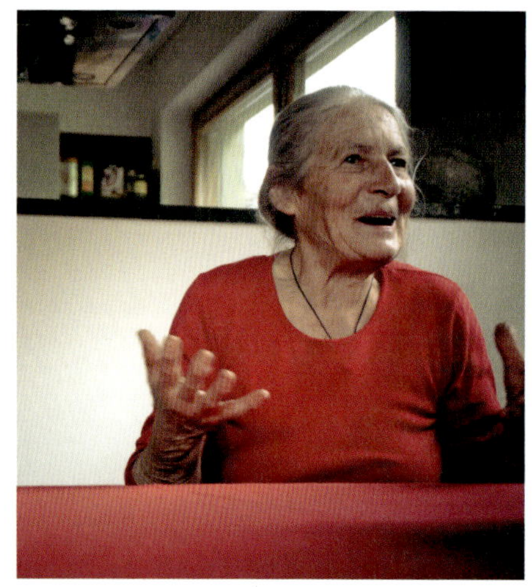

„Ich bin immer in Kontakt mit den Frauen gewesen, die wussten, welches Kraut für was hilft. Die haben oft ganz geheimnisvoll getan. Ich habe immer zugehört und mir alles gemerkt. Diese Kräuter habe ich dann gesammelt, oft habe ich sie gebraucht und oft weniger."

Martina Kofler

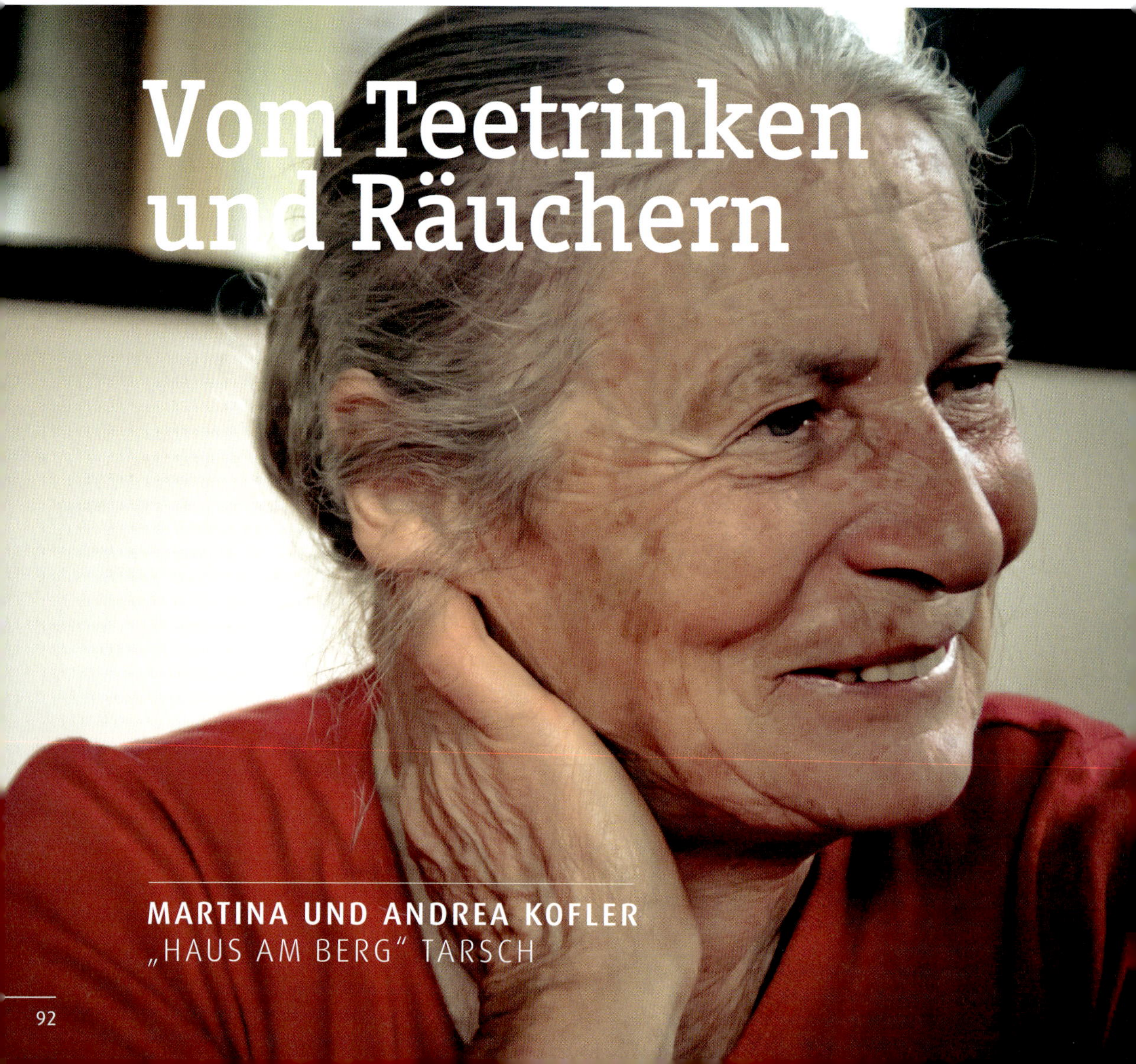

Vom Teetrinken und Räuchern

MARTINA UND ANDREA KOFLER
„HAUS AM BERG" TARSCH

„Für mich ist heute das Räuchern mit den Kräutern genauso normal wie für andere das Teetrinken.
Die Wirkung erfolgt beim Räuchern schneller. Das umgeht das Verdauungssystem, muss nicht ins Blut, sondern geht direkt ins Hirn."

Andrea Kofler

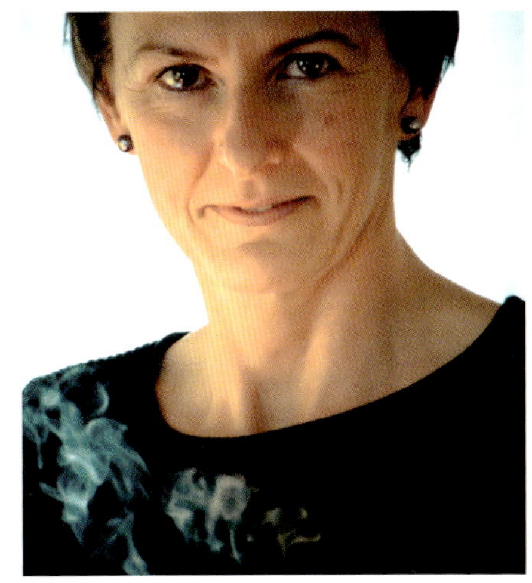

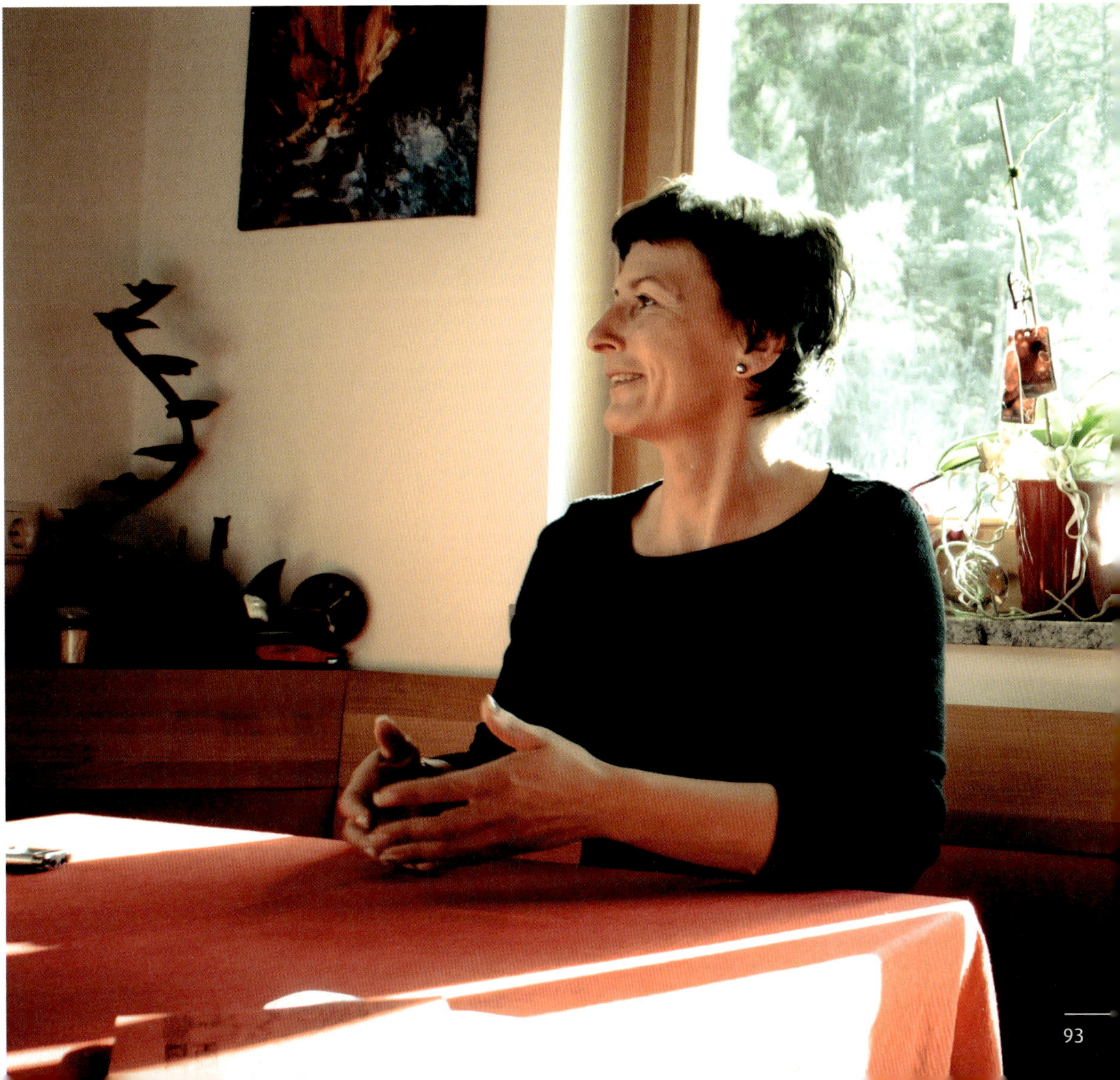

Wir besuchen Martina und Andrea im Haus der Tochter in Tarsch und nehmen in der geräumigen Wohnküche Platz. Die Mutter Martina wohnt zwei Häuser darunter auf dem Bauernhof. „So gerne ich hier lebe, aber im Winter gibt es bei uns zwei Monate keine Sonne", meint Andrea. Martina lächelt zustimmend.

Eine Kindheit im Krieg

1939, im Zweiten Weltkrieg, wanderte die Familie aus. Martina war damals noch ein kleines Kind. Vorerst ging es nach Hallein bei Salzburg, wo der Vater eingezogen wurde. Die Mutter zog zusammen mit dem Schwiegervater und den drei kleinen Kindern weiter in die Tschechoslowakei. „Mein Opa hat dort einen Hof geschenkt bekommen und war überzeugt davon, dass wir da hinmüssen. Als wir dort ankamen, wurden wir angespuckt. Das ist schlimm gewesen, aber ich kann die Menschen dort natürlich verstehen. Ihnen hat man alles genommen", erzählt sie und fährt fort: „Der Opa ging bald einmal wieder nach Südtirol zurück und Mama musste den großen Hof alleine führen."

Ihre Mutter hat sich dort einsam gefühlt, auch wenn viele SüdtirolerInnen in der Gegend angesiedelt wurden. „Die ehemaligen Besitzer waren nun die Knechte auf dem Hof. Natürlich haben sie vorne und hinten alles gestohlen", meint Martina in ihrer ruhigen Art.

„Nach ein paar Jahren kamen die Russen und wir mussten abhauen." Damals war Martina fünf Jahre alt, ihre Schwester acht und der Bruder drei. „Mama tat sich mit einer anderen Frau aus Latsch zusammen und versuchte, mit ihr die Flucht zu organisieren. Wochenlang haben sie nach einem Zug Umschau gehalten. Ich kann mich noch gut an die Zugfahrt erinnern, an die Taschen, die wir tragen mussten, wie wir wegen dem Fliegeralarm in den Keller flüchteten. Wir waren insgesamt drei Monate unterwegs." Versunken in ihren Erinnerungen meint sie: „Ich bewundere die Mama heute noch dafür: Sie hat nicht viel gesagt und einfach gehandelt."

1945 kehrten sie zurück. „Doch hier ist es uns anfangs auch nicht gut gegangen", erzählt Martina. „Zum Glück hat meine Familie nichts verkauft und die Äcker nur verpachtet. Als wir ankamen, waren aber natürlich andere Leute in unserem Haus." So musste ihre Mutter mit den Kindern vorerst bei ihren Verwandten unterkommen. „Die

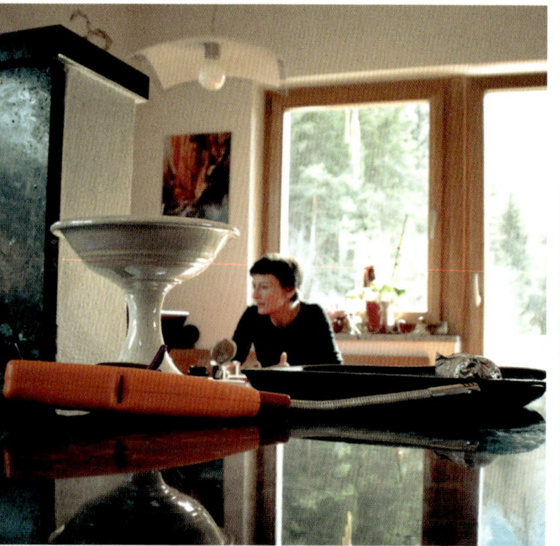

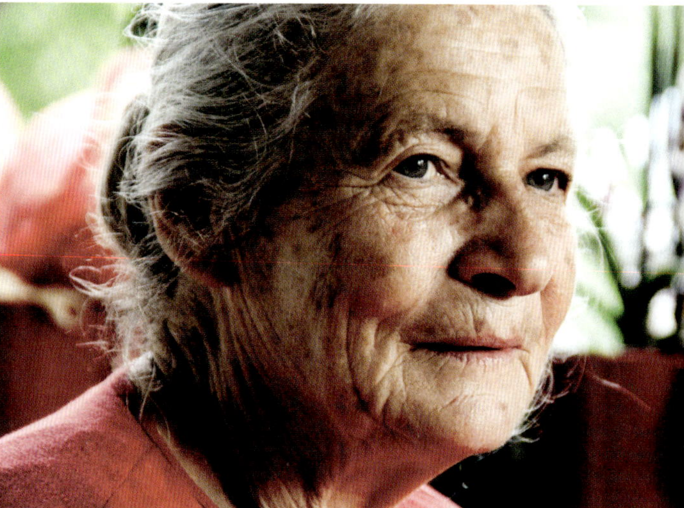

waren in noch größerer Not. Das war für mich die schlimmste Zeit in meinem Leben", meint sie traurig. „Mama musste so hart wie ein Knecht arbeiten. Wir Kinder fürchteten uns sehr. Es waren viele Kinder auf dem Hof und bei Reibereien bekamen immer wir die Schuld."
Ein halbes Jahr nach der Rückkehr konnten sie wieder auf ihrem Hof in Tarsch einziehen. „Als wir im Haus einzogen, mussten wir uns zwei Stühle und einen Tisch leihen, denn wir hatten nichts mehr. Jeden Tag gingen wir auf den Berg Holz sammeln, ein Nachbar hatte uns anfangs eine Gais[26], später eine Kuh geliehen, damit wir wenigstens Milch zum Trinken hatten."

Der Vater als weitsichtiger Bürgermeister

1948 kam der Vater aus der Gefangenschaft zurück. „Er hat Tag und Nacht als Zimmermann gearbeitet", erzählt Martina bewundernd. Ziemlich bald nach seiner Rückkehr hat er im Dorf die Führung übernommen und wurde Bürgermeister. „Er war ein Mann, der Weitblick hatte und dafür sorgte, dass alles langsam wieder normal wurde. Er hat selbst Wege zu den Feldern angelegt. Vorher haben wir alles mit dem Korb getragen."
Vaters Aufgeschlossenheit hat nicht nur Martina geprägt. „Er hat auf alle Dorfbe-

26 Ziege

MARTINA UND ANDREA

Martina Pohl, verheiratete Kofler, geboren am 13.4.1938 in Tarsch

Ort:
Bauernhof in Tarsch bei Latsch (Vinschgau)

Arbeit:
in Rente, noch in der Landwirtschaft tätig

Sonstiges:
Kräuterwissen von den Frauen ihres Dorfes

Andrea Kofler, geboren am 31.5.1969 in Meran, Tochter von Martina Pohl

Ort:
„Haus am Berg" in Tarsch

Arbeit:
betreibt Residence, Gemeindereferentin für Schule und Kultur

Berufung:
Räuchern mit Kräutern

Sonstiges:
Kräuterwissen von Mutter, Ausbildung in rituellem Räuchern

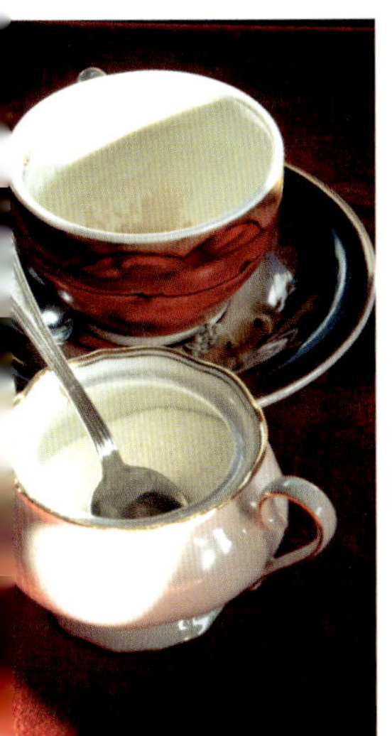

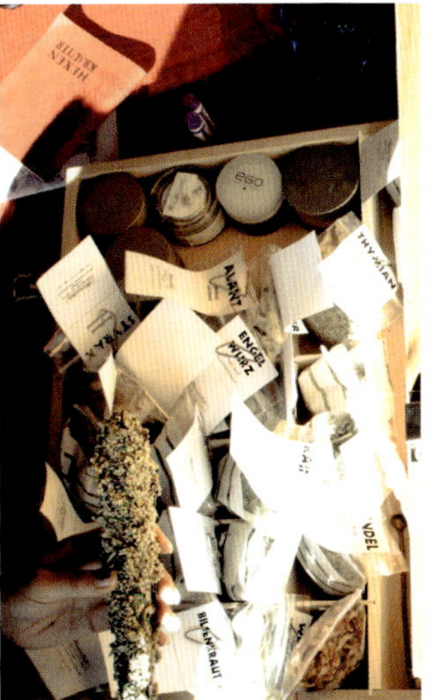

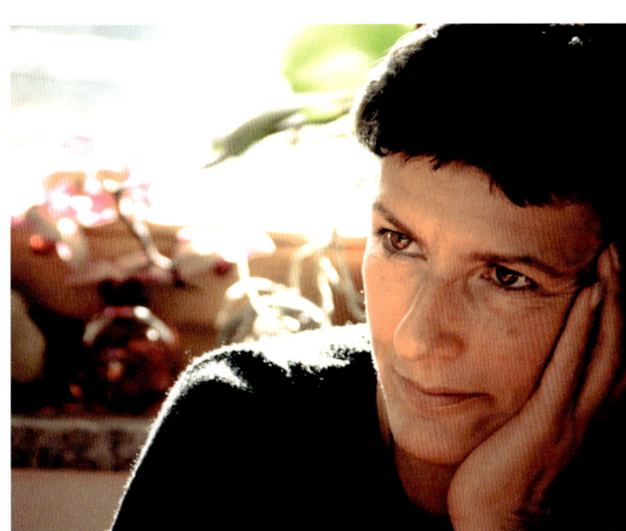

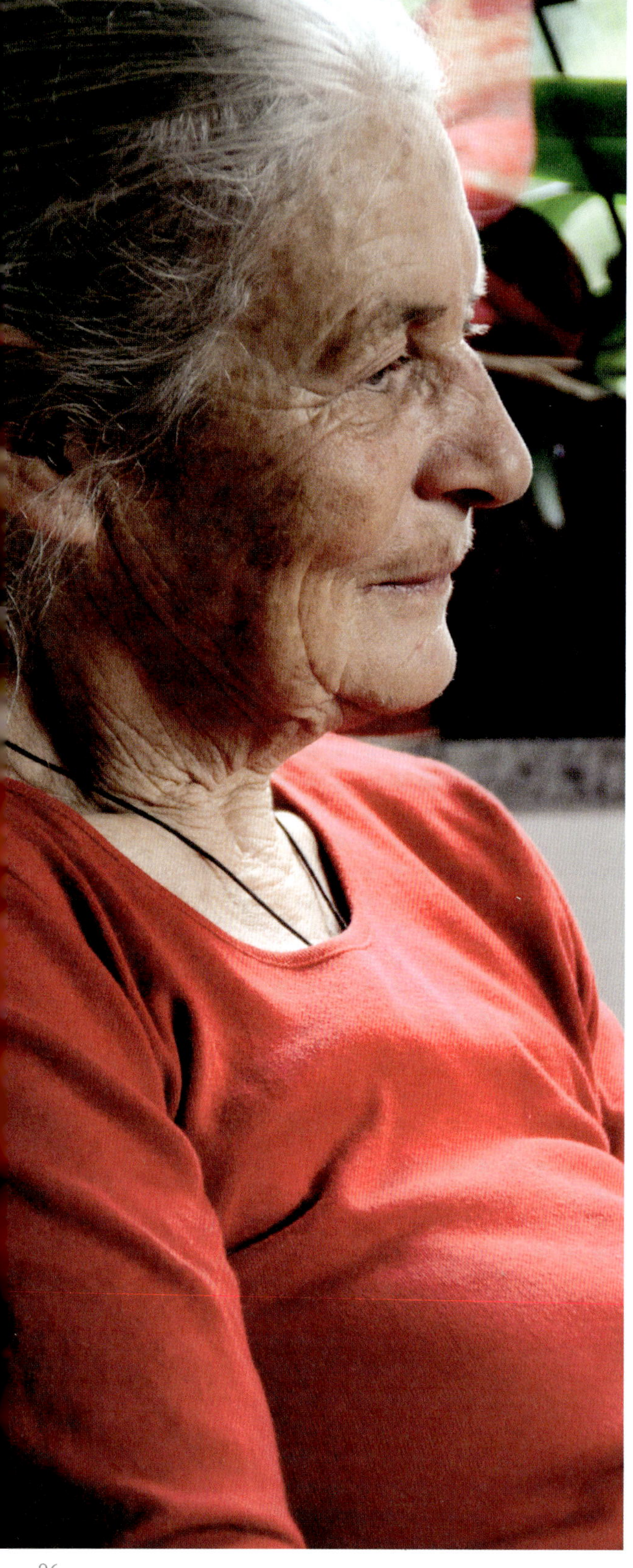

wohner geschaut, nicht nur auf uns. Bei allen Problemen versuchte er zu helfen." Sie fügt hinzu: „Das war früher auch so üblich. Nach dem Krieg kamen Verwandte bei uns unter. Wir waren zwar selbst Auswanderer, die zurückgekommen sind, und haben nicht viel gehabt, aber was wir hatten, haben wir auch geteilt."

Für die Heilkräuter war auch der Vater immer sehr offen. „Er hat mehr als die Mama von den Kräutern gewusst und es auch mehr gefördert. Wenn jemand krank war, hat er ihm immer zum Einsatz von Heilkräutern geraten. Mit dem Vater habe ich die Liebe zu den Kräutern geteilt." Natürlich verwendete aber auch Martinas Mama die Kräuter. Sie kann sich noch erinnern, dass die Mutter eines Tages vom Kramer[27] mit einem Buch von Pfarrer Künzle heimgekommen sei, das „ich immer verwendet habe".

Zuständig fürs Heilen im Dorf

Martina erinnert sich: „Die Kräuter sind überall gewachsen. Ich habe sie immer respektiert und gerne gehabt." Andrea fügt hinzu: „Mama hat ein großes Wissen, das sie uns im täglichen Leben beigebracht hat. Sie hat immer gewusst, welcher Tee hilft und in welchen Speisen welches Kraut den Geschmack verbessert." Martina nickt zustimmend: „Ja, den Kindern habe ich es weitergegeben."

„Auch meine ältere Schwester kann bestätigen, wie viel wir von der Mama mitbekommen haben", erzählt Andrea. „Sie legt großen Wert darauf, heute ihre Kinder mit Hausmitteln zu behandeln. Ich habe voriges Jahr eine Kräuterwanderung mitgemacht und wenn ich mitbekommen habe, dass manche nicht einmal wissen, dass die Brennnessel ein Heilkraut ist, war ich schockiert. Für mich ist das normal und das verdanke ich meiner Mutter."

27 Kleinhändler

Andrea weiß zu berichten: „Anfang der 1960er Jahre gab es in Tarsch weder ein Telefon noch Autos und die Leute riefen die Mama, sogar, wenn den Viechern[28] etwas fehlte." Martina sieht das anders: „Die Kräuter waren eher mein privates Hobby, das ich nicht so mit anderen geteilt habe, weil es sie nicht so interessiert hat. Natürlich habe ich Hilfe angeboten, wenn jemand etwas gefehlt hat."

Sie selbst erinnert sich, das Wissen aus Büchern, aber noch viel mehr durchs Zuhören erhalten zu haben: „Ich bin immer in Kontakt mit den Frauen gewesen, die wussten, welches Kraut für was hilft. Die haben oft ganz geheimnisvoll getan. Ich habe immer zugehört und mir alles gemerkt. Diese Kräuter habe ich dann gesammelt, oft habe ich sie gebraucht und oft weniger. Heute gehe ich noch einmal respektvoller mit den Kräutern um, weil nicht mehr so viele wie früher da sind. Ich nehme nur das, was man so braucht."
Sie erinnert sich auch an ihren Onkel, den Doktor Horrer. „Das war ein richtiger Bauerndoktor von Laas. Als ich klein war, musste ich wegen meiner Warzen zu ihm. Er riet mir, ich solle darauf spucken und hat mir Angst gemacht, was er mit mir macht, wenn sie morgen nicht weg sind. Am nächsten Tag waren sie weg, aber mein Onkel ist in der Nacht tödlich verunglückt. Lange Zeit war ich überzeugt davon, dass er sie mitgenommen hat und war insgeheim froh, dass er mir nichts mehr tun konnte."

Martinas Umgang mit Kräutern

Martina hat ihre zwei Töchter und den Sohn, der verstorben ist, immer mit Kräutern behandelt. Andrea lacht: „Ich erinnere mich an den Wermuttee bei Bauchweh. Der hat bitter geschmeckt." Martina lächelt ihre Tochter an und fügt hinzu: „Heute nimmt man den eigentlich weniger und man muss bei den Mengen aufpassen."
Sie meint: „Ich habe immer Tee gemacht und das tue ich bis heute. Darin habe ich sieben Kräuter und mein Enkelkind fragt mich begeistert danach." Auf jeder Wanderung am Sonntag „tue ich die gewissen zusammen und die trinken wir während der Woche." Martinas „sieben Kräuter" sind Brennnessel, Birkenlaub, Himmelschlüssel, Ehrenpreis, Zinnkraut, Schlehenblüten und Himbeerlaub.

28 Tieren

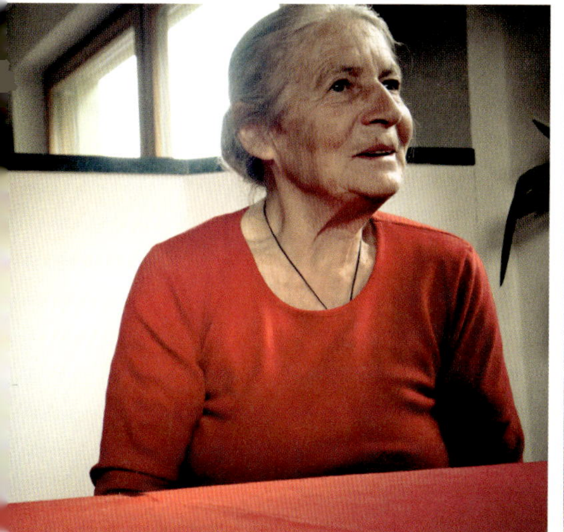

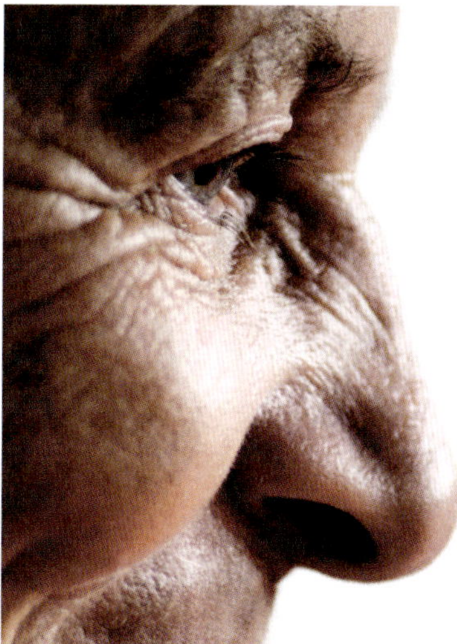

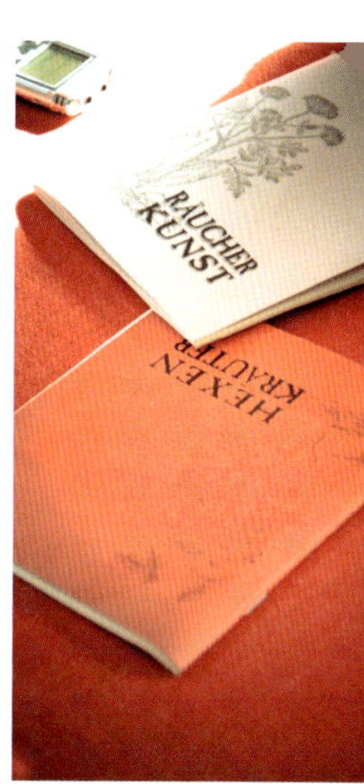

Arnikaschnaps macht sie selbst – „der hilft, wenn man sich wehtut“ –, aber auch den Meisterwurzschnaps, ihr Mittel gegen Zahnweh. Martina meint: „Ich mache die ganz normalen Sachen, die extremen habe ich nie gemacht.“

Zu den „normalen Sachen“ gehört für sie auch, bei einem Bienenstich Breit- oder Spitzwegerich zu zerdrücken, Rosskastanien oder Farnkraut zum Entstören unters Bett zu legen, letzteres bei Ungeziefer in Hennennester zu legen oder Farnwickel gegen Arthritis zu machen, worunter ihr Mann leidet. „Dagegen sollen auch Kobiswickel[29] helfen. Meiner Erfahrung nach haben die Salzwasserbäder geholfen“, erzählt sie. Martina hat in der Vergangenheit viel mit Lörget und Pech gearbeitet. „Das Lörget habe ich bei Schmerzen aufgelegt und das Pech zum Ausziehen des Eiters oder auch als Kaugummi gegen den Durst.“ Außerdem hat Martina Birkensaft gesammelt. „Bevor das Laub kommt, kann man ein Löchlein bohren, ein Rohr hineingeben und es in ein Glas halten, dann rinnt der Saft heraus. Es braucht nicht viel. Ich habe ihn für die Haare und die Haut verwendet, eine alte Frau hat ihn als Blutreinigung getrunken.“ Das Birkenlaub gehört für sie zu ihrem Sieben-Kräuter-Tee, „weil es von jeher bekannt dafür ist, Nieren anzuregen und zu entwässern.“

Zur Kräuterkunde hat Martina mehrere Ausbildungen absolviert. „Mama hat schon vor fünfzehn Jahren bei Margret Madejsky und Olaf Rippe Kurse gemacht. Eine Weile hattest du die Hildegard-von-Bingen-Welle“, sagt Andrea zu ihr. „Nun, den Dinkel finde ich heute noch gut – da war viel Brauchbares dabei“, antwortet Martina. Noch immer bildet sie sich gerne weiter, aber jetzt interessiert sie sich mehr „für das Geistige“.

29 Weißkrautwickel

Von der Erwachsenenbildung zu den Kräutern

Andrea entschied sich in ihrer Jugend für die Handelsschule und fing danach sofort beim KVW[30] an. Dort organisierte sie Weiterbildungen und war zwanzig Jahre in der Erwachsenenbildung tätig. Lange Zeit war sie davon überzeugt, dass die Arbeit im KVW ihre Berufung sei. „Bis ich an einen Punkt kam, an dem ich drei Berufe zugleich hatte: Ich war im KVW tätig, übernahm von meinen Eltern die Führung der Residenz und war als Gemeindereferentin für Schule und Kultur zuständig.“ Zwei Jahre lang habe sie alle drei Arbeiten parallel betrieben. „Aber ich habe keine von den dreien mehr so gemacht, wie ich es wollte. Ich hatte keine Freizeit und es hat mich aufgerieben.“ So verließ sie den KVW.

Rückbesinnend erzählt sie: „Ich hatte eine schwere Krise und mir kam vor, mein Leben hatte keinen Sinn mehr.“ Für sie begann „eine große Suche“. Mit einer Ausbildung in NLP[31] kam für sie „ein Stein ins Rollen“. In dieser Zeit meldete sie sich zu einem Räucherseminar in Schloss Goldrain[32] an. „Bis dahin wusste ich nur, dass mein Tata[33] den Speck geräuchert hat. Dieses Seminar 2009 war für mich wie eine Initialzündung. Mir kommt vor, dass ich seitdem schichtenweise altes Wissen entdecke. Das Räuchern hat mich nicht mehr losgelassen.“
Das Räucherseminar wurde von der Österreicherin Annemarie Zobernig abgehalten. „Sie hat damals viele fertige Mischungen mitgebracht, die man bei uns nicht einmal auf Nachfrage bekam, zum Beispiel Har-

30 Katholischer Verband der Werktätigen Südtirols: einer der größten Vereine in Südtirol, dessen Ziel es ist, sich nach den christlichen Grundsätzen der Solidarität, Gerechtigkeit, Verständigung und Gemeinschaft für die gesellschaftlichen und sozialen Belange im Lande einzusetzen

31 Abkürzung für Neurolinguistisches Programmieren, eine Methode von Kommunikationsabläufen, die die Psyche des Menschen verändern soll

32 Bildungshaus in Goldrain, Vinschgau

33 Vater

ze aus dem Orient. Damals dachte ich mir schon, dass das doch nicht alles von so weit weg sein muss.“ Im Internet entdeckte sie schließlich das Buch *Räuchern mit heimischen Kräutern* der deutschen Autorin Marlis Bader und schlussfolgerte: „Wie man Kräuter als Tee zubereiten und trinken kann, sind sie auch zum Räuchern anzuwenden. Die Wirkung erfolgt beim Räuchern schneller. Das umgeht das Verdauungssystem, muss nicht ins Blut, sondern geht direkt ins Hirn.“

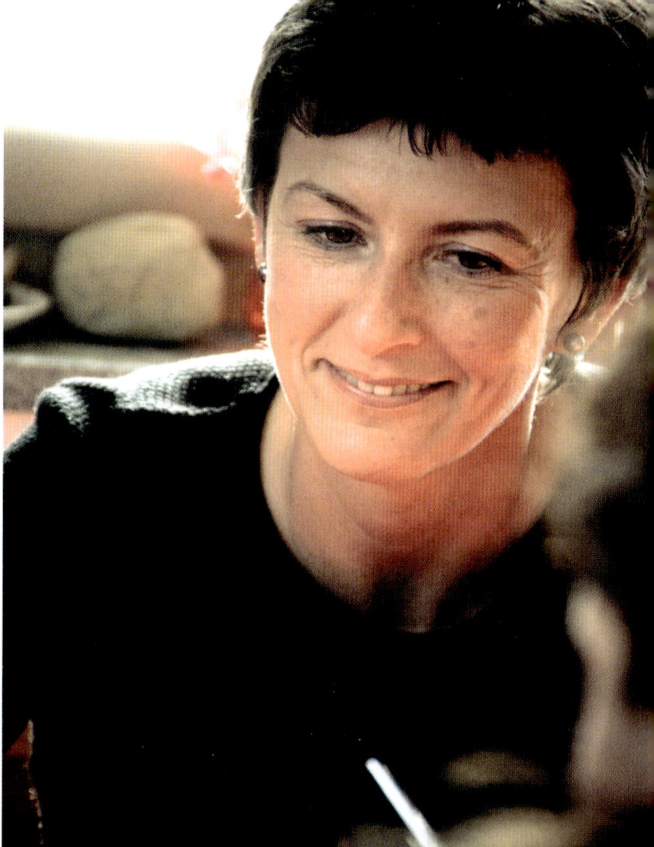

Das rituelle Räuchern und der Beifuß

Bei Marlis Bader hat Andrea 2012 auch „ihre Gesellenausbildung“ im rituellen Räuchern erhalten. Während dieser Ausbildung wurde ihr klar, wie die Kirche im Laufe der Jahrhunderte das Räuchern einsetzte. „Ich forschte der Frage nach: Was tut sie wo, um was zu erreichen? Das rituelle Räuchern ist ein altes Wissen, das schon immer eingesetzt wurde.“

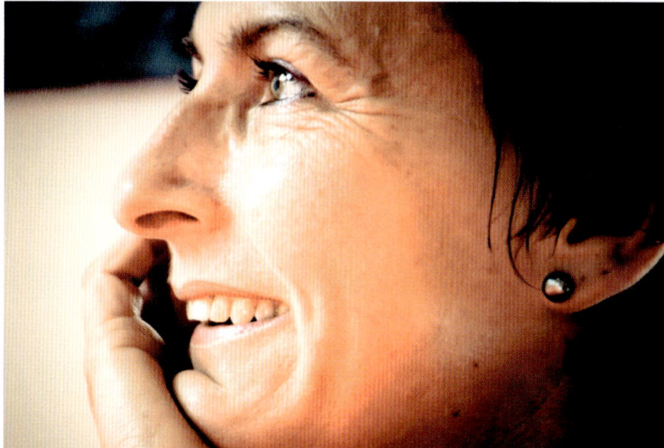

So hat der Weihrauch eine erhebende Wirkung. Nicht umsonst wird zu Weihnachten und Ostern in der Kirche geräuchert. „Der Weihrauch bringt dich weg von deinen Problemen und das ist vielleicht ja ab und zu nicht schlecht.“ Sie zwinkert: „In der Kirche hat es zudem den Zweck, dass die Menschen, wenn sie sich wohlfühlen, mehr spenden. Das unterstelle ich jetzt einmal so.“ Genauso wurde die Myrrhe eingesetzt. „Das ist das weibliche Gegenstück des Weihrauches, sie ist intuitiver, hat auch eine reinigende Wirkung.“

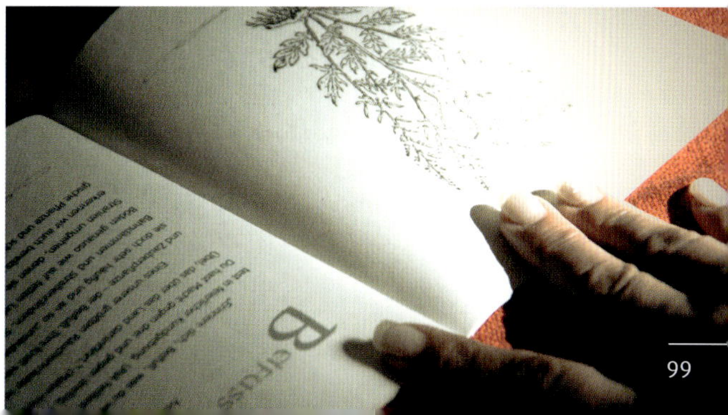

Die Ausbildung hat Andrea persönlich viel gegeben. „Ich erhielt ein fundiertes Wissen darüber, wie, wann und wo das Räuchern der Kräuter wirkt.“
Für ihre Abschlussarbeit musste sie sich eine Pflanze aussuchen. „Da hat sich mir der Beifuß in den Weg gestellt. Zuerst dachte ich

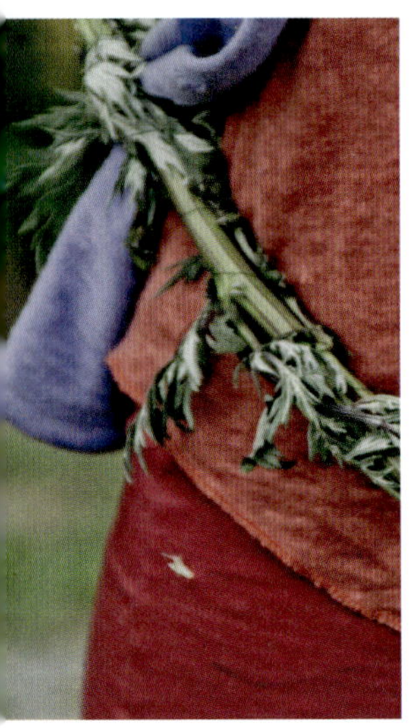
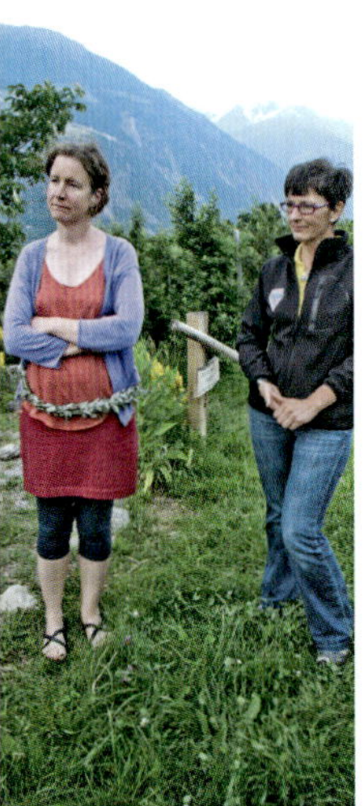
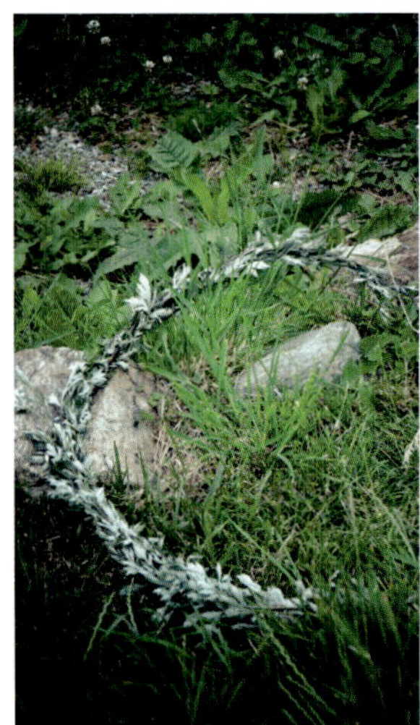
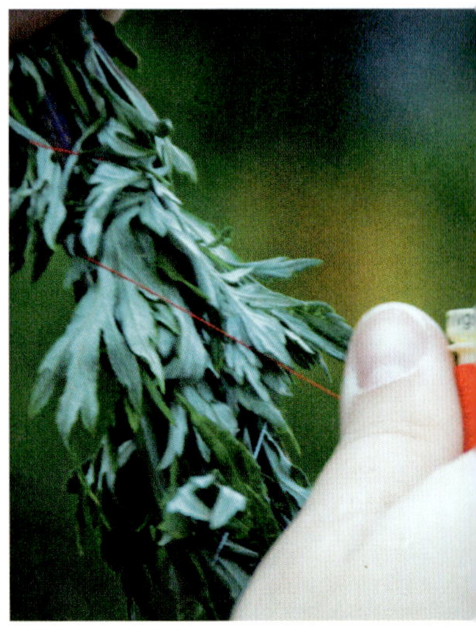

mir: Was will denn dieses Unkraut? Doch das musste ich in der Zwischenzeit hundert Mal zurück nehmen." Sie lacht. „Der Beifuß nimmt sich Raum, war nicht umsonst Bestandteil der Hexensalben, von denen es zwar kein überliefertes Rezept mehr gibt, aber der Beifuß und das Bilsenkraut waren sicher dabei."
Für den Beifuß schwärmt sie noch heute: „Wie der Name schon sagt, haben ihn die Römer bei langen Märschen in die Schuhe getan, um weniger zu ermüden. Ihn bei Wanderungen um die Fesseln zu binden soll helfen, kann ja jeder einmal für sich ausprobieren. Ich habe den Beifuß im Sack, wenn ich Mut brauche und mir Konflikte bevorstehen. Dann räuchere ich ihn auch." Die Wirkung hat sie auch bei ihrer Abschlussprüfung erlebt. „Die Frau, bei der ich den Beifuß anwandte, hat für sich erkannt, dass sie etwas ändern muss."

Eines Tages möchte sie einen Beifußgürtel machen. „Das ist ein alter keltischer Brauch. Die Frauen haben am Johannistag, dem 24. Juni, den Beifußgürtel gewunden und sind damit über das Feuer gehüpft. Danach haben sie ihn verbrannt. Der Beifuß hat die Macht, die Fruchtbarkeit zu wecken oder Krankheiten zu verbannen."
Sie blinzelt Martina zu und meint: „Du hast ja auch eine Ausbildung zur chinesischen Medizin gemacht. Gemoxt[34] wird ja mit Beifuß." – „Natürlich, aber so wild auf den Beifuß wie du bin ich nicht." Beide lachen.

Andreas Umgang mit den Kräutern

Andrea holt sich die Kräuter zum Räuchern teilweise im Garten und teilweise vor der Haustür. Wichtig ist ihr, dass es heimische sind. „Ich nehme zum Beispiel viel vom Kirschbaum. Die Kirsche und ihre Blüte sind erhebend, machen leicht. Das Harz davon ist nochmals intensiver, weil es das Blut des Baumes ist. Das Fichtenharz zum Beispiel öffnet und holt tiefe Gefühle heraus." Bei anderen Pflanzen bringen Wurzeln die intensivste Wirkung hervor. „Die führen auch mehr in die Tiefe", erklärt sie.
Sie ist überzeugt: „Ich stolpere in der Pflanzenwelt über nichts, was nicht auch mit mir zu tun hat." Das erklärt sie an einem Beispiel: „Der Holunder ist für mich ganz wichtig. Die Blüten duften gut und sind wunderschön, wie Schneeflocken. Durch

34 Kommt von Moxen und ist das gebräuchliche Kurzwort von Moxibustion, einer Methode der traditionellen Chinesischen Medizin (TCM). Mehr dazu im Glossar.

den Holunder wurde mir die rituelle Kraft der Kräuter klar. In vielen Volksliedern ist die Rede davon, dass das Holundermark so weich ist, dass die Feen darauf von ihrem Reich zu unserem herauf- und wieder hinunterschlüpfen können. Dem Holunder wird nachgesagt, er sei das Tor zur Anderswelt und der Sitz der Göttin Holla. Die Leute haben früher nicht von ungefähr gesagt, dass man vor dem Holunder den Hut ziehen muss. Sie wussten, dass der Holunder die Kräfte besitzt, zu heilen und zu helfen, zum Beispiel gilt er als fiebersenkend."

Andrea sieht nicht ein, warum das alte Wissen dermaßen verunglimpft wurde. „Medizin hat es früher so nicht gegeben und unsere Vorfahren haben auf die Kräuter zurückgegriffen. Damit sind sie die meiste Zeit gut gefahren. Erst als sich die Industrie entwickelte, mussten die alten Kräfte entmachtet werden, damit die Notwendigkeit entstand, alles zu kaufen."
Kräuter haben für Andrea eine Seele: „Sie bieten uns Menschen die Möglichkeit, ihr Wissen auszuleihen – wenn wir verantwortungsvoll damit umgehen. Wenn nicht, kannst du dich auch vergiften, ins andere Reich übergehen und nicht mehr zurückkommen." Für sie kommt es auf die Dosis an und die hat mit Respekt und Achtsamkeit zu tun. „Es ist keine Selbstverständlichkeit, dass ein Kraut hilft. Wenn es mir nicht helfen will, kann ich Lindenblütentee trinken, so viel ich will. Wenn ich negativ gegen das Kraut eingestellt bin, wird es mir auch nicht helfen. Wenn ich ihm keinen Respekt entgegenbringe, warum sollte es das tun? Ich bin überzeugt, dass sie ihre Wirkung dezimieren können."

Räuchern als Teil des Lebens

Für Andrea ist das Räuchern mit den Kräutern heute genauso normal wie für andere das Teetrinken. Sie räuchert zu allen Gelegenheiten, aber ihr ist klar, dass viele gegenüber dem Räuchern noch Vorurteile haben, die dem magischen Teil der Volksmedizin oft entgegenschlugen und -schlagen. „Ich tue es in erster Linie für mich selbst und wünsche mir, nicht mehr so viel Angst zu haben, das zu tun, was mir gefällt."
Sie zieht das Räuchern dem Teetrinken sogar vor: „Es ist nicht so aufwändig, geht schnell. Ich habe Duft und Wirkung sofort im Raum." Sie räuchert Kräuter, Harze und

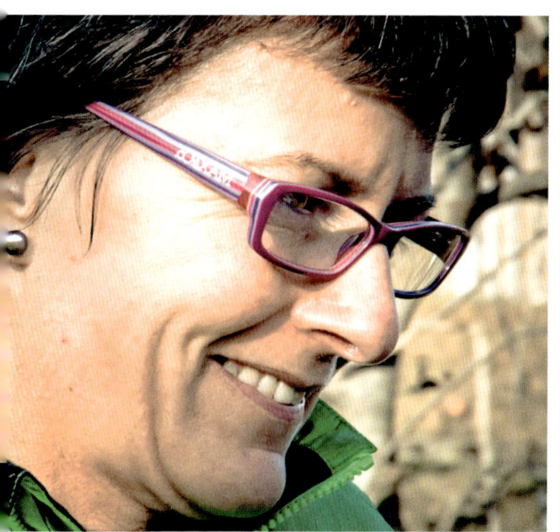

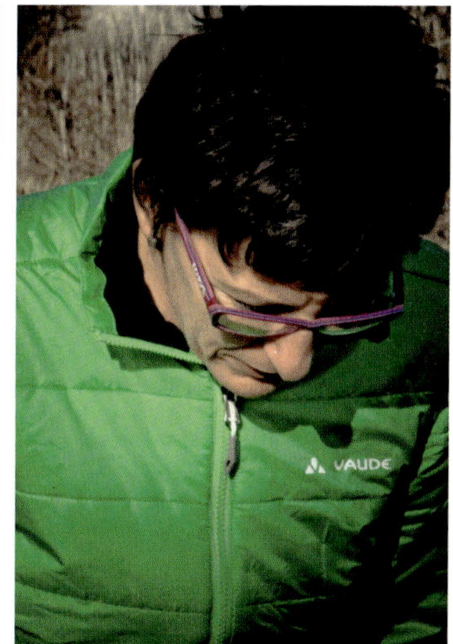

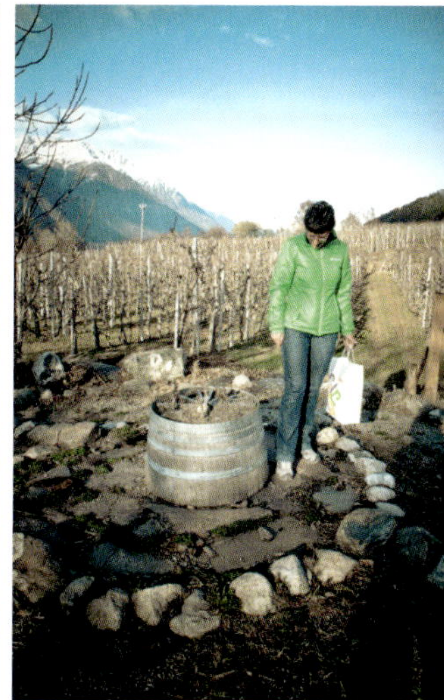

Globuli. „Weniger ist mehr. Lieber räuchere ich zwei Mal nur ein Globuli mit niedriger Potenz, zum Beispiel C30. Ich nehme ganz normale Homöopathie. Auch hier ist die Wirkung durchs Räuchern schneller, ich brauche es nicht zu schlucken und zu verdauen."

In der Zwischenzeit hat sie einige Mischungen für sich selbst gefunden, an festlichen Anlässen räuchert sie bei sich daheim. „Zu Weihnachten verwende ich feine Düfte, die weich und eine leichte Stimmung machen: Vanille und Rosen. Ich räuchere auch rituell, wenn jemand stirbt. Dann verwende ich den Wacholder. Der reinigt, desinfiziert und hilft der Seele, auf die Reise zu gehen. Ich hatte die Möglichkeit, im Altersheim zu räuchern. Mittlerweile sind sie dort nicht mehr so abgeneigt und tun es selbst."
Auch von Hausräucherungen hält sie viel und hat während ihrer Ausbildung viele Erfahrungen damit gemacht. „Wenn man in ein Haus hineingeht, spürt jeder selbst, ob es ihm gut geht, ob eine leichte oder eine bedrückende Atmosphäre herrscht. Mit dem Räuchern kann viel verändert werden." Sie selbst hat auch schon mit Salz geräuchert, um das Haus zu reinigen, wenn sie sich darin nicht so wohl fühlte. „Schon in der Bibel wird von der Salzsäule gesprochen. Das Salz sorgt dafür, dass etwas in Fluss kommt."

Körperräucherungen sind ebenfalls möglich: „Man fängt vorne bei den Füßen an, folgt dem Leib nach oben, dann über dem Kopf wieder hinten hinunter. Eine Feder wedeln kann helfen, den Rauch zu verteilen und dahin zu bringen, wo man ihn haben will. Der Rauch geht jedoch meist von selbst dahin, wo er wirken soll. Man soll sich dafür so viel Zeit nehmen, wie man will, aber für den Rücken braucht es eine Hilfe von außen. Der beste Zeitpunkt ist vor dem Zubettgehen, weil eine Körperräucherung müde und entspannt macht."

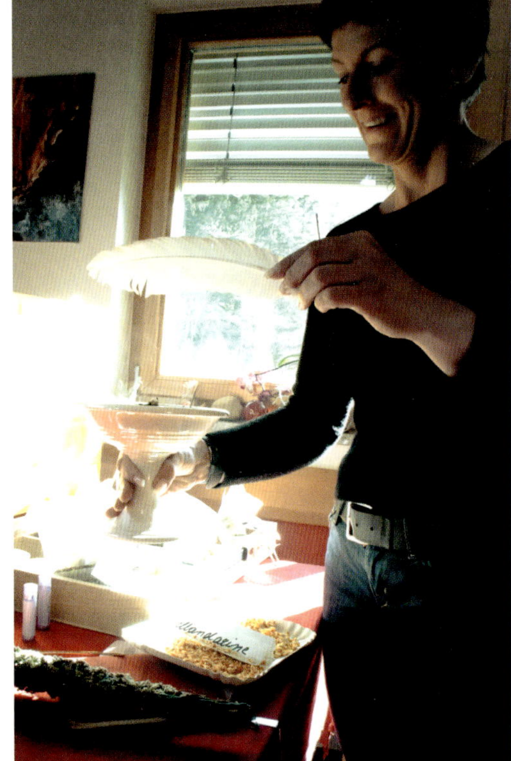

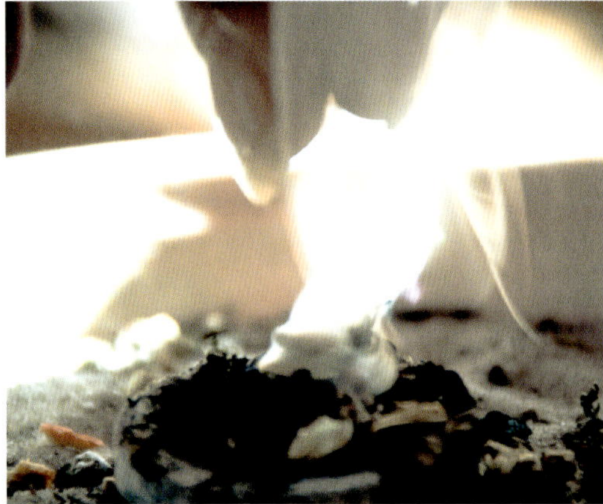

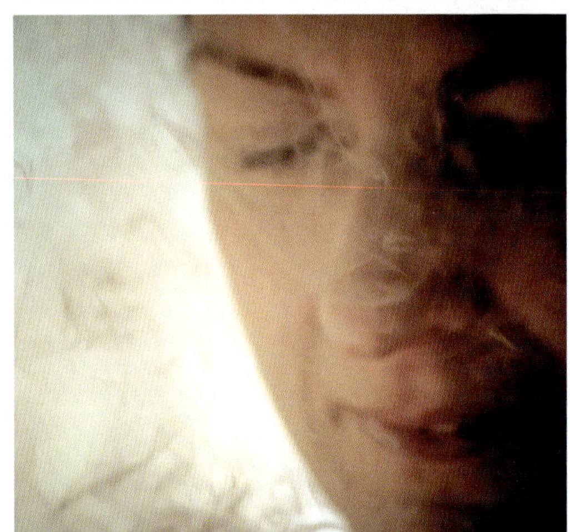

Martina: „Auf dem Herd geräuchert entgiftet dieses Schutzkraut alles."

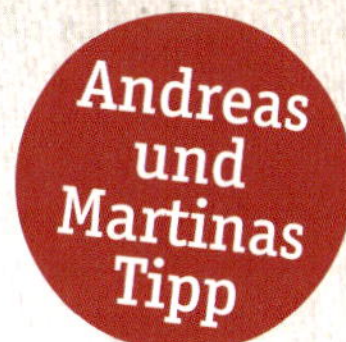

DER BEIFUSS

wissenschaftlicher Name:
Artemisia vulgaris

volkstümliche Namen:
Wilder Wermutt, Johannisgurt

verwendete Pflanzenteile:
das ganze Kraut und die Wurzel

Vorkommen:
an Wegrändern und Geröllplätzen

Sammelzeit:
Juli bis September

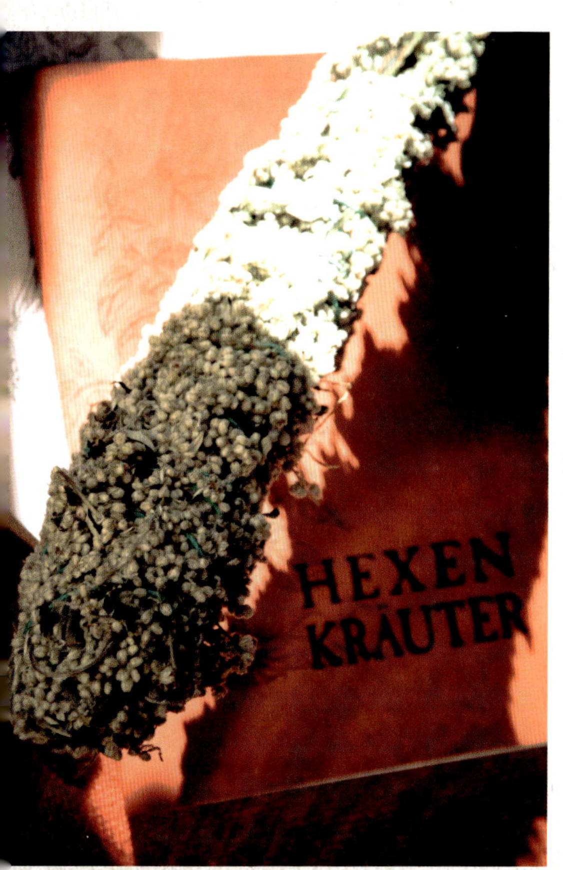

Beifußbesen zum Räuchern

Zutaten:

- 6 Beifußstängel
- 1 Baumwollfaden

Den oberen Teil des Beifußes, der Mitte bis Ende Juni, wenn er in Blüte steht, ca. 20 cm hoch ist, abschneiden.
Alle Stängel mit einem Baumwollfaden zu einem kleinen Besen binden. Es ist wichtig, auf die Farbe des Fadens achten: rot für Kraft, schwarz für Ausgleich und Abgrenzung, grün für Heilung und Beruhigung. Den Besen kopfüber drei Wochen an der Luft trocknen lassen.
Zum Räuchern den Besen kurz anglimmen lassen, bis es raucht – und so lange, wie das Gefühl sagt. Der Geruch ist nicht besonders gut, die Wirkung aber stark.

Der Beifußbesen kann kurz vor wichtigen Auseinandersetzungen geräuchert werden, vor zu erwartenden Spannungen jeglicher Art, ist wirksam gegen die Angst vor Gewitter und schützt vor Strahlen, Verunreinigungen und Belästigungen – ähnlich wie die Königskerze.

Andrea: „Ich nehme den Beifuß, sonst ist er beleidigt. Er ist die Frauenpflanze schlechthin, ein widerspenstiges, unheimlich wachsendes, aber auch magisches Unkraut. Er erzählt viel, ist aggressiv und gibt Kraft."

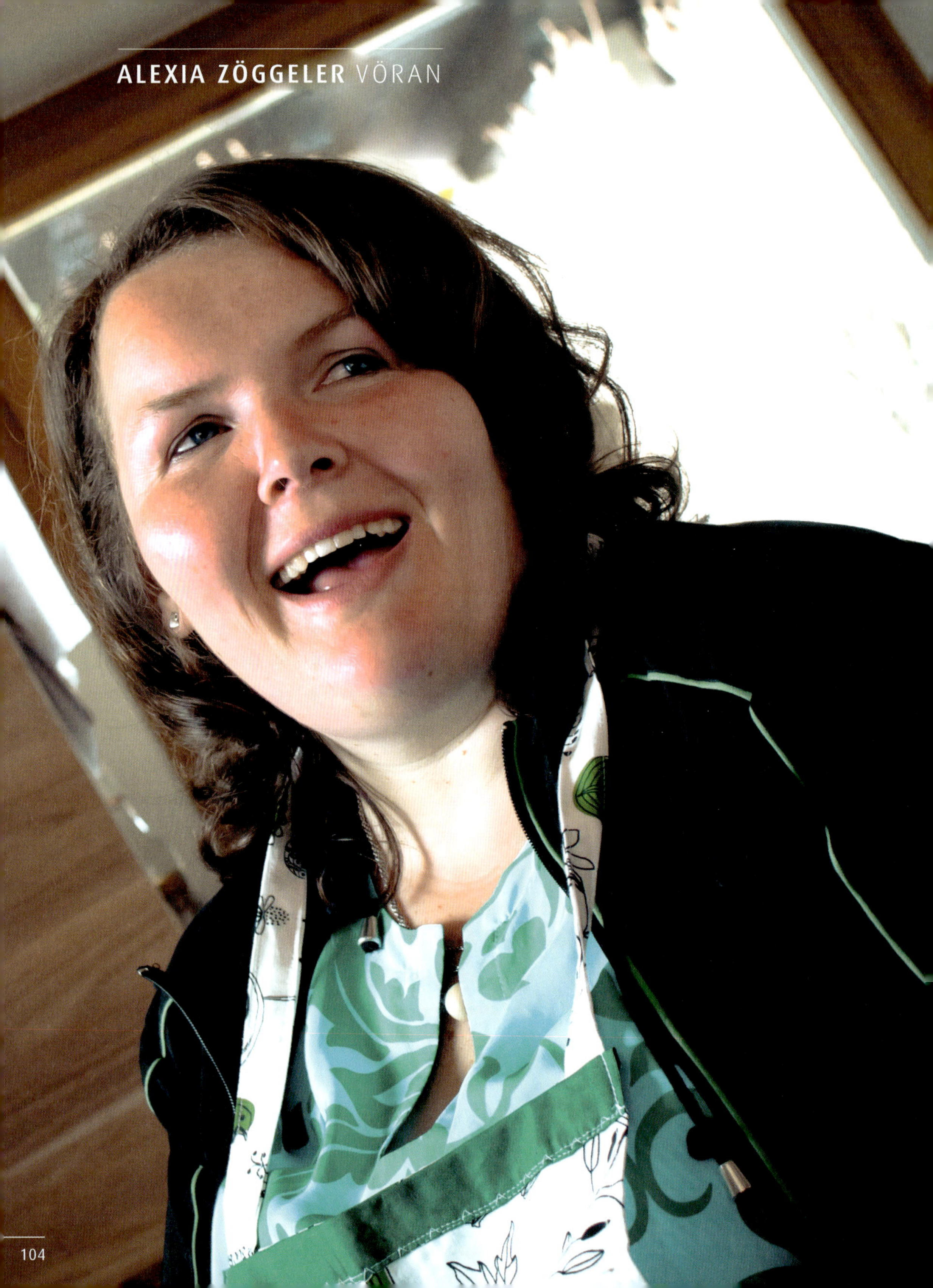

ALEXIA ZÖGGELER VÖRAN

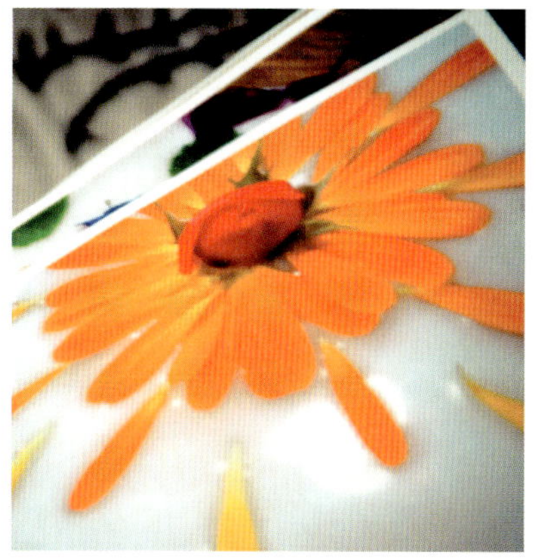
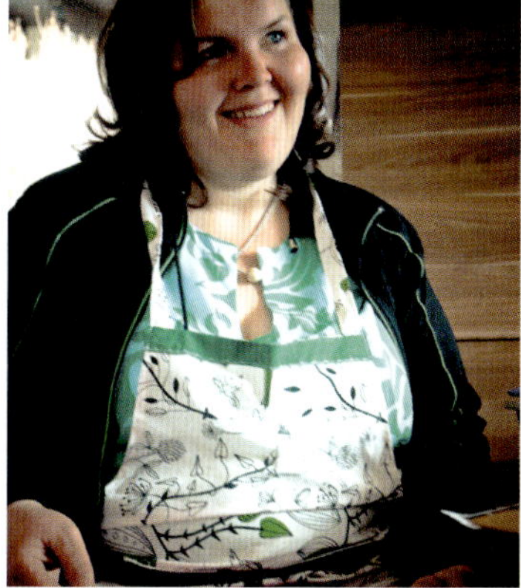
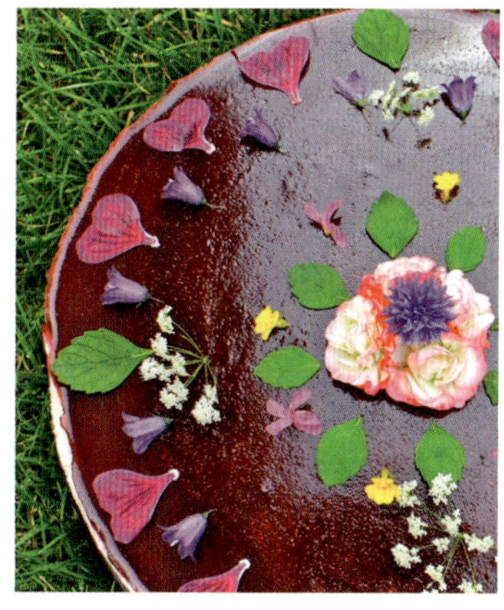

Die Expertin bunter Kräuterkuchen

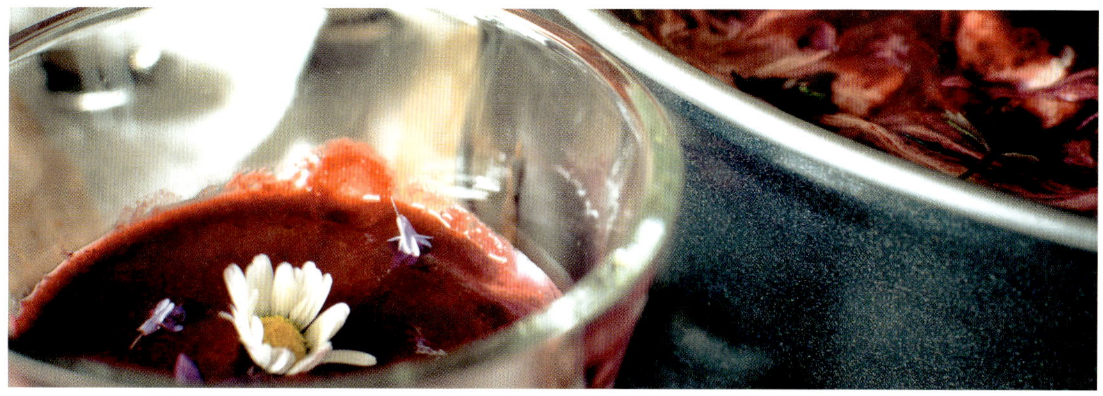

„In den letzten zwei Jahren habe ich bemerkt, dass Un-Kräuterkuchen mein Steckenpferd sind. Ich möchte andere Menschen damit inspirieren. Ich färbe die Kuchen mit Kräutern, nicht mit Lebensmittelfarben, und verwende Blüten als Dekoration: Rosen, Glockenblumen, Gundelrebe, Gänseblümchen, Rosmarin, Melisse, Malve oder Brennnessel. Ich mische die zahmen mit den wilden Kräutern und verziere den Kuchen so farbenfroh, dass die Blütenpracht zum Aufessen fast zu schön ist."

Alexia Zöggeler

Alexia hat uns mittags eingeladen und serviert uns sogleich einen von ihr kreierten „Smoothie“, einen „grünen Kraft-Saft“ mit Apfel, Zitronensaft, Buttermilch und frisch gesammelten Kräutern. „Der ist im Frühjahr sehr wichtig“, meint sie und spielt darauf an, Gutes mit Gesundem zu verbinden. Er schmeckt köstlich.
Danach serviert sie Spaghetti mit Bärlauch-Pesto. „Das ist in dieser Zeit das beste Putzmittel für den Leib.“ Natürlich stammt der Bärlauch aus dem eigenen Garten.

Die Passion des Kochens in der Familie

Alexia ist ein Wirbelwind und fühlt sich augenscheinlich wohl in ihrem Reich – der Küche. Alles rund um die Ernährung ist ihr Element. „Das Kochen und Experimentieren habe ich von meiner Mutter, die immer frisch gekocht hat“, erzählt sie. Die gelernte Köchin hat ihre Kinder, Alexia mit ihren drei Schwestern und ihrem Bruder, immer in der Küche mitarbeiten lassen, wenn sie es wollten. „Es gibt Kinder, die von ihrer Mutter nicht in die Küche gelassen werden. Die tun sich später im Leben schwerer mit dem Kochen“, sagt sie überzeugt. „Ich habe den ersten Gugelhupf mit dreizehn Jahren gemacht. Der ist etwas gleim[35] geworden. Meine Mutter meinte: ‚Egal, der wird schon das nächste Mal besser‘ Alle haben ihn gegessen und gemeint, dass er ganz gut ist.“ Die Experimentierfreude hat sie jedoch auch von ihrem Vater, einem Burgstaller Metzger, „der auch selbst immer wieder Neues in der Wursterei ausprobierte“ und so seine Kreativität auslebte. Der Vater war es auch, der Alexia vor wenigen Jahren das Haus in Vöran geschenkt hat, in dem sie heute lebt – ein Haus, in dem sie die Küche zum Zentrum macht und große Fenster auf den Garten schauen.
„Meine Eltern haben überall Bäume gepflanzt, auch damit die Leute nicht ins Haus schauen, aber ich habe sie mit meinem Vater gemeinsam wieder herausgehackt, denn ich brauche Luft – wie auch meine Kräuter und insbesondere die Brennnessel, die jetzt erst Platz bekommen hat. Ich habe auch keine Vorhänge vor meinen Fenstern, denn ich möchte in meinem eigenen Haus nicht eingesperrt sein!“ Frech lachend fügt sie hinzu: „Und in der Früh nackt raushüpfen.“

35 zu fest

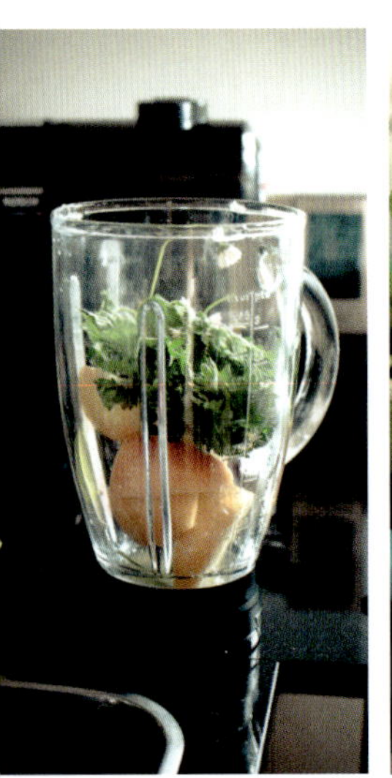
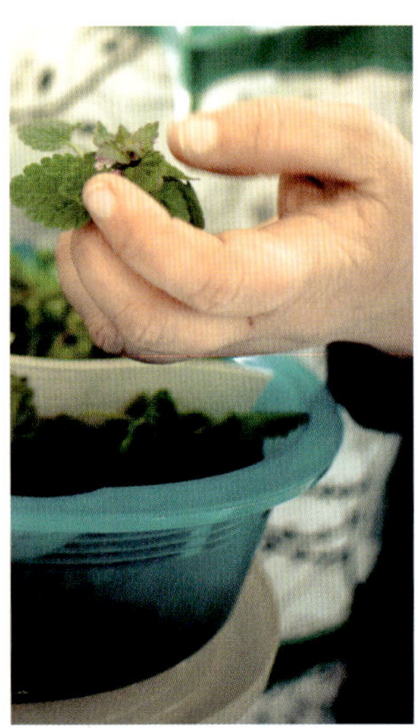
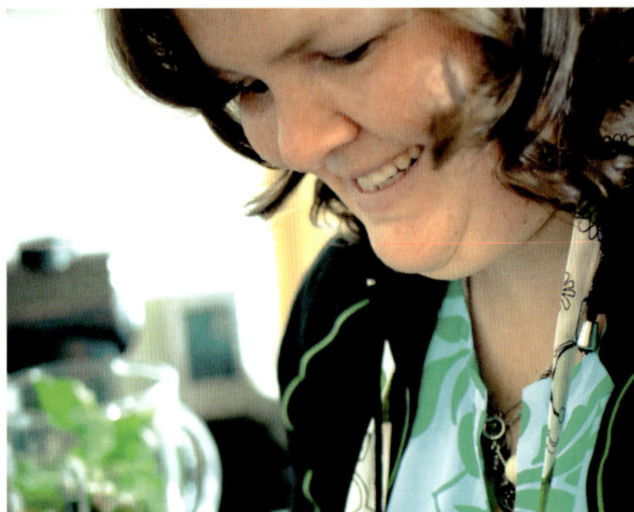

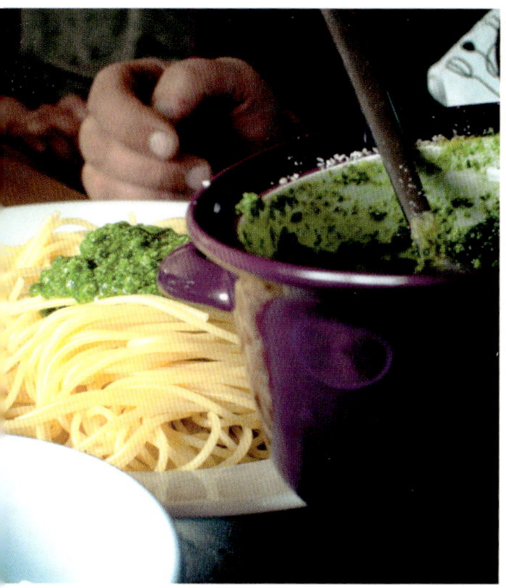
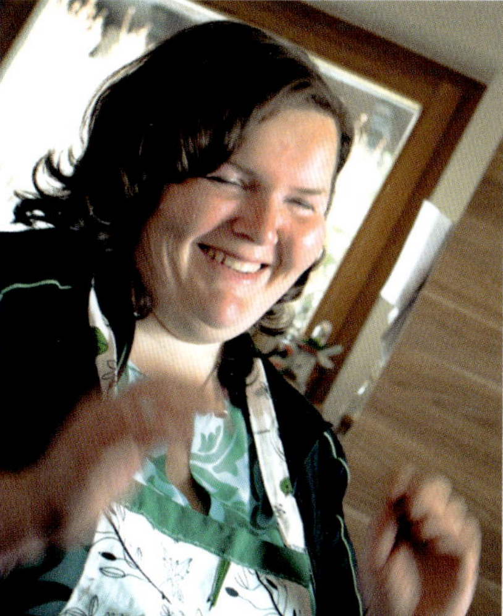
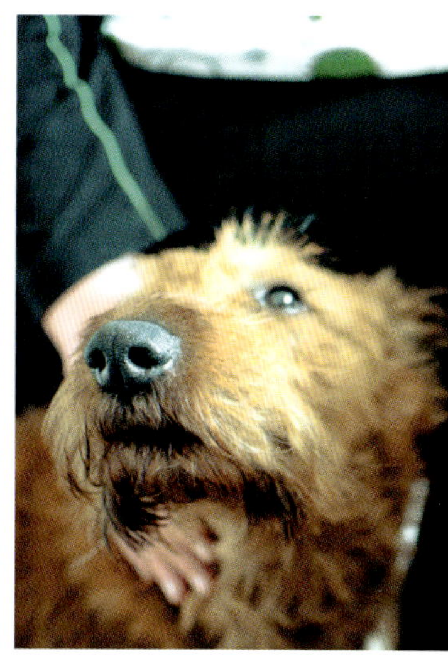

Familienzusammenhalt und -betrieb

Zu Alexias Leben gehört die Herkunftsfamilie. „Wir verstehen uns ganz gut und sehen uns einmal die Woche", erklärt sie strahlend. „Wir lachen alle gerne." Wie sie selbst, die alles positiv sieht.
Ansonsten ist sie zurzeit ungebunden: „Ich bin lustig und ledig und trotzdem nicht verkümmert." Sie lacht ausgelassen und fügt dann hinzu: „Ich hatte schon einen Freund, bis vor ein paar Jahren, aber es muss für mich ganz passen, sonst bin ich lieber alleine. Deswegen habe ich keine Torschlusspanik, die hatte ich noch nie."
Ihr treuer Begleiter ist Isidor, ein Irish Terrier, den sie ebenfalls mit Kräutern verwöhnt, unter anderem mit einem von ihr kreierten Hundekuchen aus Brennnesselfrüchten, -blättern, Sonnenblumenkernen, Haferflocken, Rinderherz und Ei, für „seine Vitalität und ein glänzendes Fell".

Für sie ist das Ausschlaggebende bei der Auseinandersetzung mit den Kräutern das Interesse. „Du kannst alles erfragen heute, über Bücher und Internet sind die Möglichkeiten enorm. Früher musste man sich alles mühsam erarbeiten. Die kundigen alten Frauen haben oft nichts erzählt und darum ist auch viel altes Wissen verloren gegangen." Doch ihre Erzürnung legt sich sofort wieder. „Ich möchte das nicht kritisieren, die haben sicher auch viele schlechte Erfahrungen gemacht. Und viele Jungen wollten auch nichts mehr davon wissen, die moderne Medizin war angesagter."
Ihre Mutter hatte diesbezüglich wenig Wissen. „Sie baute die klassischen Kräuter im Garten an, Petersilie, Schnittlauch, Rosma-

ALEXIA

Alexia Verena Zöggeler, geboren am 26.2.1970 in Meran

Ort:
Eigenhaus mit direktem Zugang zum Garten in Vöran (Burggrafenamt)

Arbeit:
Büroangestellte

Berufung:
Unkräuter und Kräuter im Garten und in der Küche

Sonstiges:
Expertin für bunte Unkraut-, Blüten- und Kräuterkuchen

Homepage:
www.landkraeuter.it
Blog: landkraeuter.wordpress.com

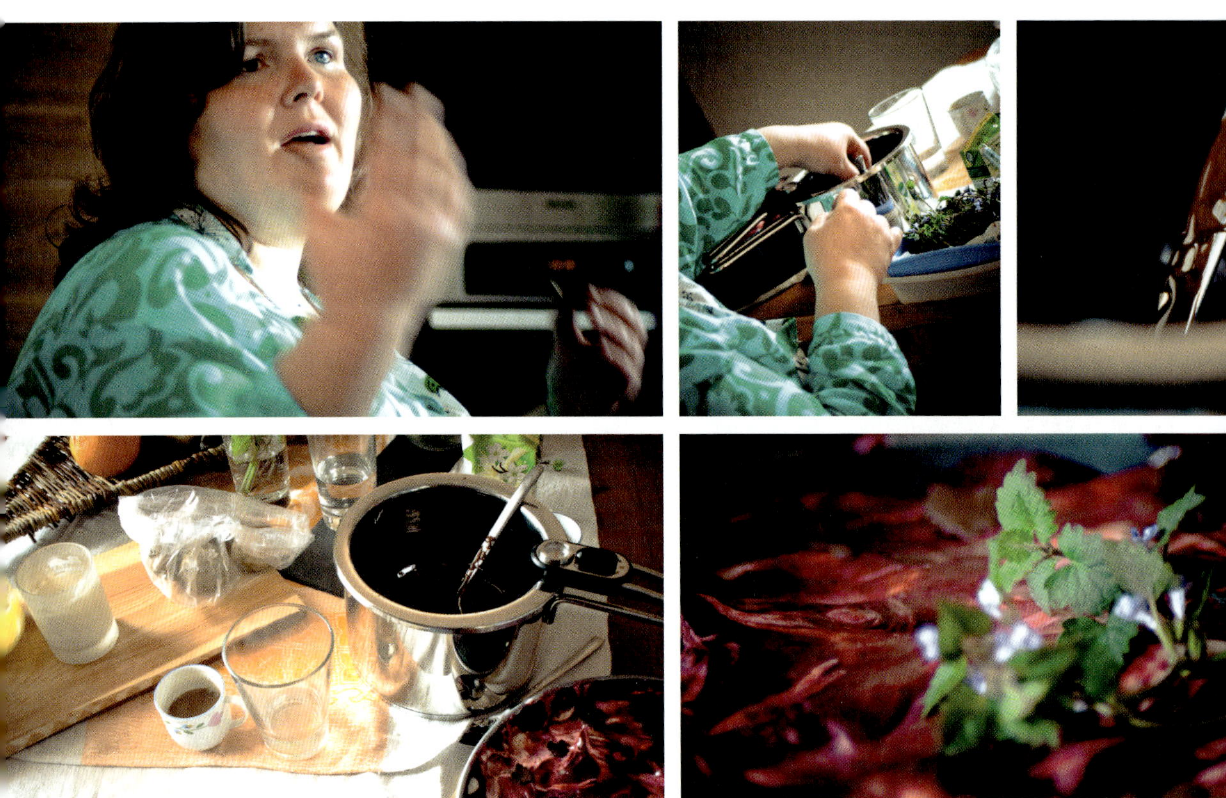

rin, Salbei, Kresse und Eibisch, wie zuvor die Oma. Heute ist sie bei den Kräutern genauso neugierig wie ich."

Es ist deshalb nicht verwunderlich, dass Alexia vorerst einen anderen beruflichen Weg einschlug. Als Abgängerin der Handelsoberschule in Meran wurde sie Sekretärin im Familienbetrieb, der Metzgerei in Burgstall, und ist es noch bis heute. Ihr Vater ist zwar inzwischen in Rente, aber sie ist im Betrieb des Onkels geblieben, der ihn mit seinem Sohn übernommen hat. Sie zwinkert lachend: „Ich bin für die Zettel zuständig, um die sich sonst keiner kümmert."

Ein Beinbruch als Weg zu den Kräutern

„Ich habe mich gewundert, dass ihr mich gefunden habt, denn ich bin relativ unbekannt", sagt die bescheidene junge Frau. Sie macht wenig in der Öffentlichkeit und nur das, was ihr Spaß macht und „wenn ich Zeit dafür habe, denn ich arbeite täglich acht bis zehn Stunden in meinem Beruf." Die Kräuter sind ein Zeitvertreib, den sie langsam zu einem Nebenberuf ausbaut.

Wie sie zu den Kräutern kam, kann sie in einem ersten Moment gar nicht sagen. „Ich weiß es nicht, darüber habe ich eigentlich noch nie nachgedacht", meint sie. „Das ist lange her, vielleicht mit Anfang zwanzig?", denkt sie laut nach. „Vielleicht hat es angefangen mit meiner Ausbildung als Heilmasseurin?" Da setzte sie ihre Öle selbst an und experimentierte viel im elterlichen Garten, außerdem baute sie Heilkräuter an – mit der vollen Unterstützung ihrer Mutter.
„Ich bin anschließend nach Meran gezogen, und ohne Garten verliert man das alles wie-

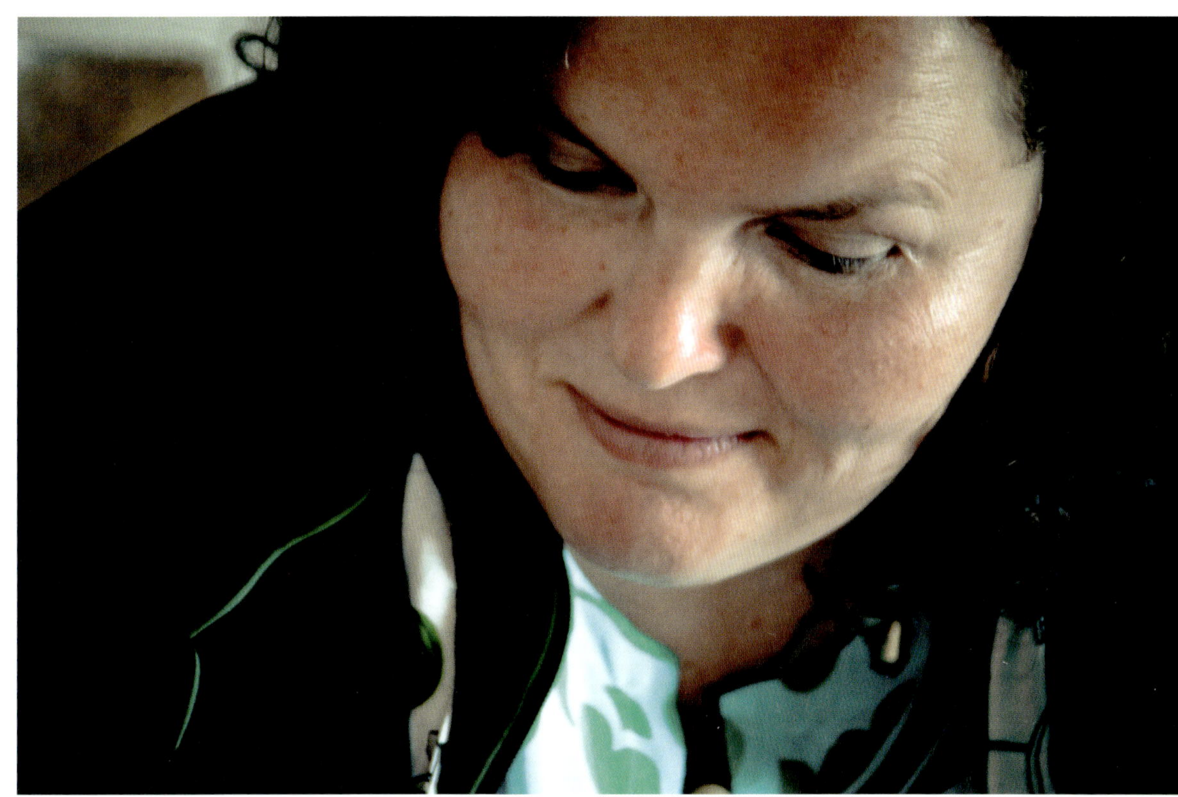

der. Zwar habe ich immer etwas getan, aber es gibt Phasen im Leben, in denen man etwas auf die Seite legt und nicht braucht, nicht wahr?"
Sie überlegt weiter. „Vielleicht könnte es damit zusammenhängen, dass ich nach Vöran gezogen bin vor sieben Jahren?" Ein Jahr danach hat sie wieder mit den Kräutern angefangen. Wir sehen ihr zu, wie sie ihr Leben vorbeiziehen lässt. Schließlich leuchten ihre Augen auf: „Platz in meinem Leben für die Kräuter habe ich gefunden, als ich mir meinen Hax[36] gebrochen habe. In allem ist etwas Positives, auch in diesem Unfall. Es gibt nichts Schlimmes, wo nichts Gutes dabei ist. Ich habe zwar ein paar Kilo zugenommen, aber mich abgrenzen gelernt, vor allem von Menschen, die mir nicht so guttun, und abgegeben, was abzugeben war."

So wurden in ihrem Leben die Kraft und der nötige Platz frei und sie machte den Kurs „Kräuteranbau und -verarbeitung" in der Laimburg, der damals zwei Wochen dauerte.

Alexia ist ständig in Bewegung, auch während des Gesprächs mit uns. Sie zeigt uns ihre Kräuter-Käsesahnetorte. „So, die ist jetzt fertig garniert, die kann man schon verkaufen, oder?" Es ist ihre Vorbereitung auf den alljährlichen „Un-Kräutermarkt" in Schenna.
Dabei erklärt sie uns, dass sie für ihren Kuchen Gelatine aus dem Bioladen nimmt. Gelatine wird bekanntlich aus Schweineschwarten und -knochen hergestellt. „Als Tochter eines Metzgers sehe ich es so, dass man ein Tier schlachtet, damit man es ganz verwendet. Die Hälfte wegwerfen ist doch auch nichts, oder?"

36 Bein

Von Kursen zu einem Nebenberuf

Nach dem Kräuteranbaukurs in der Laimburg hatte ihr die dortige Koordinatorin den Kurs für KräuterpädagogInnen ans Herz gelegt. „Eigentlich wollte ich in München bei ‚Natura Naturans' einen Kurs machen, aber der dauert ein Jahr und diese Pendlerei war mir zu anstrengend. Außerdem ist er sehr medizinisch ausgerichtet und dafür gibt es bei uns keine Berechtigung. Trotz meines persönlichen Interesses dafür wollte ich etwas lernen, das ich danach verwenden und auch nebenberuflich machen kann."
Über den Kurs berichtet sie: „Mir war gar nicht klar, dass es bei diesem Kurs so stark ums Kochen ging. Da habe ich erst gesehen, was alles mit dem Giersch oder mit einer Gundelrebe getan werden kann. Ich war sehr unwissend – wie viele von uns."
Neben dem Kochen hat sie gelernt, wie sie den Leuten etwas beibringen kann. „Das gefällt mir! Darin sehe ich das Potential. Was Kräuterwanderungen angeht, so sollen sie lustig und nicht trocken sein, so merken sich die Leute viel mehr."

Seit dem Abschluss der Ausbildung stellte sie einige Kräuter-Buffets her, unter anderem auch mit Hildegard Kreiter, veranstaltete einen Wohlfühlnachmittag für Frauen bei sich zuhause, in dem es darum ging, sich selbst Gutes zu tun, hielt einen Vortrag zum Räuchern mit heimischen Kräutern in der Bibliothek ab und organisierte mit den Vöraner Frauen eine Kräuterwanderung mit anschließendem Kochen und Speisen. „In diese Richtung werde ich weiterarbeiten, aber so, wie es mir vorkommt. Ich lasse mich nicht stressen. Ich muss auch rasten. So habe ich in diesem Jahr weniger getan."

Rezepte, Blog und Kuchen

Das „Wenige" ist dennoch ansehnlich. Zur Zeit arbeitet Alexia ein kleines Rezeptheft aus, schreibt auch sonst gerne ihre Rezepte nieder und versucht, den Leuten die Hemmungen zu nehmen und die Freude zu wecken, mit wilden Kräutern Neues auszuprobieren.
Außerdem unterhält sie einen Blog, in den sie hauptsächlich ihre Rezepte stellt. „Es ist ganz unterschiedlich, wie viel ich am Blog arbeite. Ich kann jede Woche etwas reintun, dann wieder zwei Monate gar nichts."
Sie betreibt ihn seit zwei Jahren und hat über 1000 BesucherInnen damit erreicht. Obwohl selten jemand Kommentare schreibt, war einmal einer aus Polen dabei. „Das ist mir nicht so wichtig. Mir geht es darum, dass, wenn die Leute nach einem Rezept fragen, ich ihnen den Blog angeben kann."
Das Internet in Vöran ist ganz langsam und das ist der Hauptgrund, warum sie manchmal eine Pause einlegt. „Ich habe keine Lust, Zeit darauf zu verschwenden, dass langsam etwas ins Netz geladen wird." Wie so vieles in ihrem Leben war auch der Blog eine Spontanentscheidung: „Ich hatte einfach Lust, einen zu machen."

Ihre Leidenschaft sind die Kuchen. „In den letzten zwei Jahren habe ich bemerkt, dass Un-Kräuterkuchen mein Steckenpferd sind." Inspiriert wurde sie von einem Bild in einem Buch, aber der Kuchen darauf hat nicht so gut ausgesehen. „Ich dachte mir: Das kann ich besser." Die Inspiration, die sie erhalten hat, möchte sie mit ihren Kuchen weitergeben.
Ihr Konzept ist: „Ich färbe die Kuchen mit Kräutern, nicht mit Lebensmittelfarben, und verwende Blüten als Dekoration: Rosen, Glockenblumen, Gundelrebe, Gänseblümchen, Rosmarin, Melisse, Malve oder Brennnessel. Ich mische die zahmen mit den wilden Kräutern und verziere den Kuchen so farbenfroh, dass die Blütenpracht zum Aufessen fast zu schön ist."
Mit den Kuchen kann sie ihre Kreativi-

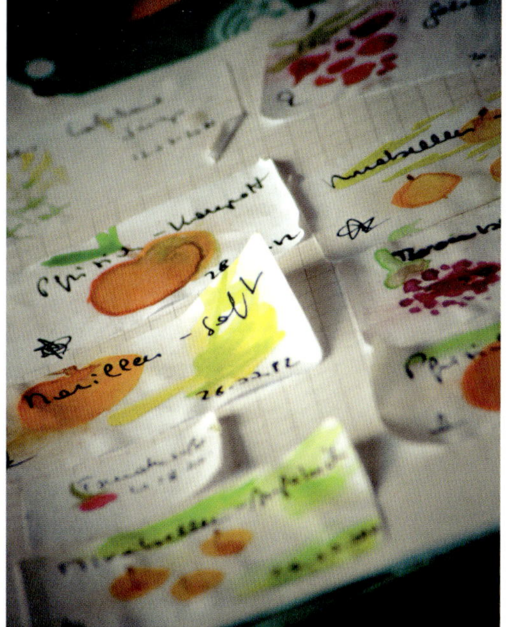

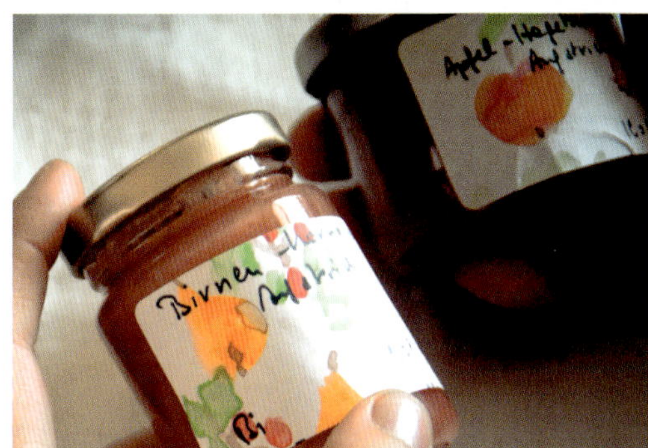

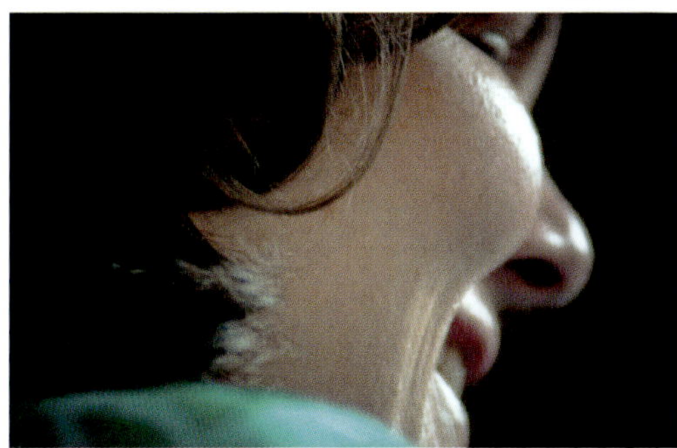

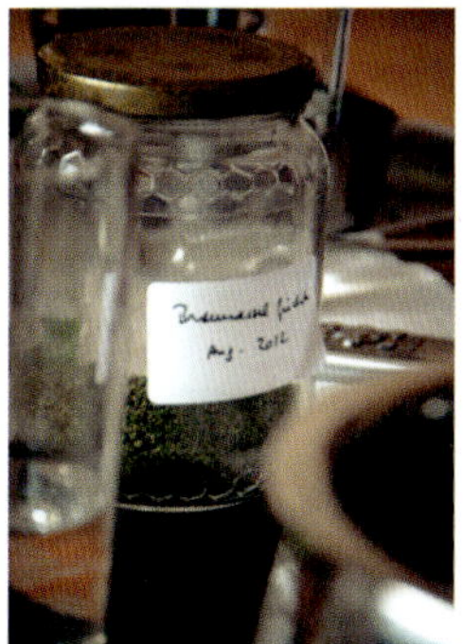

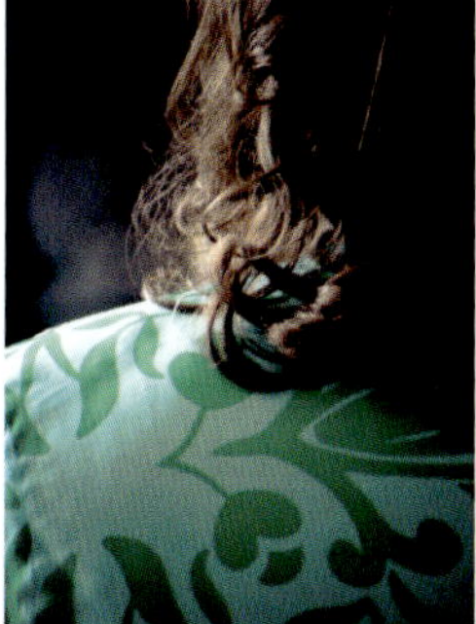

tät ausleben, aber nicht nur damit: „Ich dekoriere auch Kräuterquark, Salate und andere Gerichte mit Schnittlauchblüten und anderen Blumen."

Die Schätze vor der Haustür heben

Sie selbst ist bei den Kräutern an der praktischen Verwendung interessiert und das ist es auch, was sie den Leuten weitergeben möchte. „Ich wünsche mir, dass sie die Schätze, die sie vor der Haustür haben, heben! Die Leute kaufen oft fremde, sündteure Produkte ein, anstatt in den Garten und in den Wald zu gehen und zum Beispiel Berberitzen zu sammeln. Die sind in der persischen Küche sehr geschätzt und werden dort bei Fleischgerichten statt Rosinen mitgekocht. Berberitzen haben enorm viel Vitamin C."

Alexia hält ein Plädoyer für das, was vor der Haustür zu finden ist: „Die Leute wissen das Nahe, Bekannte oft nicht zu schätzen. Sie hacken die Büsche heraus und kaufen sich einen Goji-Strauch in der Gärtnerei, weil der gerade in ist. Früher gab es diese Pflanze auch bei uns wild. Sie wurde gerodet, da sie nicht einmal von Ziegen gefressen wurde. Deshalb wird dieser Strauch auch Bocksdorn genannt."
Für sie ist wichtig: „Die Unkräuter sollte man eigentlich im eigenen Garten pflegen, nicht nur in der freien Natur holen. Da weiß man wenigstens, wie die Pflanze wächst, wie sie gepflegt und gedüngt worden ist, welche Menschen da rangegangen sind oder auch nicht. Da kann man sich genauso viel vom Kraut holen, wie man benötigt, und muss keinen Vorrat anlegen." Lachend fügt sie hinzu: „Und in der Früh raushüpfen, und sich an der wilden und zahmen Gemeinschaft der Pflanzen im Garten erfreuen."

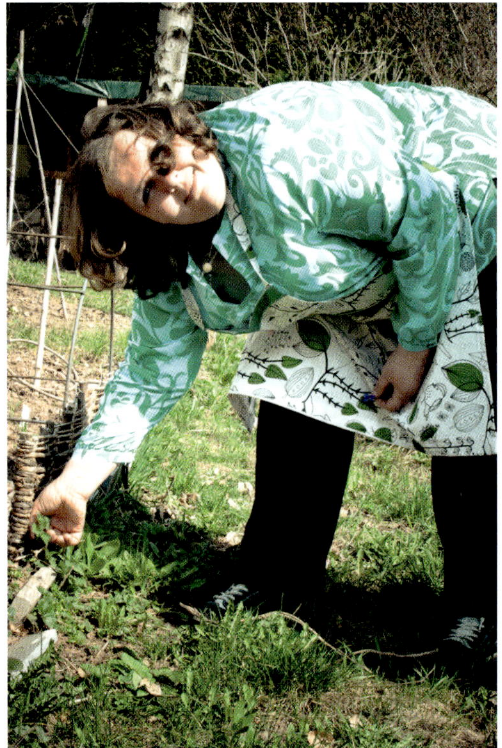

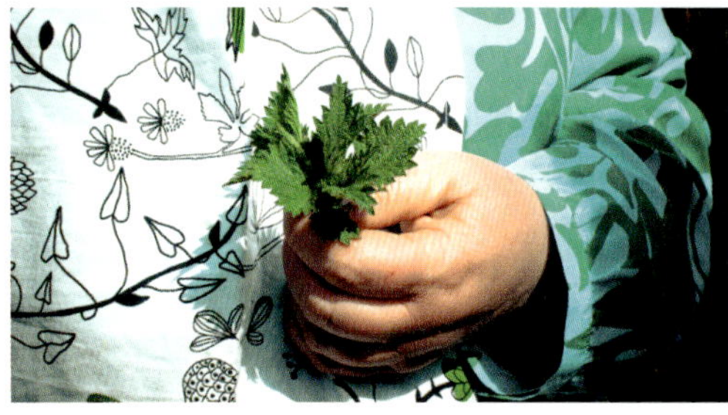

Im Garten ist fast alles zu holen, man darf es nur nicht jäten. „Die Vogelmiere zeigt, dass ein guter Boden da ist. Sie wächst extrem schnell, macht viele Generationen an Neupflanzen in jedem Jahr, teilweise auch im Winter. Natürlich muss auch ich sie jäten, wenn ich junge Pflanzen einsetzen möchte, damit die genug Kraft und Platz erhalten, um gut anzuwachsen. Sobald diese stark genug sind, lasse ich die Vogelmiere wuchern und den freien Boden bedecken. Sie ist wie ein natürlicher Mulch, der Boden trocknet nicht so schnell aus und ich brauche nicht so oft zu gießen. Die gejätete Vogelmiere verwende ich kulinarisch. Ich habe immer zu wenig davon und muss schauen, wo ich sie herbekomme."
Sie erklärt ihre andere Sicht auf die Dinge an einem Beispiel: „Auch der Giersch wuchert extrem, aber wir sollten froh darum sein. Während wir den nicht einheimischen Spinat anpflanzen, ihn danach pflegen, hegen, düngen und gießen müssen, bekommen wir eine Schüssel Giersch gratis und ohne Arbeit. Wie dumm sind wir eigentlich? Erst vor kurzem hat eine alte Frau im Radio gesagt, dass sie nur von dem lebt, was ihr Garten hergibt. Ihr fehlt es an gar nichts."

Alexias Erkenntnis ist, dass die Pflanzen, die von alleine wachsen, mehr Widerstandskraft haben, die sie uns auch weitergeben. „Die müssen sich gegen Kälte, Hitze und alles Mögliche wehren. Durch den Kampf werden sie stärker und haben somit auch mehr Inhaltsstoffe, was ja zum Beispiel bei der Brennnessel längst bewiesen ist."

Kräuter als Ruhepol

Alexia genießt nicht nur den heimischen Garten, sie geht auch gerne in den Wald, auf die Berge oder Wiesen: „Wenn ich in der freien Natur beobachten kann, was da und dort wächst, entspannt mich das sehr."
Schon als Heilmasseurin hat sie die Spaziergänge in die Natur als „Auftanken" empfunden. Auch heute noch sind die Kräuter und Pflanzen ein Gegenpol zu ihrer Arbeit. „Ich gehe viel mit dem Hund spazieren. Wir sind ein Team", erzählt sie und fügt lachend hinzu, „wobei er der ruhigere von uns beiden ist."
Alexia geben die Pflanzen sehr viel: „Ich komme mir wie ein kleines Kind vor, wenn ich etwas entdecke. Ich kann mich daran erfreuen und das lenkt mich vom Alltag ab. Und wilde Kräuter sammle ich nur dort, wo nicht so viele Menschen unterwegs sind."

DIE BRENNNESSEL

wissenschaftlicher Name:
Urtica dioica

volkstümliche Namen:
Große Nessel

verwendete Pflanzenteile:
das ganze Kraut, Samen

Vorkommen:
an fast allen Orten

Sammelzeit:
März bis August, Samen im Frühherbst

„Die Brennnessel hat extrem viele gesunde Inhaltsstoffe und von ihr ist alles verwendbar – von der Wurzel bis zum Samen, den ich im Herbst so gerne sammle. Sie ist eigentlich eine ‚Amazonenpflanze', wie man so schön sagt – geeignet für Frauen, die sich wehren müssen, seit jeher ein Stärkemittel für die Männer, damit sie mehr können und die Frauen auch mehr davon haben. Die Samen der Brennnessel sind Kraftpakete. Sie enthalten Vitamin E und bis zu 30 Prozent fettes Öl, was wichtig ist für Haare und Haut. Die Blätter enthalten viel Magnesium, Kalium, Eisen, Kieselsäure, Vitamin A, C, E."

Brennnesselsamenbrot

Alexias Tipp

Zutaten:
- 1 kg Dinkel-Mehl (1150)
- 500 g Dinkel-Vollkorn-Mehl, wenn möglich frisch gemahlen
- 15 g frische Hefe
- 25 g Salz
- 30 g hochwertiges kalt gepresstes Öl, zum Beispiel von der Sonnenblume
- 1 Tasse Brennnesselsamen
- 900–1000 g Wasser.

Die Mehle in eine Schüssel geben, Hefe hineinreiben, Salz und Brennnesselsamen daruntermischen, Öl und Wasser dazugeben und 15 Minuten lang zu einem elastischen Teig verkneten. Den Teig in einer Schüssel mit Deckel über Nacht im Kühlschrank gehen lassen. Am nächsten Morgen 1–2 Stunden bei Zimmertemperatur stehen lassen. Den Teig mit wenig Mehl durchkneten und in vier Portionen teilen, diese Teiglinge rund formen und nochmals eine Stunde gehen lassen. Den Backofen auf 200 °C Umluft vorheizen. Die Teiglinge auf ein Blech geben, mit Wasser bespritzen und in den Ofen schieben. Nach 30 Minuten mit Klopfprobe kontrollieren, ob die Brote durch sind. Wenn sie hohl klingen, aus dem Ofen nehmen und auf einem Gitter auskühlen lassen.

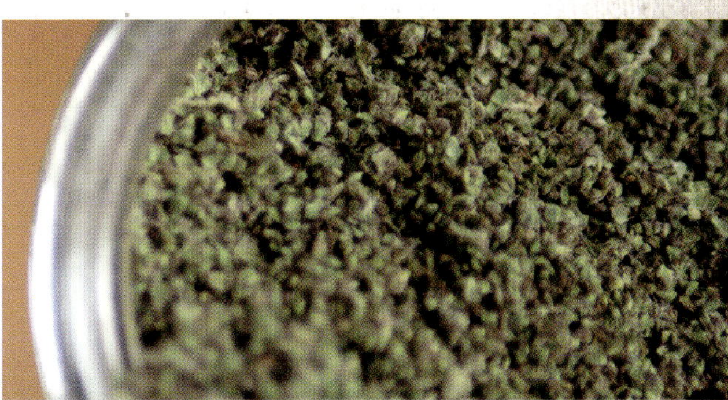

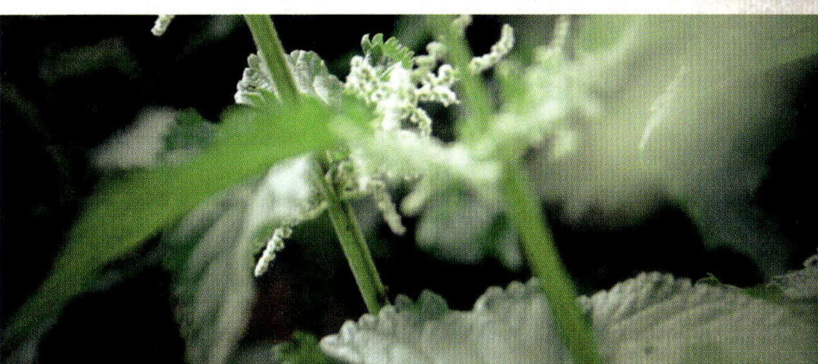

Die Pflanzen als Menschenfreunde

DORA SOMVI LANA

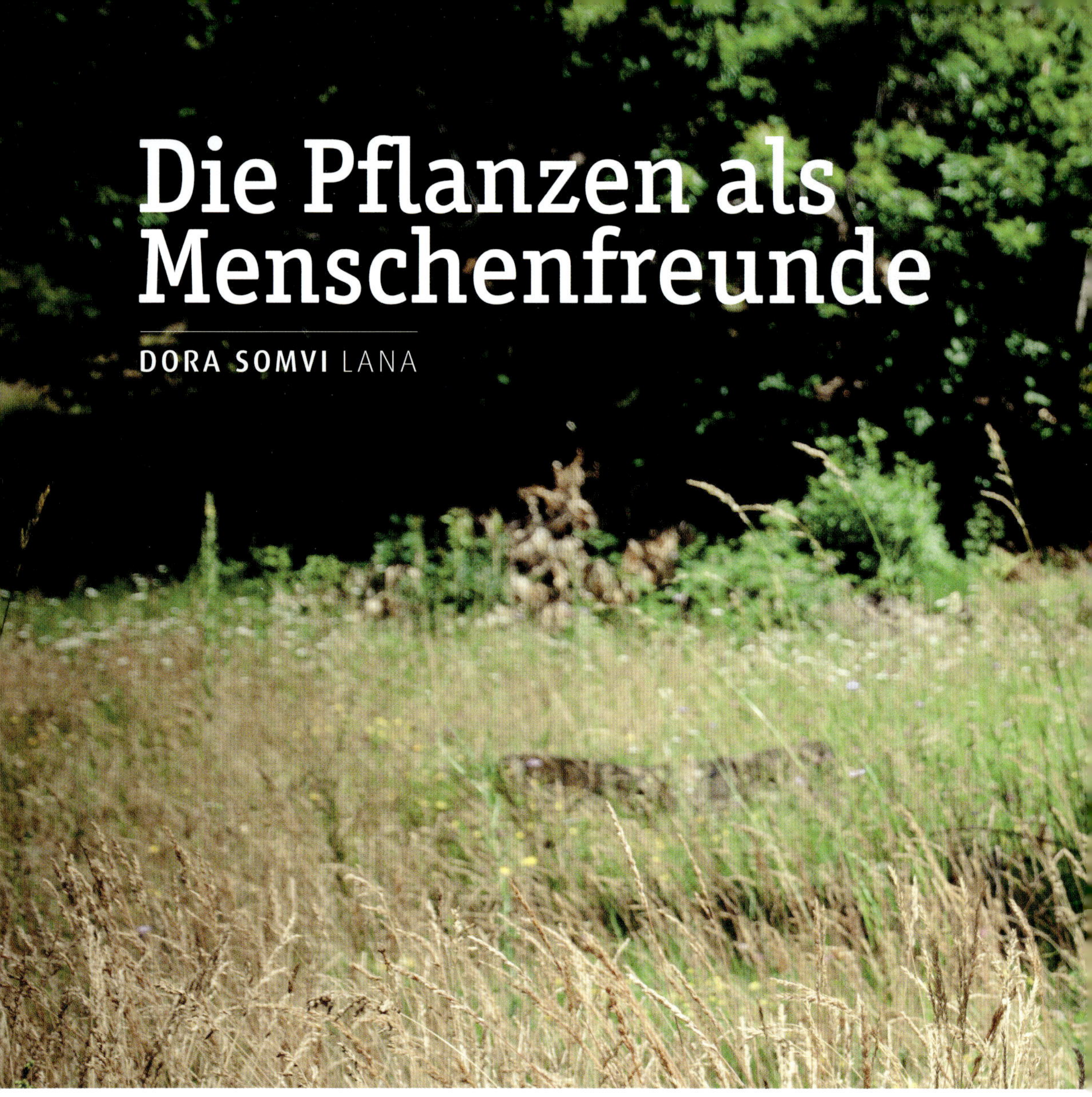

„Was mich seit jeher an den Pflanzen fasziniert, ist ihre Schönheit. Ob Blüte oder Blatt, egal, welchen Bestandteil wir betrachten oder auch mit der Lupe anschauen: Alles ist perfekt und wunderschön! Das schafft die Natur."

Dora Somvi

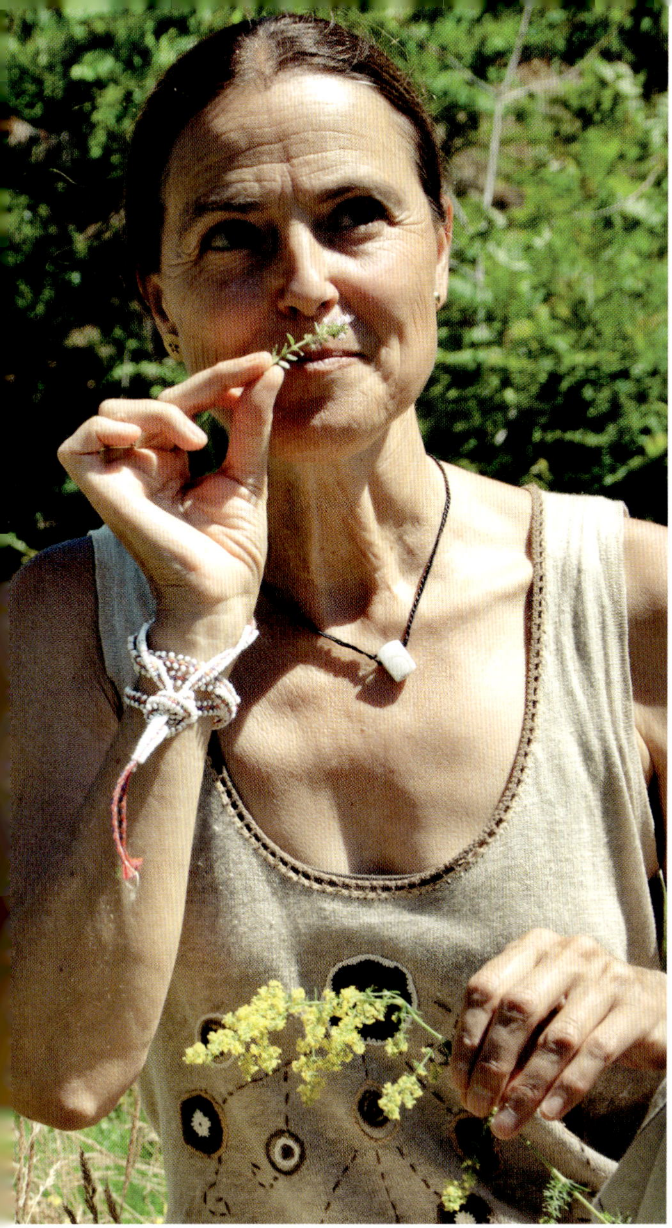

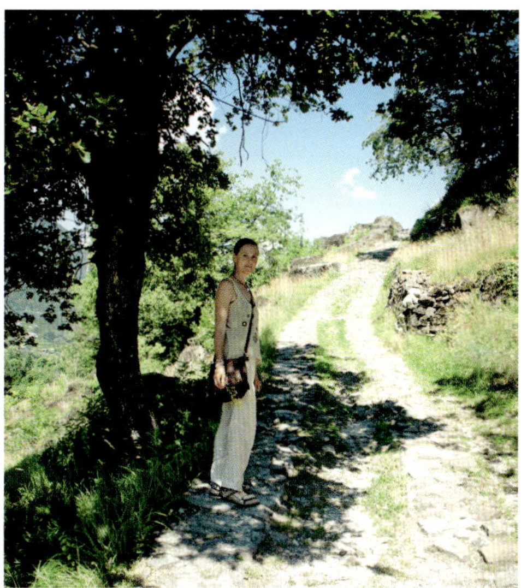

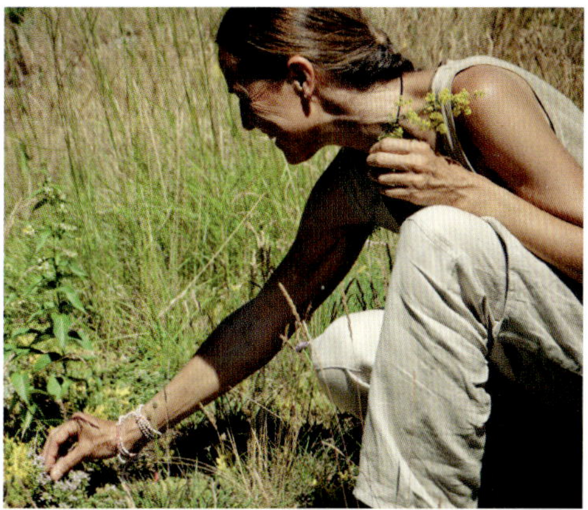

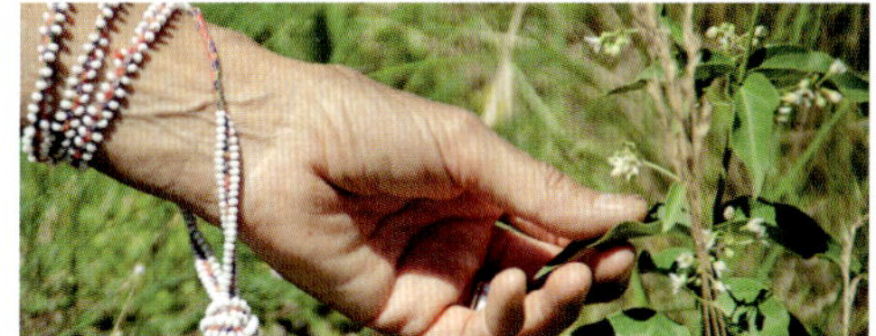

Die Lanerin Dora Somvi führt uns zu einem Lieblingsplatz, und zwar hinauf zum St.-Hippolyt-Kirchlein auf einem Hügel hoch über dem Etschtal. Auf dem leichten Wanderweg zum Kirchlein bleibt sie immer wieder in der Nähe einer Pflanze stehen, ob nun beim Wegerich, dem Löwenzahn, dem Thymian, der Brennnessel oder in der Nähe eines Weißdorns – unvorhergesehen befinden wir uns mitten in einer Kräuterwanderung ...

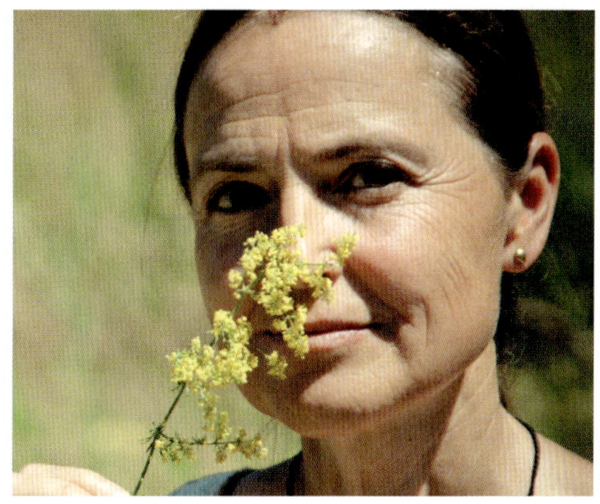

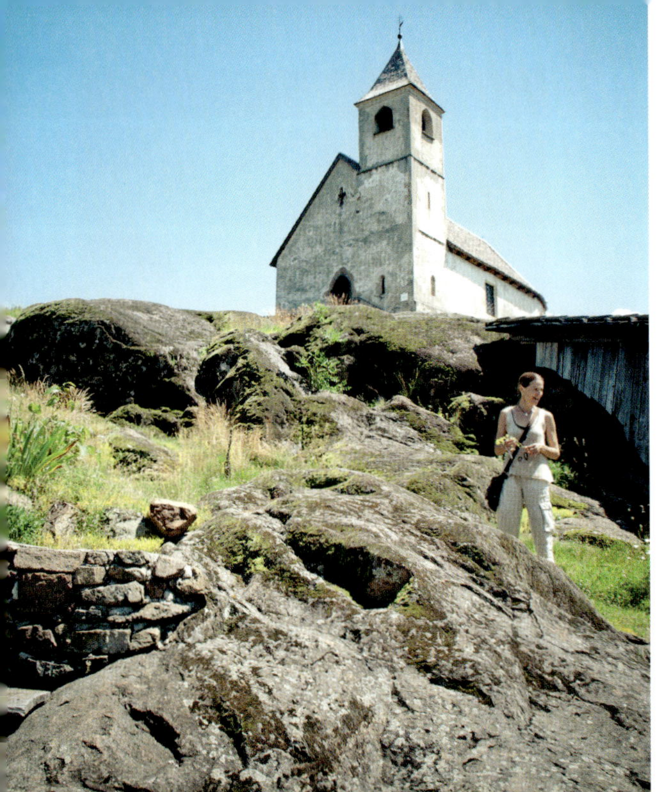

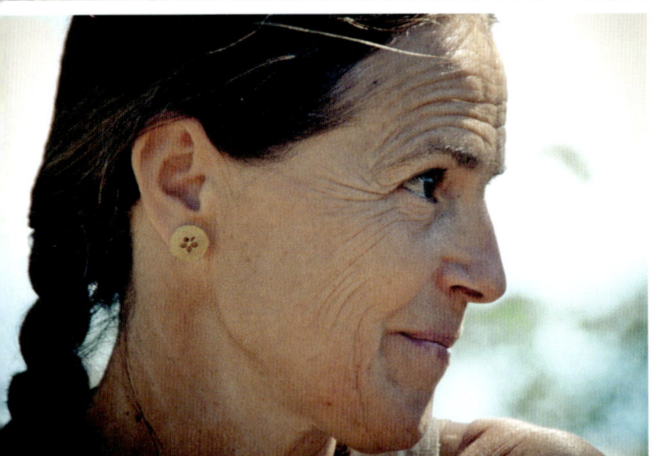

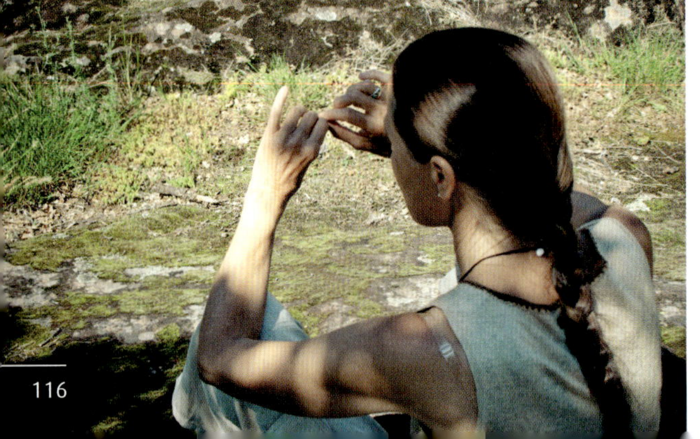

Aus der Not heraus

Dora weiß nicht, woher sie ihre Begeisterung für die Pflanzen hat. „Schon als kleines Kind habe ich für mich alleine die Liebe zu den Wildpflanzen und Blumen entdeckt. Auf einer bunten Blumenwiese zu verweilen, war für mich das Schönste und erfüllte mich mit unbeschreiblicher Freude."
Während sie in ihrer Jugend „aus dem Paradies vertrieben worden ist", wie sie heute leicht lächelnd sagt, hat sie erst mit achtzehn Jahren wieder begonnen, die Kräuter anzuwenden. „Vorher war es uncool und ich nicht stark genug, meinen Vorlieben nachzugehen."
Die Rückkehr ins Paradies erfolgte auch aus einer Not heraus: „Mein extrem empfindlicher Magen machte mir mehr und mehr zu schaffen. Ich konnte kaum mehr etwas essen, was auf den Tisch kam. Magen- und Sodbrennen bis hin zu richtigen Magenschmerzen zwangen mich, die Ernährung umzustellen. Ich fand die vegetarische Vollwertkost und nach vielen Irrwegen die ganzheitliche Medizin für mich." Der Spruch von Paracelsus – „Du kannst dich krank oder gesund essen" – hat sich für Dora bewahrheitet.
Der Ganzheitsmediziner Dr. Max Otto Bruker war ihre Rettung. „Er hat über sechzig Jahre lang Patienten mit Ernährung, Kneipp-Kuren, Homöopathie und Naturheilkunde therapiert. Er ist für mich ein Beispiel dafür, wie ein Mensch ausstrahlen kann, was er lehrt. Mit über neunzig Jahren ist er nicht wie ‚normal', an einer Krankheit gestorben, sondern, nachdem er alles in Ruhe geregelt und abgegeben hat, gesund und friedlich eingeschlafen", fügt sie bedächtig hinzu.

Auf der Suche nach der Erweiterung des Wissens

Sobald Dora erkannt hat, dass Pflanzen und Ernährung für Wohlbefinden, Gesundheit

und Schönheit sorgen können, hat sich für sie eine Welt aufgetan. Für die Grundschullehrerin wurde die Welt der Pflanzen jahrelang ein geliebtes Hobby. Zur Wissenserweiterung dienten auch alte und neue Kräuterbücher, allen voran die von Sebastian Kneipp.
Soweit die Autoren und Autorinnen noch lebten, lernte sie sie persönlich kennen, ob nun den österreichischen Kräuterpfarrer Hermann-Josef Weidinger oder den bekannten Ethnobotaniker Wolf-Dieter Storl. Sie legte Mappen zu verschiedenen Beschwerden an, schrieb sich die Empfehlungen aus den Büchern auf, sammelte Teerezepte und häufte damit im Laufe der Jahre ihr Wissen an.

Heute ist Dora davon überzeugt, dass der größte Lehrmeister das Leben selbst ist. Sie schreibt auf ihrer Internetseite über sich: „Zusammen mit meinen pflanzlichen Verbündeten war es mir möglich, in meiner Familie und besonders bei meinen zwei Kindern Krankheiten vorzubeugen, zu lindern, auszukurieren und oft Schlimmeres abzuwehren."

Von der Lehrerin zur Kräuterexpertin

Mit ungefähr vierzig Jahren überkam sie das Verlangen, ihre gesammelten Schätze zu teilen. Sie ging früh in Rente. In ihrer ruhigen, besonnen Art erzählt sie weiter: „Ich hatte meine biologische Aufgabe erfüllt, nun brauchte ich eine neue Herausforderung. Nach meinem Beruf als Lehrerin begnügte ich mich nicht mit irgendeiner Beschäftigung, sondern wünschte mir zu reifen, zu wachsen und mich weiterzuentwickeln."
Sie lächelt verschmitzt: „Ich bin überzeugt, dass Wünsche sich erfüllen wie im Märchen, man muss sie nur klar genug definieren. Ich wollte bis zum Alter von fünfundvierzig Jahren meinen neuen Lebensweg

DORA

Dora Somvi, verheiratete Margesin, geboren am 20.6.1958 in Tscherms

Ort:
Lana (Burggrafenamt)

Arbeit:
Lehrerin in Rente, Vorträge, Seminare und Kräuterexkursionen

Berufung:
einheimische Wildkräuter, Hausapotheke, Heilkräuter-Anwendungen für verschiedene Zwecke, essbare Wildpflanzen, ätherische Öle

Sonstiges:
spezifische Jahresausbildung bei „Natura Naturans" in München, Zertifikatslehrgang Kräuterpädagogik

Homepage:
www.somvi.eu

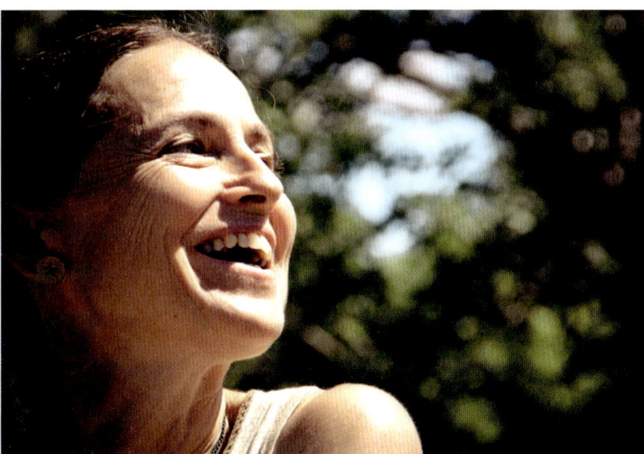

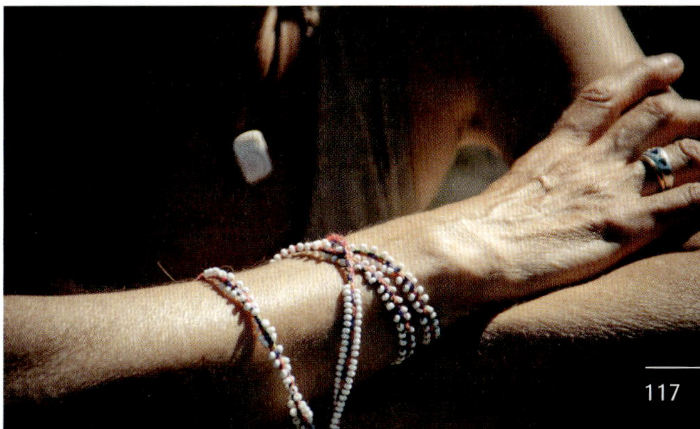

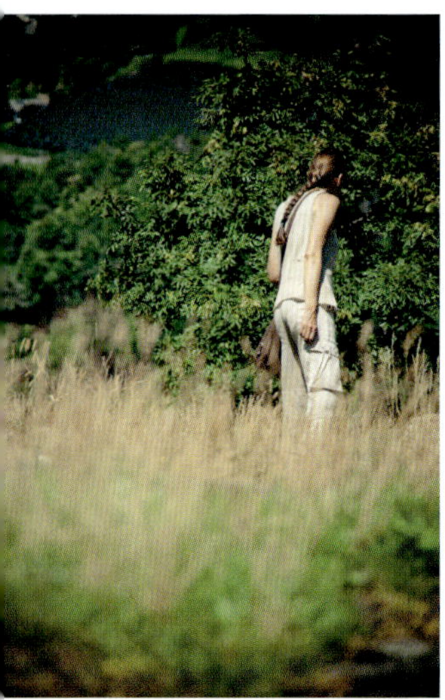
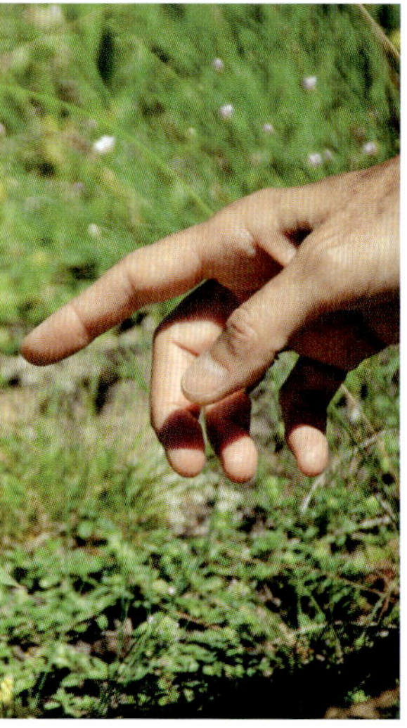
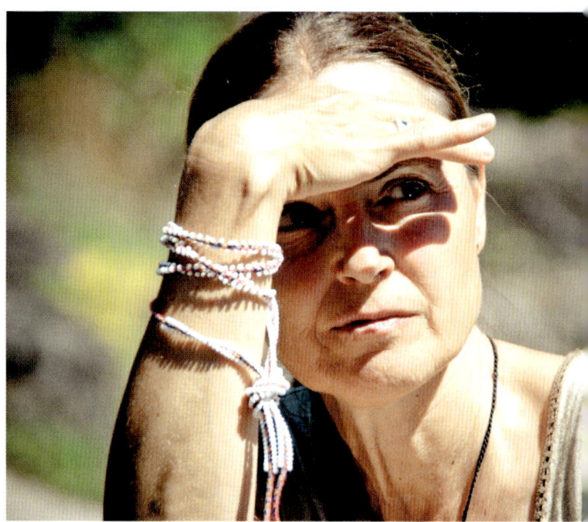

gefunden haben. Mit vierundvierzig habe ich meinen ersten Vortrag gehalten."

Doch bis dahin war der Weg nicht immer leicht. Dora erklärt: „Viele von uns Frauen fühlen sich allgemein nicht fähig und brauchen oft eine Ausbildung und einen Abschluss, um sich zu getrauen." Das war der Hauptgrund für ihre Jahresausbildung bei der Arbeitsgemeinschaft „Natura Naturans", speziell bei Dr. Max Amann in München. Heute möchte sie diese spannende Lehrzeit nicht mehr wegdenken. Besonders mitgenommen hat sie von dieser Ausbildung die Signaturenlehre und die Sicht auf den ganzheitlichen Aspekt der Pflanzen.

Die Weitergabe von Kräuterwissen als Lebensaufgabe

Dora hält heute Vorträge und Seminare und führt Kräuterwanderungen. Ihre Programme verschickt sie an Institutionen, die daran interessiert sind – Bäuerinnenorganisation, Bibliotheken, Bildungshäuser und Familienverbände. „Es läuft sehr gut. Ich musste sogar lernen, Nein zu sagen."
Für sie war das eine schwere Lektion, da sie es so „wahnsinnig gern tue". Mittlerweile sagt sie: „Ich möchte das gar nicht jeden Tag machen, sonst fängt es an, eine Pflicht und damit eine Routine zu werden. Ich habe über die Jahre gemerkt, dass ich nicht nur Wissen, sondern auch Begeisterung vermittle und den TeilnehmerInnen eine Tür öffnen kann. Durchgehen muss jeder selbst."
Ihre Lebensaufgabe ist ihr nun klar: Sie möchte das Kräuterwissen der Volksmedizin weitergeben, darauf aufmerksam machen, wie wertvoll gewöhnliche Pflanzen vor der Haustür sind und für eine natürliche Lebensweise plädieren, bei der einfache Kräuteranwendungen die Lebenskraft und -qualität steigern können.

„Die Stärke der Pflanzen ist die Vorbeugung", erklärt sie überzeugt. „Ich bin jedoch zu der Einsicht gelangt, dass die Gesundheit nicht nur von den Kräutern abhängt, sondern auch vom Lebensstil. Dazu gehören – wie Kneipp schon gesagt hat – die Ernährung, die Bewegung und die Gedankenhygiene." Vor allem letztere hilft auch bei der Begegnung mit Krankheit: „Man kann sie durch eine schwarze Brille sehen, aber auch durch eine gelbe. Man kann mit den Nachteilen hadern, aber sich auch an den Vorteilen erfreuen. Die richtige Einstellung schafft Freiheit, viel Lebensenergie und macht das

Leben angenehmer, aber man muss lange daran arbeiten."
Für Dora ist Krankheit eine Aufgabe und eine Gabe zugleich. Die Aufgabe ist, an ihr zu lernen, die Gabe dann Gelassenheit und Reife. Ähnlich sieht sie auch das Alter und ihre Einstellung dazu lautet: „Es gibt kein Kraut gegen das Alter, sondern nur für gute Lebensqualität im Alter."

Pflanzen wachsen da, wo sie gebraucht werden

Dora gibt Paracelsus insofern recht, dass jede Pflanze Botschaften und Lebensweisheiten mitzuteilen hat. „Oft wachsen sie um dein Haus herum, zwängen sich durch Pflastersteine und Teer. Sie zeigen dir mit großer Wahrscheinlichkeit, was du gerade brauchst. Das finde ich faszinierend."
Sie selbst hat diese Erfahrung erst vor kurzem wieder gemacht: „Als ich in die Wechseljahre gekommen bin, hat sich der Frauenmantel bei mir im Garten angesiedelt. Ich weiß in Lana weit und breit keinen Frauenmantel, der sich irgendwo wild angesiedelt hat."

Wenn sie in ihren Veranstaltungen von den Pflanzen erzählt, sind für sie die Lebensweisheiten sehr wichtig. Sie erklärt es an einem Beispiel: „Ich liebe es, die Namen zu recherchieren. Sie verweisen oft auf das, was die Pflanze ausmacht. Beim Wegerich lautet der Endlaut ‚-rich' und verweist damit auf ‚rex', den König. Er ist nicht umsonst auch als „König der Wege" bekannt, obwohl er oft getreten und überrollt wird. Er hat gelernt, an seinem Standort über Jahrmillionen mit Verletzungen klarzukommen. Vielleicht hat er dadurch überhaupt erst diese Widerstandskraft erhalten. Durch seine schwierige Lebenssituation wurde er stark, ledrig und resistent. Diese Botschaft kann er uns weitergeben: Auch wir werden oft überrollt, aber jedes Mal kommen wir schneller mit der Wunde klar. Der Wegerich befähigt uns, in schwierigen Situationen nicht nur zu existieren, sondern auch stark daran zu werden. Als Wundkraut heilt er nebenbei noch die physischen Wunden. Das ist die Zeichensprache der Natur, die Signaturenlehre, die Paracelsus nicht erfunden, sondern aufgeschrieben hat – wie die Brüder Grimm die Märchen."

Die Weisheit in den Namen und Sprüchen

Nachdenklich erklärt Dora: „Ich liebe alte Sprüche, auch über Kräuter, weil sie die Essenz enthalten von dem, was unsere Vorfahren in dieser Pflanze gesehen haben. Die brauchten keine Bücher zu wälzen, um zu wissen, was die Pflanze für eine Rolle spielt." Die Sprüche enthalten Weisheiten, die nur auf die heutige Zeit umzudeuten sind. Als Beispiel führt sie den Spruch „Ehrenpreis macht dem Teufel die Ohren heiß" an. Der Teufel stand früher für Krankheiten, trübe Gedanken oder Unglück.
„Der Name Ehrenpreis deckt sich auch damit, dass der Pflanze Ehre und Preis gebührt", fügt sie erklärend hinzu. „Sie ist ein Tausendsassa, schützt mit ihrer antibiotischen Wirkung vor Krankheit, ist keimtötend und beugt Infektionen vor. Sie schützt auch vor Stresssituationen, weil sie die Nerven unterstützt. Bekannt ist die Pflanze als Professorenkraut, weil sie das Gedächtnis stärkt."

Vom Weißdorn hingegen weiß sie, dass er bei unseren Vorfahren als *der* Schutzzaun beliebt war. Er wurde bewusst um die Gehöfte gepflanzt, da er „Tiere und unerwünschte Zweibeiner abhielt und sich die Krankheitsgeister in den Stacheln verfingen." Dora erzählt weiter: „Er war für sie heilig. Für sie haben auch die Schutzgeister darin gewohnt."
Dora berichtet, dass Pflanzen wie der Echte

Ehrenpreis oder der Weißdorn früher „weißmagisch" genannt wurden. Sie wurden als Amulette verwendet, an die Fenster gehängt, ihre Wurzeln oder ihr Pflanzenpulver umgehängt, um sich vor schlechten Einflüssen zu schützen. Dahinter stand die Auffassung, dass Pflanzen auch im Umfeld halfen, nicht nur bei der Einnahme.

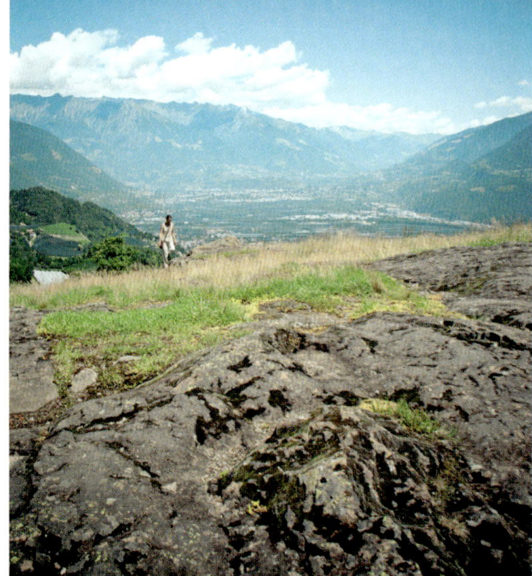

Pflanzen – die Menschenfreunde

„Pflanzen sind Menschenfreunde und für mich Freunde, wie Menschen meine Freunde sein können. Manche begleiten mich eine kürzere Phase, manche eine längere, manche sehe ich zehn Jahre lang nicht und plötzlich merke ich, wie wertvoll sie für mich gerade in dieser Zeit sind. Ganz selten gibt es die, die einen durch das ganze Leben geleiten."
Darum hört für Dora die Faszination für die Pflanzen nie auf.

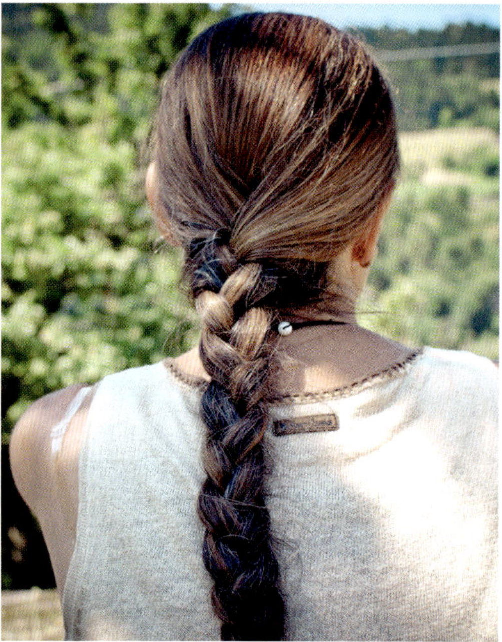

Nachdenklich fügt sie hinzu: „Ich bin seit Jahrzehnten immer wieder auf den gleichen Wegen unterwegs und habe beobachtet, dass auf bestimmten Plätzen passende Pflanzen wachsen. Das sind besondere Plätze – oft ehemalige Kultplätze – an denen sich jeder wohlfühlt, die zum Loslassen, Auftanken und Regenieren einladen." Der Weg zum St.-Hippolyt-Kirchlein gehört für sie auf alle Fälle dazu.

„Die Pflanze kann ohne Menschen bestehen, wir jedoch nicht ohne sie", steht für sie fest. Vor allem bei Kindern macht es ihr Spaß, sie zum Überlegen anzuregen: „Wir brauchen die Luft zum Leben, aber der Sauerstoff wird von Pflanzen produziert. Unsere ganze Nahrung kommt von den Pflanzen. Viele Kinder sagen, dass wir aber auch Fleisch essen und Milch trinken können. Dann merken sie, dass die Tiere sich von den Pflanzen ernähren. Wir hätten auch nichts, um uns anzukleiden, die Heizund Teile der Baumaterialien, sogar Plastik ist auf die Pflanzen zurückzuführen." Lächelnd erzählt sie, dass sie bei jeder Wanderung erwähnt, wie die Indianer die Pflanzen sehen. „Sie geben der Pflanze einen ganz anderen Stellenwert. Für sie ist es unvorstellbar, dass sie einen Baum einfach abschneiden, der über hundert Jahre lang für ihr Wohlbefinden gesorgt hat, mit Nüssen, Früchten, Feuchtigkeit und Schatten."

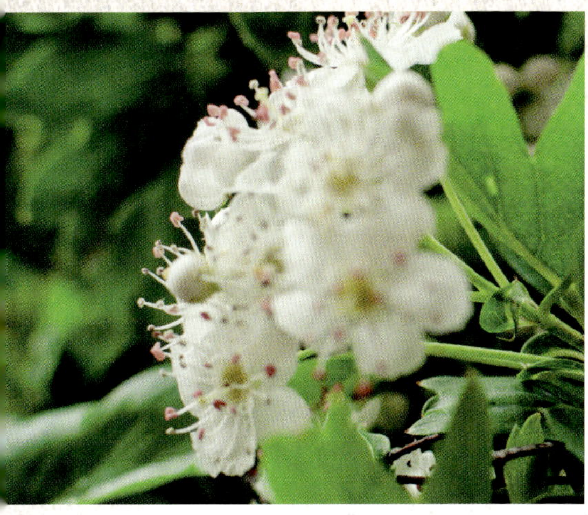

DER WEISSDORN

Doras Tipp

wissenschaftlicher Name:
Crataegus monogyna

volkstümliche Namen:
Mariendorn, Muttergottes-Äpfelen

verwendete Pflanzenteile:
Blüten, Blätter, Früchte

Vorkommen:
wächst an Waldrändern als Hecke und im Gebüsch in ganz Europa

Sammelzeit:
Blüten und Blätter: Mai und Juni, Herbst: Beere

„Der Weißdorn ist meine momentane Lieblingspflanze und begleitet mich seit den Wechseljahren.
Als Dornenstrauch wirkt er zwar lebensfeindlich; aber er entwickelt Rosenblüten. Darum steht er für mich für die Gegensätze im Leben, das aus traurigen, schlimmen Situationen und aus traumhaften, duftenden Situationen besteht.
Auch wir müssen im Leben ein Gleichgewicht zwischen diesen Polaritäten finden und schaffen. Der Weißdorn steht für das Stärken, Schützen und Ausgleichen, wirkt auf das Herzkreislaufsystem und den Blutdruck. Er kann belebend und auch beruhigend wirken."

Weißdorn-Pulver

Zutaten:
- getrocknete Blüten und Blätter des Weißdorns

Die Blätter und Blüten des Weißdorns in einer elektrischen Kaffeemühle pulverisieren.
Es können täglich 1 bis 2 Messerspitzen mit Honig oder Milch vermengt, in Kräutersalz gemischt, aber auch im Frühstücksmüsli oder im Salat untertags zu sich genommen werden.

Inspiriert von Kneipp hat Dora das Pulverisieren entdeckt. In einem Tee kommen nur die Inhaltsstoffe zur Anwendung, die durch das heiße Wasser hervorgeholt werden, beim Pulver wird die ganze Pflanze aufgenommen. Die Kur wird wirkungsvoller, die Dosierung ist dementsprechend vorsichtiger vorzunehmen. Außerdem sind nicht alle TeetrinkerInnen, das Pulver kommt der ganzen Familie zugute.

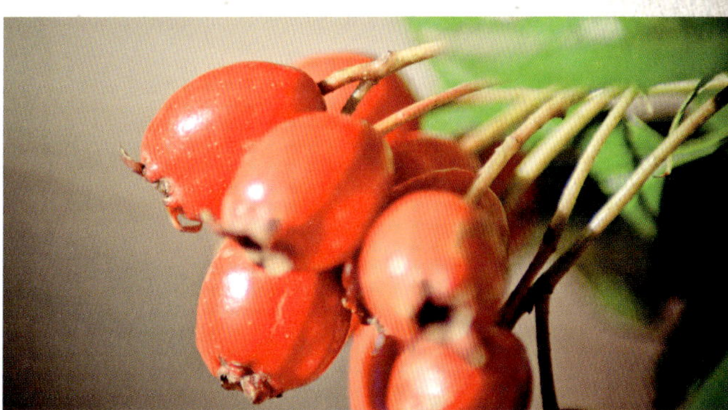

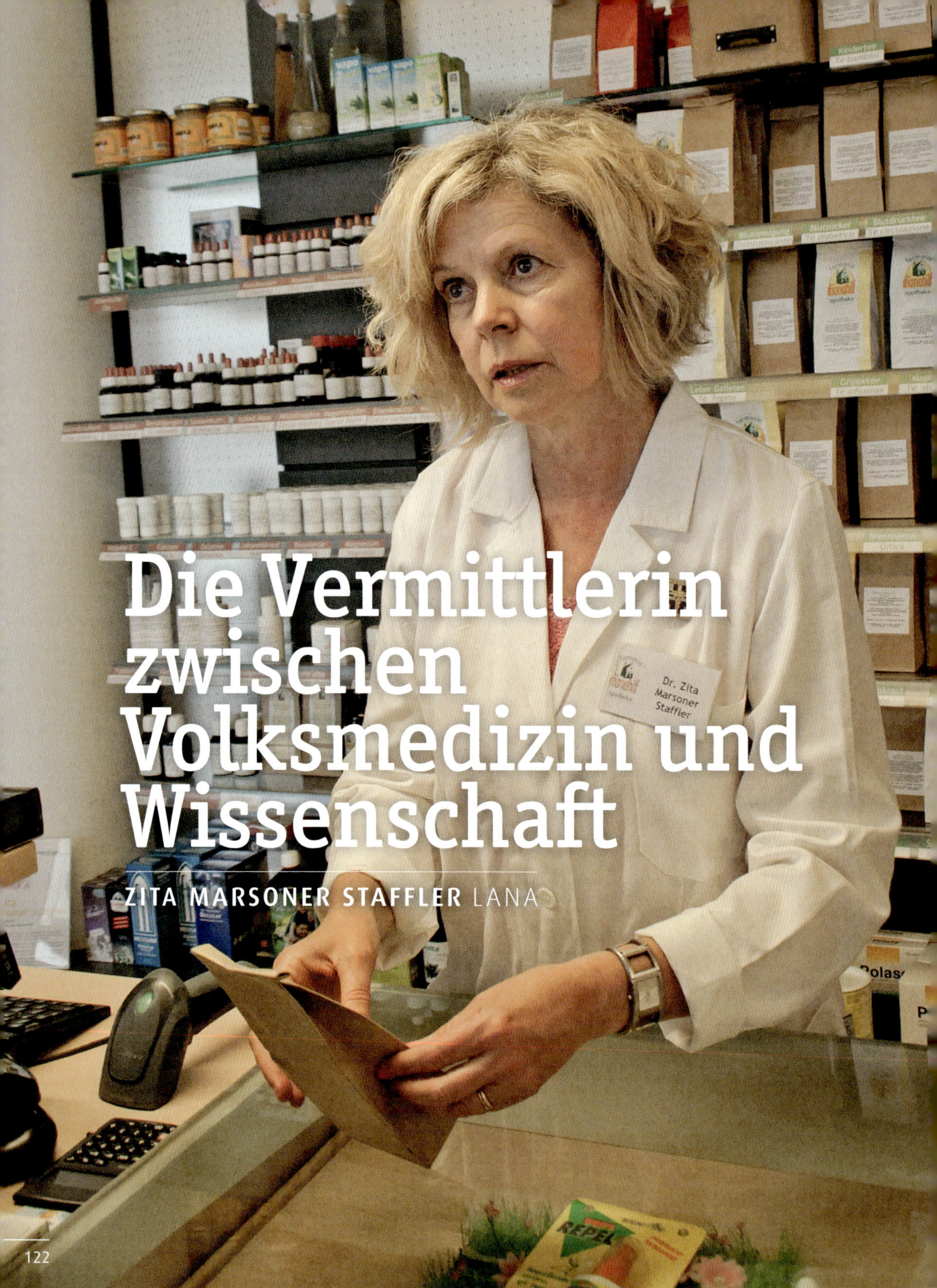

Die Vermittlerin zwischen Volksmedizin und Wissenschaft

ZITA MARSONER STAFFLER LANA

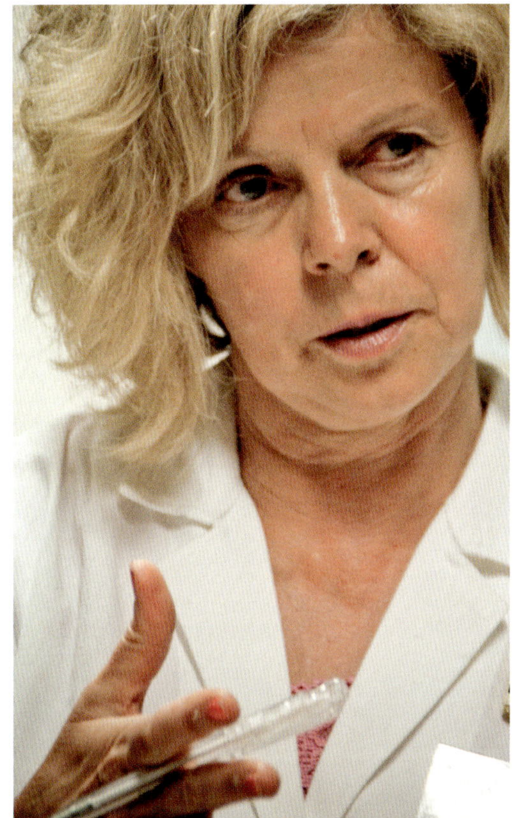

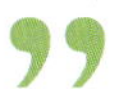

„Ich bin überzeugt, dass es unbedingt notwendig ist, dafür zu sorgen, dass die Volksmedizin nicht verloren geht. Viele ihrer Anwendungen sind zwar ‚nur volksmedizinisch', aber das meine ich nicht abwertend, denn damit unterscheide ich sie nur von den wissenschaftlichen Verwendungen, die alle nach herkömmlichen Standards bewiesen sind. Deshalb sind sie für mich nicht weniger wertvoll."

Zita Marsoner Staffler

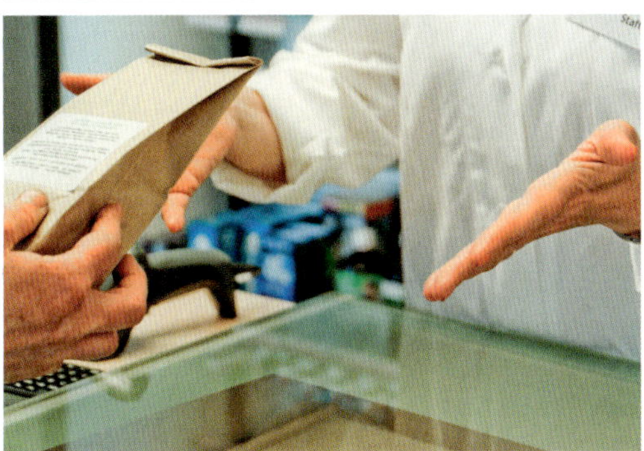

Wir besuchen Zita am frühen Nachmittag in der Apotheke „Zur Mariahilf" in Lana. „Das Gespräch führen wir am besten im Teeraum", meint Zita und führt uns hinter der Theke eine Wendeltreppe hinunter. Dort erwartet uns ein Raum, der links und rechts Regale mit großen Dosen beherbergt. Auf denen ist eine Landschaft abgebildet, eine ähnliche Malerei wiederholt sich an der Wand. Dass Zita ihren Teeraum liebt, ist deutlich zu sehen.

Eines Tages stehe ich hier an der Theke

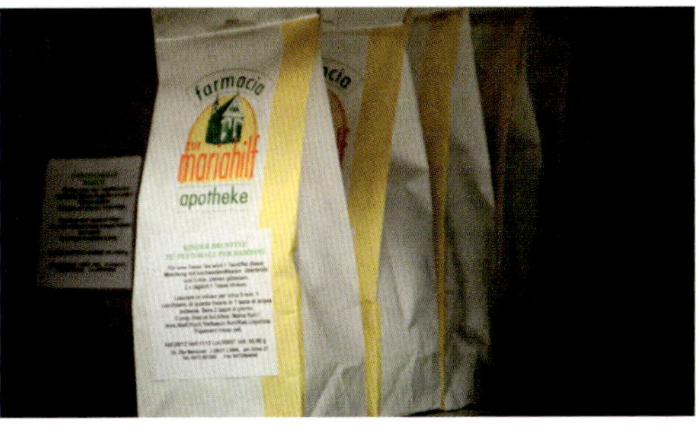

Zita ist die ersten zehn Jahre ihres Lebens in St. Walburg in Ulten aufgewachsen. Diese Jahre haben sie stark geprägt: „Ich bin inmitten der Natur aufgewachsen. Außerdem war meine Mutter dort Hebamme. Vielleicht habe ich mich deswegen immer schon für Pflanzen und medizinische Themen interessiert."

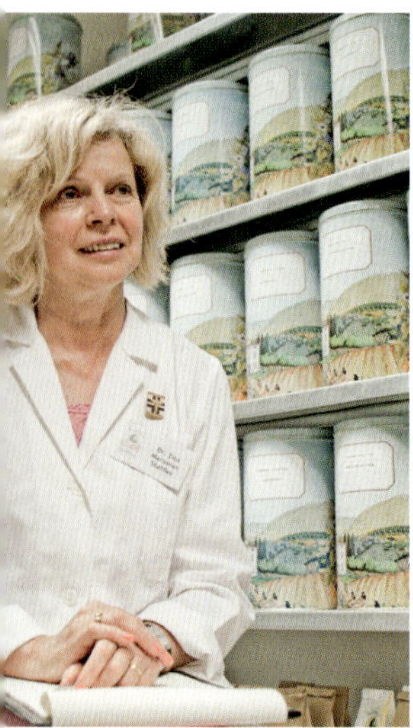
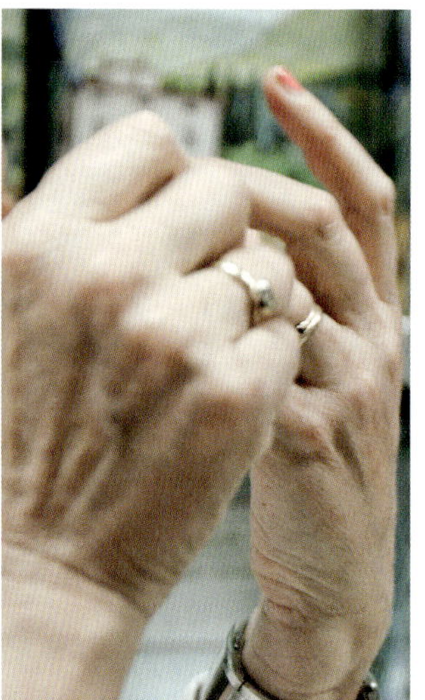
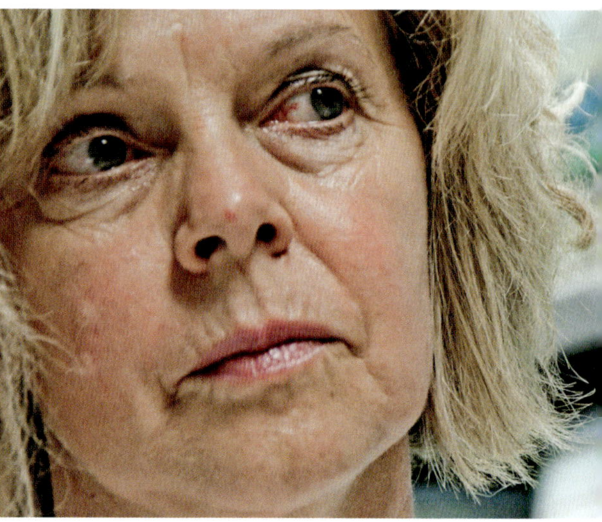

Da ihr Vater in Lana ein Baumaterialiengeschäft besaß, zogen sie schließlich ins bekannte Apfeldorf. Die Oberschule besuchte Zita in Meran, ihr Lieblingsfach war Naturkunde. Als sie mit siebzehn Jahren einmal an der Apotheke „Zur Mariahilf" vorbeiging, blieb sie plötzlich stehen. „Mir wurde klar, dass ich in einer Apotheke die Wissenschaft, zum Beispiel die Chemie und die Medizin, und die Naturkunde miteinander verbinden kann. Deshalb habe ich mich für das Studium der Pharmazie entschieden. Ich träumte davon, einmal hinter der Theke einer Apotheke wie dieser zu stehen", lacht sie. Ihr Traum ging in Erfüllung: Zita leitet die Apotheke „Zur Mariahilf" seit 2005.

Vom Studium in Innsbruck war Zita begeistert: „Das Studium war praktisch ausgerichtet. Wir arbeiteten viel im Labor." Sie zählt auf: „Ich hatte Chemie, so wie ich es wollte, aber wir befassten uns auch sehr viel mit Heilpflanzen." Mit Hingabe mikroskopierte Zita diese, schnitt sie auf, schaute in sie hinein, bestimmte Pflanzen in Mischungen und stellte selbst welche zusammen. Kein Wunder, dass sie in der Mindeststudienzeit abschloss.
Nach dem Abschluss wollte Zita vorerst noch an der Universität bleiben. „Ich habe mein Doktorat gemacht und nebenher als Uni-Assistentin im Fach Phytotherapie gearbeitet." Nach drei Jahren schloss sie das Doktorat in Naturwissenschaften ab und kehrte mit ihrem Mann, mit dem sie zwei Söhne hat, nach Lana zurück.

Die berühmte Apotheke in Burgstall

Als schließlich ein Wettbewerb für Apotheken ausgeschrieben wurde und Zita daran teilnahm, stand als Ort, der eine Apotheke übernehmen konnte, Burgstall zur Verfügung. „Ich war mir absolut nicht sicher, den Wettbewerb gewinnen zu können. Ich war noch sehr jung, habe zu der Zeit nicht gearbeitet und konnte darum keine Zusatzpunkte für die Arbeitsjahre erhalten. Die restlichen Punkte waren auf die Prüfung bezogen." Sie gewann den Wettbewerb.
„Ich übernahm 1988 mit 30 Jahren die Apotheke in Burgstall. Anfangs hatte ich nur eine Teilzeitkraft, die drei Stunden am Tag arbeitete, am Ende hatte ich drei Vollzeitangestellte. Ich konnte die Apotheke ziemlich schnell aufbauen." Stolz erzählt Zita: „Burgstall war damals die kleinste Ortschaft Südtirols, in der eine Apotheke eingerichtet wurde, aber meine wurde eine der größten und bekanntesten im Lande." Das hing, so Zita, zum einen damit zusammen, dass sie

auch für Meran, Gargazon und Lana zur Ansprechpartnerin wurde, und lag zum anderen vor allem daran, „dass ich versucht habe, mich in alternativen und komplementären Heilmethoden gut auszubilden."

Vor zwanzig Jahren gehörte Zita zu den wenigen ApothekerInnen im Lande, die vielfältige Produkte der Komplementärmedizin im Angebot hatte. Die Leute kamen oft von überall her, vom Reschen bis Bozen. „Das war mir nicht einmal bewusst. Es gab schließlich auch Oswald Niederegger von der Zentralapotheke in Meran in der Nähe, der ein Buch über die *Südtiroler Heilpflanzen* geschrieben hat. Wahr ist, dass diese Heilmethoden bei uns noch nicht so lange etabliert waren und ich am Ende meiner Laufbahn in Burgstall zehn Mal so viel Kunden hatte wie am Anfang."
Im Nachhinein empfindet sie ihre Arbeit in Burgstall als Erfolgserlebnis. „Ich kann mich erinnern, dass am Anfang noch nicht so viel los war. Dann kamen die Leute, die sich für Homöopathie interessierten. Schließlich diejenigen, die die von mir selbst gemachten Sirupe, Tinkturen, Cremen und Teemischungen wollten."

Eine besondere Beratung

Zita war es immer ein Anliegen, den Leuten zu helfen. „Mir war wichtig, den Menschen als Ganzes zu sehen und seine Probleme als einen Teil davon." Früher sind Apothekerinnen als „bessere Verkäuferinnen" betrachtet worden. „Das sieht heute niemand mehr so und vielleicht habe ich auch selbst ein bisschen dazu beigetragen. Ich brauche meine zehn bis fünfzehn Minuten pro Kunden, denn es geht ja nicht nur um das Symptom, das er hat, sondern um den ganzen Menschen ..."
Manchmal wurden die vielen Dinge, die die Leute Zita erzählten, für sie auch zur Belastung, aber: „Für mich ist es wichtig, den Leuten zuzuhören. Wenn man ihnen nur etwas verschreibt, ohne ihr Problem anzuhören, fühlen sie sich nicht ernstgenommen. Ich vergleiche das immer damit, dass man die Kunden abholt, wie ein Schiff die Leute am Ufer. Die steigen ein, fahren mit und haben das Gefühl, dass du sie dahin fährst, wo sie wirklich hinmöchten. Damit sie jedoch einsteigen, musst du vorerst mit ihnen reden."

Auf der Suche nach neuen Herausforderungen hat sie das Angebot ihres Kollegen Ivo von Wallpach in Lana angenommen, die Apotheke „Zur Mariahilf" zu übernehmen. „Man wächst an Veränderungen, die bringen einen weiter und öffnen Horizonte. Das habe ich nach siebzehn Jahren in Burgstall gebraucht." Als Ivo von Wallpach Zita 2004 kontaktierte, erfüllte sich für sie in Traum, da sie die Apotheke „doch schon von Kindesbeinen auf" kannte. „Er führte diese Apotheke schon in dritter Generation und kurz vor seiner Pensionierung suchte

ZITA

Zita Marsoner, verheiratete Marsoner Staffler, geboren am 18.2.1957 in Meran

Ort:
Lana (Burggrafenamt)

Arbeit:
Apothekerin, Leiterin der Apotheke „Zur Mariahilf" in Lana

Berufung:
Pflanzenheilkunde, Homöopathie, Bachblüten, Schüßler-Salze; Vermittlerin zwischen Volksmedizin und Wissenschaft

Sonstiges:
Studium der Pharmazie und Doktorat in Naturwissenschaften, Mitautorin des Buches *Das Kräuterbuch der Treiner Rosa*, 2002

Homepage:
www.mariahilf.it

er einen geeigneten Nachfolger oder eine Nachfolgerin."
Sie empfindet es als Glück, in ihrer Mitarbeiterin Tanja Nart eine fähige Nachfolgerin gefunden zu haben. „Ich wollte die Apotheke Burgstall in guten Händen wissen. Meine Kollegin ist auf der gleichen Wellenlänge und sie hat von Grund auf alles bei mir gelernt. In der Zwischenzeit hat sie eine fähige Mitarbeiterin dazugewonnen, die auch schon bei mir in Burgstall und in Lana gearbeitet hat: Marialuise Maier. Sie ist die Autorin des Buches *Die Kinderapotheke für Zuhause. Wirksame Selbsthilfe mit sanften Heilmitteln.*

Heute genießt Zita die Möglichkeit, zu Fuß oder mit dem Rad zur Arbeit zu kommen. „Ich wohne hier und bin darum gerne in Lana, aber vor allem habe ich hier auch meine Kunden aus Ulten, denn mein Herz schlägt immer noch für dieses Tal." Von ihrem Vater hat sie einen Hof in Ulten geerbt und ist dort regelmäßig. „Er ist mein Rückzugsort und meine Aufladebatterie. Dort habe ich Ruhe, gute Luft, gutes Wasser und lebe inmitten von Kräutern."

Zitas Anschauungen

Zita meint rückblickend: „Auf wissenschaftlicher Seite war ich anfangs ziemlich alleine, aber die Rückmeldung der Kunden bestätigte mich darin, dass v.a. homöopathische Mittel eine extrem gute Wirkung ohne Nebenwirkungen haben. Für mich gilt: Wer heilt, hat recht. Mir ist klar, es ist nicht immer alles beweisbar. So muss ich mich bei der Homöopathie auf Erfahrungswerte verlassen, doch gerade in der Pflanzenheilkunde ist doch in der Zwischenzeit vieles wissenschaftlich belegt. Es ist nicht alles Hokuspokus, was komplementäre Heilkunde betrifft!", sagt sie nachdrücklich.
„So kommt das Aspirin eigentlich aus der Weidenrinde und ist nur eine Abänderung des Extrakts. Digitalis, der Wirkstoff für das Herz, entstammt dem Fingerhut." Zita sieht die Verbindungen zur Volksmedizin hier ganz klar.
„Auch die Homöopathie greift auf viele Pflanzen zurück, vor allem auf solche, die eigentlich als giftig bekannt sind – zum Beispiel Eisenhut, bekannt als Aconitum, oder die Tollkirsche, bekannt als Belladonna. Dabei geht man davon aus, dass die Wirkung, die sie bei einem Gesunden auslösen, als Heilwirkung verwendet werden kann. Die Tollkirsche löst bei einem gesunden Menschen Kopfschmerzen, einen roten Kopf und Ohrensausen aus. In der Homöopathie wird Belladonna genau dagegen eingesetzt. Oder: Jeder weiß, dass Kaffee anregend wirkt und aufweckt, homöopathisch wirkt das Mittel Coffea schlaffördernd. Für mich besteht zwischen Wissenschaft und Homöopathie keine unüberwindbare Kluft."

Die Vernetzerin

Am Anfang ihrer beruflichen Karriere – daran erinnert sich Zita gut – standen sich ApothekerInnen und ÄrztInnen nicht immer freundlich gegenüber. „Ich habe immer versucht, gute Kontakte mit den Ärzten aufzubauen. Es ist viel besser fürs Wohl der Menschen, wenn wir zusammenarbeiten. Ich besuche gemeinsam mit Ärzten Veranstaltungen und tausche mich mit ihnen aus. Dr. Thuile ist schon während seines Studiums immer zu mir gekommen. Es hat sich einiges geändert!"

Zu ihrer Mitarbeit am *Kräuterbuch der Treiner Rosa* kam sie über den anderen Autor Moritz Schwienbacher. „Rosa hat bei ihm in Ulten auf dem Hof gelebt und als sie starb, sah er es als seinen Auftrag an, die ganzen handschriftlichen Unterlagen, die sie im Laufe des Lebens produziert hatte, zu verwerten. Sie nur in einem Buch zu sammeln, war ihm zu wenig. Wir kannten uns, da er

mit mir Oberschule gegangen ist. Ich bin ihm eingefallen, er hat mich gefragt und ich habe zugesagt." Denn, so Zita: „Rosa war ein richtiges Kräuterweibele. Sie hat Wildkräuter gesammelt und verarbeitet. Sie hat viele Leute empfangen und vielen von ihnen geholfen, in ganz Ulten Gutes getan. Ich konnte zu dieser interessanten Arbeit nicht nein sagen."
Obwohl Moritz Schwienbachers Tochter alles ins Reine schrieb und sie das Erbe von Rosa digital zur Überarbeitung erhielt, war sie ein halbes Jahr lang damit beschäftigt. „Ich war überrascht, wie gut diese Rezepte noch zu verwenden sind – fast alle." Zita bekräftigt einmal mehr: „Ich bin überzeugt, dass es unbedingt notwendig ist, dafür zu sorgen, dass die Volksmedizin nicht verloren geht. Viele ihrer Anwendungen sind zwar ‚nur volksmedizinisch', aber das meine ich nicht abwertend, denn damit unterscheide ich sie nur von den wissenschaftlichen Verwendungen, die alle nach herkömmlichen Standards bewiesen sind. Deshalb sind sie für mich nicht weniger wertvoll!" Zita hat selbst einige Rezepte aus dem Buch ausprobiert und spricht aus eigener positiver Erfahrung.

Ihr liegt die Vernetzung von Volksmedizin und Wissenschaft am Herzen. „Ich bin eine Person, die gerne zusammenbringt. Gerade habe ich eine Einladung für einen Kurs über Phytotherapie bekommen, die an Apotheker, Ärzte, aber auch Krankenpfleger geht. Das ist für mich schon ein weiterer Schritt in die richtige Richtung."

Zita und die Kräuter

Die Apothekerin erklärt: „Ich habe Ehrfurcht vor den Kräutern und schätze sie. Mir ist bewusst, dass das Kraut nicht nur Wirkstoffe enthält, sondern ein Gesamtwerk ist." Dennoch: „Die Kräuter können auch negative Wirkungen haben und sind darum mit Respekt zu behandeln. Es kann nicht alles

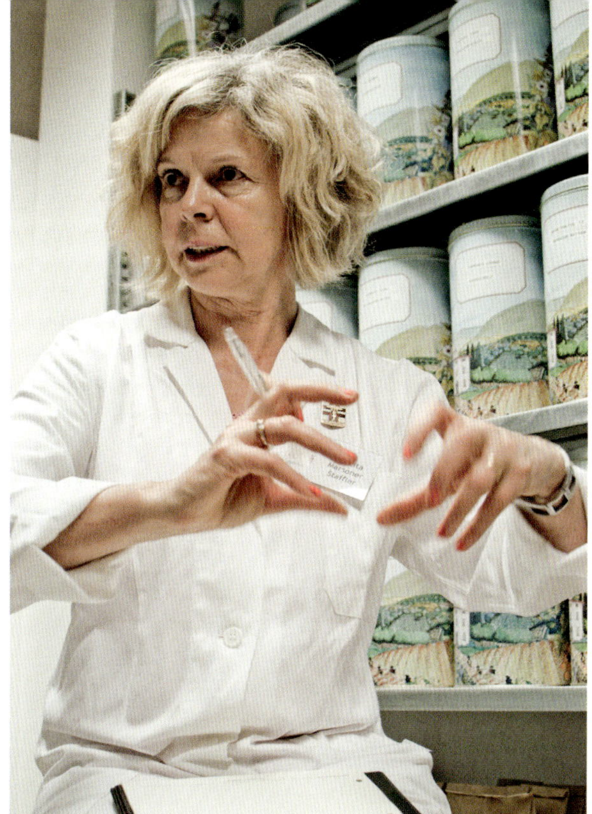

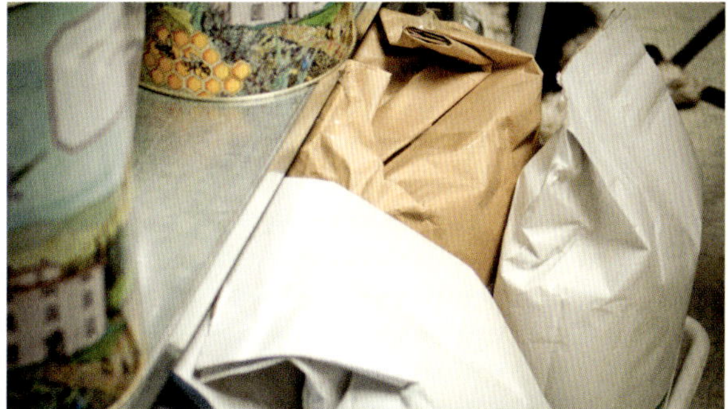

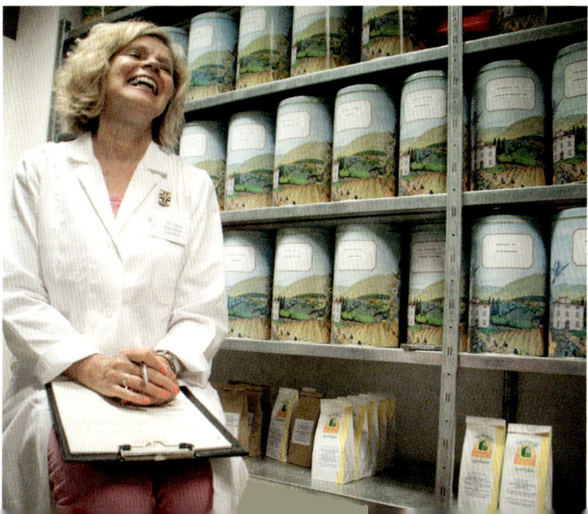

oral eingenommen werden. So wissen nicht alle, dass zum Beispiel eine Arnikatinktur nicht zu trinken und stets zu verdünnen ist."

Auf die Frage, was sie ihrer Meinung nach von anderen ApothekerInnen unterscheidet, meint sie: „Ich habe einen eigenen Teeraum und lege großen Wert auf die Kräuterabteilung. In meiner Apotheke werden sehr viele Teemischungen verkauft, ca. zehn am Tag. Ich versuche nicht nur Heiltees, sondern auch Haustees zusammenzustellen, wie Sommer- oder Wintertee, die man dauernd trinken kann."
Außerdem ist Zita im Vortragsbereich sehr aktiv. „In den letzten fünf Jahren habe ich sicherlich über 100 Vorträge gehalten, ob bei den Bäuerinnen oder an den Volkshochschulen, vor allem im Burggrafenamt, manchmal aber auch in ganz Südtirol." Ihr Thema sind oft die Heilkräuter: „Ich wünsche mir, dass sich die Laien mehr damit beschäftigen, vor allem die jungen Mütter, denn ich entdecke ein rückgängiges Interesse bei den Jungen. Ich bemühe mich um eine Aufklärung für die jungen Frauen, dass sie auch mit Tees gut Heilung erwirken können. Natürlich ist das umständlicher als mit einer Tablette." Sie hält aber auch viele Vorträge zur Homöopathie und zu den Schüßler-Salzen, vor allem letztere erfreuen sich im Moment großer Nachfrage.

In Zitas Apotheke sind eineinhalb Stellen nur für galenische Zubereitungen[37] im Labor vorgesehen. „Meine Spezialität sind die Ringelblumensalbe und die Isländisch-Moos-Tropfen." Sie erklärt: „Ich muss aufgrund der gesetzlichen Bestimmungen mit angebauten Kräutern arbeiten, die aus einem Kräuteranbau stammen, der mir ein Qualitätszertifikat garantieren kann. In jedem Kraut sind bestimmte Inhaltsstoffe Standard und die müssen verwendet werden, genauso wie gewisse Inhaltsstoffe – zum Beispiel Pestizide und Färbemittel – nicht enthalten sein dürfen." Diese gesetzlichen Bestimmungen verhindern momentan, dass sie die Kräuter von lokalen KräuteranbauerInnen beziehen kann. „Momentan kaufe ich meine Kräuter in der Toskana. Dort wird viel angebaut. Nur für meine Haustees nehme ich die Pflanzen von zwei Höfen in Ulten, die ein Zertifikat haben."

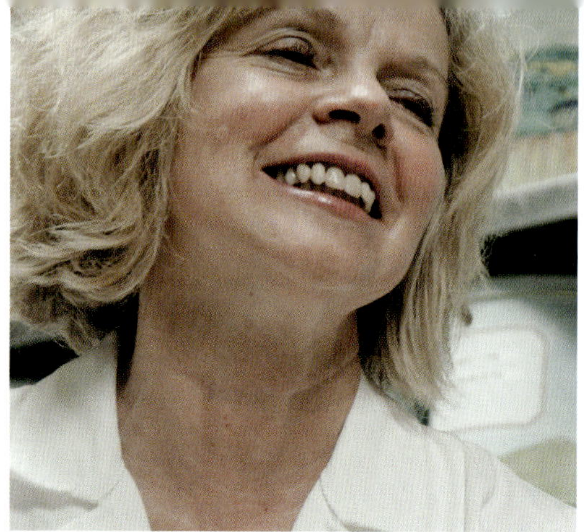

Das Problem ist, dass diese Zertifikate sehr teuer sind. „Ein normaler Bauer kann sich die nicht leisten. Es gab einmal ein Bestreben im Lande, eine einzige Stelle in Südtirol einzurichten, in der die Chargen untersucht und zertifiziert werden können. Es gab ein Treffen der Kräuteranbauer mit dem zuständigen Landesbeamten. Ich war auch eingeladen. Soweit ich informiert bin, ist diesbezüglich noch nichts weitergegangen. Schade, ich würde gerne offiziell von den Kräuteranbauern hier im Lande meine Kräuter beziehen."

Was sie sich nicht vorstellen kann, ist, dass eines Tages Wildpflanzen für die medizinische Anwendung in Anspruch genommen werden können. „Die sind fast nur privat zu verwenden, da sie schwer zu standardisieren sind. Aber das hat auch ein Gutes: Der Raubbau wird verhindert und es nehmen sie nur die Leute, die sich gut auskennen und nicht viel falsch machen können!"

37 in der Apotheke hergestellte Produkte und Mischungen, z.B. Tee, Sirupe, Tropfen, Tinkturen, Kapseln und Cremen

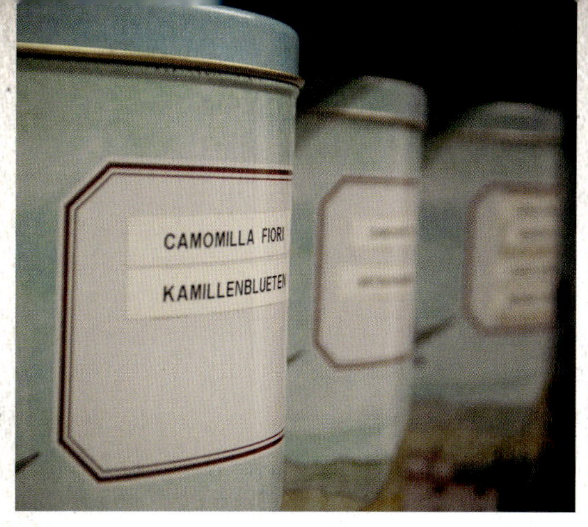

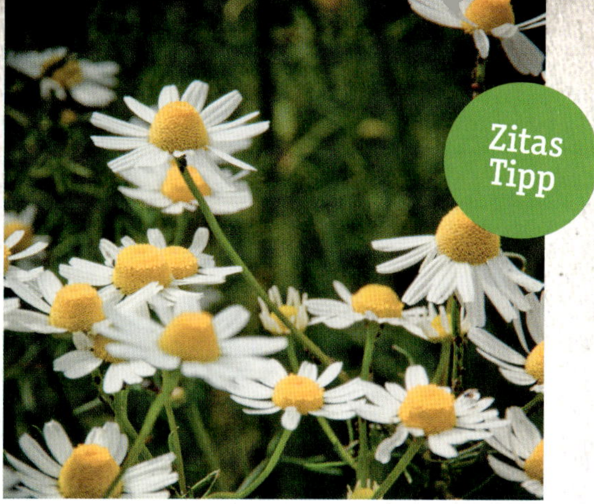

Zitas Tipp

„Früher einmal wollte ich meine erste Apotheke Chamomilla nennen. Für mich ist die Kamille eine besondere Pflanze, weil sie jeder kennt, aber dennoch gibt es weit mehr über sie zu wissen, als man meint.
Sie wirkt äußerlich wie innerlich entzündungshemmend und krampflösend. Interessant ist, dass alle glauben, die Kamille wirke beruhigend, aber das stimmt nur insofern, dass sie den Magen- und Verdauungstrakt beruhigt und alle Störungen des Magen-Darm-Traktes lindert – das kann das Einschlafen begünstigen. Äußerlich angewandt lässt die Kamille Ausschläge abheilen.
Was die wenigsten wissen, ist, dass der Wirkstoff, der auch den typischen Kamillengeruch ausmacht, ein blaues Öl namens Azulen ist."

DIE KAMILLE

wissenschaftlicher Name:
Matricaria chamomilla

volkstümliche Namen:
Kamelle

verwendete Pflanzenteile:
Blüten

Vorkommen:
kultiviert oder wild auf brachen Äckern und Wegränder

Sammelzeit:
Mai bis Juli bei Sonnenschein

Kamillentropfen

Zutaten:

- 20 g getrocknete Kamille
- 100 g Alkohol (ca. 40–50 %)

Die getrocknete Kamille zusammen mit dem Alkohol in ein dunkles Glas geben und 5 Tage stehen lassen – dabei öfters umrühren; anschließend abfiltern und in eine dunkle Flasche mit Tropfenzähler abfüllen.
Die Kamillentropfen können verdünnt, ca. 10 Tropfen auf ein Glas Wasser, zum Gurgeln und für Spülungen bei entzündetem Zahnfleisch, zum Einnehmen bei krampfartigen entzündlichen Erkrankungen des Magen-Darmbereiches, bei entzündlichen Erkrankungen und Reizzuständen der Atemwege, als Umschlag bei Entzündungen der Haut und Schleimhaut, bei Juckreiz oder leichter Verbrennung verwendet werden.

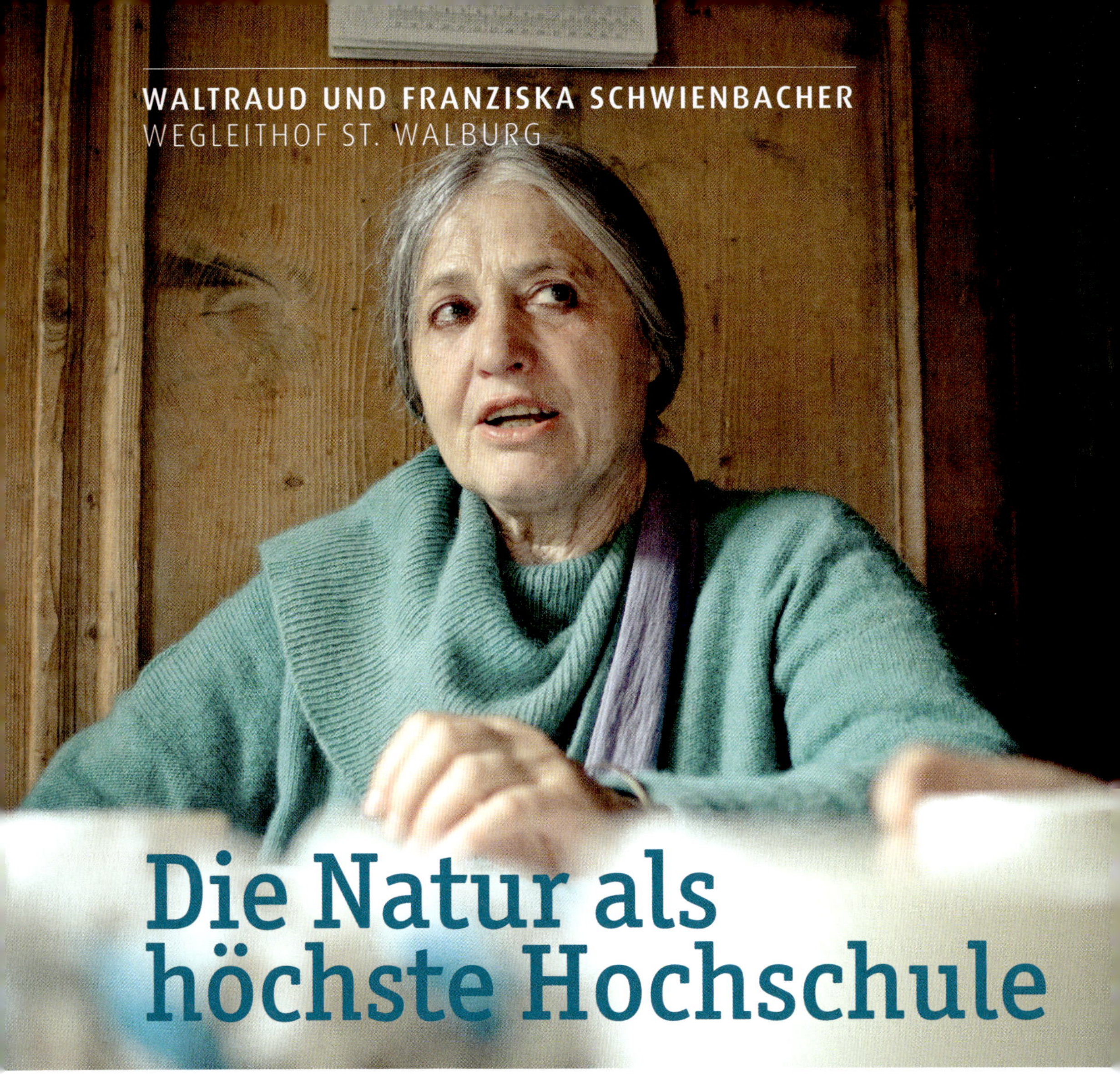

WALTRAUD UND FRANZISKA SCHWIENBACHER
WEGLEITHOF ST. WALBURG

Die Natur als höchste Hochschule

„Jeden Tag mache ich frühmorgens eine Stunde meinen Spaziergang. Das wäre für jeden wichtig. Ich beobachte und schaue. Nur wer sich die Zeit nimmt, in der Stille zu gehen, dem eröffnen sich die Geheimnisse der Natur. Im Stress können wir sie nicht erkennen."

Traudl Schwienbacher

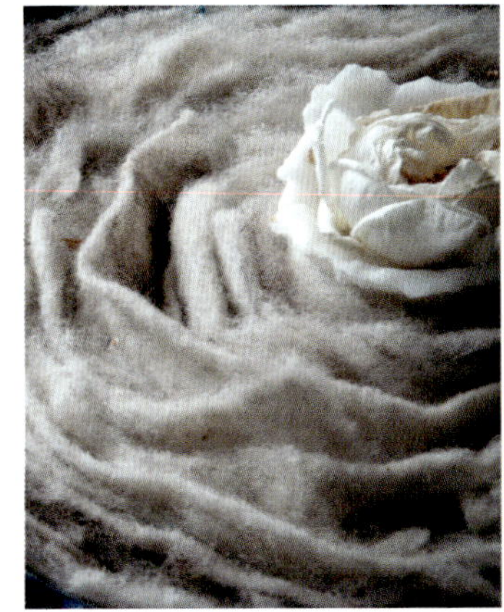

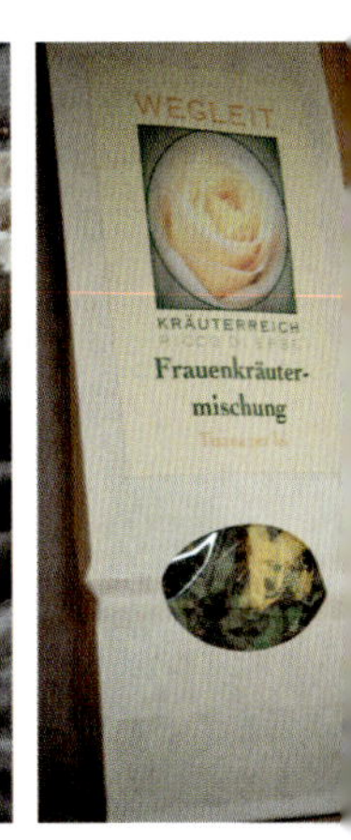

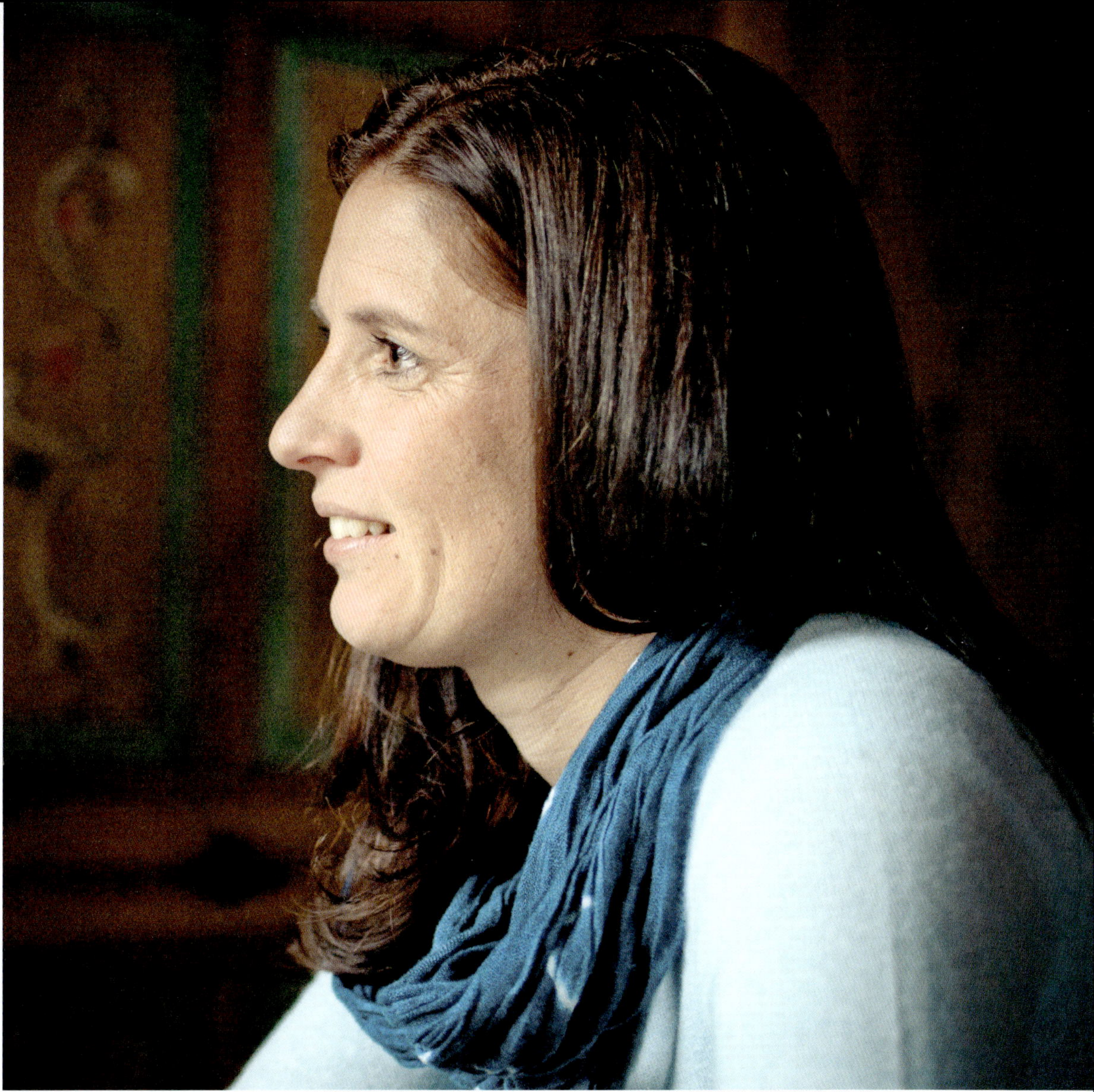

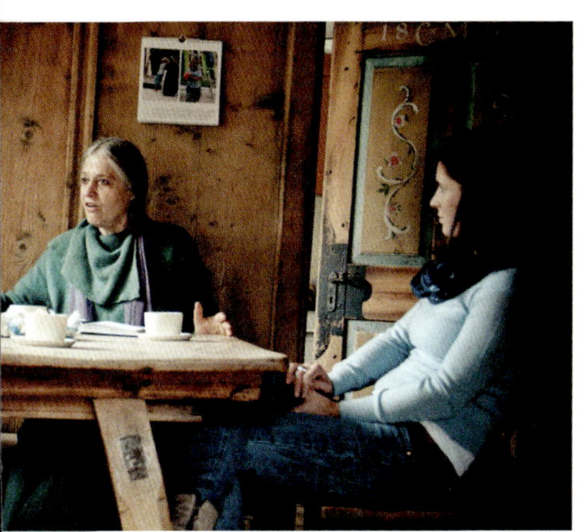

„Wenn wir von Kräutern reden, reden wir immer auch von Bäumen, Flechten, etc. Wir machen da keine Unterschiede! Für mich geht es nicht um die Inhaltsstoffe, sondern um das Wesen der Pflanze. Ich selbst brauche keine grobstoffliche Wirkung der Pflanze mehr für mich.“

Franziska Schwienbacher

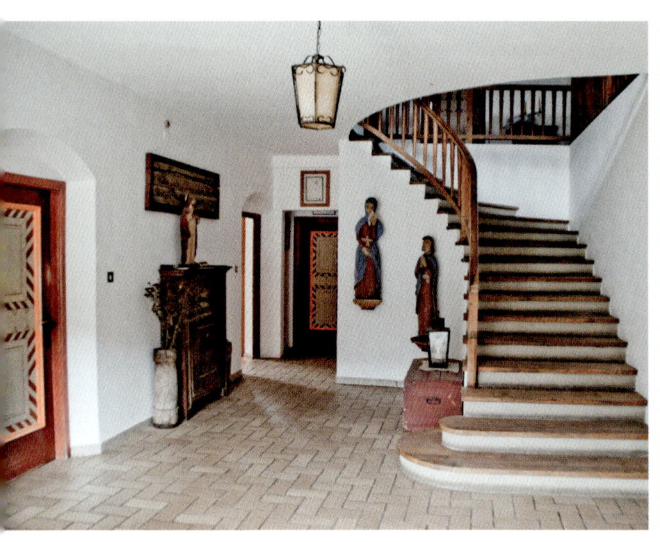
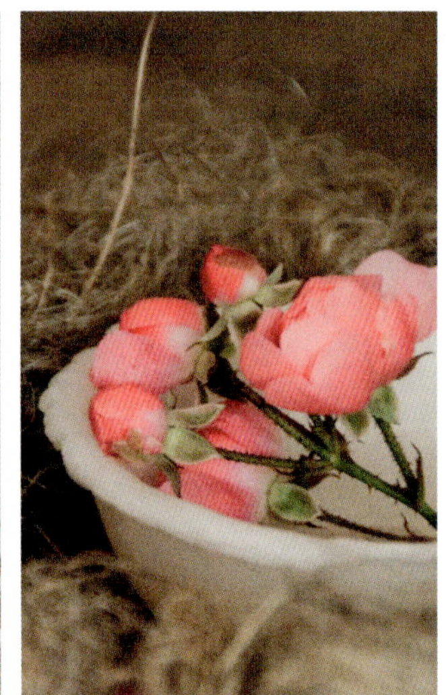
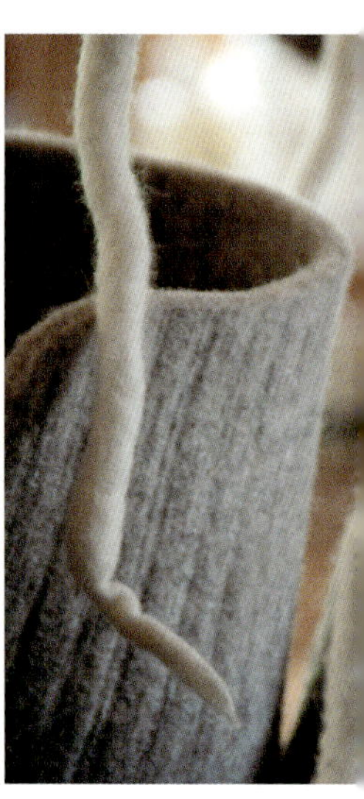

Traudl und Franziska führen uns in die Hofstube. Sie lächeln beide, als wir sie darauf ansprechen, dass wir bewusst das Gespräch mit Mutter und Tochter suchen, da Traudl einen Teil ihres Lebenswerks an Franziska weitergegeben hat: die Winterschule Ulten, einen dreijährigen Lehrgang zu traditionellen, handwerklichen Techniken des Alpenraums mit natürlichen Rohstoffen.

Wegen Heimweh zurück nach Hause

Waltraud Schwienbacher ist in St. Nikolaus in Ulten geboren und aufgewachsen. „Wir hatten einen winzig kleinen Bauernhof mit einer Kuh und eine Bäckerei", erzählt sie mit ihrer ruhigen, gemächlichen Stimme. Sie und ihre beiden Geschwister mussten als Kinder „fest arbeiten", da sie mit zehn Jahren den Vater verloren. Bis zur Heirat arbeitete sie im elterlichen Betrieb.
Zusammen mit ihrem Mann zog sie für ein Jahr nach München. „Ich habe so Heimweh gehabt. So sind wir zurück nach Südtirol gezogen und 1976 haben wir den elterlichen Hof meines Mannes in St. Walburg übernommen."
Der Wegleithof ist einer der ältesten Höfe im Tal, 1358 das erste Mal urkundlich erwähnt, ein Erbhof, der schon über 350 Jahre im Besitz der Familie ist. „Durch den Stauseebau verloren wir Haus, Scheune und neun Hektar Kulturgrund. Uns blieben nur mehr ein Dreiviertelhektar Felder und zwanzig Hektar Wald." Zwischen den Zeilen klingt durch, dass der in den 1950er Jahren angelegte Stausee für den Hof einen bedeutenden Einschnitt darstellte.

Unterkriegen ließ Traudl sich davon aber nicht. In ihren nächsten Worten spürt man die stählerne Entschlossenheit, die hinter ihrer gemächlicher Art steckt: „Wir sind gerne Bauern und um das bei so wenig Grund zu bleiben, mussten wir etwas erdenken. So ist der Kräuteranbau seit den 1990er Jahren unser Haupterwerb geworden. Wir verarbeiten auch die Wolle, die wir auf dem Hof produzieren, und ich färbe sie mit Naturmaterialien, und zwar mit Rindenwurzeln, Pflanzen, Flechten und Blüten."

„Lebenswertes Ulten"

Das erste große Projekt von Traudl war 1990 „Lebenswertes Ulten". Rückschauend erzählt sie: „Wir haben in Ulten alles kleinstrukturierte Höfe, von denen auf längere Sicht die Bauern nicht leben können – bei diesen

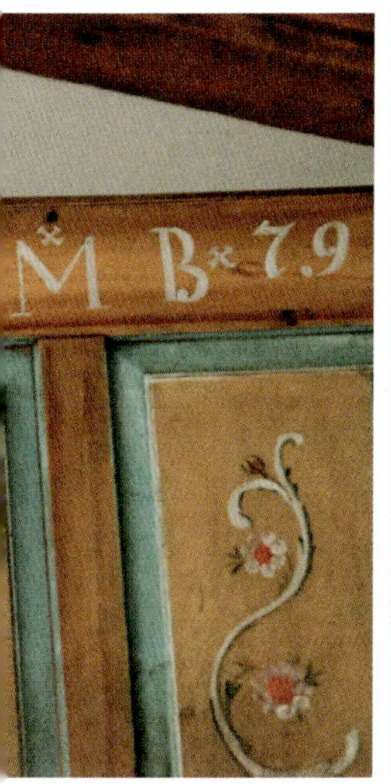

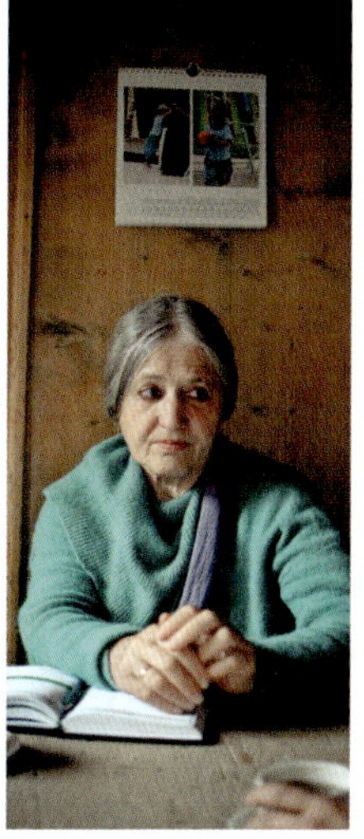

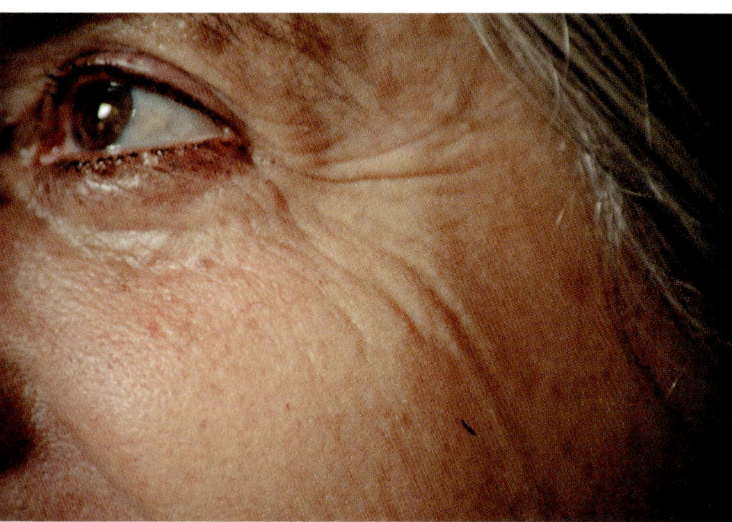

Preisen für Holz, Wolle und Milch unmöglich! Wenn wir jedoch zum Arbeiten alle aus dem Tal hinausgehen, haben wir erstens mehr Verkehr und verlieren wir zweitens wertvolles Kulturgut wie die typischen Schindeldächer, die Holzzäune und Trockenmauern Ultens, die keiner mehr Zeit hat zu pflegen."

In Traudl regte sich Protest: „Wozu sollen wir wertvolle Rohstoffe zu Schleuderpreisen hinausverkaufen? Wenn wir die Veredelung der Produkte auf den Höfen und im Tal machen, bleiben draußen Arbeitsplätze frei für diejenigen, die wirklich keine andere Möglichkeit haben."
Franziska wirft ein: „Du musst schon sagen, dass du damals Gemeindeassessorin warst."
Traudl fährt fort: „Ja, und wir haben einen Verein gegründet und eine aktivierende Befragung der Ultner Bevölkerung begonnen."
Hauptfrage war: „Wo drückt in Ulten der Schuh?" Viele verschiedene Leute nahmen an der Befragung teil. „Wir haben alles durchleuchtet: Kultur, Religion, Soziales, Handwerk, Gemeindeökologie, Jugend und Landwirtschaft."

Aus dieser Befragung gingen Schwerpunkte hervor, zu denen Arbeitsgruppen gebildet wurden: für Landwirtschaft, Tourismus, Handel und Gewerbe, Gemeindeökologie, eine für Raumordnung und für sozialkulturelle Bereiche. Für sie als Leiterin und Initiatorin des Projektes begann eine sehr arbeitsintensive Zeit. „Ich wollte in allen Arbeitsgruppen dabei sein, um zu sehen, wo die Leute ihre Probleme haben."

WEGLEITHOF

Waltraud Trafojer, genannt Traudl, verheiratete Schwienbacher, geboren am 20.2.1944 in St. Nikolaus/Ulten

Franziska Schwienbacher, geboren am 14.4.1973 in Meran, Tochter von Waltraud Trafojer

Ort:
Wegleithof in St. Walburg (Ultental), 1170 m Höhe

Produktion:
Kräuter, Milch von Tiroler Grauvieh und Wolle von Mohairziegen

Größe:
3/4 ha Felder, 20 ha Wald

Sonstiges:
Hof im Familienbetrieb, Leitung der Winterschule Ulten von Mutter an Tochter weitergegeben

Homepage:
www.kraeuterreich.com; www.winterschule-ulten.it

Unter anderem ging Traudl zu den Schafbauern. „Als ich sie fragte, was sie mit der Wolle täten, meinten sie: ‚Die werfen wir auf den Müll, die will kein Mensch mehr.' Die Wolle macht die halbe Hausapotheke aus und wir werfen sie in den Müll und kaufen synthetisches Zeug!"

Lieblingsthema Wald

Am meisten liegt ihr der Wald am Herzen. „Ich heiße Waltraud – getraue dich in den Wald", lacht sie. „Jeder Baum hat seine eigene Heilkraft, von den Rinden über die Harze. Schon Paracelsus sagte, dass die Harze die Sonnenmedizin sind. Man sagt, sie glätten die Haut, sind gut gegen Falten, heilend, ausziehend, bei Nervenentzündungen gut und sogar, dass Harze chronische Dickdarmentzündungen heilen können."
Traudl ist überzeugt: „Wir brauchen nur die Natur anzuschauen, sie wäre die höchste Hochschule, an der wir studieren könnten! Weil sie gratis und für jeden leicht zugänglich ist, nutzen wir das zu wenig! So sagt man, dass die Nadelbäume gut für Lungen und Bronchien sind, das Immunsystem stärken, den Stoffwechsel anregen, gegen rheumatische Gichterkrankungen gut sind und tiefsitzende Entzündungen herausholen. Außerdem sind sie für die Schönheit gut."
Franziska und Traudl geben die Harze in die Wollbäder, die sie für anspruchsvolle Hotels auf Anfrage vorbereiten. Sie mischen Bäume mit Blüten, zum Beispiel Zirm[38] mit Alpenrosen. Franziska erklärt: „Es ist die Kombination von dem nach unten Verwurzelten des Baumes mit der nach oben gehenden Leichtigkeit der Blüte, die wir in der Naturkosmetik wie bei den Wollbädern anwenden. Es ist eine wichtige Mischung, die die Leute brauchen."

Winterschule Ulten

Die Arbeitsgruppe, die sich mit dem Wald beschäftigte, fällte und verwertete Holz zu den richtigen Zeitpunkten. Die erste Qualität wurde für die Herstellung von Massivholz, Möbel, Drechsel- und Schnitzarbeiten verwendet, die zweite für Bauholz, die dritte für Kisten und die vierte für Bioenergie.
Traudl erzählt: „Wir haben vier Dörfer und in dreien sind zentrale Hackschnitzelheizungen entstanden."
Traudl hat nicht nur auf ihrem Hof, sondern im ganzen Tal viel zum Positiven verändert.

38 Zirbelkiefer

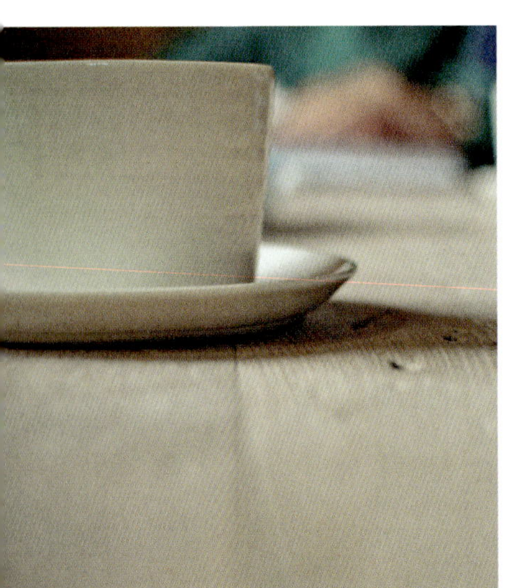

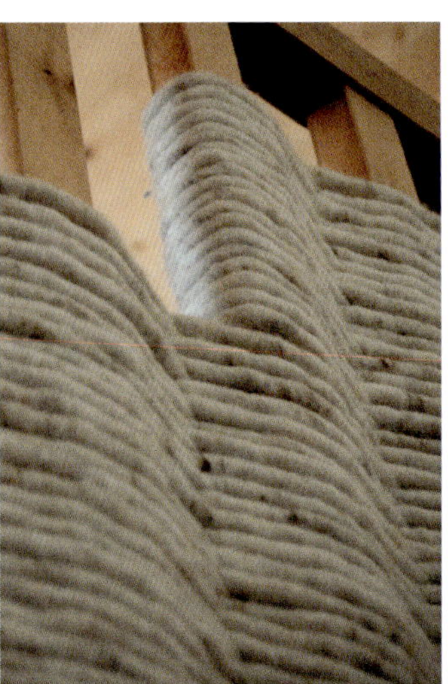

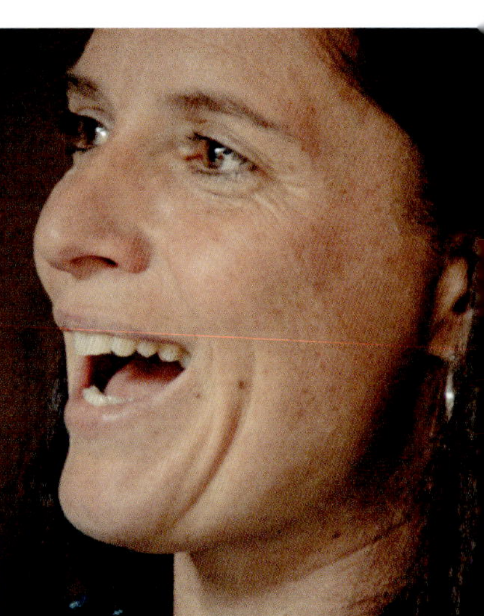

„Ich habe mit den Förstern geredet. Die haben mir erzählt, dass durch die niedrigen Preise viel Restholz am Boden liegen bleibt und das dem Wald schadet. So kommen zu viele Käfer. Da kam mir der Gedanke, dass die Bauern, wenn sie Zeit haben, diese Restholze einsammeln und dem Heizwerk abliefern könnten. Die Heizwerke haben dieses Jahr 370000 Euro für Restholz gezahlt."

Die Grundsteine der Winterschule Ulten waren die Holz- und Textilverarbeitung, später kamen Pflanzenverarbeitung, Floristik mit Wildblumen, Permakultur sowie Gesundheitsvorsorge und Bäder dazu. „Der Name hängt damit zusammen, dass die Bauern im Winter Zeit haben, sich weiterzubilden", erklärt Franziska. Vor circa zwanzig Jahren begannen sie mit fünfzehn Bauern. Mittlerweile hat die Winterschule 450 TeilnehmerInnen. „Wir haben letzthin 1800 Anmeldungen gehabt", so Franziska.
Heute kommen die Teilnehmer von überallher. „Wir haben noch zwanzig Prozent Ultner und das ist eine schöne Zahl." Franziska lacht: „Maria Hochgruber Kuenzer[39] meinte einmal: Mit diesem Projekt hat Mama nicht Ulten in die Welt gebracht, sondern die Welt nach Ulten. Die Ultner freuen sich, wenn es im Dorf watzelt[40]. Als eine Frau zu uns auf Kurs kam, die ursprünglich aus Tokio stammt, meinte der Wirt im Dorf: ‚Jetzt hat die Winterschule auch noch Asien nach Ulten gebracht!' Die, die von außen kommen, schalten schon nach den ersten Kurven, die in unser Tal führen, zwei Gänge zurück und genießen den langsameren Rhythmus des Lebens hier." Traudl nickt.

Vor vier Jahren hat Franziska die Koordination und Kursleitung übernommen. Mit leuchtenden Augen erzählt sie: „Mir gefällt an der Winterschule, wie sich die Menschen nicht nur fachlich weiterentwickeln, sondern

39 Pusterer Bäuerin, Landtagsabgeordnete, ehemalige Landesbäuerin
40 wimmelt

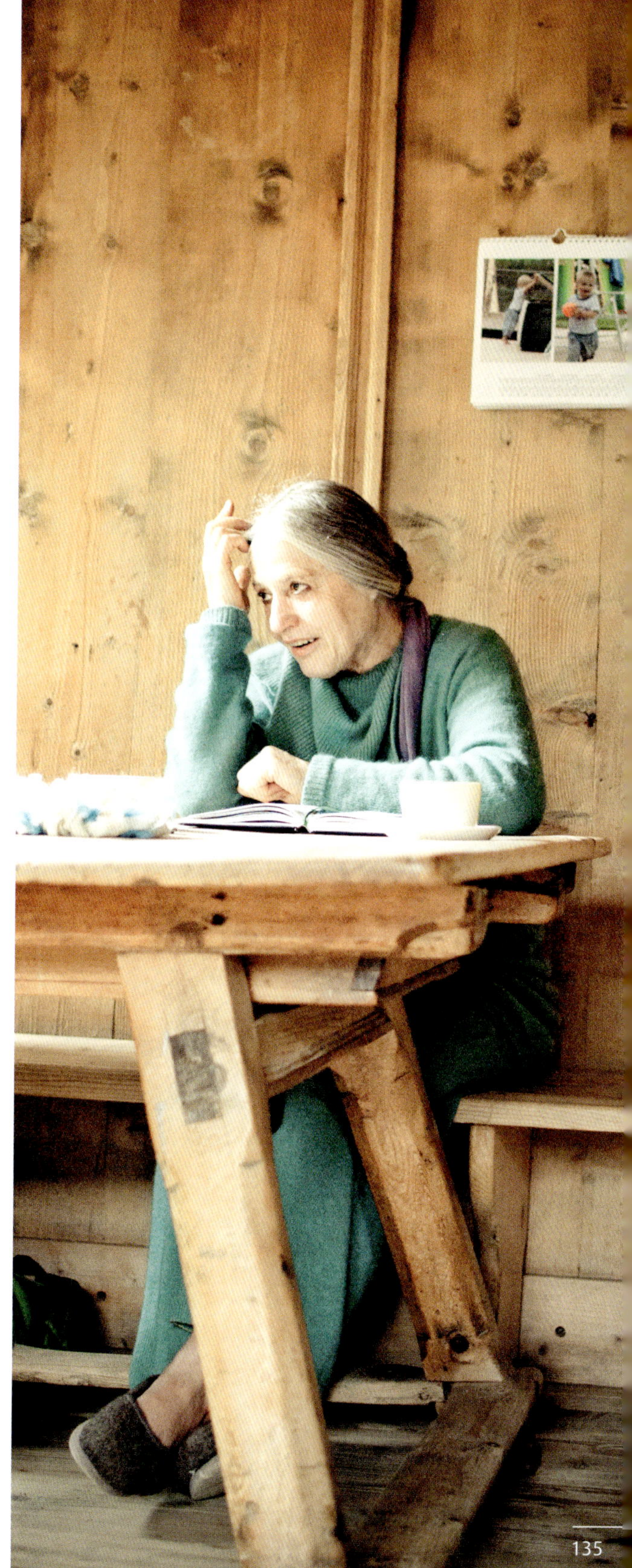

auch menschlich. Ich habe gesehen, wie einfache Bäuerinnen, die sich nichts getrauen, mit anderen Frauen in Kontakt kommen und ein Selbstbewusstsein erhalten."

Heute ist die Winterschule ein Gemeinschaftsprojekt. Die Trägergruppe besteht aus der Gemeinde Ulten, dem Schulsprengel Ulten, der Abteilung Landwirtschaft und dem deutschen Bildungsressort. Traudl ist als Gründerin in der Trägergruppe dabei. „Wir haben große Freiheiten", erzählt Franziska. „Die Mitglieder der Trägergruppe meinen: ‚Ihr seid vor Ort, ihr seht, was gebraucht wird.' Vor zehn Jahren war Kochen ein Hauptfach, heute besteht eine gewaltige Nachfrage nach Kräutern." Traudl fügt hinzu: „Das ist das Geheimnis der Winterschule: Wir können schnell reagieren und nach Gespür gehen."

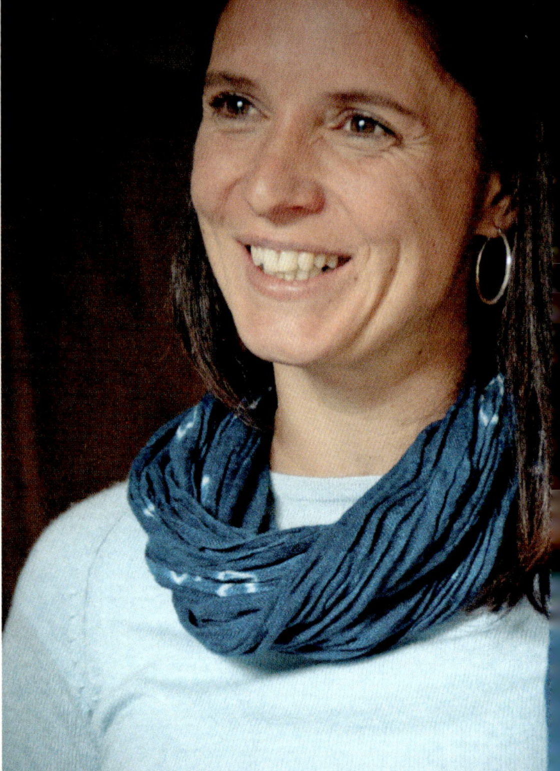

Selbstverständlich damit aufgewachsen

Franziska ist mit ihrem älteren Bruder und zwei Schwestern auf dem Wegleithof aufgewachsen. „Wir haben eine Kindheit genossen, von der man nur träumen kann. Den Sommer haben wir auf den Bäumen hinter dem Haus verbracht, auf denen jeder von uns sein Haus gebaut hat."
Auch sie hat eine sehr ruhige, bedächtige Art und meint: „Wenn wir Kinder etwas hatten, hat Mama die Bibernellwurzel ausgegraben, uns bei Husten Isländisch Moos verabreicht und bei Zahnweh den stinketen[41] Storchenschnabel aufgelegt."
Geprägt wurde sie außerdem von ihrer Großmutter väterlicherseits, die auch auf dem Hof lebte. „Ich weiß noch, wie sie mit Schweinsfett auf dem Herd die Ringelblumensalbe gemacht hat. Sie hat uns auch die Ultner Ausdrücke für die Pflanzen gelehrt: Masseraun für Majoran, Spicket für Lavendel, Baselgoan für Basilikum." Sie fügt hinzu: „Auch der

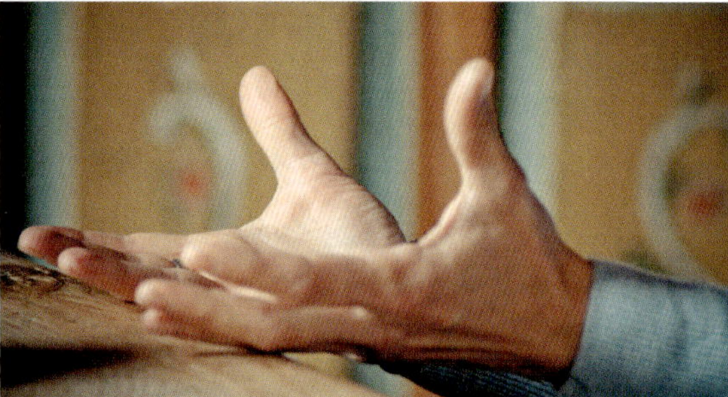

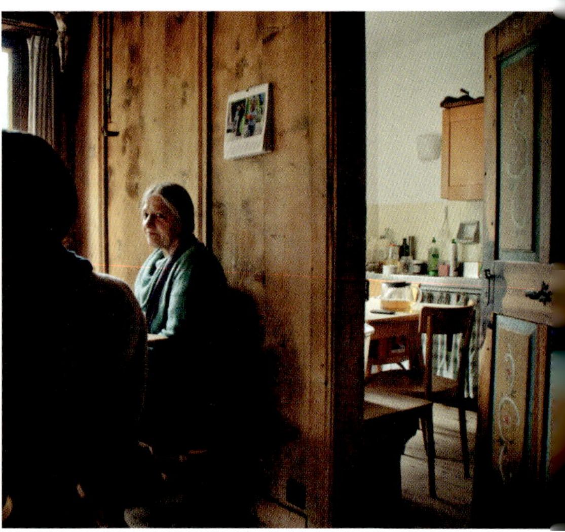

41 übelriechenden

Vater ist ein naturverbundener Mensch. Wir waren nie im Urlaub, aber jeden Sonntag auf dem Berg. So haben wir es von mehreren Seiten erhalten."
Schon als Kind war ihr klar, dass sie in Innsbruck Biologie und Botanik studieren wird. „Mein Dissertationsthema waren auch die Bäume", lacht sie mit einem Seitenblick zu ihrer Mutter. „Welche Strategien zum Überleben die Zirm, die Fichten und die Lärchen an der Waldgrenze im extremsten Habitat haben. Zwei Jahre bin ich die Berge hinauf, vor allem im kalten Winter."

Von der Laimburg zur Winterschule

Nach dem Studium hat sie eine Stelle bei der Laimburg angenommen. „Die ersten zwei Jahre hatte ich das Projekt bezüglich lokaler Getreide, Gemüse- und Obstsorten. Da habe ich mit Andrea Heistinger[42] zusammengearbeitet. Die darauffolgenden drei Jahre hingegen habe ich die Leitung des Kräuteranbaus und der -beratung in der Laimburg übernommen."

42 Argrarwissenschaftlerin und Buchautorin, die sich in Südtirol sehr darum verdient gemacht hat, wieder altes Saatgut aufzufinden und auch dazu angeregt hat, es wieder zu verwenden

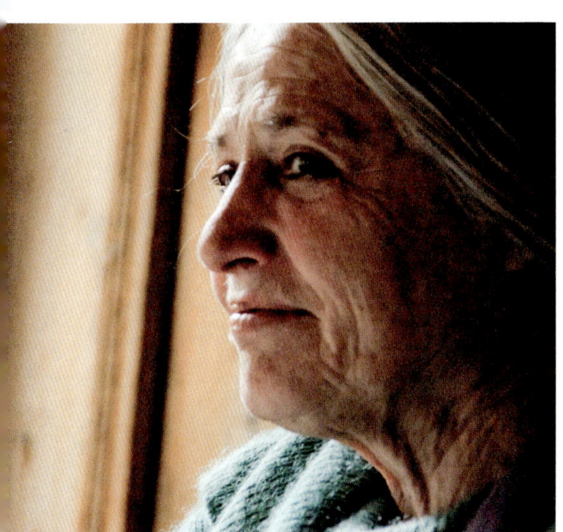

Als ihre beiden Kinder zur Welt kamen, hat sie dort aufgehört. Heute meint sie, dass sie froh über ihre Erfahrung in der Laimburg ist, und darüber, die wissenschaftliche Seite kennengelernt zu haben. „In der Zwischenzeit habe ich gemerkt, dass das Wissenschaftliche nicht ganz das Meine ist. Die Winterschule entspricht mir zeitlich wie inhaltlich komplett. Der intuitive Zugang zu den Pflanzen ist stärker in mir."

Das Verhältnis zu ihrer Mutter beschreibt sie so: „Mama ist eine Frau voll von Ideen, und ich habe sie immer bewundert für ihre Kraft und ihren Einsatz, den sie hundertzehnprozentig einbringt. Sie ist schon eine sehr beeinflussende Persönlichkeit und ich bin froh um meine Geschwister. Zusammen lassen wir uns nicht mehr dreinreden." Sie lacht. Franziska ist es wichtig, einen eigenen Weg gefunden zu haben. „Die Winterschule ist ein gutes Beispiel: Mama hat sie gegründet, aufgebaut und bis hierher gebracht. Ich bin eingestiegen und bringe meine Eigenart ein. Wir haben zwar die gleichen Grundsätze, aber heute entscheide ich, welche Referenten wir nehmen." Und Traudl fügt hinzu: „Das ist auch schön und richtig so. Wir reden, entscheiden soll sie."

Ein eingeschweißter Familienbetrieb

„Das Schöne an unserer Familie ist", sagt Franziska, „dass bei uns viel diskutiert und geredet wird. Manches fällt auf fruchtbaren Boden, manches Mal tut jeder, was er will. Wir treffen uns zwei Mal wöchentlich zur Marend[43] und halten Familienrat."
Den Hof hat 2007 Bruder Hannes übernommen. „Sollte der nicht auch dabeisitzen?", fragt Franziska. „Der hat wirklich auch eine große Fachkenntnis", fügt Traudl hinzu. Sie machen deutlich, wie stark sie sich als Familienbetrieb fühlen und wie die Weitergabe

43 nachmittägliche Brotjause

von Wissen und Erkenntnissen unabhängig vom Geschlecht in der Familie weitergegeben wird. Hannes hat die Jungpflanzenaufzucht von der Aussaat bis zur Ernte über. „Er ist die feine Nase für die neuen Teemischungen", erzählt Traudl. „Wir kosten sie bei der Marend."
Die Schwester Raffaela hat ursprünglich etwas anderes studiert, aber heute den Hofladen übernommen. „Sie macht die Badesalze, Honige und Öle", erzählt Traudl. Veronika, die Jüngste, studierte Psychologie in Salzburg, lebt und arbeitet heute dort. „Sie ist unser Mediator, falls wir einen brauchen", lacht Franziska. Dass sie den meist nicht brauchen, ist aus den nächsten Worten zu hören: „Der Hof gehört Hannes, Raffaela betreut den Hofladen, Mama macht die Seminare, Vorträge und Hofführungen, Vater ist zuständig für die Wildkräutersammlung und ich mache die Korrespondenz und Produktentwicklung am Hof. Jeder ist Teil des Ganzen und dort, wo er seine Fähigkeiten hat."

Traudls letztes Projekt

„Ich musste mir noch die Sozialgenossenschaft aufhalsen", erzählt Traudl. „Das Muss ist zu diskutieren", wirft Franziska ein und meint: „Alle wollen mittun, aber niemand will die Verantwortung übernehmen. Die Übernahme der Präsidentschaft von Mama hat viele Diskussionen in der Familie ausgelöst. Das ist einfach ein großer Betrieb und bis der läuft, muss wieder viel Zeit und Energie investiert werden." Traudl erwidert überzeugt: „Jetzt haben wir so lange darauf hingearbeitet! Ich muss selbst dafür sorgen, dass wir auf dem richtigen Weg sind."

Bei der Sozialgenossenschaft geht es um die Wollverarbeitung. Begonnen hat alles vor circa sechs Jahren mit der Idee, für die Frauen im Tal einen Zuerwerb durch Wollverarbeitung zu schaffen. Vor fünf Jahren wurden gebrauchte Maschinen gekauft und vor kurzem die Sozialgenossenschaft „Lebenswertes Ulten" gestartet.
Traudl hat den „Wohlfühlproduktevertrag" ins Leben gerufen, mit welchem Privatpersonen mit 200 bis 4000 Euro als Genossenschaftsmitglieder einsteigen können und dafür pro Jahr fünf Prozent Zinsen in Form von Produkten zurückerhalten. Das ganze Projekt steckt noch in den Kinderschuhen, aber sie verfolgt es mit der gleichen Beharrlichkeit wie alle vorherigen. „Wir brauchen es einfach für Ulten. Wir stellen Matratzen und -aufleger, Polstermöbel, Wollbäder,

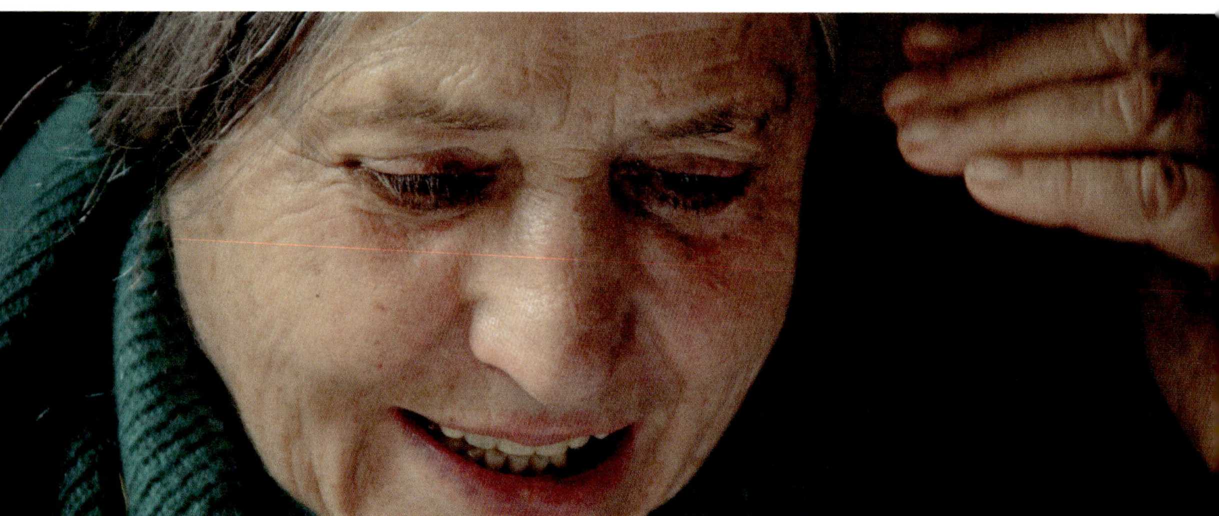

Kleidung, Schuhe und Vorfilz her. Unser Angebot ist vielfältig, unsere Frauen kreative Designerinnen. Ich sehe das noch als meine Lebensaufgabe an."

Traudl und die Kräuter

„Die Liebe zur Natur und zu den Kräutern hat mir die Mama schon in die Wiege gelegt, wie ich sie auch den Kindern weitergegeben habe. Das Wissen habe ich aus alten Überlieferungen, Ausbildungen und vielen Büchern, aber wenn ich ehrlich bin, ist meine Hochschule die Natur selbst. Ich verbinde Gespür mit dem angelernten Wissen, wie zum Beispiel den Inhaltsstoffen und der Heiltherapie der Farben."

Traudl ist in ihrem Element: „Mich begeistert die Fülle, die da ist. Eine Pflanze kann ich fünf Mal verwenden – sei es für den Tee, die Naturkosmetik, die Bäder, das Färben oder das Essen. Ich sage immer: Wir sind alle reich. In einer Zeit der Nebensächlichkeiten und Äußerlichkeiten ist es eine große Lebensaufgabe, die Kinder wieder zu dem zu führen, worum es wirklich geht." Sie fährt fort: „Wir haben in unserem Stress nicht mehr Zeit zu erkennen, was uns glücklich und zufrieden macht. Schauen wir uns die Hochschule der Natur an: Nach zwei Tagen Sturm haben wir mehr als genug, aber wir leben Dauersturm. Das kann uns doch nicht guttun. Wir sind ja Teil der Natur!"

Sie erzählt uns von dem, was sie in ihren Seminaren erfährt und weitergibt: „Wir sind so verarmt, weil wir nicht mehr sehen, was wir haben. Die Wildkräuter haben ein Fünfzigfaches der Vitamine, Proteine und Minerale, die ein normaler Salatkopf hat. Das ist für jeden zugänglich. Das ist auch Gerechtigkeit. Ich sage immer provokant: Wenn der Sandler[44] stuff[45] ist, unter der Brücke zu leben, kann er das verändern: die Kräuter kennenlernen, sie sammeln und sich davon ernähren. Dann sage ich immer: Wir produzieren 150 Tonnen Wolle im Jahr in Südtirol und 100 Tonnen werfen wir weg! So gehen wir mit den Gaben Gottes um. 1200 Faserpflanzen könnte man statt Leinen verarbeiten, die uns als Kleidung besser täten."

Sie fügt hinzu: „Ich befasse mich wirklich täglich mit Gesundheit. Immer mehr bin ich davon überzeugt, dass die Kleidung, die wir 24 Stunden am Körper tragen, fast genauso wichtig ist wie gesundes Essen und Trinken, genauso wie der Wohn-, Schlaf- und Arbeitsbereich, die dritte Haut, und das Haus, die vierte Haut. Ich habe schon als Kind ein

44 Bettler
45 müde

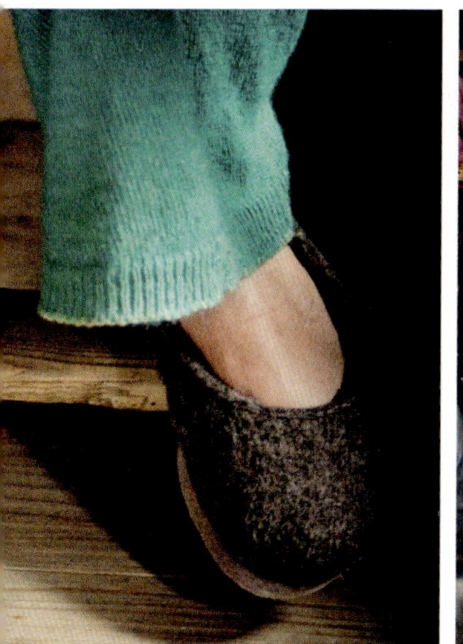

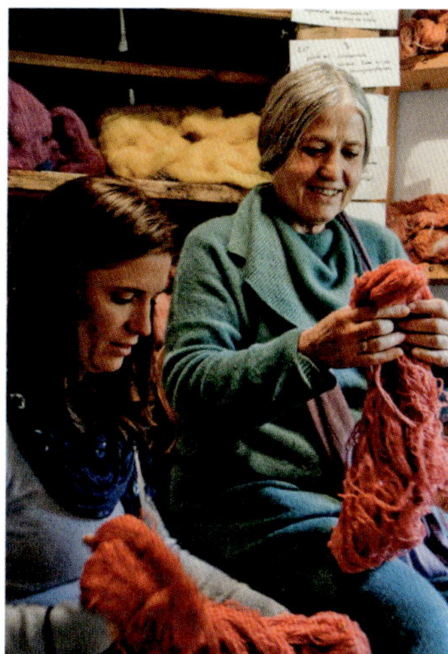

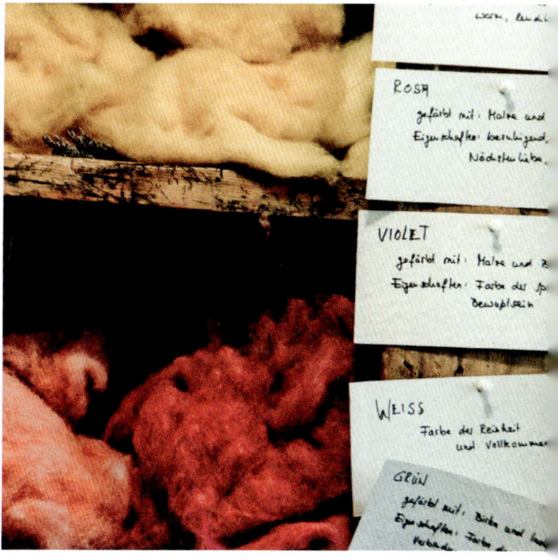

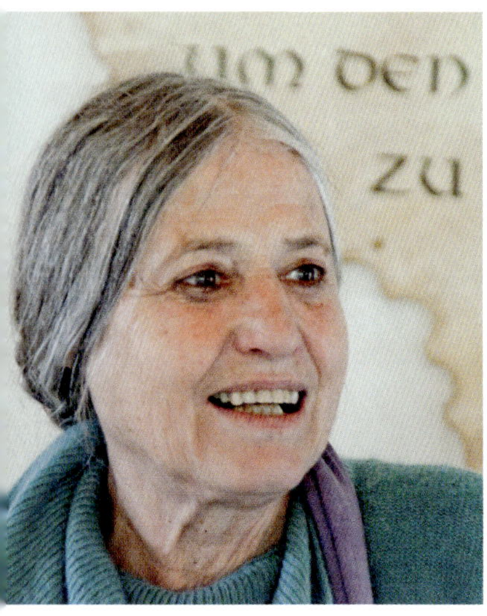

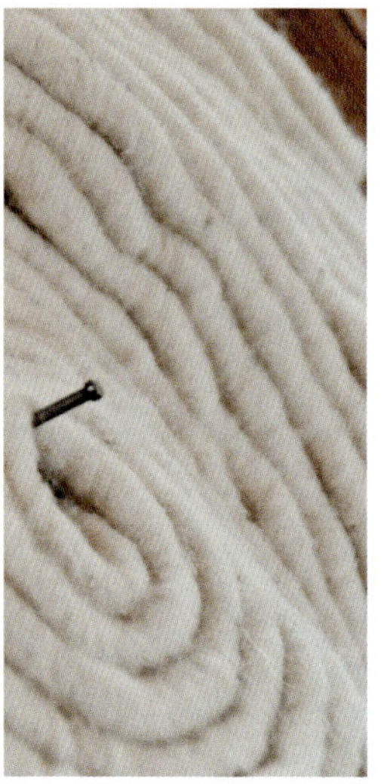

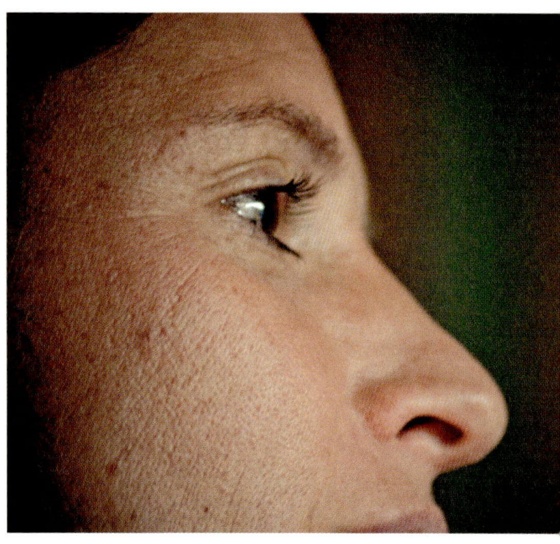

Gespür dafür gehabt und mir von meinem erstersparten Geld ein Schaf gekauft."
Traudl kommt immer mehr in Fahrt: „Jeden Tag mache ich frühmorgens eine Stunde meinen Spaziergang. Das wäre für jeden wichtig. Ich beobachte und schaue. Nur wer sich die Zeit nimmt, in der Stille zu gehen, dem eröffnen sich die ganzen Geheimnisse der Natur. Im Stress können wir sie nicht erkennen." Und sie verrät: „Was ich wirklich noch gerne machen möchte, wäre ein ganzheitliches Gesundheitsprojekt. Das müsste gar nicht teuer sein, aber es soll um Essen, Trinken, Schlafen, Kleidung, Wohn-, Schlaf- und Arbeitsbereich und um Kreativität in der Freizeit gehen."
Franziska lacht: „Sie hat immer wieder fünf neue Sachen im Kopf." Traudl lächelt. „Ja, ich muss schauen, dass ich meinen Herbst des Lebens nicht übersehe."

Franziska und die Kräuter

Franziska betont: „Wenn wir von Kräutern reden, reden wir immer auch von Bäumen, Flechten, etc. Wir machen da keine Unterschiede." Traudl stimmt ihr zu. Franziska fährt fort: „Für mich geht es nicht um die Inhaltsstoffe oder die Gruppe, zu der die Pflanze gehört, sondern um das ganze Erscheinungsbild, das Wesen der Pflanze."
Ihr ist bewusst, dass das nicht der Zugang für alle ist, und das geht für sie auch in Ordnung: „Wenn jemand bei einem kratzigen Hals Salbeitee oder Eibisch trinkt, dann ist das sein grobstofflicher Zugang dazu."
Sie selbst braucht die Wirkung der Pflanze nicht mehr grobstofflich: „Mir genügt die Verbindung zu ihr. Ich bin froh darum, im Laufe der Jahre diesen Zugang geschaffen zu haben."
So hat sie auch nur eine kleine Hausapotheke, in erster Linie für die Kinder, wie Schafwolle gegen Husten und getrocknete Schwarzbeeren gegen Durchfall. „Ich halte kein Sortiment, denn ich hole sie mir vor der Haustür. Wenn bei uns kein Schnee liegt, kannst du jederzeit alles frisch pflücken. Kräuter brauchen wir für uns nicht zu konservieren, und die Tees trinke ich fürs Wohlbefinden."

Mit zwei Kindern geht sie natürlich morgens nicht spazieren, aber: „Ich gehe gerne hinaus in die Natur. Schon von Kind auf kenne ich hier jede Ecke und damit auch die kostbaren Plätzchen hinter unserem Haus."
Sie schwärmt: „Wenn ich auf dem Bichl[46] bei der Lärche und den Kirschbäumen sitze, spüre ich den Puls der Erde."

46 Hügel

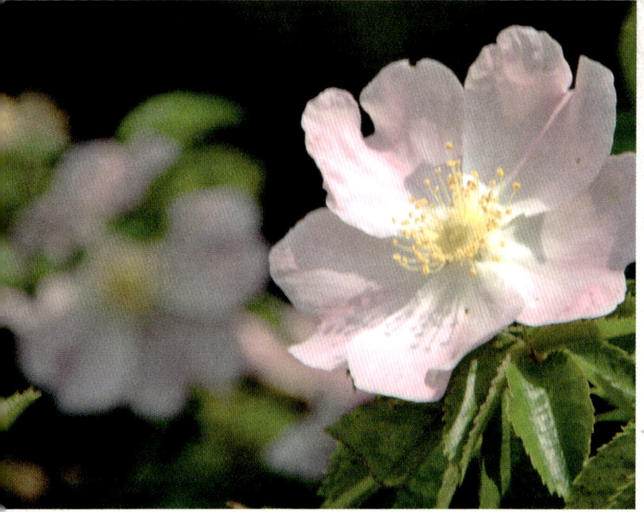

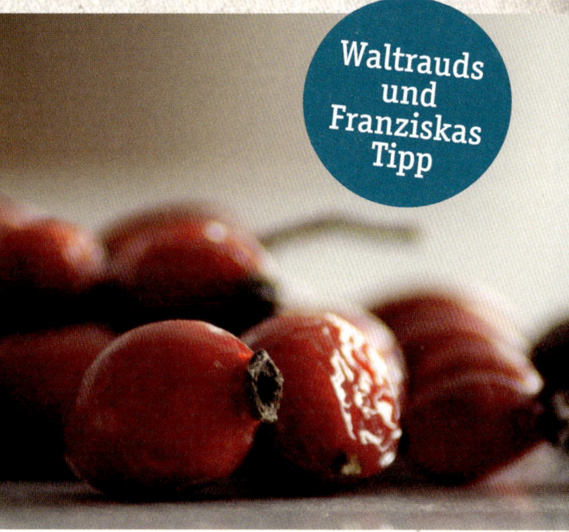

Waltrauds und Franziskas Tipp

DIE HECKENROSE

wissenschaftlicher Name:
Rosa canina

volkstümliche Namen:
Hundsrose, Wildrose. Früchte: Hagebutten, Pfroslen, Hetschepetsch

verwendete Pflanzenteile:
Früchte, Blüten

Vorkommen:
in Hecken und lichten Wäldern

Sammelzeit:
Blüten im Mai, Früchte ab Oktober oder sobald sie rot werden

Der Hagebuttenhonig

Zutaten:

- 100 g frisch gepflückte Hagebutten
- 100 g heimischen Bienenhonig

Die Hagebutten als Ganzes in einem starken Mixer fein mahlen. Wer keinen hat, kann die Hagebutten entkernen und fein aufschneiden. Danach mit einem guten heimischen Blütenhonig vermengen, in ein Glas füllen und kühl lagern. Dieser Honig ist mehrere Wochen haltbar.
Täglich 2 Teelöffel davon sind laut den Schwienbachers ein Vitamin-C-Lieferant und auch die Kinder haben den Honig gerne.

Traudl: „Die Frucht der Heckenrose, die Hagebutte, ist die gesündeste Frucht in unseren Breitengraden, denn sie enthält am meisten Vitamin C. Für uns ist es selbstverständlich, nach dem ersten Frost im Oktober drei bis vier Hagebutten pro Tag von den Stauden zu essen."

Franziska: „In der Naturkosmetik ist die Hagebutte als Öl, als Essenz und als Destillat bekannt. Von den Blüten über den Kern bis zur Frucht ist sie vielfältig einsetzbar. In der Hagebutte hat Hagazussa gewohnt, die Kräuterhexe!"

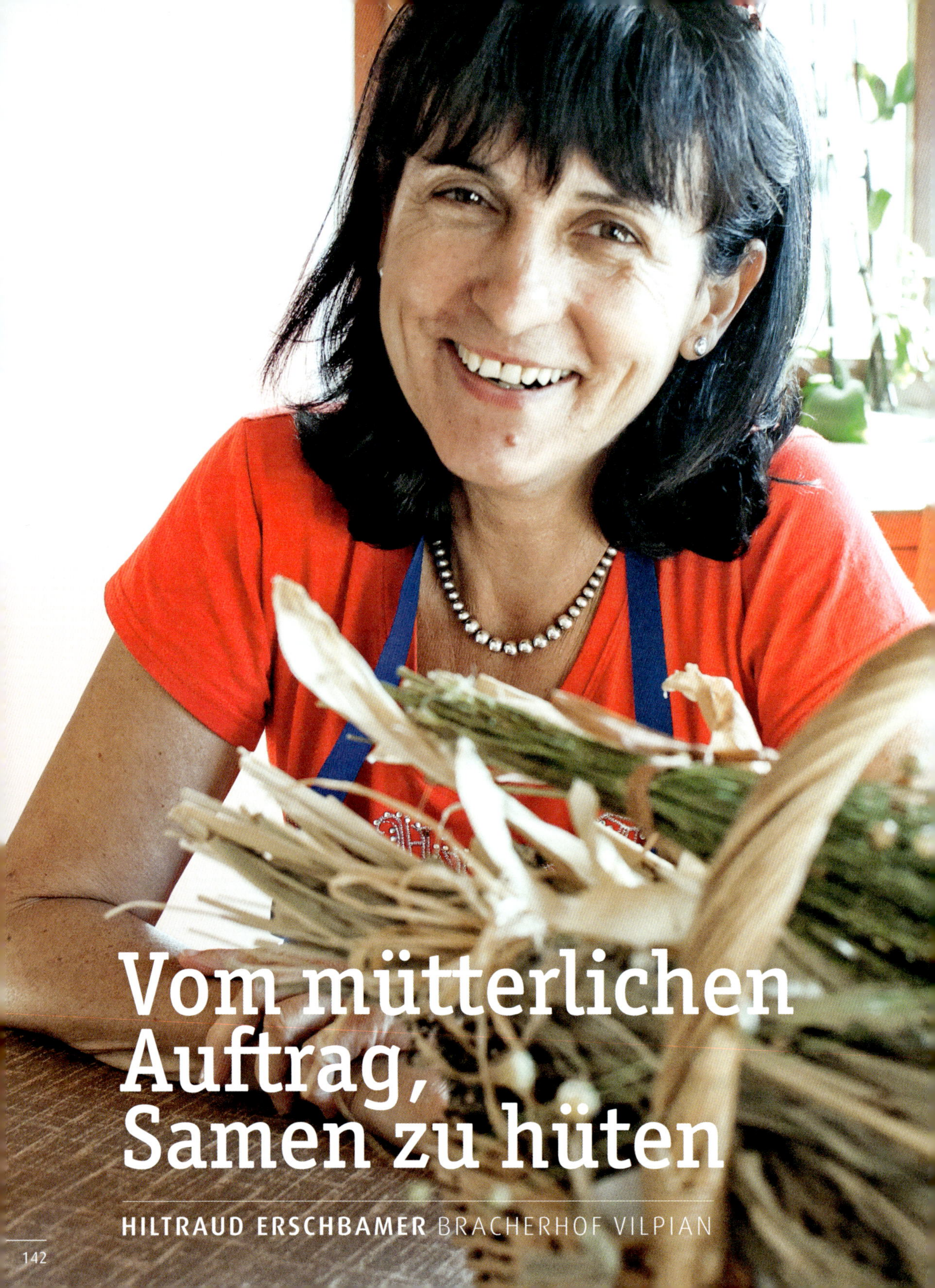

Vom mütterlichen Auftrag, Samen zu hüten

HILTRAUD ERSCHBAMER BRACHERHOF VILPIAN

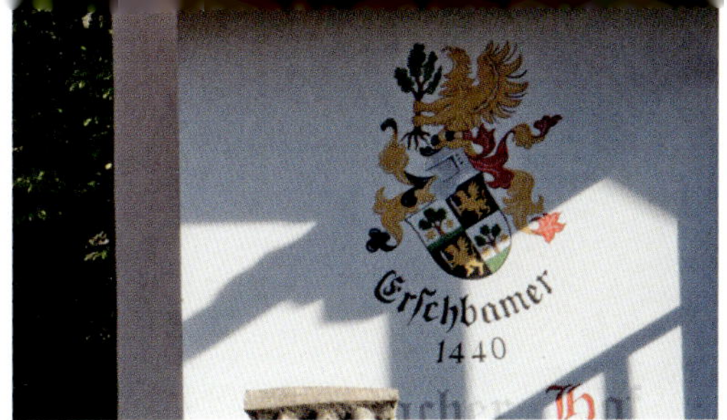

„Heutzutage ist alles da, man kann sich alles leisten, aber eigentlich verhungern wir vor vollen Tellern. Das Wahrnehmen und Wertschätzen dessen, was vor der Haustür wächst, macht uns satt – geistig und körperlich erfüllt."

Hiltraud Erschbamer

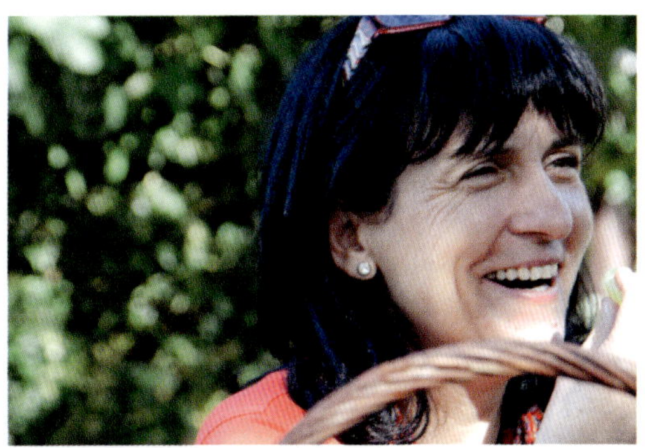

Hiltraud erwartet uns vor dem Haus und zeigt uns gleich die „verschwenderische, üppige Natur", die sie überall um sich herum entdeckt. „Ich habe so eine Freude mit diesem Baum, eine violette Feigensorte, die es nur hier rund um Bozen gibt – eine alte Sorte. Ich liebe es, alte Südtiroler Lokalsorten zu erhalten." Sie lädt uns ein, gleich auf der Bank und dem Tisch unter dem Nussbaum vor dem Haus Platz zu nehmen.

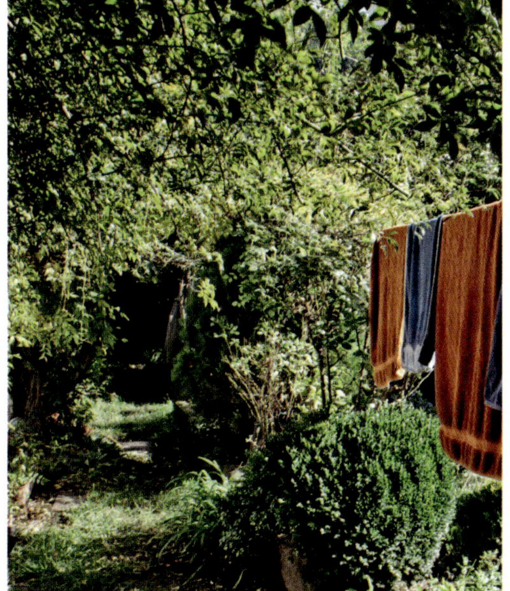

Pferde als Familienhobby

Hiltraud wuchs auf dem elterlichen „Eggbauer"-Hof in Terlan auf und „wusste eigentlich nicht so recht", was sie wollte. Das änderte sich: „Mit 25 Jahren habe ich geheiratet und seitdem bin ich hier Bäuerin auf dem Bracherhof."
Sie erinnert sich: „Als ich ankam, gab es keine Frau auf dem Hof. Die Schwiegereltern waren verstorben, es war ein Männerhaushalt – bestehend aus meinem Mann und seinem ledigen Bruder. Somit konnte ich sofort das Regiment von Haus und Garten übernehmen."
Anfangs gab es nur einen Hausgarten, doch Hiltraud wollte Rosen und einen Tisch mit

Bänken. Damit stieß sie bei den Männern vorerst auf taube Ohren. Sie meint schmunzelnd. „Nach einiger Zeit ging es trotzdem."

Mittlerweile ist sie 30 Jahre verheiratet und ihre zwei Töchter sind erwachsen. Kathrin, ihre erste Tochter, hat die Oberschule für Landwirtschaft besucht und arbeitet halbtätig auf dem Hof und die halbe Nacht beim Bäcker. „Es schaut so aus, als ob sie eines Tages den Hof übernehmen wird." Evi, die zweite Tochter, hat Biologie studiert, arbeitet in Bozen und lebt nun mit ihrem Freund im gleichen Dorf ein paar Straßen weiter.

BRACHERHOF

Hiltraud Neuhauser, verheiratete Erschbamer, geboren am 28.3.1958 in Bozen

Ort:
Bracherhof in Vilpian (Etschtal)

Produktion:
Apfelanbau

Größe:
6 ha Obstwiesen, ein großer Bauerngarten mit Blumen, Gemüsepflanzen und Kräutern, vor allem alte Südtiroler Sorten

Sonstiges:
bekannt als „Tomatenbäuerin", Kräuterpädagogin, verwendet Kräuter auch für Garten und Vieh

Das Familienhobby sind die Pferde. „Die Rösser habe ich auf den Hof gebracht. Wir waren knapp ein Jahr verheiratet, da waren wir bei einem Schlittenrennen und Skijöring[47] in Hafling, an denen Rösser unserer Bekannten teilnahmen. Ich habe Lose gekauft und was ist passiert? Ich habe den Haupttreffer gemacht und das Fohlen gewonnen." Sie lacht. „Ich hatte die Möglichkeit, das Ross bei Verwandten einzustellen, da wir natürlich nicht darauf eingestellt waren. In den Ställen waren über den Winter immer die Bäume der Baumschule des Schwagers eingelagert."

Hiltraud war es wichtig, dass die Kinder einen Bezug zu Tieren bekommen. „Sie lernten, Verantwortung zu übernehmen. Sie bekamen immer kleine Aufgaben der Betreuung. Tiere sind keine Maschinen, wie du mit ihnen umgehst, geben sie es dir zurück."
Als die Töchter in die Oberschule kamen,

47 Wintersportart, bei der ein Skifahrer sich von einem Pferd im Galopprennen ziehen lässt

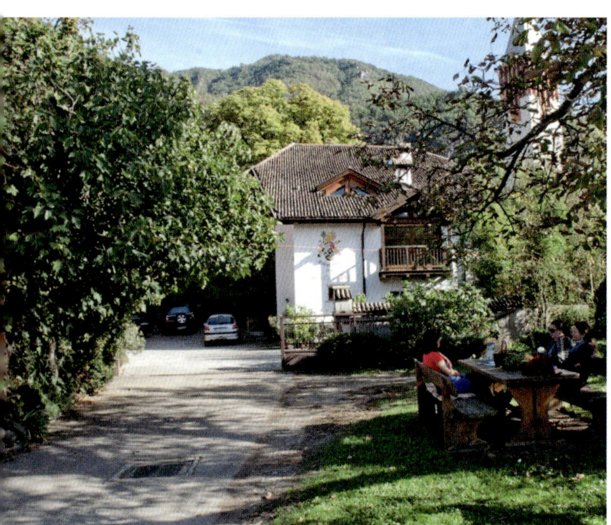

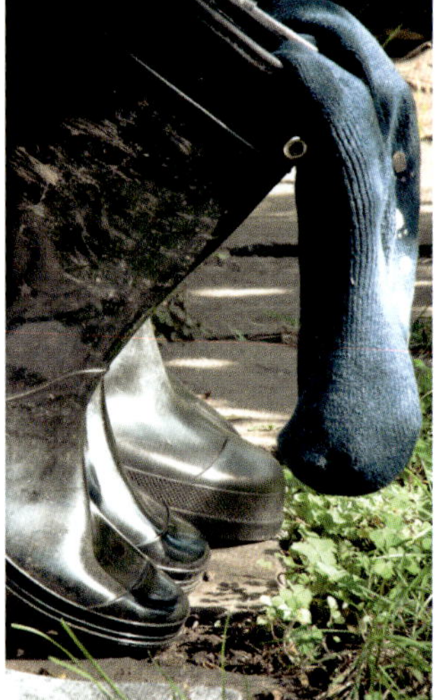

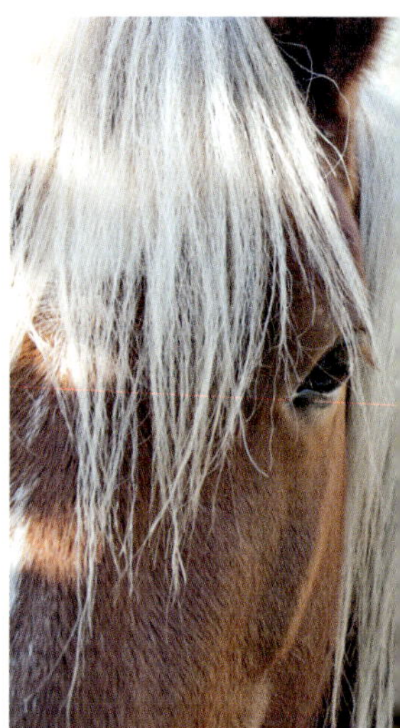

fanden die inzwischen fünf Pferde endgültig im Stall des Bracherhofes ihr Zuhause – außer im Sommer, „sobald die Schule aufhört, gehen unsere Rösser auf die Alm bis Mitte Oktober." Stolz fügt sie hinzu: „Der Bracherhof war 1972 der letzte Hof von hier, der das Vieh aufgegeben hat, und 2000 waren wir die ersten, die wieder Tiere auf den Hof brachten."
Der gleiche Stolz erfüllt sie, wenn sie vom Erfolg ihrer Töchter im Pferdesport spricht. Kathrin war schon Vizeeuropameisterin in Galopp des Haflinger-Pferdesports.

Die Arbeitsteilung auf dem Bracherhof ist klar: Der Mann Albert kümmert sich um die Äpfel, Kathrin um die Rösser und Hiltraud kümmert sich um Haus und Garten.

Der grüne Daumen von der Mutter

Vor allem der Garten hat es Hiltraud seit jeher angetan. „Den grünen Daumen habe ich von meiner Mutter", sagt sie überzeugt. „Sie hat einfach einen Pelzer[48] in die Erde gesteckt und alles ist gewachsen." Bei ihr ist das genauso.

Was die Kräuter anbelangt, hat sie jedoch ihre Oma geprägt. „Als Kind bin ich längere Zeit bei ihr aufgewachsen. Wenn ich bei ihr war, sind wir stets oberhalb von Terlan beim Weiler Montigl spazieren gegangen. Da hat sie immer etwas eingesteckt in ihren Schurz[49], hier ein Ästchen, da ein Kraut. Auch beim Kühehüten hat sie immer etwas mitgenommen."
Hiltraud fährt fort: „Sie hat mich darauf aufmerksam gemacht: ‚Schau, das ist ein Frauenmantele, das ein Spitzwegerich.' Das interessiert einen als Kind überhaupt nicht, aber mitbekommen tut man es dennoch."

Sie kann sich auch erinnern, wie Oma abends immer einen Tee aufgestellt hat. „Wir Kinder waren alles andere als begeistert. ‚Wos isch des? De griane Gschpuale trink i net!'[50] haben wir empört ausgerufen." Lachend zitiert Hiltraud ihre Großmutter: „Sie hat immer nur verschmitzt geantwortet, dass wir unsere Meinung im Laufe der Jahre schon ändern würden. ‚Wartet nur ab, bis ihr älter seid und die Wehwehchen kommen ...' Aber mit sechs Jahren muss dir schon ein anderer etwas sagen, damit du es

48 abgeschnittener Teil einer Pflanze, der neu angepflanzt wird

49 Schürze
50 Was ist das? Dieses grüne Spülwasser trinke ich nicht!

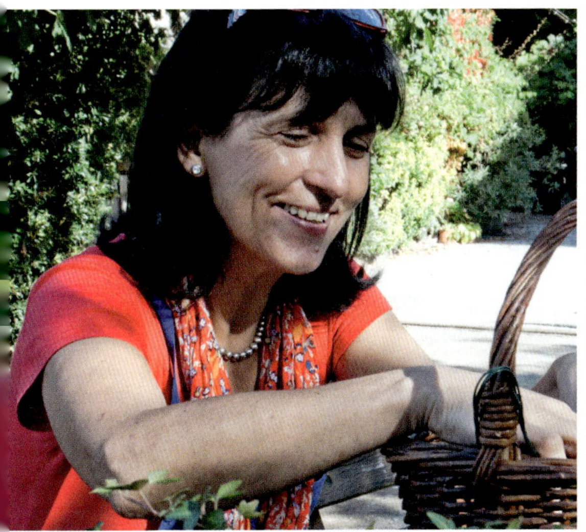

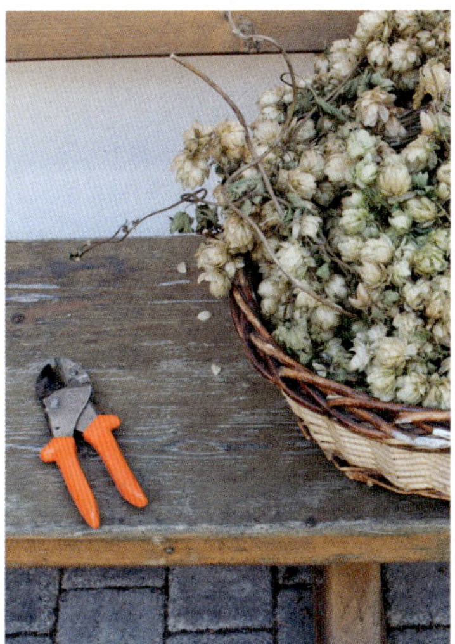

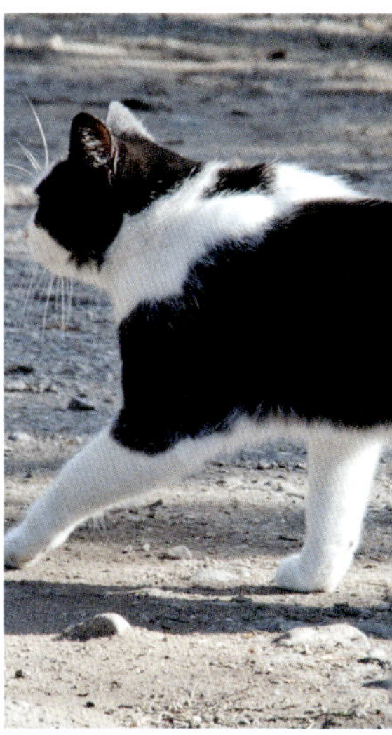

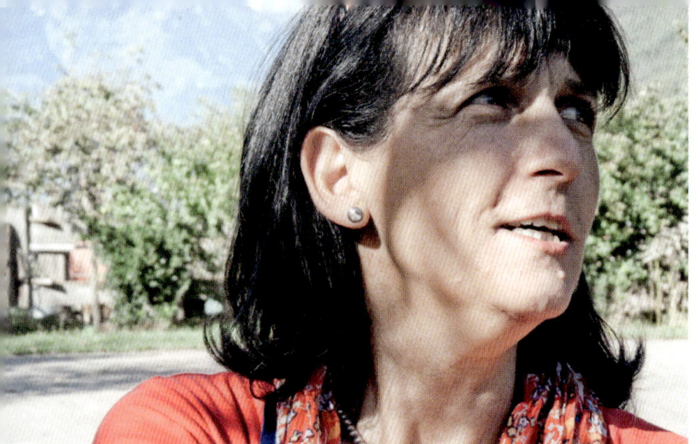

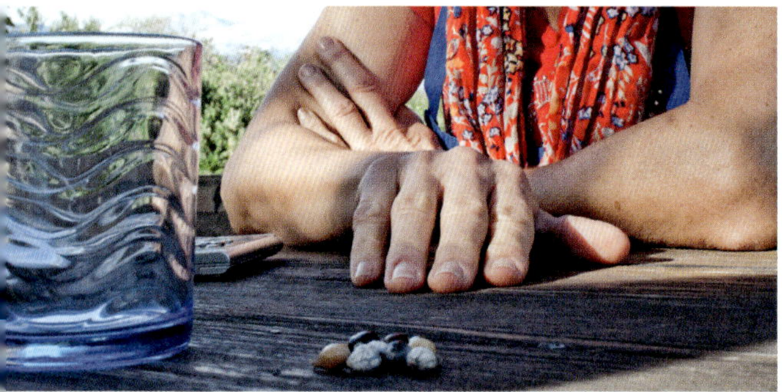

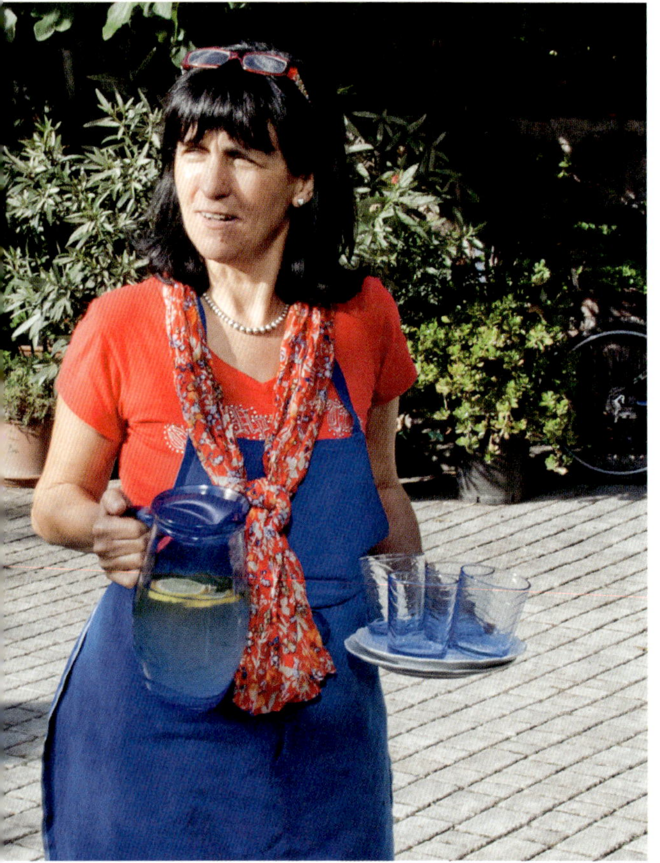

glaubst, nicht die eigene Familie."
Sie erzählt weiter: „Ich kann mich noch erinnern, wie sie die Brennnessel hinter dem Stadl[51] gepflückt hat. Ich meinte damals: ‚Die brennt! Was willst du damit, Oma?' Wenn sie sie in die Spatzln[52] hineintat, habe ich sie gerne gegessen und konnte nicht glauben, dass die da drinnen sind."
Später hat sie sich angewöhnt, ihrer Oma stets etwas mitzubringen, was sie am Weg fand, wenn sie sie besuchte. „So ist mir doch alles geblieben, was sie mich gelehrt hat. Bewusst wurde mir das jedoch erst viel später, Mitte der 1980er Jahre, als ich mich mit den alten Sorten zu beschäftigen begann.

Die Tomatenbäuerin

Zu den alten Sorten kam sie in erster Linie wegen der Paradeis. „Auch wenn heute alle nur mehr von Tomaten sprechen, verwende ich bewusst diesen alten Begriff", sagt sie und fährt fort: „Ich muss vorausschicken: Wir alle essen gerne Paradeis!"
Als ihnen vor Jahren die Pflanzen erkrankten, bekamen sie von der Laimburg eine erschütternde Nachricht: „Unsere Paradeis hatten die Kraut- und Braunfäule. Wir durften sie fünf Jahre lang nicht mehr am gleichen Ort pflanzen. Sie brauchten eine Überdachung. Ich verstand gar nichts mehr! Meine Mutter hat doch auch früher Gemüse angebaut und da brauchte es diesen ganzen Zauber gar nicht."

Auf ihrer Suche nach dem Grund für diese Erkrankung erkannte sie, dass es mehr gab als nur die acht oder zehn Sorten, von denen sie ausgegangen war. „Meine Experimentierfreude explodierte. So kam ich zur Arche Noah[53], die alte Sorten von Obst,

51 Scheune
52 auch Spätzle genannt, kleine, ovale Tropfen aus einer Weizen-Eier-Teigmasse, welche durch ein eigenes Lochsieb ins kochende Wasser „getropft" werden
53 Verein zur Erhaltung der Kulturpflanzenvielfalt und ihrer Entwicklung in Österreich

Gemüse, Getreide und Kräutern erhalten." Über die Südtiroler Bäuerinnen und die Ausbildungsprogramme der Haushalts- und Landwirtschaftsschulen erfuhr sie von einem Seminar dieses Vereins. „Ich war positiv überrascht, was es alles an alten Sorten gibt! Ein bisschen etwas kennt man ja, den Tirk[54], die Steckrubn[55], aber als ich das erste Mal den Katalog der Arche Noah in die Hand nahm und 200 Sorten Paradeis entdeckte, woah!", lacht sie heute noch begeistert.

Von da an befasste sie sich immer mehr mit den Paradeis und ließ sich Samen schicken. „In diesen fünf Jahren habe ich 150–200 Sorten ausprobiert. Dabei ging es mir in erster Linie um den Geschmack. Eine alte Sorte bedeutet nicht automatisch eine geschmacklich gute Sorte. Die im Handel sind schnittfest, wunderschön anzusehen, haben die gleiche Größe, können blind verkostet aber wie Rüben schmecken. Der Geschmack steht nicht im Vordergrund. Die alten Sorten haben den Nachteil, dass sie unterschiedlich reifen, nicht schön nebeneinander wachsen, was das rationelle Arbeiten unmöglich macht, aber sie haben für mich den Vorteil, dass sie wachsen, wie sie im Haus gebraucht werden."

Ob der Geschmack passt, verkostet die Familie. „Sie entscheiden, ob diese Paradeissorte gut ist oder nicht. Solange die Sorten rot sind, war das kein Problem", lacht sie, „als ich jedoch mit der weißen Schönheit oder mit den gelben Paradeis kam, fragten sie schon, ob die zu essen wären. Die Farbe ist einfach prägend, nicht wahr?" Derweilen haben die gelben Paradeis viel weniger Säure und sind darum magenschonender. „Kein anderes Gemüse hat so eine Formen- und Farbenvielfalt wie die Paradeis", erzählt Hiltraud enthusiastisch. „Außerdem kannst du so vieles mit ihnen machen. Wir verwenden sie nur für den Sugo[56] und den Salat. Als wir eine ‚AG der Paradeiser' gründeten, die nicht nur aus Anbauerinnen, sondern auch aus Spitzenköchen bestand, entstanden die tollsten Gerichte, von der Marmelade bis zum Paradeis-Eis." Wer etwa meint, wir sind mit den Paradeis

54 Mais
55 Kohlrübe
56 italienischer Ausdruck für Sauce, hauptsächlich für Nudelgerichte

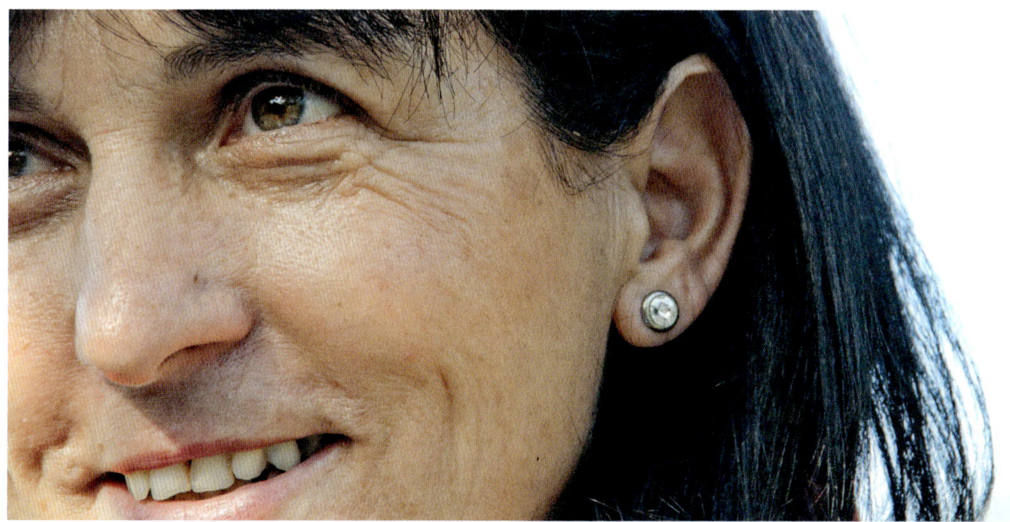

komplett vom Thema abgekommen, wird von Hiltraud eines Besseren belehrt: „Was die wenigsten wissen ist, dass der Paradeis eigentlich zu den Beeren gehört!"

Die Tradition der Hausmittel

Schon ihre Mutter hat Hiltraud immer Brennnessel- und Wermuttee verabreicht. Sie selbst hat das bei ihren Kindern fortgeführt: „Essigwickel, Brennnessel-, Lindenblüten- oder Kamillentee waren für mich normal. Bei Wehwehchen habe ich immer zuerst zu Hausmitteln gegriffen, erst wenn es nicht mehr anders ging, griff ich auf die Medizin zurück."

Hiltraud ist überzeugt, dass es im Herbst während der Temperaturumstellung auch einmal einen Schnupfen braucht. „Da kann der Körper erst seine Abwehrkräfte bilden. Ich bin dagegen, nur abzuwehren, so kann man das auch einmal kommen lassen, dann geht es danach wesentlich besser."

Bei Husten geröstete Zwiebel auf die Brust aufzulegen gehörte ebenfalls zu den Rezepten ihrer Mutter. „Ich kann mich noch erinnern, wie Mama uns auch Ringelblumen und Schweinsfett aufgelegt hat bei Husten, und zwar hinten und vorne, mit einem Leinentuch, einem Wolltuch und einer Wärmeflasche. So steckte sie uns ins Bett. Das habe ich noch bei meinen Kindern gemacht, auch wenn sie es nicht so gerne hatten. Sobald das Tuch kalt war, musste es runter von der Brust, das Wolltuch blieb. Das wiederholte man so lange, bis der harte, bellende Husten brach, wie man früher sagte, das heißt: lockerer wurde."
Laut der Oma durfte das Wolltuch, das beim Auflegen eingesetzt wurde, nicht mehr verwendet werden. „Sie meinte, die Krankheit ginge auf die Wolle über und darum musste es verbrannt werden." Das Gleiche galt für das Farnkraut, das die Oma bei den Hennen-Nestern gegen die Läuse ausgelegt hatte. Denn die Hausmittel waren für den ganzen Hof wichtig, nicht nur für den Menschen. „Farnkraut hat man aber auch für sich selbst getrocknet, angewärmt und gegen Rheuma, Rückenschmerzen oder Schulteranspannungen aufgelegt."

Auch in der Küche hatten die Kräuter für sie schon immer eine besondere Bedeutung. „Schon von meiner Oma kenne ich die Standardausrüstung mit dem Kräutle[57], dem Schnittla[58] und dem Schellele[59]. Später kamen noch Baselkum[60] und Majoran hinzu." Sie selbst liebe das Bohnenkraut und das Maggikraut, die früher beide nicht so bekannt waren. „Oma hat auch immer Wildkräuter gesammelt." Etwas, das Hiltraud ihr bis heute nachmacht. „Das ist schon eine Leidenschaft", meint sie. „Ich werde immer, wenn ich mit meiner Mama spazieren gehe, etwas mitnehmen!"

Hegen, pflegen und weitergeben

Die Kurse zum Kräuteranbau passten nicht in ihren Zeitplan, als jedoch der Lehrgang für Kräuterpädagogik ausgeschrieben wurde, sprach sie das an. „Es war eine intensive Ausbildung, aber was mir wirklich gut gefallen hat, war nicht nur die Theorie, sondern die Umsetzung des Wissens. Das motivierte mich, daheim selbst weiterzumachen", erzählt sie. „Vor allem, die Natur wieder stärker wahrzunehmen, auch, was vor der Haustür und über den Gartenzaun hinaus wächst."

Vor allem hat es sie darin bestärkt, das alte bäuerliche Kulturgut zu erhalten und weiterzugeben. „Heutzutage ist alles da, man kann sich alles leisten, aber eigentlich verhungern wir vor vollen Tellern. Das

57 Petersilie
58 Schnittlauch
59 Sellerie
60 Basilikum

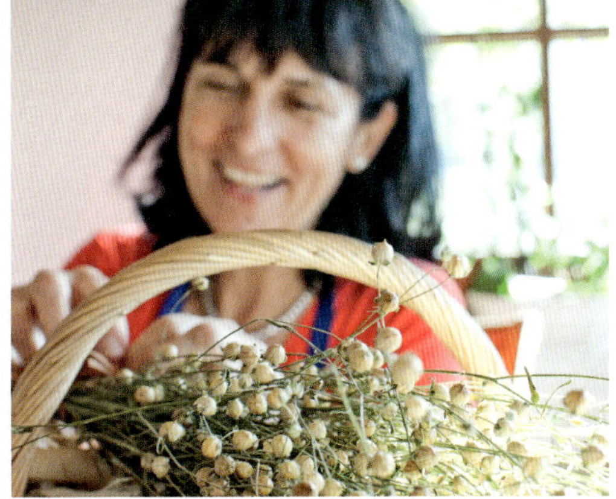

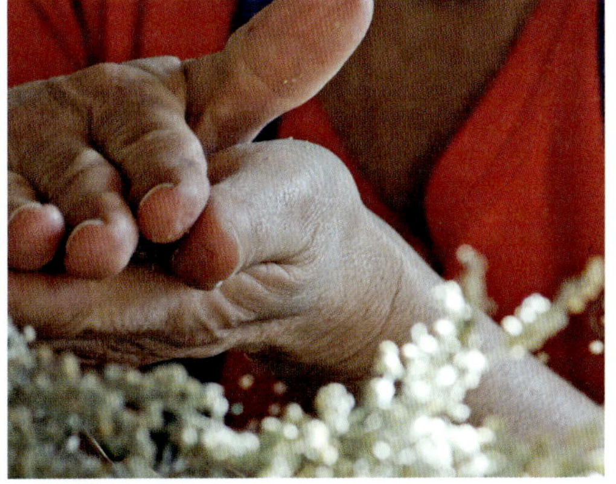

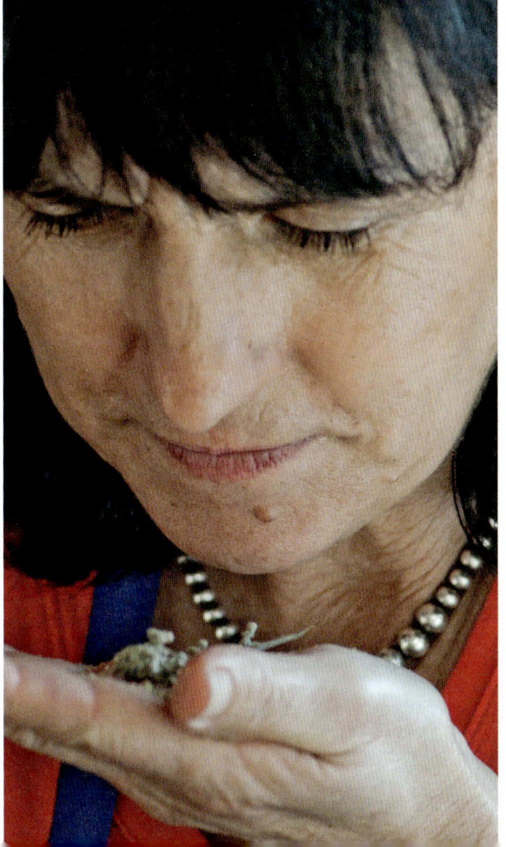

Wahrnehmen und Wertschätzen dessen, was vor der Haustür wächst, macht uns satt – geistig und körperlich erfüllt."
Hiltraud selbst hat früher fleißig jedes „Unkraut" ausgerissen und die Wege davon gesäubert. „Von dem bin ich komplett weg! Es darf wachsen, so frei wie möglich! Was sind denn Unkräuter? Nichts anderes als Kräuter, die ohne unsere Pflege wachsen. Wenn wir sie noch essen können, was wollen wir mehr? Sie sind die reinsten Lebenskünstler, während Kulturpflanzen unsere Pflege brauchen. Für mich ist die Mischung optimal – sowohl Wildpflanzen als auch Kulturpflanzen. Wir in Südtirol haben die Vielfalt von beiden!"

Dass sie nie verhungern wird, weiß Hiltraud genau. „Wenn ich in der Natur unterwegs bin, kann ich vieles finden, was essbar, was nicht genießbar und was giftig ist. Das gibt Sicherheit." Das mache sie immun gegen blinden, übermäßigen Konsum.
Ihr ist es wichtig, dieses Wissen weiterzugeben. „Das ist ein Auftrag, den wir haben. Ich sehe ihn als mütterlichen Auftrag an: hegen, pflegen und weitergeben. Frauen sind seit jeher die Hüterinnen des Samens. Es waren immer sie, die den Samen gezügelt und geschaut haben, dass etwas wächst und die Familie etwas zu essen hat", sagt sie und fügt verschmitzt hinzu: „Wenn die Männer das auch nicht immer hören wollen."

Hiltraud organisiert auf ihrem Hof Tage der offenen Tür, arbeitet mit der Fachschule Haslach zusammen und macht Gartenführungen. Seit 2011 ist sie die Landesbäuerin des Südtiroler Bauernbundes und gibt jährlich einen Kalender heraus. „2012 war es ein Kräuterkalender und 2013 geht es um die wiederentdeckten Gemüsesorten."

Der Kreislauf des Lebens

Für Hiltraud sind wir alle in einen Kreislauf eingebunden: „Jeder Mensch hat seinen Platz, ich habe den meinen, und den habe ich auszufüllen mit meiner Energie und meiner Persönlichkeit. Mein Lebensmotto lautet: Liebe ist sichtbar gewordene Arbeit und Arbeit ist sichtbar gewordene Liebe. Das habe ich gelesen und übernommen." Außerdem hat sie dieses Motto verinnerlicht – Hiltraud liebt ihre Arbeit: „Ich kann sie mir selbst einteilen, ich lebe Naturverbundenheit, das hebt die stressigen Zeiten auf." Auch als Bäuerin ist sie in einen Kreislauf eingebunden: „Im Garten wird gesät, gehegt, gepflegt, gegartelt[61] und geerntet, dann Vorrat für den Winter angelegt. Genuss hat bei mir mit Verzicht zu tun. Die Paradeis schmecken am besten die zwei, drei Monate, in denen sie frisch sind. Das Gleiche gilt für den Spargel."

Der Kräuterbuschen, der am Hochunserfrauentag[62], dem 15. August, geweiht wird, gehört für sie zu den bäuerlichen Bräuchen, die sie hochhält. „Für uns Bäuerinnen ist dieser Brauch besonders wichtig, weil er der höchste Frauenfeiertag Tirols ist. Bei uns in Terlan und Vilpian sammeln wir, was wir vor Ort haben, auch auf dem Berg. In letzter Zeit kommen auch Blumen mit hinein, vom Garten und außerhalb. Ich mache ihn jedes Jahr für meine Truhe persönlich, und auch kleine Kräutersträuße, die ich beim Amt weihen und danach unter den Leuten verteilen kann. Er wird aufbewahrt, getrocknet, und wenn er nicht schon vorher gegen Unwetter verbrannt worden ist, kommt er zu Neujahr ins Feuer.

61 Gartenarbeit vorgenommen
62 siehe Einleitung S. 14

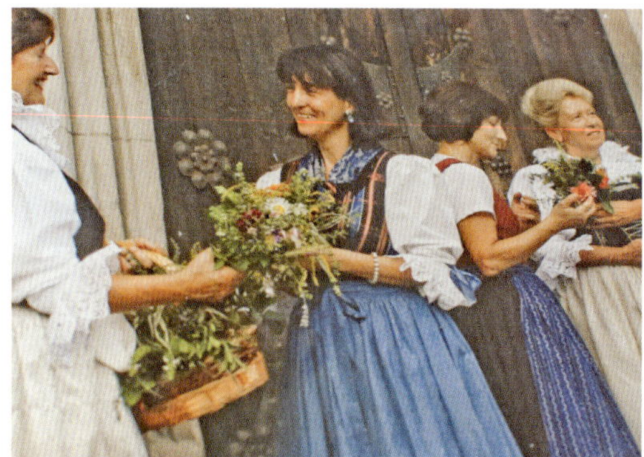

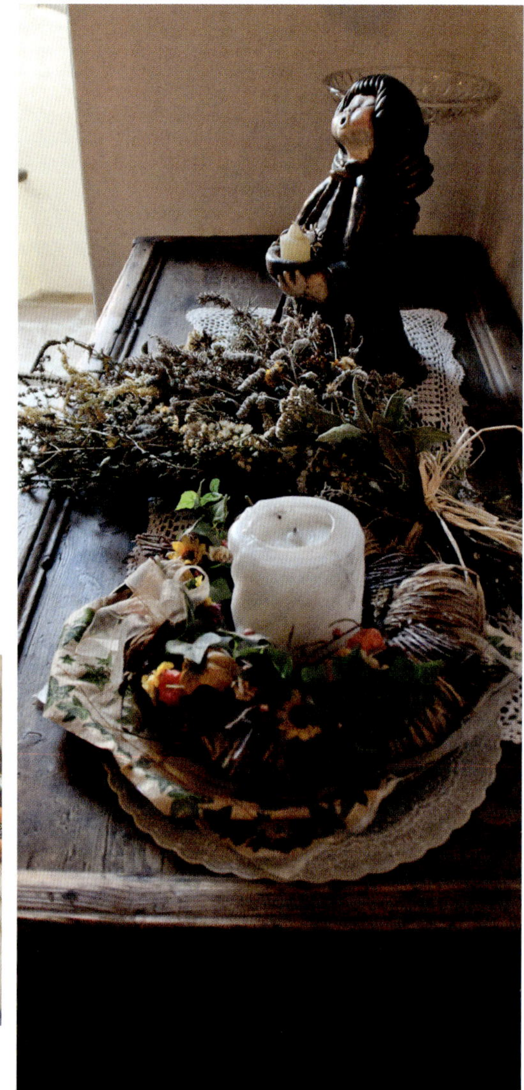

„Momentan fasziniert mich der Wermut am meisten, weil er für Mensch, Vieh und Garten so wertvoll ist. Wegen der Bitterstoffe verwende ich ihn als Desinfektionsmittel. Ich halte es mit dem Spruch: 'Was bitter im Mund, ist im Magen gesund!'"

Hiltrauds Tipp

DER WERMUT

wissenschaftlicher Name:
Artemisia absinthium

volkstümliche Namen:
Absinth, Magenkraut, Wurmtod

verwendete Pflanzenteile:
das ganze Kraut

Vorkommen:
an sonnendurchfluteten Hängen, auch als Kulturpflanze im Garten

Sammelzeit:
Juni bis August

Der Wermut-Tee

für Mensch und Tier

Zutaten:
- 1 kleiner Zweig Wermut
- 500 ml Wasser

Das Kraut in einer Emaille-Kanne, nicht in einem Gefäß aus Metall, mit kaltem Wasser aufsetzen, langsam erwärmen, einmal aufkochen lassen, zudecken und abkühlen.
Der Wermut-Tee ist schlückchenweise zu trinken, höchstens 1 kleine Tasse am Tag. Er soll nicht länger als eine Woche getrunken werden, da er ganz leicht giftig ist.
Aus jahrelanger Erfahrung weiß Hiltraud, dass der Tee verdauungsfördernd wirkt und den Magen unterstützt.
Bei Tieren setzt Hiltraud den Tee gegen Blähungen ein, das hat schon ihre Oma getan.

für den Garten

Zutaten:
- 2 Handvoll Wermut
- 600 ml Wasser

Wie beim Tee für Mensch und Tier das Kraut kalt in einer Emaille-Kanne mit Wasser aufsetzen, langsam erwärmen, einmal aufkochen lassen, zudecken und abkühlen lassen.
Bei Ungezieferbefall im Garten die Pflanze innerhalb von 14 Tagen drei Mal besprühen, am besten beim größten Insektenflug im Frühjahr. Bitter- und Gerbstoffe des Wermuts schrecken vor allem Läuse ab.
Der so behandelte Salat sollte erst nach einigen Tagen verzehrt werden, weil er bitter schmeckt.

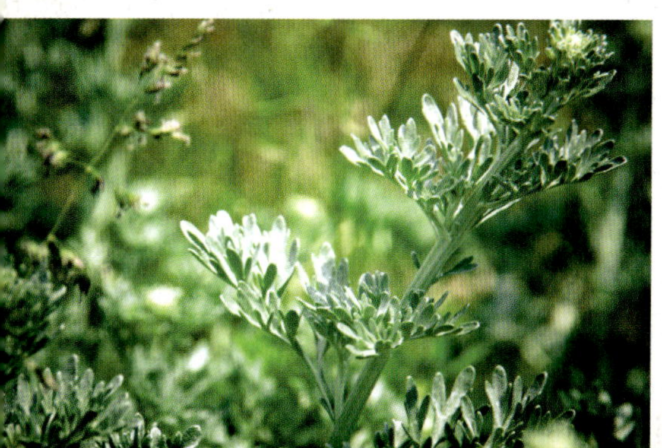

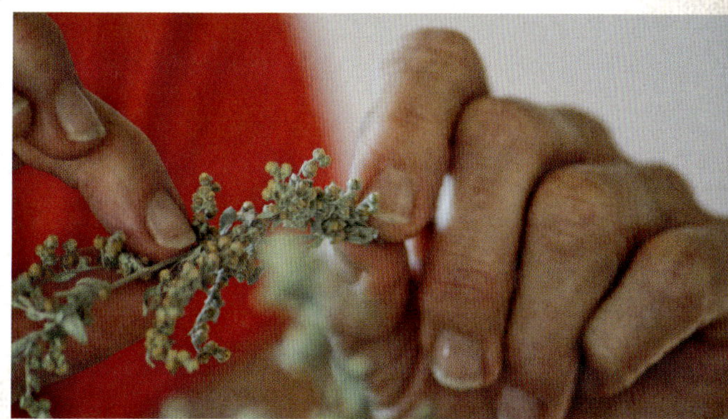

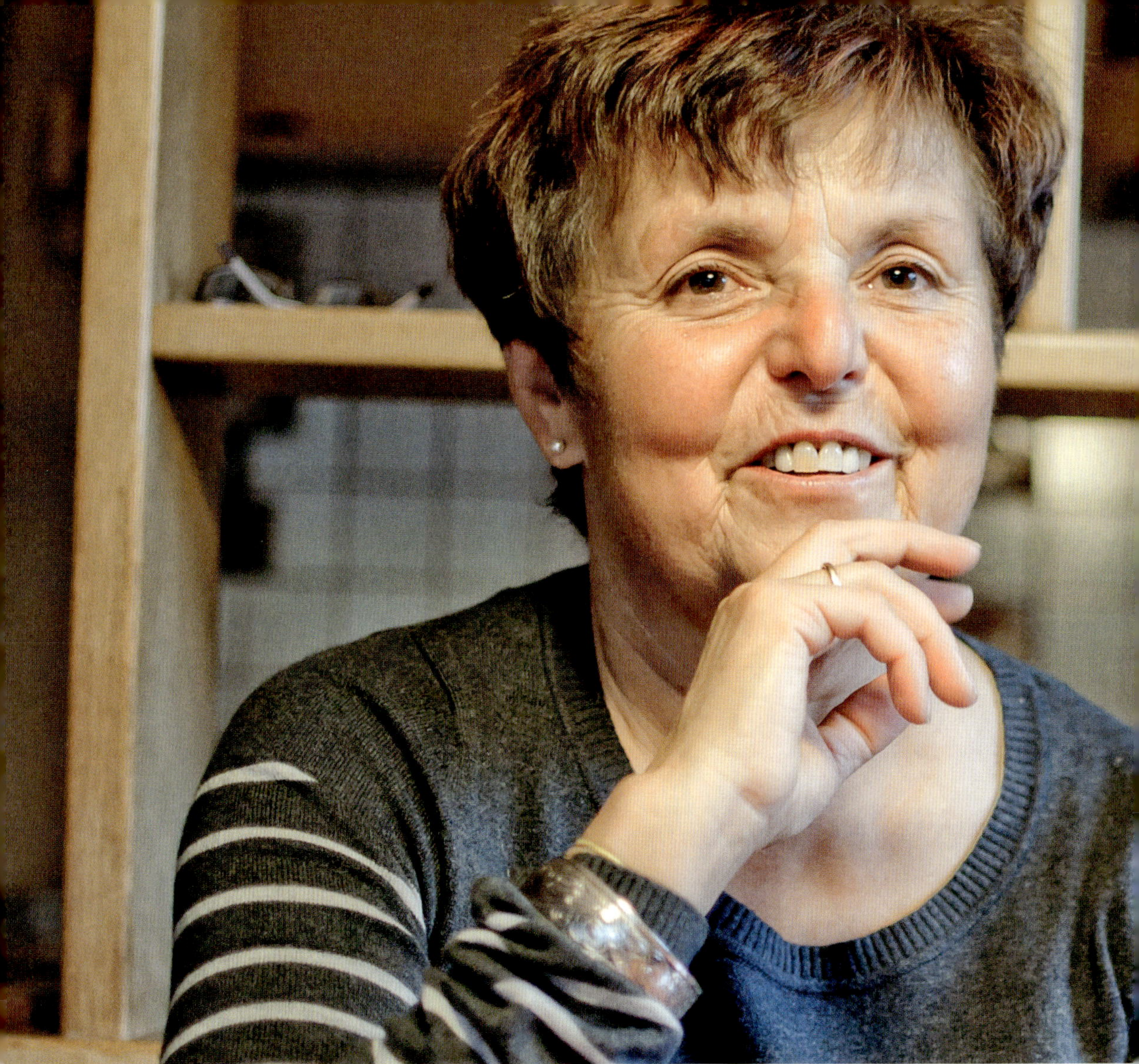

„Sich die Zeit zu nehmen, in sich hineinzuhören, das wäre noch wichtiger als das alte Wissen und die Hausmittel. In erster Linie sind wir für unsere Gesundheit verantwortlich, auch wenn uns jahrelang eingeimpft worden ist, dass die Ärzte dafür zuständig seien. Das ist Wahnsinn! In der Zwischenzeit ist es so weit, dass wir außerhalb der Schulmedizin das Wort ‚gesund' nicht mehr in den Mund nehmen dürfen."

Hildegard Kreiter

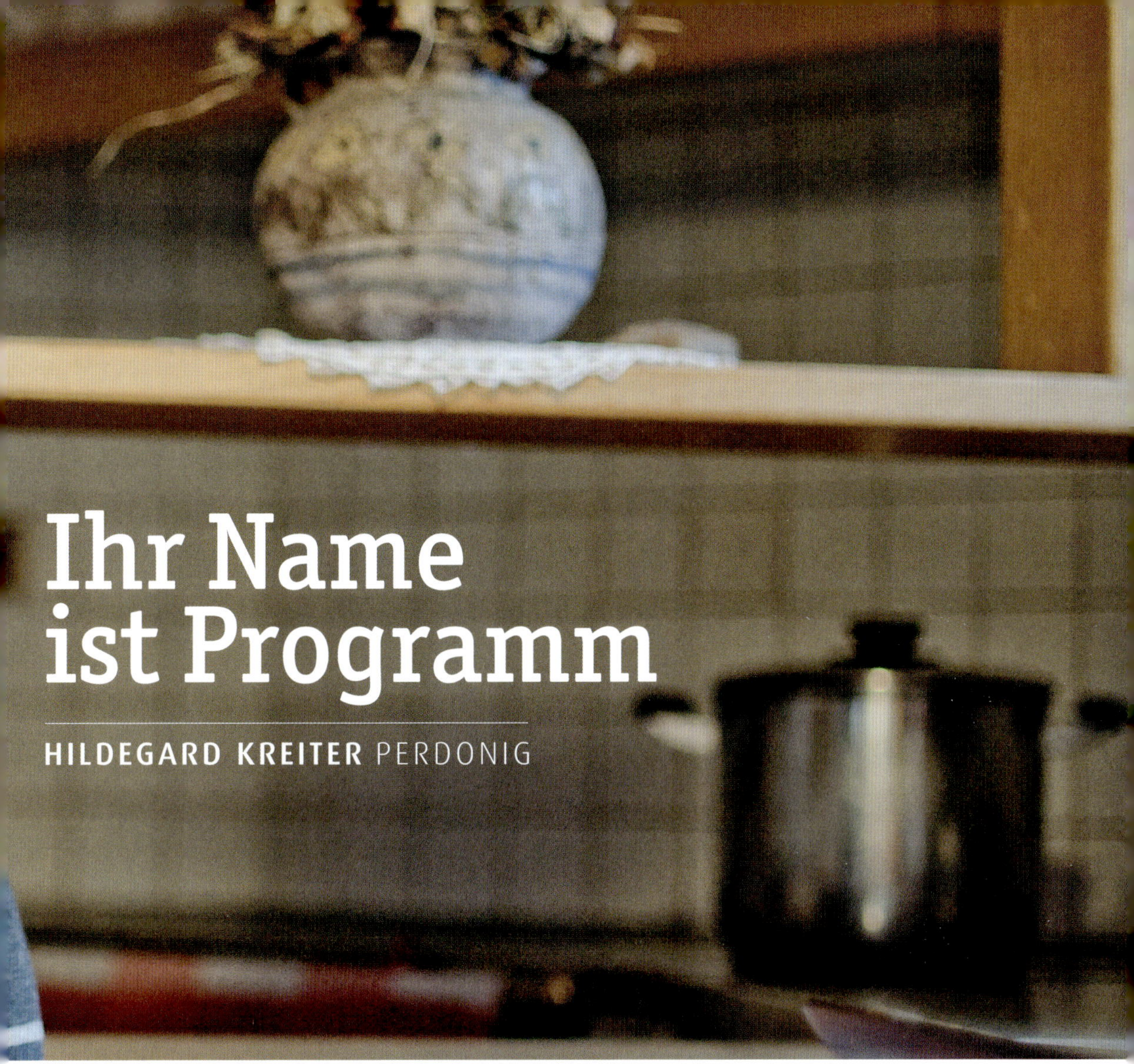

Ihr Name ist Programm

HILDEGARD KREITER PERDONIG

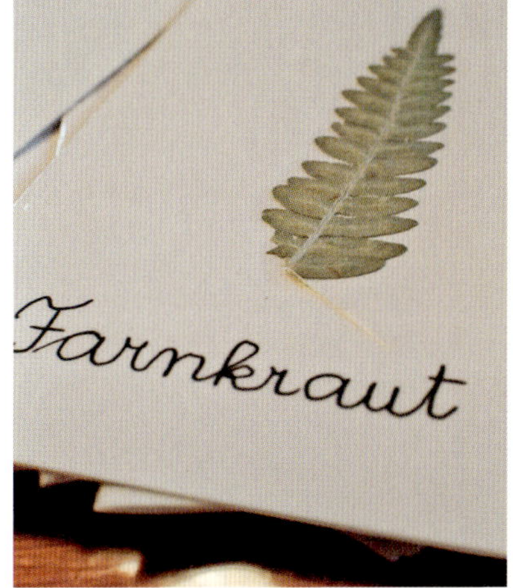

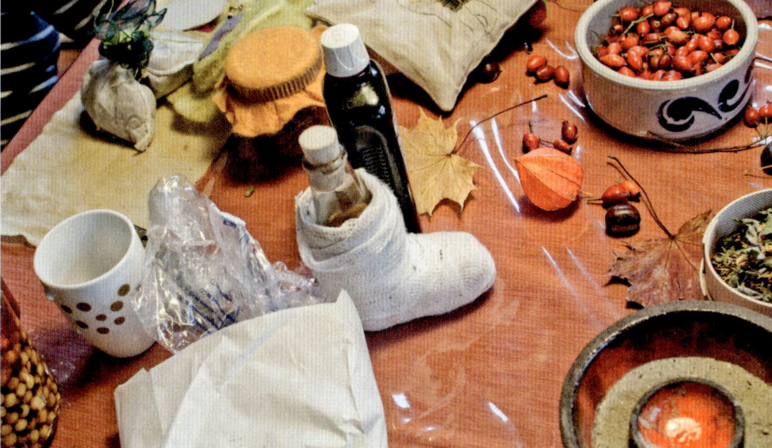

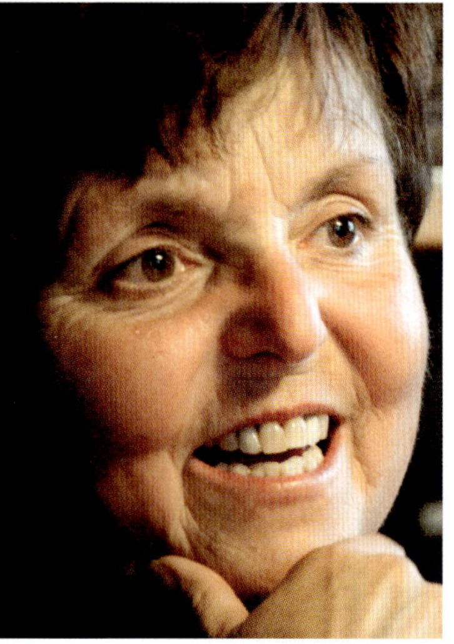
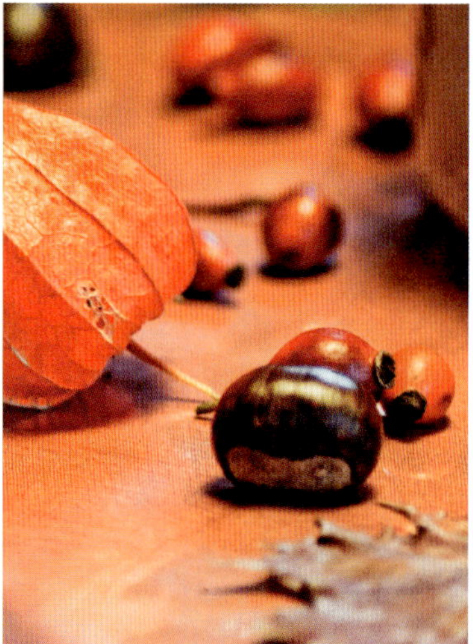
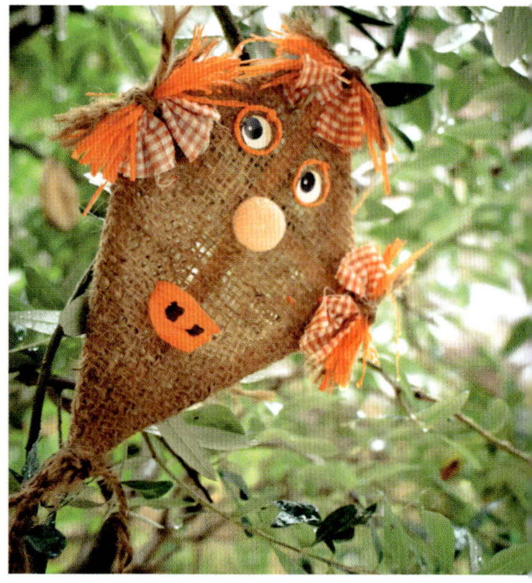

Wir besuchen Hildegard im Herbst in ihrem Haus im kleinen Dorf Perdonig. Sie hat sich auf unser Gespräch vorbereitet, zeigt uns Kräutersalze, Tinkturen, Schnäpse, Wickel und breitet ihr vielfältiges Wissen aus. Lachend meint sie, dass sie ihren Namen zu Recht trägt. „Zwar ist der Name Kreiter durch Heirat der meine geworden, aber das ist doch nur die Bestätigung dafür, dass nichts im Leben ein Zufall ist. Außerdem heiße ich auch noch Hildegard – wie die Hildegard von Bingen."

Die Freude an den Pflanzen von klein auf

Laut den Erzählungen ihrer Mutter hat Hildegard schon immer viel für Pflanzen übriggehabt. „Ich kann mich selbst noch daran erinnern, dass ich nie ohne einen Blumenstrauß nach Hause gekommen bin. Mama hatte immer viel Arbeit und ich als die Älteste von vier Kindern musste viel auf die Jüngeren aufpassen, doch ich nahm den Kinderwagen und spazierte auf die Felder hinaus. Ich habe auch immer ein Mai-Altarl[63] hergerichtet", erzählt sie mit strahlendem Gesicht.

Die Heilkräuter kennt sie noch von ihrer Mutter, die das Wissen wiederum von ihrer Mutter übernommen hat. „Das wurde so praktiziert. Ich kann mich nicht erinnern, dass wir jemals Medikamente gebraucht hätten. Nicht, dass wir aus Prinzip keine genommen hätten – Gott sei Dank waren wir gesunde Leute! Die einfachen Hausmittel haben mehr als genügt."

An viele Hausmittel, die daheim verwendet wurden, kann sie sich gar nicht mehr erinnern, aber an das Quittenkompott, das die Mutter ihnen immer gab, wenn sie Grippe hatten: „Darauf haben wir uns immer so gefreut. Heute weiß ich, dass die Quitte – vor allem ihre Kerne – stark schleimlösend sind. So ist auch bekannt: Wer eine heisere Stimme hat, soll Quittenkerne lutschen, dann kommt sie bald wieder."

Hildegard erinnert sich, dass ihr Bruder einmal Furunkel hatte. „Mama hat ihm über Nacht geriebene, rohe Kartoffeln aufgelegt, in der Früh waren die Tücher voll Eiter und die Furunkeln weg."

Die naturliebende Lehrerin

Hildegard Kreiter hat zwanzig Jahre lang in der Grundschule unterrichtet. Ihre erste

63 alter katholischer Brauch, für die Maiandachten daheim einen Mai-Altar zu errichten, der aus einer Marienfigur, frischen Blumen und Kerzen bestand. Der Monat Mai wurde als Marienmonat gefeiert.

Stelle nahm sie in Gaid, einem Bergdorf der Gemeinde Eppan, an. „Damals gab es natürlich kein Fahrzeug und ich habe über einem Stall geschlafen. Nachts hörte ich die Tiere mit den Ketten rasseln", erzählt sie lachend. Sie unterrichtete eine Zwergschule und hatte nur sieben SchülerInnen.

Da sie nicht heimfahren konnte, hatte sie viel Freizeit für sich allein. „Ich bin nachmittags auf dem Holzbalkon gesessen und habe die Hügellandschaft betrachtet. Noch heute habe ich das Gegenlicht im Herbst in Erinnerung. Wenn ich nicht vorher schon naturverbunden gewesen wäre, hier wäre der Grundstein dafür sicherlich gelegt worden."
Als Lehrerin war es ihr wichtig, den Kindern die Liebe zur Natur zu vermitteln. „Ich habe oft Blumen gemalt und gepresst, sogar ein ganzes Jahr ein Umweltprojekt mit den Kindern gemacht. Wir haben mit Kompostierung und Mülltrennung begonnen." Sie lacht herzlich: „Da habe ich schon in Perdonig unterrichtet. Heute sind diese Kinder von damals gestandene Familienmütter und -väter, und sie sagen mir immer wieder, dass sie mich jedes Mal aus ihren Gedanken verbannen müssen, wenn sie eine Plastikflasche kaufen, weil sie sonst ein schlechtes Gewissen bekommen."

Eine Wende im Leben

In ihren letzten Jahren als Lehrerin unterrichtete sie ein schwieriges Kind, mit dem alle überfordert waren. „Heute würdest du dir psychologische Hilfe dafür holen oder in den Wartestand[64] gehen, weil du einfach nicht mehr kannst. Unsere Generation ist jedoch darauf gedrillt, alles auszuhalten, so nach dem Motto: Augen zu und durch. Ich bin überzeugt, dass das der Auslöser dafür

64 Staats- und Landesangestellte, wozu auch die LehrerInnen gehören, haben die Möglichkeit, für eine bestimmte Zeit eine – nur teilweise bezahlte, aber auch unbezahlte – Pause in ihrer Arbeit einzulegen, ohne ihre Stelle zu verlieren.

HILDEGARD

Hildegard Schweigkofler, verheiratete Kreiter, geboren am 7.06.1955 in St. Pauls

Ort:
Perdonig (Überetsch)

Arbeit:
Lehrerin in Rente

Berufung:
Kurse rund um die Kräuterthematik im ganzen Land, Gartenwissen, Kneippen, Gedächtnistraining, Naturerfahrungen, Schulprojekte

Sonstiges:
Beiträge in Radio und TV, in der Tageszeitung und der Zeitschrift *DIE FRAU*, Buchautorin

Homepage:
www.kreiterweiblein.info

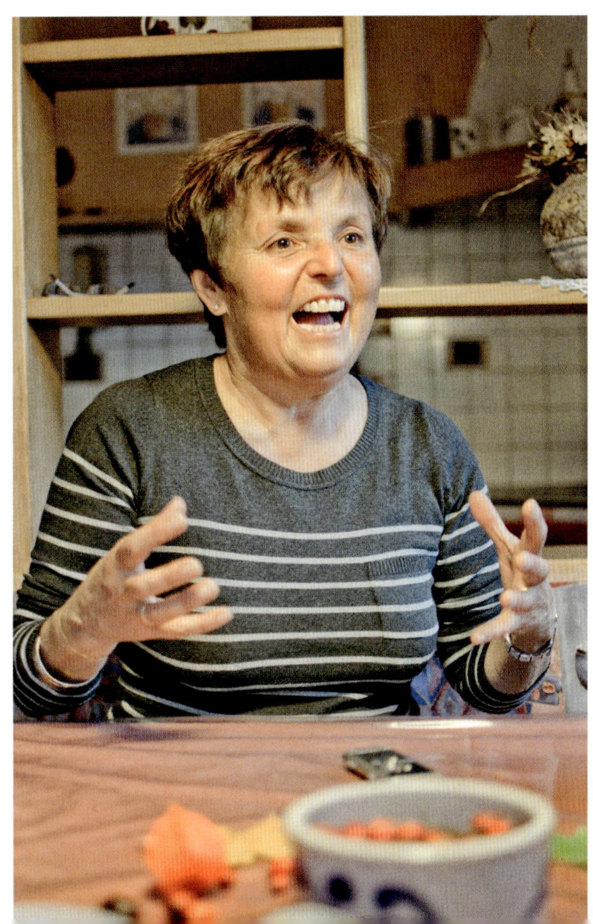

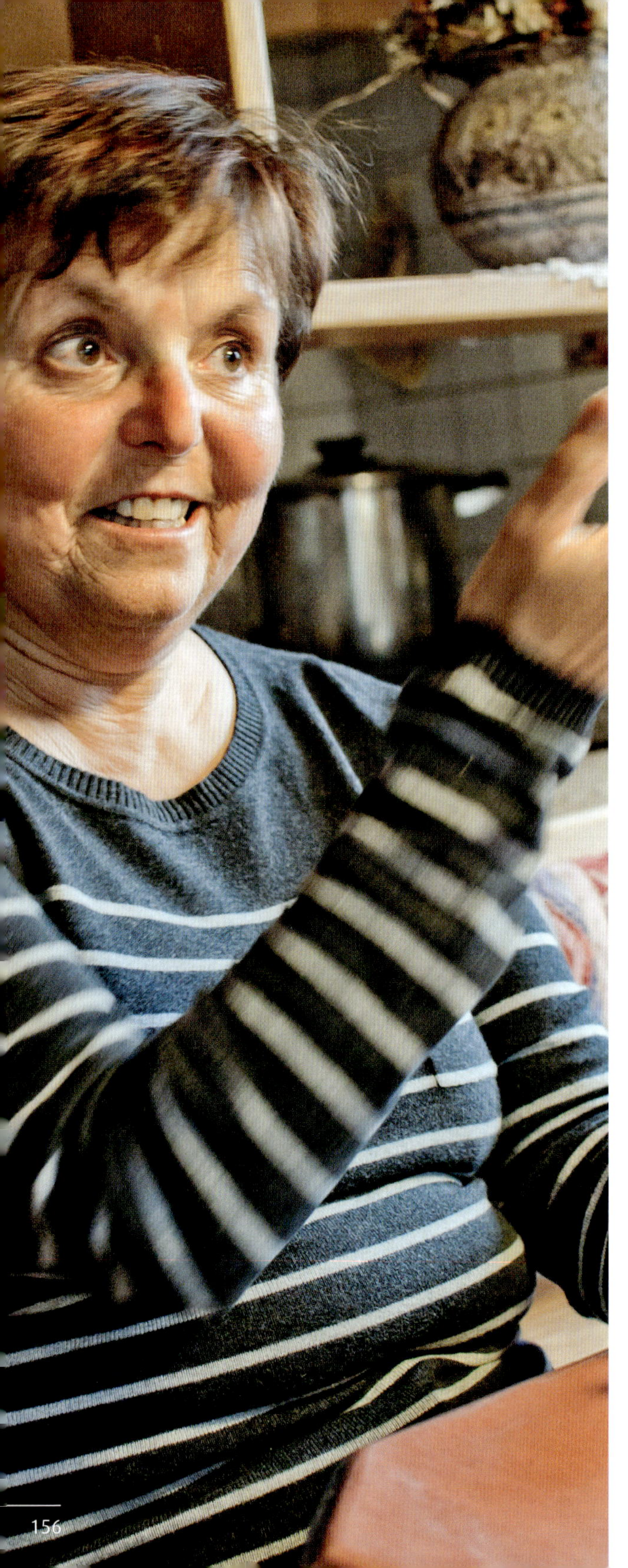

war, dass ich krank geworden bin." Hildegard erkrankte schwer an Krebs und „fiel aus allen Wolken". In der Schule musste sie ein Jahr lang aussetzen und Chemotherapie machen. Im ersten Moment stimmte sie der Transplantation mit eigenem Knochenmark nicht zu, als sie jedoch nach drei Jahren einen Rückfall hatte, ließ sie sich operieren. „Seit sechzehn Jahren brauche ich kein Medikament mehr und fühle mich wohl. Ich gebe dem Arzt Recht, der mir damals sagte, er kenne viele krebskranke Leute, die alle sagen, dass sie es niemanden wünschen würden, aber die Krankheit für sie ein Geschenk gewesen sei." Heute sieht Hildegard das genauso. „Rückblickend hat mich diese Krankheit geprägt und verändert."

Lachend meint sie: „Nicht, dass ich mich etwa nicht mehr über Kleinigkeiten ärgere, aber ich habe eine andere Sicht auf die Dinge und das Leben." Und da sie selbst in ihrer Kurstätigkeit viele Gesundheitsthemen anbiete, sei sie froh um ihre Erfahrung: „Ich begegne immer wieder kranken Leuten, und wenn du das selbst mitgemacht hast, wirkst du glaubwürdig und bist ein Vorbild für andere."

Dennoch ist der Lebensabschnitt der Krankheit für sie beendet. Sie erwähnt ihn selten, „aber wenn ich jemandem durch meine Erfahrung helfen kann, rede ich gerne darüber."

Die Begeisterung für Kneipps Lehren

Während der Therapien ging es ihr sehr schlecht. „Du fühlst dich krank, dir tun die Knochen weh. Intuitiv habe ich kalt und warm geduscht – ohne von Kneipp zu wissen – und es tat mir gut."

Als ihr jedoch später das Wort „Kneipp" unterkam, ließ es sie nicht mehr los. „Ich kam drauf, dass wir in unserem Leben einiges gemeinsam haben. In Wörishofen gehe ich öfters zu seinem Sarkophag und ich fühle einen großen Bezug zu ihm. Er war bodenständig, nicht intellektuell und hat den Leuten gesagt, was er sich denkt." Sie lacht. „Das tue ich auch, dabei geht es mir nicht immer sehr gut damit."

Für sich selbst ist Hildegard zu folgender Einsicht gekommen: „Wenn man normal lebt und eine gesunde Lebensweise anstrebt, macht man genau das, was Kneipp gesagt hat. Er ist so aktuell wie noch nie: Das Wasser ist unbestritten wichtig, eine gesunde Ernährung – frisch, saisonal, regional, möglichst naturbelassen – ebenfalls. Kneipp war damals schon gegen Weißbrot und Heilkräuter waren für ihn ein großes Thema." Das verwundert sie nicht: „Die Kräuter waren damals für das gemeine Volk die einzige Möglichkeit zur Heilung. Kneipp beschränkte sich auf 80 Kräuter, die in der Hausmittelapotheke Platz finden sollten, darunter keine Giftkräuter – wahrscheinlich der Einfachheit wegen."
Begeistert fährt Hildegard fort: „Eine weitere Säule war seiner Ansicht nach die Bewegung. Das hat er zwar nicht selbst gelebt, so wie er ausgeschaut hat, aber bewegungsfaule Menschen sind laut meiner Erfahrung auch träge im Denken und im Seelenleben." Genauso wichtig findet sie die fünfte Säule Kneipps: die Lebensordnung. Für sie bedeutet das, Anspannung und Entspannung im Gleichgewicht zu halten. „Das ist heute das Thema schlechthin: mir bewusst sein, dass ich auch Auszeiten brauche."

In ihren Kursen gibt Hildegard ihren Zugang zu Kneipp mit dem simplen Motto „*Einfach* gut leben". Sie erklärt: „Das ist etwa nicht einfach gut leben, im Sinne von ‚Solange ich lebe, geht es eben, wie es geht', sondern im herkömmlichen Sinne von einfach. Ich beziehe mich da auch auf die Weisheiten von einem kleinen Büchlein, das ich zum Geburtstag bekommen habe: *Hectors Reise oder die Suche nach dem Glück* von François Lelord. Es ist die Geschichte von einem kleinen Psychiater, der fragt: Was ist Glück? Glücklich machen einfache Sachen, wie zum Beispiel unter Menschen zu sein, die dich gerne haben, oder einen Garten zu haben." Für sie geht es darum weiterzugeben, dass die Sichtweise entscheidend sei. „Alles hat seine Schatten- und Sonnenseiten im Leben, alles, und es gilt zu versuchen, beide zu sehen und dabei ein Gleichgewicht zu finden."

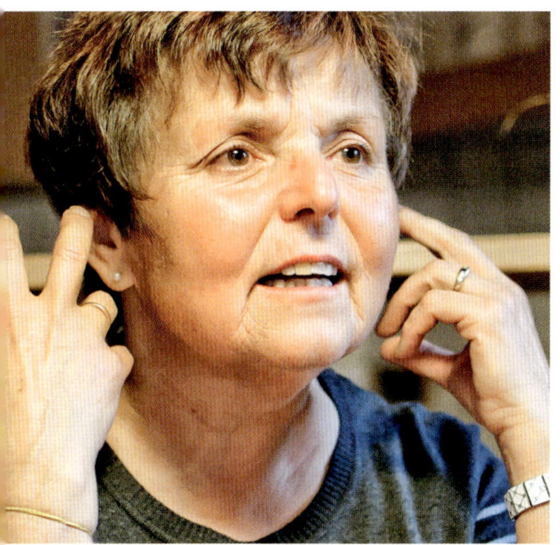
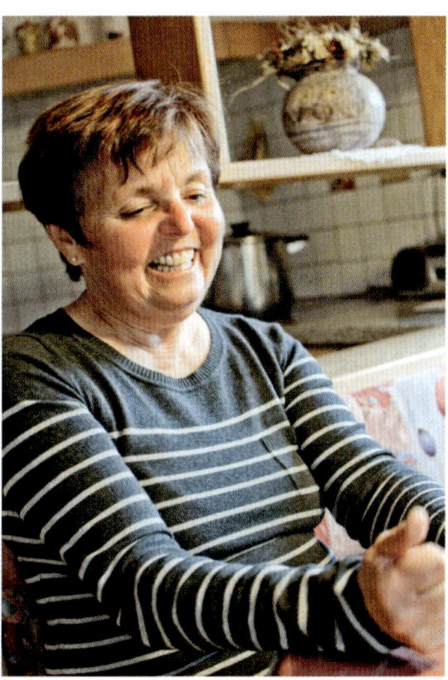
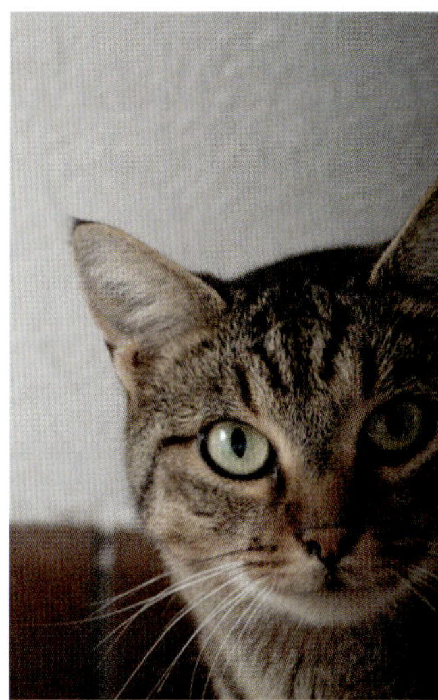

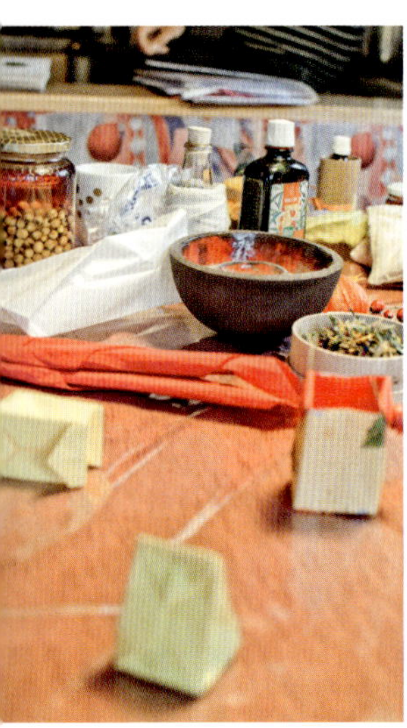

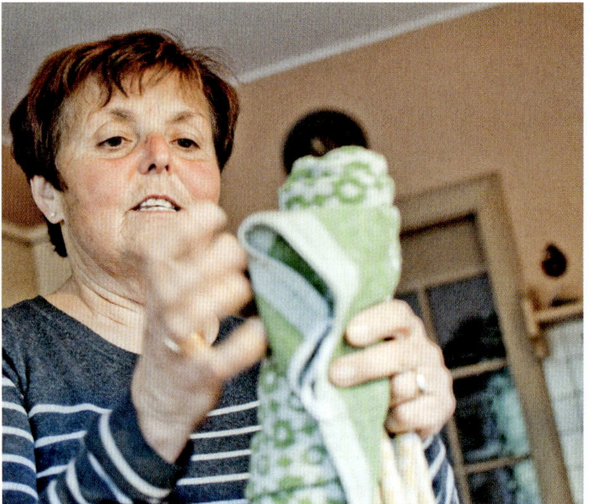

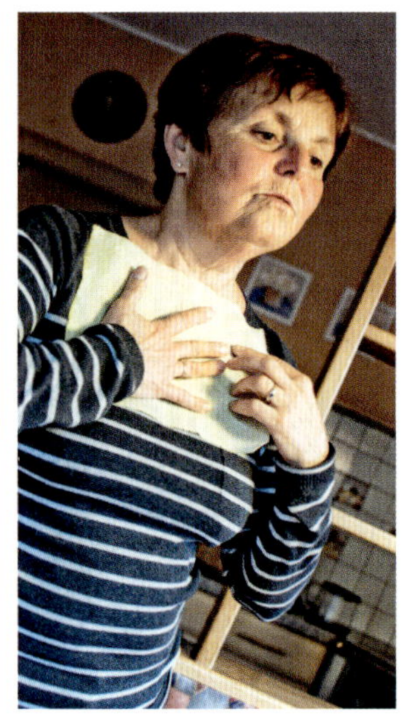

In der Cusanus-Akademie in Brixen absolvierte Hildegard eine einjährige Ausbildung zur Kneipp-Gesundheitstrainerin und hat mit ihrer Kollegin Helene Roschatt im Auftrag des Familienverbandes das Buch *Wenn's zwickt und zwackt* geschrieben, in welchem natürlich auch ihr reiches Wissen über Hausmittel im Bereich der Kräuter zum Tragen kam. Später erschien es erweitert im Kneipp Verlag als *Kursbuch Kneipp*. Der Untertitel lautet: „Der moderne Familienratgeber für Wasseranwendungen, Ernährung & Bewegung, Kräuterheilkunde und Lebenshilfe". Im Moment arbeitet sie an einem neuen Kräuterbuch.

Abschied vom Lehrberuf und Neuanfang

In Rente ging Hildegard, weil sie befürchtete, sonst viel zu lange arbeiten zu müssen. Anfangs tat es ihr leid, dann hat sie jedoch vor allem das erste Jahr sehr genossen.

„Ich hatte immer meine eigenen Kinder in der Schule. Perdonigs Schule war einklassig. Während mein Sohn in der Masse mitschwamm und es mir mit ihm leicht fiel, war es mit meiner Tochter oft nicht so einfach. Sie konnte schon mit vier Jahren schreiben und war sehr mitteilungsbedürftig. Ich musste sie bremsen, meines Erachtens oft auch zu viel."

Ihre Tochter sieht das jedoch nicht so. Sie hat schöne Erinnerungen an die kleine Schule und verspürt noch heute die Verwurzelung. Beide Kinder sind heute erwachsen, der Sohn studiert in Verona, die Tochter lebt in Salzburg, arbeitet derzeit jedoch in Australien. „Sie kommt immer noch gerne heim, um sich zu erholen. Heuer zum Muttertag habe ich von ihr einen schönen Brief bekommen. Ich bin erstaunt, was sie sich alles zu den Kräutern gemerkt hat. Er ist auch auf meiner Homepage zu lesen."

Vor circa fünfzehn Jahren sagte sie sich: „Das kann nicht sein, ich muss noch etwas anfangen in meinem Leben. Ich muss das Wissen, aber auch die Freude, die ich tagtäglich erlebe, hinaustragen." Also bot Hildegard Bastelkurse mit Naturmaterialien an. „Nach sechs Jahren wurde es mir zu anstrengend. Oft brauchte ich eine ganze Woche, um das Material für einen Kurs zu sammeln. Spätestens als mich eine 80-jährige Bäuerin bei einem Kurs auf meine zerschundenen Hände hinwies, wusste ich: Jetzt ist es Zeit aufzuhören", erzählt sie schmunzelnd.

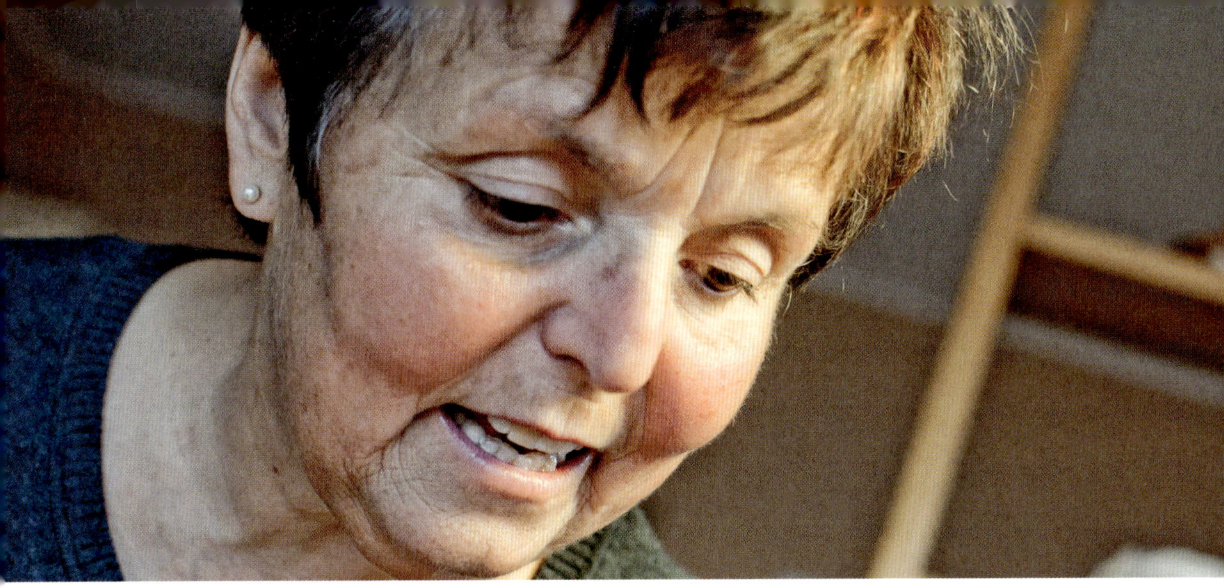

Später absolvierte sie einen einjährigen Kurs über Heilkräuter bei ReferentInnen wie Olaf Rippe und Margret Madejsky. Auch Miriam Wiegele ist ihr ein großes Vorbild. „Ab da habe ich angefangen, mit den Kräutern mehr zu tun als vorher. Ich bot einen Kurs an mit dem Namen: ‚Basteln mit Kräutern'."
Hildegard bemerkte, wie wenig die Leute eigentlich über Kräuter wissen. „Ich kam zur Überzeugung, mir zutrauen zu können, darüber zu sprechen." Ernst fügt sie hinzu: „Heute wird das Interesse an den Kräutern in den Medien propagiert, es ist ein In-Thema. Ich bin sicher, dass sich hier die Spreu vom Weizen wieder trennen muss."

Vor Menschen zu sprechen fiel ihr anfangs nicht so leicht, aber sie gab nicht nach und entwickelte sich weiter. Die Technik lässt sie außen vor. „Kräuter und Laptop gehen für mich nicht zusammen. Ich werde doch nicht Präsentationen machen. Das kann jeder in Büchern nachlesen! Ich bringe lieber Anschauungsmaterial mit."
Was für sie auch dazugehört, ist, dass sie die Leute stets selbst etwas machen lässt, etwa ein Kräutersalz, denn „das fördert die Nachhaltigkeit."

Bei älteren Leuten ist ihr das Zuhören wichtiger als das Reden. „Sie schätzen es sehr und bitten mich, ihnen von den Kräutern und Hausmitteln zu erzählen. Dabei wissen sie immer auch noch etwas zu erzählen. Zugleich ist es für mich eine Entschleunigung. Im Alter musst du dich in Geduld und Demut üben, denn gewisse Dinge sind nicht zu ändern. Das zeigt uns auch die Natur: Im Frühling erblüht alles, man kann den nächsten Schritt wagen, sich eventuell verändern, im Herbst gilt es, das Loslassen zu lernen."

Leben mit der Natur

Hildegard bastelt nach wie vorne gerne mit Naturmaterialien. „Mein Alltag ist geprägt vom Tages- und Jahresablauf, jede Jahreszeit birgt eine Fülle in sich." Der morgendliche Spaziergang ist für sie ein Muss. „Bevor mein Tagewerk beginnt, gehe ich jeden Tag, wenn es hell wird, spazieren. Morgens bin ich sorgenfrei. Ich kann in Ruhe durch den Wald gehen, meditieren – das ist für mich die Entspannung, von der ich den ganzen Tag zehren kann." Außerdem bewahrt sie der morgendliche Spaziergang vor Überforderung. „Ich bin nicht nur viel kreativer, ich kann planen, strukturieren und

Konzepte entwerfen. Da ich dazu tendiere, viel zu viel anzubieten und mich übermäßig zu beanspruchen, brauche ich das – und das gelingt mir nur in der Natur."
Heute gehört Hildegard durch ihre Vortrags- und Seminartätigkeit und ihre Radiosendungen zu den bekanntesten Kräuterfrauen im Lande. Sie hat den Ruf, die Alltagswehwehchen der normalen Leute zu kennen, aber auch viel Wissen zu alten Hausmitteln gesammelt zu haben und wieder unter die Leute zu bringen. „Wir haben verlernt, uns die Zeit zu nehmen, in uns hineinzuhören", meint Hildegard. „Und das wäre noch wichtiger als das alte Wissen und die Hausmittel. Ich sage den Leuten immer: In erster Linie sind wir für unsere Gesundheit verantwortlich, auch wenn uns jahrelang eingeimpft worden ist, dass die Ärzte dafür zuständig seien. Das ist Wahnsinn! In der Zwischenzeit ist es so weit, dass wir außerhalb der Schulmedizin das Wort ‚gesund' nicht mehr in den Mund nehmen dürfen." Sie nennt ein Beispiel: „Ich halte seit Jahren einen Kurs mit dem Namen: ‚Mit den Kräutern fit durch das Jahr'. Wehe, wenn ich ihn ‚Mit den Kräutern gesund durch das Jahr' nennen würde!"
Hildegard stellt klar: „Ich möchte die Schulmedizin nicht verteufeln, denn sie leistet Großartiges und rettet viele Menschenleben. Darum geht es nicht, sondern darum, dass, wenn ich für mich etwas tun kann, ich es auch tun soll! Und in Sachen Gesundheit gilt für mich: Wer heilt, hat recht. So läuft der Hase – und nicht anders. Wenn also eine ältere Frau zu mir kommt und mir erzählt, eine Kräuterfrau habe ihr gegen ihre Herzrhythmusstörungen einen Erikatee empfohlen und er hat geholfen, dann passt das für mich – auch wenn ich bislang nie gehört habe, dass Erika herzstärkend wirkt."

Sie selbst führe keine Beratungen durch und stelle das auch immer gleich klar. „Nicht, weil ich zu faul bin oder es nicht gerne tue, es überschreitet meine Grenzen. Aber ich erzähle von den alten Hausmitteln und was ich davon weiß. Wenn man mich jedoch fragt, wozu ein Kraut gut ist, dann stört mich diese Frage. Das ist schon fast wie eine Prostitution des Krautes, so nach dem Motto ‚Wenn du mir nichts gibst, bist du für mich nichts wert'. Jedes Lebewesen – und dazu gehören nun einmal auch die Pflanzen – hat einen Auftrag auf dieser Erde zu erfüllen, und wenn es die ist, dass sie wie dieses Blättchen meine Aufmerksamkeit erregt. So sehe ich das."

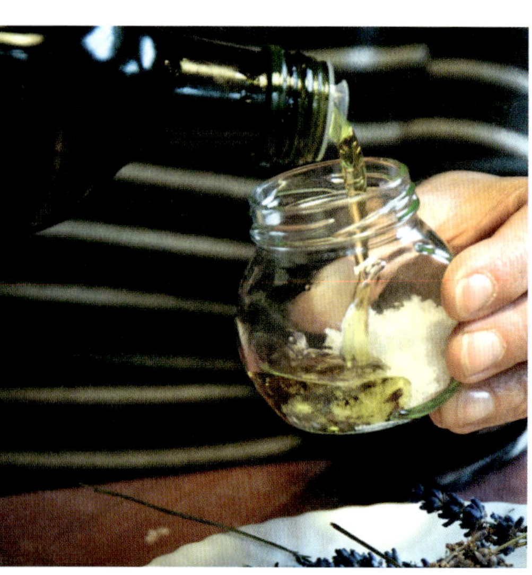

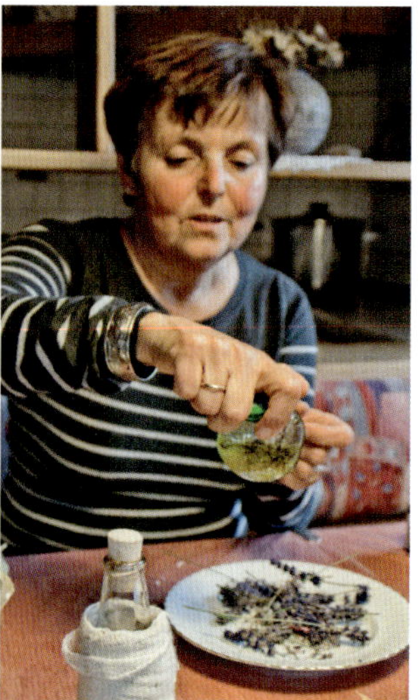

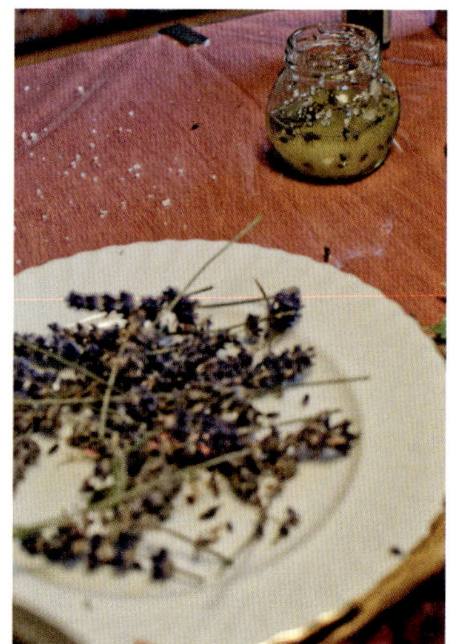

DER LAVENDEL

wissenschaftlicher Name:
Lavandula officinalis

volkstümliche Namen:
Spikes

verwendete Pflanzenteile:
Blüten

Vorkommen:
Kulturpflanze

Sammelzeit:
Juli, August

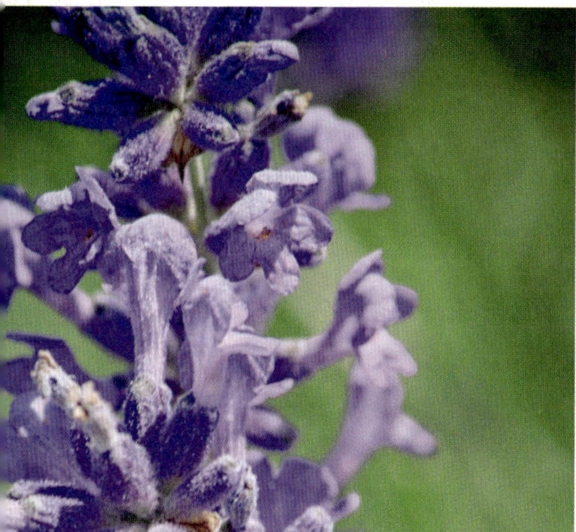

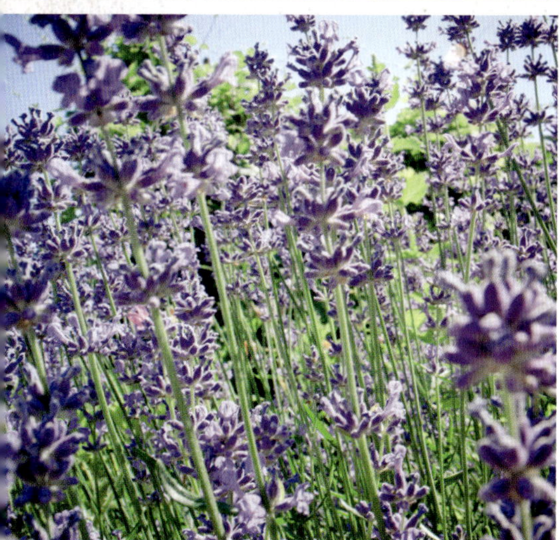

Lavendel-Öl-Peeling

Hildegards Tipp

Zutaten:

- 1 Tasse grobes Salz
- 1/3 Tasse Mandelöl
- 1/3 Tasse Lavendelblüten

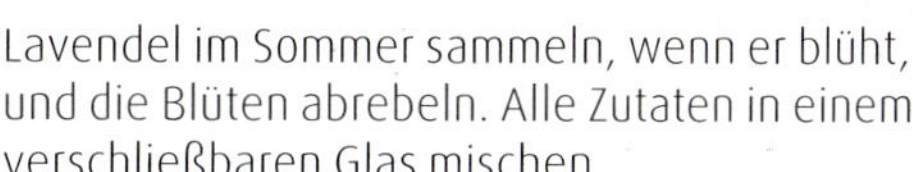

Lavendel im Sommer sammeln, wenn er blüht, und die Blüten abrebeln. Alle Zutaten in einem verschließbaren Glas mischen.
Vor dem Verwenden Glas gut schütteln, mit 1 Teelöffel des Peelings die Hände fest einreiben. Kurz unter lauwarmes Wasser halten, aber nicht mit dem Handtuch abtrocknen, sondern abtropfen lassen.
Am besten vor dem Zubettgehen anwenden, dann hat es einen Doppeleffekt: Die Haut der Hände wird weich und wir können zugleich über Nacht besser regenerieren, denn Lavendel ist seit jeher als beruhigend und schlaffördernd bekannt. Laut Hildegard ist ein Peeling mit Lavendelöl im Herbst besonders gut, da „trotz des Rausches der schönen Farben dieser Jahreszeit sich wegen dem Vergehen auch eine leichte Melancholie breitmacht". Da sei das „sonnenspeichernde Lavendelöl" für die die rauen Hände genau das Richtige.
Anstelle des Mandelöls kann auch Sonnenblumenöl verwendet werden. Olivenöl hat zu viel Eigengeruch.

„Ich liebe den Lavendel, weil er so viel Wärme und Sonne speichert. Mir fällt dabei immer Goethe ein: 'Auch das ist Kunst, ist Gottes Gabe, aus ein paar sonnenhellen Tagen sich so viel Licht ins Herz zu tragen, dass, wenn der Sommer längst verweht, das Leuchten immer noch besteht.' Kein anderes Kraut kann das besser! Obwohl Lavendel kühl anmutet, schenkt er so viel Wärme, Kraft und Zuversicht."

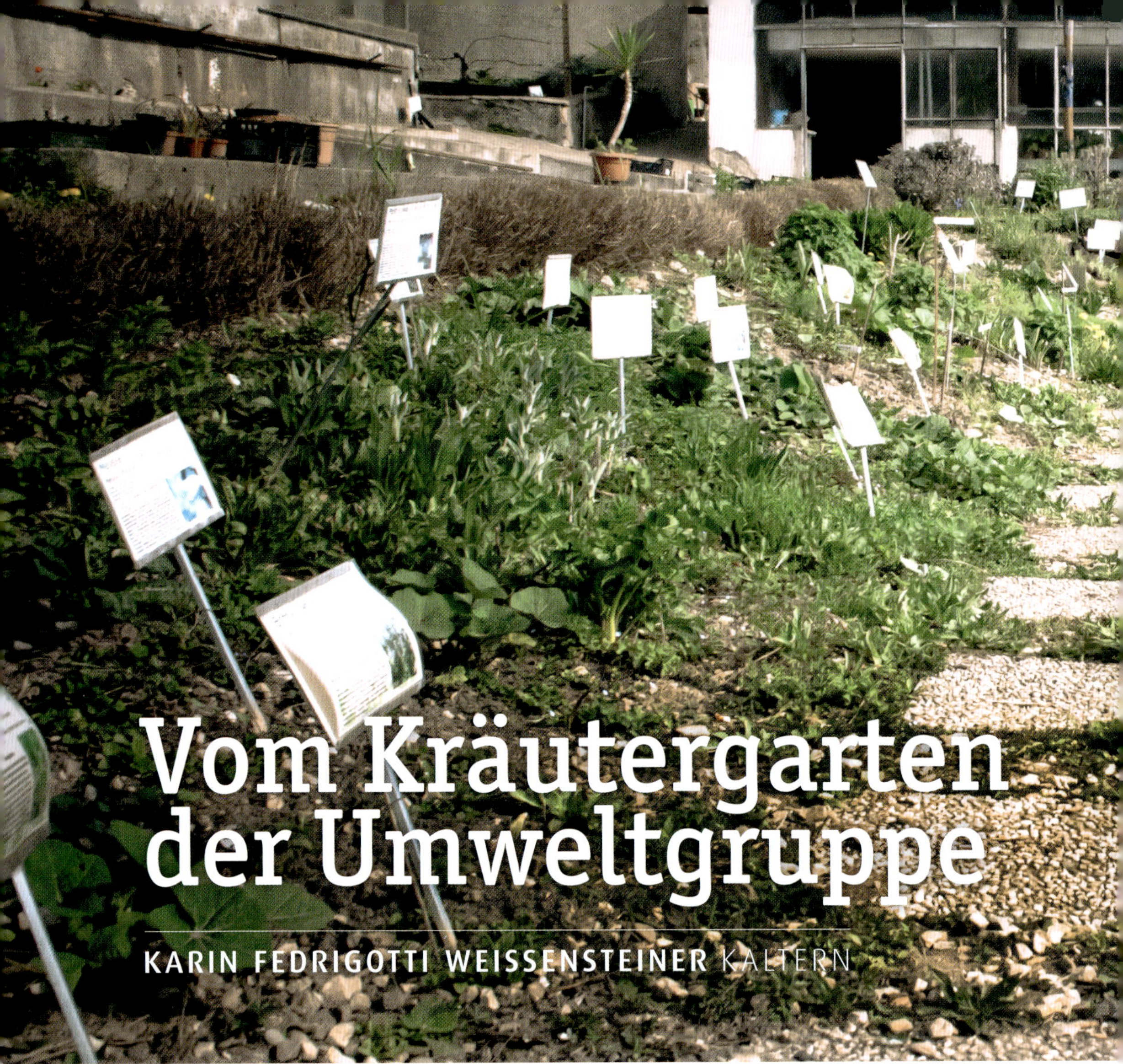

Vom Kräutergarten der Umweltgruppe

KARIN FEDRIGOTTI WEISSENSTEINER KALTERN

„Kräuter haben eine Vielfalt, die das Gemüse nicht hat, und viele davon sind wildwachsende Pflanzen, die dem Naturvorkommen am nächsten sind. Wichtig ist mir, dass die Leute vom Garten etwas gewinnen, ganz gleich, ob sie jetzt neue Kräuter kennenlernen oder sich einfach mehr für die Natur interessieren. Dann ist das erreicht, was ich eigentlich möchte.“

Karin Fedrigotti Weissensteiner

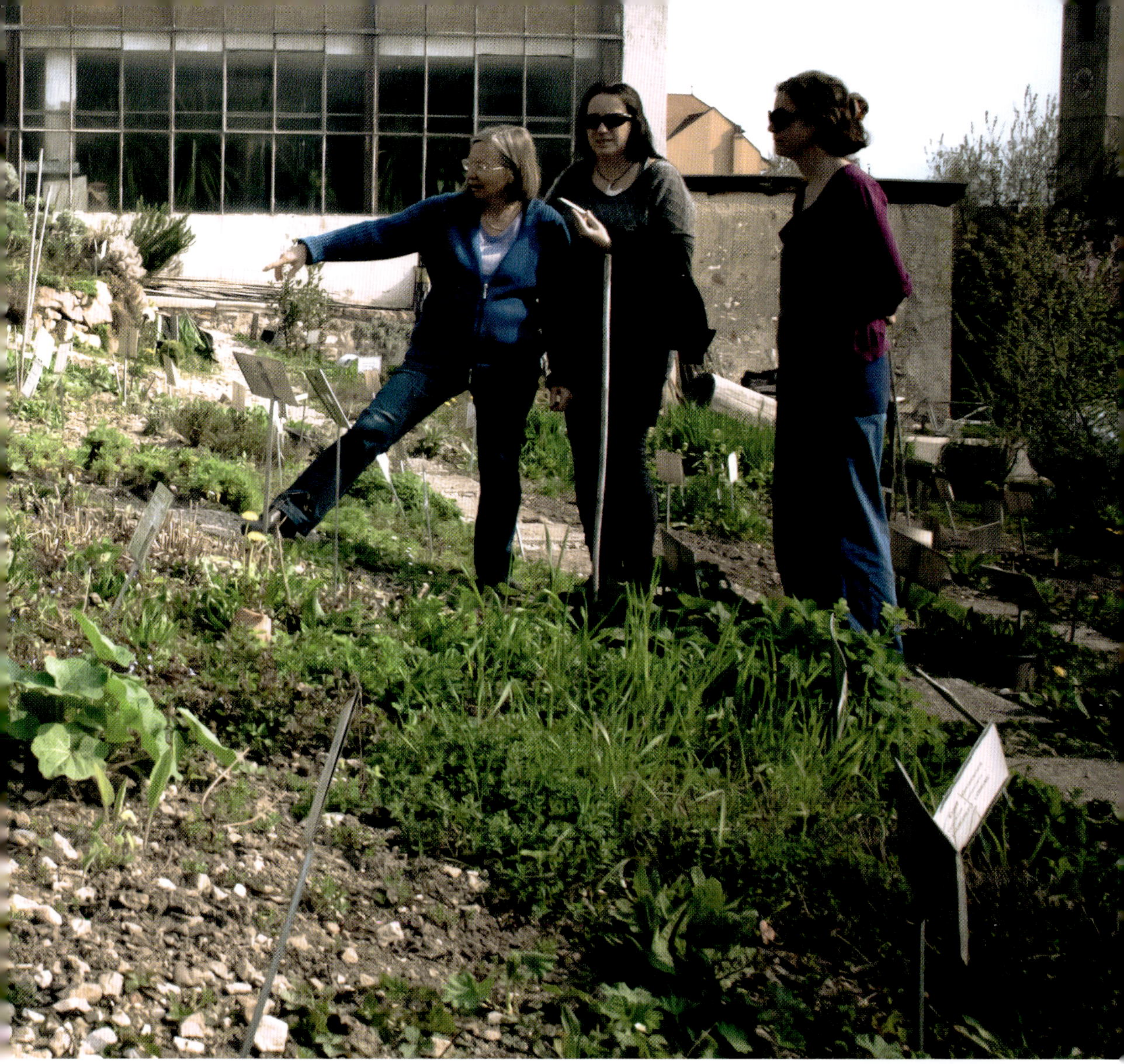

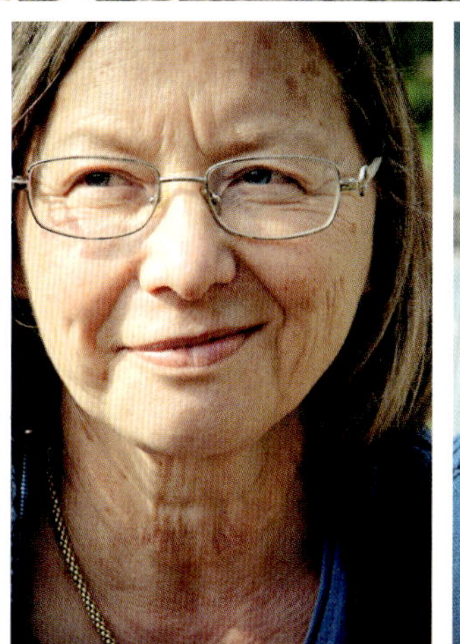
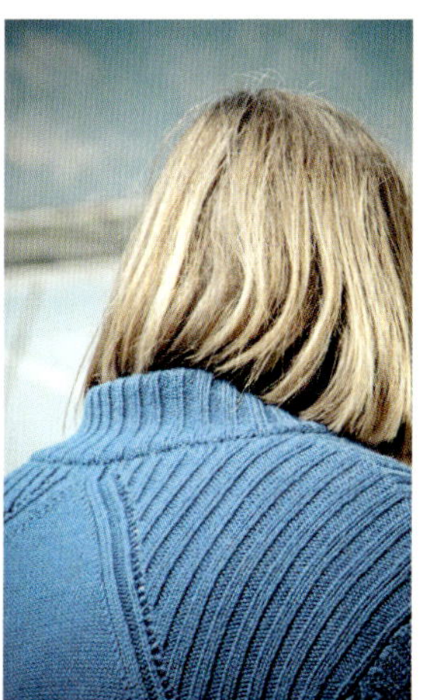
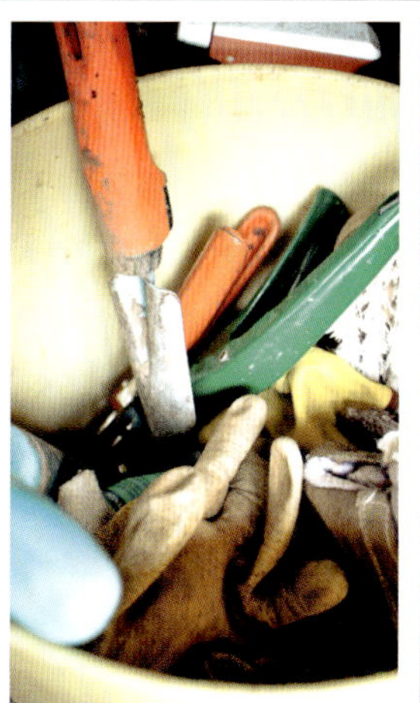
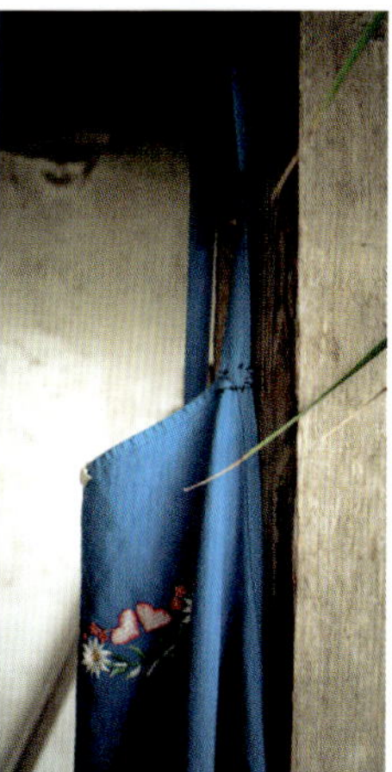

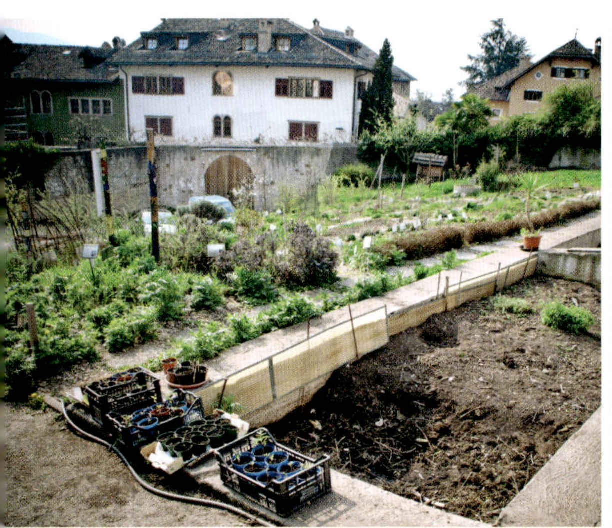

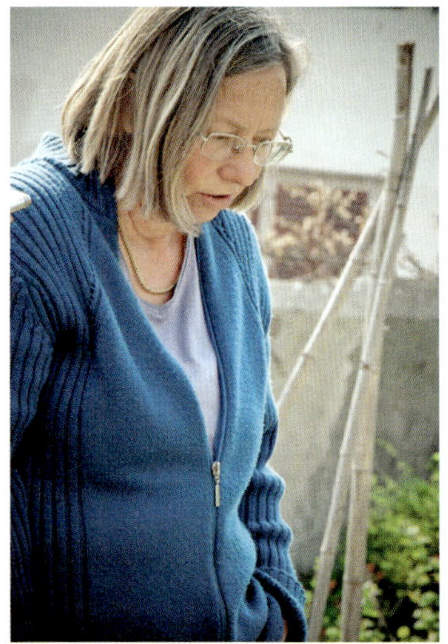

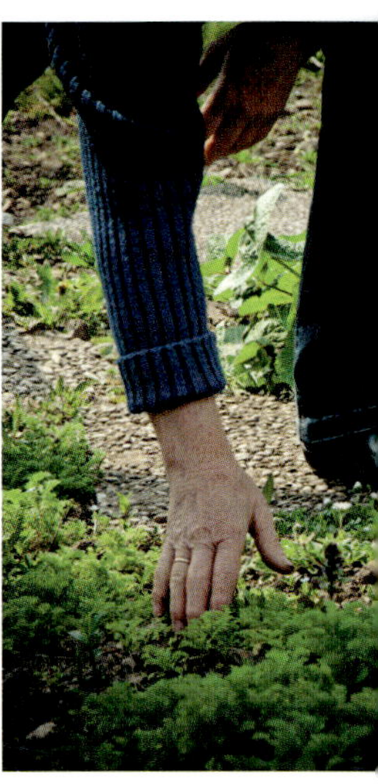

Wir suchen Karin zu einem Zeitpunkt im Frühjahr auf, in dem der Kräutergarten im Franziskanerkloster in Kaltern noch wenig hergibt. Dennoch zeigt sie uns mit Stolz und Freude, was schon wächst, und wir sehen anhand der Schilder, was die letzten Jahre alles gewachsen ist – Schilder, auf denen Namen, Beschreibung und Erklärungen zu den Pflanzen zu finden sind, alle von Karin gemacht. Hatte sie ursprünglich eine Ordnung nach Familien im Garten vorgesehen, lässt sie die Kräuter heute meist da wachsen, wo sie wollen – und etikettiert sie dort.

Die Kräuter als ein Muss

Karin lächelt auf die Frage, wann sie begonnen hat, sich mit Kräutern zu beschäftigen. „Ich *musste* während der Sommerfrische auf der Mendel mit meiner Oma Kräuter sammeln gehen. Meine Mutter hatte mit den Gästen zu tun und keine Zeit dafür, darum war ich dafür zuständig, mit ihr mitzugehen. Ich ging nie gerne mit als Kind."

So kann sie sich erinnern, zum Beispiel Frauenmantel gepflückt zu haben. „Ich habe als Kind vor allem die Heilkräuter gekannt, die damals in unserer Familie gebraucht wurden, wie Linden-, Holunder-, Kamillenblüten und Pfefferminze."

Die Natur selbst habe sie hingegen immer schon interessiert. „Dabei haben es mir schon in erster Linie die Pflanzen angetan. Darum habe ich auch Biologie studiert." Ihr Studium begann sie in Innsbruck, beendete es aber in Padua.

Nach dem Studienanschluss begann sie sofort zu unterrichten, vorerst an der Oberschule. Als sie 1981 ins Elternhaus nach Kaltern zog, bekam sie eine feste Stelle an der Mittelschule und unterrichtete die Fächer Mathematik und Naturkunde. „Ich war es von der Oberschule her gewohnt, Versuche zu machen, und die habe ich dann im Naturkundeunterricht in der Mittelschule weitergemacht, nur einfachere Sachen." So hat sie versucht, den Unterricht für die Kinder interessant zu machen. Karin lacht. „Die erste Herstellung von Cremen machte ich auch mit den Kindern, und zwar anlässlich eines Gesundheitsprojektes. Und ich stellte mit ihnen eine Broschüre zum Thema ‚Gesunde Haut' mit Ratschlägen und Rezepten zusammen."

Die Trägerschaft: Umweltgruppe Kaltern

Karin ist die Vorsitzende der Umweltgruppe Kaltern, die den Kräutergarten im Franziska-

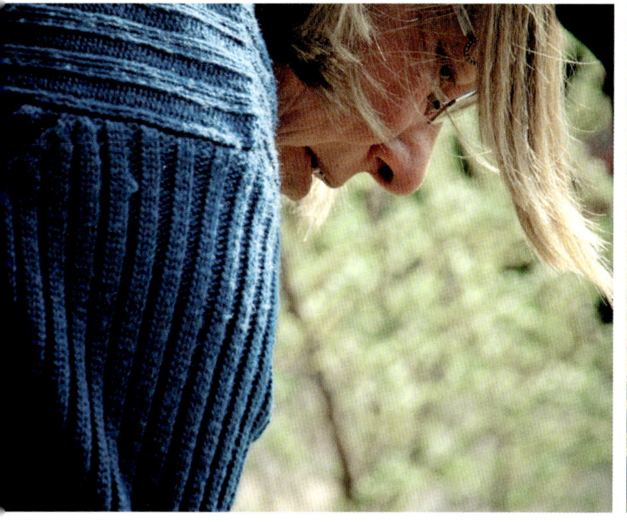

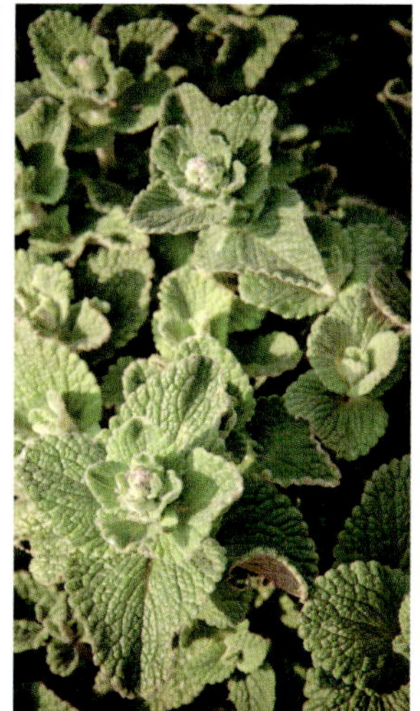

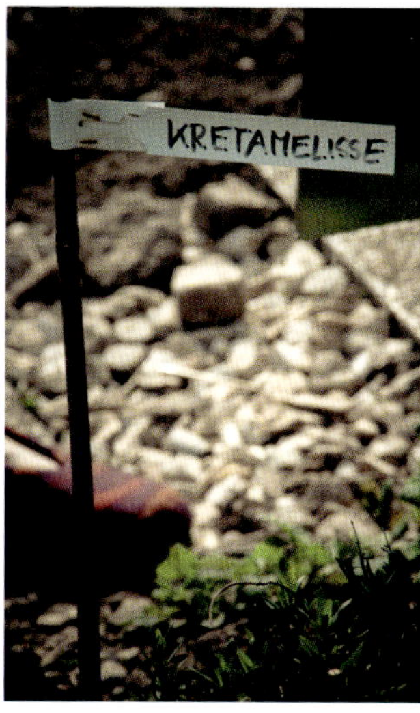

nerkloster führt. Oberstes Ziel der Gruppe ist es, die Freude und das Interesse an der Natur zu wecken. „Als 1989 im Gemeindeblatt die Bildung einer Umweltgruppe angeregt wurde, meldete ich mich sofort. Es war eine lose Gruppe von maximal zehn Leuten und ich war eine von ihnen."

Zehn Jahre später schloss sich die lose Gruppe zu einer Ortsgruppe des Dachverbandes für Natur- und Umweltschutz zusammen. Dabei hatten sie am Anfang ihre Schwierigkeiten, zum Beispiel war es nicht leicht, die notwendige Mitgliederanzahl zu erreichen. Karin erzählt: „Für die Ortsgruppe brauchte es eine Vorsitzende und eine gewisse Anzahl von Ausschussmitgliedern. Das war der Moment, in dem ich gewählt wurde. Das hat sich so ergeben. Ich war immer aktiv und begeistert bei der Sache und als es eine Vorsitzende brauchte, stand ich zur Verfügung. Ich war damals schon in Rente und hatte Zeit dafür."

Heute hat die Umweltgruppe ein umfangreiches Programm: Mit Experten organisiert sie regelmäßig naturkundliche Wanderungen – botanisch, geologisch oder zoologisch – aber auch Vorträge zu umweltrelevanten Themen. Seit einigen Jahren hat sie auch zwei sich jährlich wiederholende Aktionen: den autofreien Mendelradtag, bei dem Karin, die selbst keine gute Radfahrerin ist, den Versorgungsstand am Pass betreut, und den Waldtag. „Der dient zur Sensibilisierung für die Wichtigkeit des Waldes. Diesen Tag organisieren wir zusammen mit anderen Vereinen und bieten ein vielfältiges Programm an: von der Waldapotheke über Naturerfahrungsspiele bis hin zu Spielen von

KARIN

Karin Fedrigotti, verheiratete Fedrigotti Weissensteiner, geboren am 19.1.1953 in Kaltern

Ort:
Kräutergarten im Franziskanerkloster in Kaltern (Überetsch)

Arbeit:
Biologie- und Mathematiklehrerin in Rente

Berufung:
Verantwortliche für den Kräutergarten

Sonstiges:
Vorsitzende der Umweltgruppe Kaltern, seit 1999 Ortsgruppe des Dachverbandes für Natur- und Umweltschutz(1999), die den Kräutergarten betreut

Homepage:
www.umweltgruppe-kaltern.it

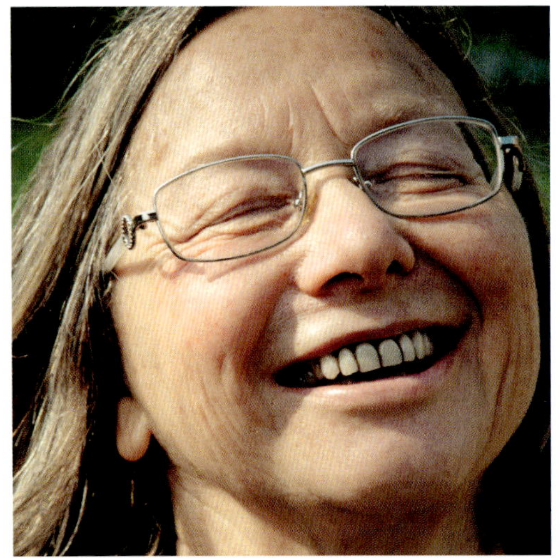

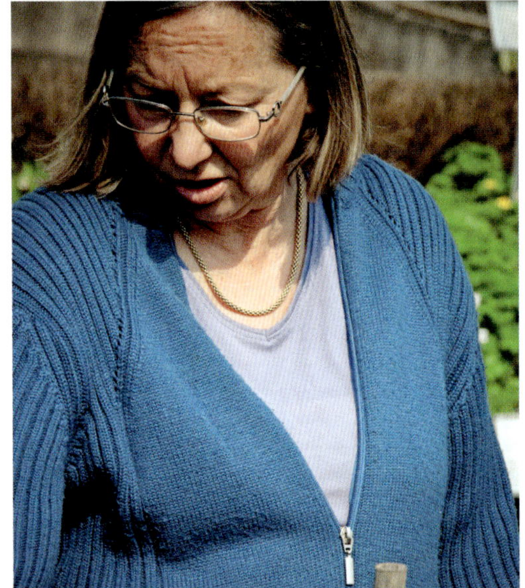

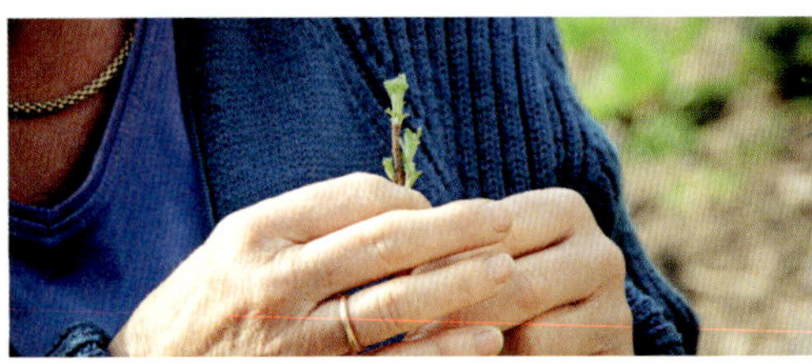

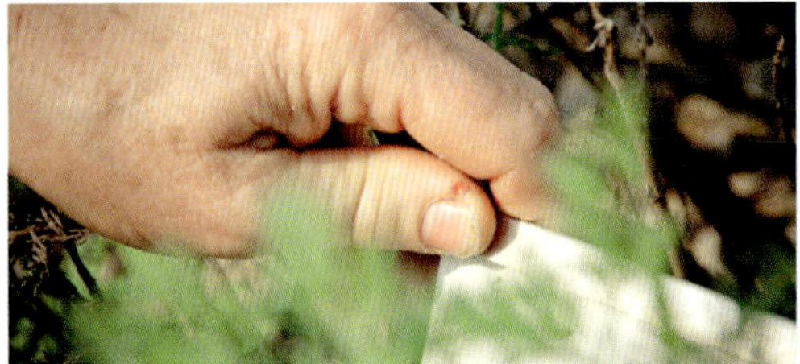

früher, auch das Maipfeifenschnitzen wird gezeigt. Es gibt ein Quiz und einen Kunstwettbewerb zum Thema Natur mit Naturmaterialien entlang dem Trimm-dich-Pfad." Auch im Winter bietet die Umweltgruppe praktische Kurse für Erwachsene und Kinder an. So wird jedes Jahr geflochten, gefilzt und gekocht, natürlich auch mit Kräutern, während mit den Kindern mit Naturmaterialien gebastelt und im Wald gespielt und gelernt wird.
Mitmachen kann bei diesen ganzen Veranstaltungen jeder Mensch, unabhängig davon, ob er Mitglied der Umweltgruppe ist oder nicht. „Nur das Interesse muss er mitbringen."

Karin gibt zu: „Wir sind schon sehr aktiv." Es ist ihr anzusehen, dass die Umweltgruppe für sie eine Lebensaufgabe darstellt und sie sehr viel Zeit in sie investiert. „Natürlich, wer berufstätig ist, hat nicht so viel Zeit. Ich hatte die Gelegenheit, früh in Rente zu gehen." Sie lächelt. „Aber wenn ich zu viel zu tun habe, ist immer jemand bereit, einzuspringen. Wenn ich zu viel tue, protestiert schon mein Mann! Der Kräutergarten ist zwar zeitintensiv, aber zugleich auch meine liebste Beschäftigung. Deswegen komme ich dennoch noch zu meinen anderen Hobbys: Wandern und Schwimmen." Ihre zwei Kinder, eine Tochter und ein Sohn, sind schon erwachsen und gehen ihrer Wege.

Die Geschichte des Kräutergartens

Die Idee, einen Kräutergarten anzulegen, hatte Alberto Fostini, der damals Forstinspektor, aber noch kein Mitglied der Umweltgruppe war. Sofort Feuer und Flamme war Karin nicht: „Erstens braucht es dafür einen Platz, den wir nicht haben, und zweitens bedeutet ein Garten Arbeit – und wenn es nur das tägliche Gießen ist." Trotzdem ließ sie die Idee nicht los.

„Wir erfuhren, dass der Garten des Altenheims in Kaltern nicht mehr als Gemüsegarten verwendet wurde. Der Heimleiter war Mitglied in unserer Gruppe." So hat es eigentlich schnell geklappt vor fünfzehn Jahren. Die Gruppe lud viele Experten ein, die den Mitgliedern zeigten, was sie mit den Kräutern in der Küche machen und wie sie die Familienapotheke mit Heilkräutern auffüllen konnten.
Dass Karin den Kräutergarten führen würde, hatte sie selbst nicht geplant. „Das hat sich so entwickelt. Die Verbindung zu den Kräutern hat mir gut gefallen." Sie lacht: „Ich habe daheim auch einen Garten, aber der wird natürlich vernachlässigt."

Nach zehn Jahren musste der Garten des Altenheims einem Parkplatz weichen. „Das war schade, auch wenn der Garten vom Altenheim nicht so genutzt wurde. Die Bewohner des Altenheims besuchten uns jedoch gerne im Kräutergarten", erzählt Karin.
Die Idee, dass der Kräutergarten im Garten des Franziskanerklosters Platz finden könnte, kam wieder von Alberto. Das Franziskanerkloster ist vielen ein Begriff, weil bis vor kurzem auch das Zentrum Tau dort seinen Sitz hatte. „An der Stelle des jetzigen Kräutergartens befand sich eine Wiese, die wir zum heutigen Garten umgestaltet haben. Er ist größer als im Altenheim, liegt zentraler und gewinnt durch das stille Ambiente des Klosters."

Seit fünf Jahren werkt die Gruppe nun in diesem Garten und Karin hat sich gut eingewöhnt. „Obwohl es viel Arbeit ist, hätte es mir leidgetan, den Kräutergarten aufzulassen. Die Beschäftigung mit den Kräutern tut mir gut. Wie viele Leute kenne ich, die im Winter etwas gegen die Grippe nehmen oder unter Rückfällen von Krankheiten zu leiden haben? Ich bin kaum krank – das habe ich wohl den Kräutern zu verdanken."

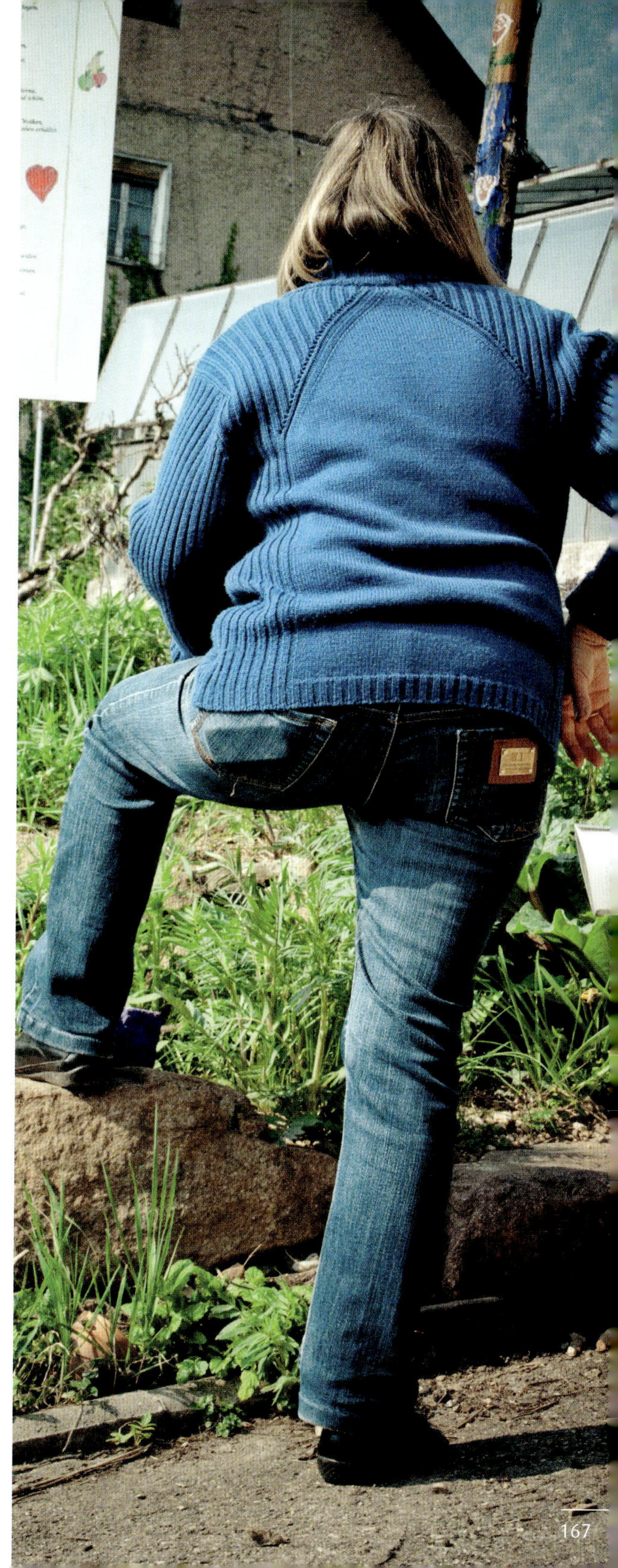

Das Programm des Kräutergartens

Das Einzigartige an dem Projekt ist, dass Karin eine ganze Gruppe von Leuten mit Kräutern, Rezepten und praktischen Anleitungen für die Verarbeitung derselben versorgt – auf freiwilliger Basis und gern gegen freiwillige Spenden an die Umweltgruppe.

Warum sie einen Kräuter- und nicht einen Gemüsegarten angelegt hat, darüber hat sie eigentlich noch nie nachgedacht. „Kräuter haben eine Vielfalt, die das Gemüse nicht hat, und viele sind wildwachsende Pflanzen, die dem Naturvorkommen am nächsten sind. Außerdem ist es verboten, in den Naturparks Kräuter zu sammeln. Es ist sowieso besser, sie in den eigenen Garten zu holen, dann weiß man, woher man sie hat und dass sie nicht gespritzt sind. In unserem Garten wachsen sehr viele Wildkräuter."

Der Kräutergarten hat für Karin in erster Linie eine pädagogische Funktion. „Er diente anfangs dazu, die Leute zu begeistern und ihnen die Augen zu öffnen, damit sie auch lernen, bei Wanderungen genauer hinzuschauen." Inzwischen hat der Kräutergarten für Karin an Bedeutung gewonnen. Heute meint sie: „Wichtig ist mir, dass die Leute vom Garten etwas gewinnen, ganz gleich, ob sie jetzt neue Kräuter kennenlernen oder sich einfach mehr für die Natur interessieren. Dann ist das erreicht, was ich eigentlich möchte. Ich bin in erster Linie Vorsitzende der Umweltgruppe und verfolge ihre Ziele. Den Kräutergarten schätzen in der Zwischenzeit viele Leute und damit erreichen wir auch solche, die normalerweise für Umweltthemen nicht so offen sind. Umweltgruppen haben oft den Ruf, ewige Nein-Sager zu sein – mit diesem Kräutergarten haben wir etwas geschaffen, das alle als konstruktiv und produktiv empfinden. Die Heilkraft der Kräuter ist für mich sekundär, das gebe ich zu, aber natürlich kann man sie nutzen und ich tue es auch gerne!"

Der Kräutergarten ist von April bis Mitte Oktober von neun bis zwölf Uhr geöffnet. In dieser Zeit finden auch viele Aktivitäten statt. „Am Dienstag- und Freitagnachmittag ist auch immer von 14 bis 17 Uhr offen. Ich bin immer da, außer wenn ich im Urlaub bin, gebe weiter, was ich dahabe und berate." Diese Zeit im Garten nennt sie den „Kräutergartentreff". „Wir arbeiten zusammen im Garten, schneiden und trocknen die Pflanzen, legen sie in Leinen- oder Papiersäckchen ab." Es gibt immer wieder Phasen,

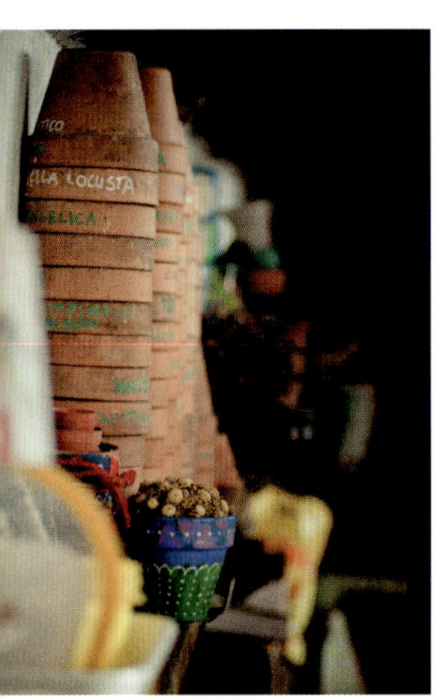

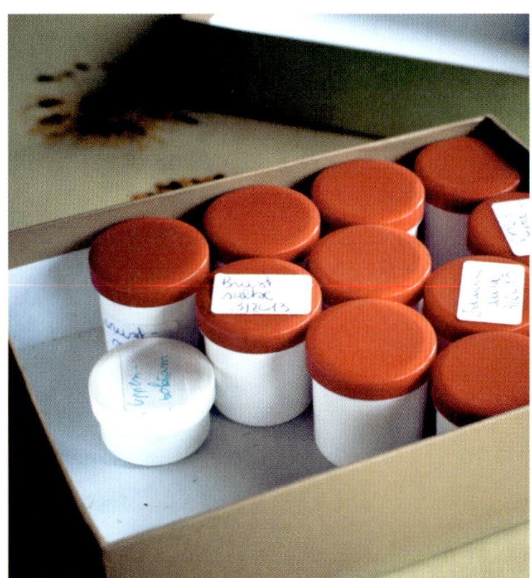

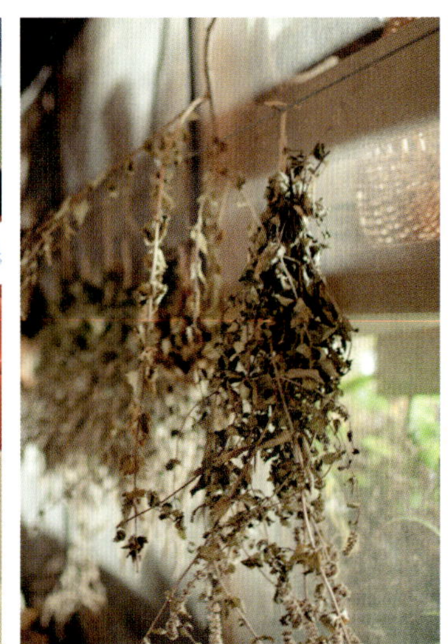

in denen sie viel zu wenig Leute hat, die zu diesen Treffen kommen, um die Arbeit, die ansteht, zu bewältigen. „Im Frühjahr ist am meisten zu tun, auch die Schilder sind auszutauschen, eventuell neue Beschreibungen zu verfassen. Inzwischen ist die Zahl der hier angepflanzten Arten auf über 200 gestiegen: Gewürz- und Heilkräuter, alte Gemüsesorten, Wild- und Gartenkräuter, auch exotische Pflanzen, die im Winter eingeräumt werden müssen. Wir arbeiten zu dritt. Zwischendurch kommt auch jemand zum Helfen vorbei. Wenn ich dringend Leute brauche, organisiere ich ein Treffen an einem Samstagnachmittag. So kann auch jemand kommen, der unter der Woche arbeitet."

Natürlich gibt es im Garten auch ein Programm für die kleinen „Kräuterzauberer und Kräuterhexen", mindestens einmal im Monat, und auf Anfrage arbeitet Karin auch mit Grundschulkindern. „Damit ich jedoch wirklich etwas weitergeben kann, braucht es da mehr als einen Nachmittag."
Einmal im Monat organisiert sie Kräutergartenführungen und den Praxiskurs „Wissenswertes, Rezepte und Praxis". Dazu hat sie schon Kräuterfrauen wie Dora Somvi und Hildegard Kreiter eingeladen. Auch sie selbst und Alberto Fostini halten Kurse ab.

Ich bin keine Kräuterfrau

Karin bezeichnet sich selbst nicht als Kräuterfrau und meint, sie passe eigentlich gar nicht unbedingt zu den anderen Frauen in diesem Buch: „Weder baue ich welche an, noch berate ich Leute in Sachen Kräutermedizin. Ich werde nie sagen, wofür die Kräuter gut sind, dafür bin ich nicht ausgebildet. Ich habe zwar den Kräuteranbaukurs der Laimburg besucht, um Genaueres über die Kräuter, ihre Inhaltsstoffe und Verarbeitung zu erfahren, aber ich sage nur, wo und wie die Pflanze wächst, nenne ihre wichtigsten Eigenschaften oder erkläre, wo man sie findet."

Das heißt jedoch nicht, dass Karin nicht davon überzeugt ist, dass Kräuter eine Wirkung haben. Die Ernte des Kräutergartens verarbeitet sie mit ihren Helferinnen – unter anderem auch die Heilkräuter für die Hausapotheke. Die anderen Kräuter werden zu Kräuterdelikatessen, die an Kursbesucher abgegeben werden. Sie selbst verwendet sie auch in den Kursen, in denen sie die Zubereitung von Kräutermischungen, Tinkturen, Ölen, Salben, Cremen und Ölen lehrt. „Wir bieten Kurse zu Naturkosmetik, Ernährung mit Kräutern, Kräuter für Haus und Garten

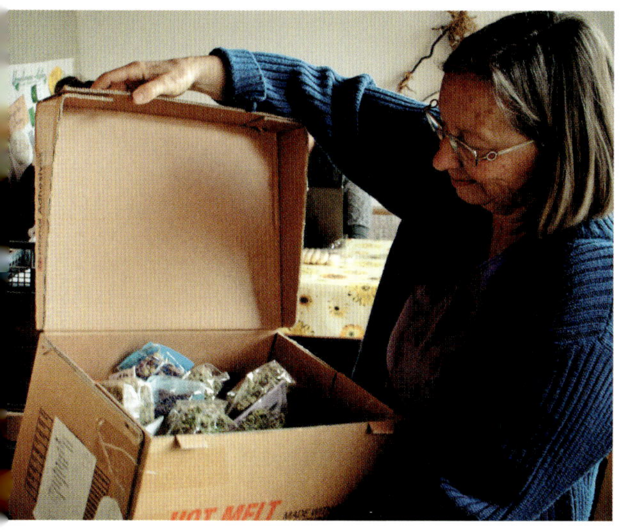

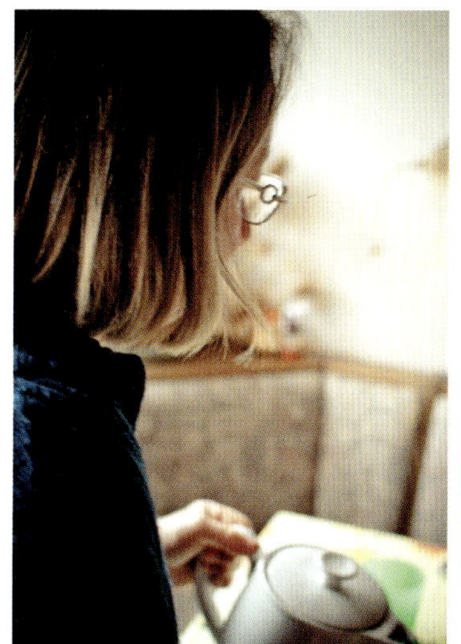

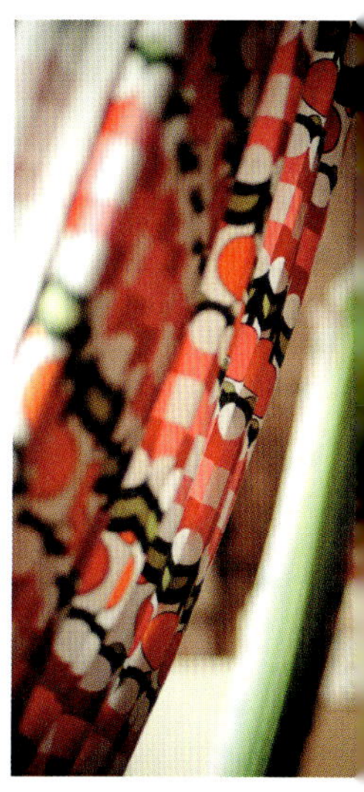

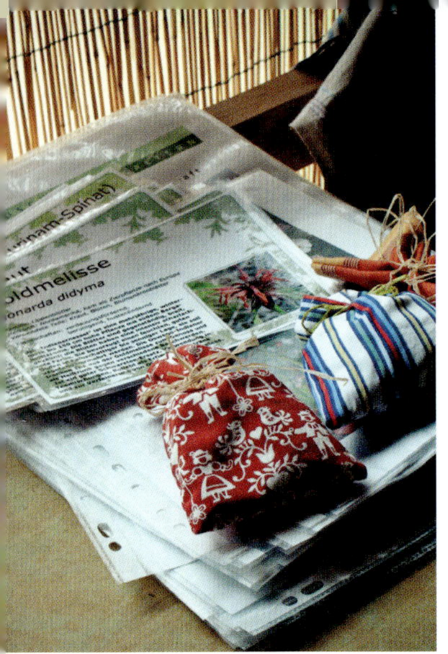

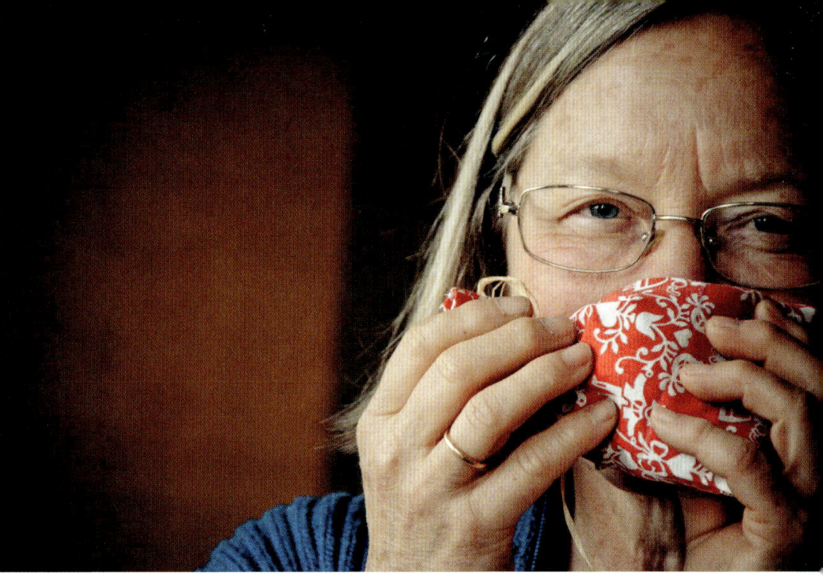

und zu Hausmitteln an. Ich gebe in den Kursen jedes Rezept, das wir gemeinsam machen, schriftlich weiter, sogar Rezepte, die wir im Kurs gar nicht verwenden." Dazu zeigt sie uns eine Auswahl an Salben, die sie momentan im Haus hat, von der Brustsalbe über die Muskelsalbe bis zum Lippenbalsam.

Sie meint: „Ich habe auch viele Heilpflanzen hier, mit denen vorsichtig umzugehen ist. Ich habe eine Sammlung von Rezepten für viele verschiedene Hausmittel, die ich selbst nicht brauche, aber ich gebe sie gerne in meinen Kursen weiter." Wenn sie für sich selbst brauchen würde, würde sie sich auch verwenden. „Mir ist bewusst, dass die Kräuter eine Heilkraft haben und dass Tinkturen, Salben und Cremen wirken."
Anfangs hat die Umweltgruppe immer ReferentInnen eingeladen. Inzwischen hat Karin sich in das Thema eingearbeitet und ein eigenes Kursangebot aufgebaut. „Die Veranstaltungen werden immer im Gemeindeblatt angekündigt. Im Februar beginnt es mit einer Einleitung zu den einheimischen Kräutern, im Frühling ist eine Führung durch den Kräutergartens geplant. Es sind maximal zwölf Teilnehmer, mehr sind in einem Kurs nicht möglich." In den Kursen ist für sie wichtig, dass die Leute selbst Hand anlegen: „Normalerweise lasse ich sie in Dreier-Gruppen nach Rezept selbst die Produkte herstellen. Es hilft nichts, wenn man nur danebensitzt und zuschaut. Das war bei mir genauso. Man muss sich aufraffen und es selbst machen. In der Gruppe geht das am leichtesten."

Ein Kräutergarten ohne Karin?

Die Seele des Kräutergartens ist Karin. Zwar hilft außer den Ausschussmitgliedern und einigen fleißigen Helfern seit vorigem Jahr auch Alberto, der inzwischen in Rente gegangen ist, verstärkt mit, aber ihr ist bewusst, dass in erster Linie sie dafür zuständig ist.

Sie selbst stellt sich schon die Frage: „Was ist, wenn ich es lasse?" Und sie hat auch schon eine Lösung gefunden: „Ich habe mit dem Franziskanerkloster die Vereinbarung getroffen, dass, falls die Umweltgruppe den Kräutergarten nicht mehr im Klostergarten weiterführt, der Garten mit seinen Pflanzen und der Bewässerung bleibt. Irgendwo anders würde ich den Garten nicht mehr aufbauen, aber ich könnte mir vorstellen, dass der Kräutergarten von jemand anderem übernommen wird. Sehr oft besuchen junge begeisterte Menschen den Kräutergarten. Das hat mich angenehm überrascht."

DIE EBERRAUTE

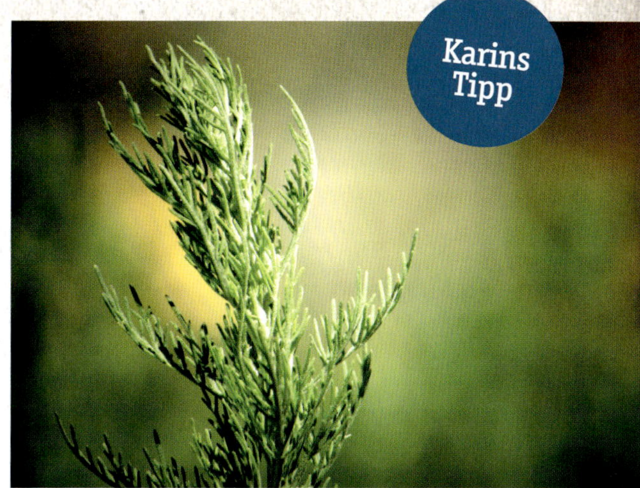

wissenschaftlicher Name:
Artemisia abrotanum

volkstümliche Namen:
Cola-Kraut, Zitronenkraut

verwendete Pflanzenteile:
Blätter

Vorkommen:
kultiviert in Gärten

Sammelzeit:
August

Das Eberraute-Kräutersäckchen

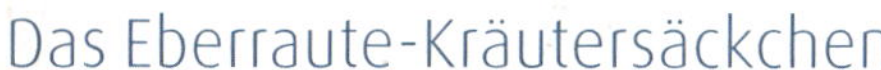

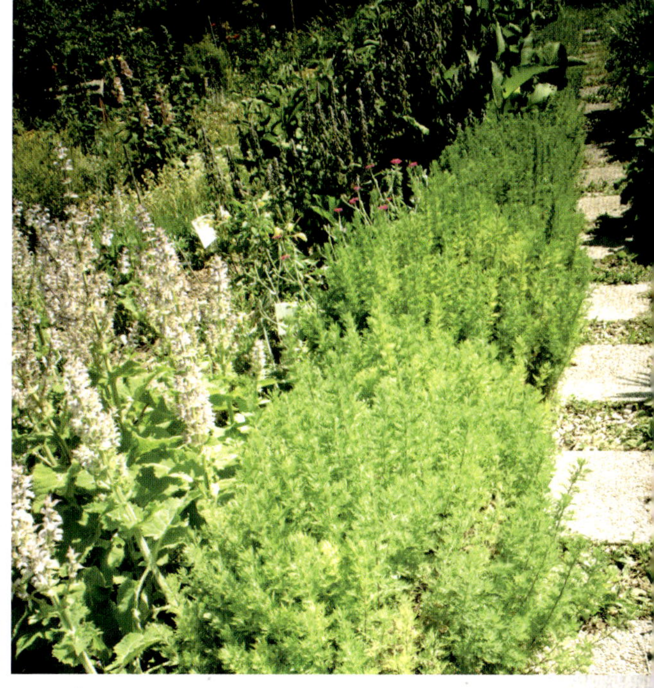

Zutaten:

- 6 Esslöffel getrocknete Zitronen-Eberrautenblätter (oder Kampfeberraute)
- 2 Esslöffel zerbröckelte getrocknete Rosmarinnadeln
- 2 Esslöffel zerbröckelte getrocknete Marienblattblätter
- 1 Esslöffel zerbröckelte getrocknete Lorbeerblätter
- 2 zerdrückte Zimtstangen
- 1 Teelöffel gemahlene Gewürznelken
- 1 Teelöffel Iriswurzelpulver

Abgesehen von den Eberrautenblättern können die anderen Kräuter auch ausgetauscht werden. Sie sind dabei, weil sie gut riechen und Insekten bzw. Motten abwehren. Die Iriswurzel, die Gewürznelke und der Zimt sind Fixiermittel.
Die Zutaten vermischen und zwei Wochen lang in einem luftdichten Gefäß lagern, dabei jeden Tag ein- bis zweimal schütteln. Die fertige Mischung in kleine Säckchen füllen, zunähen und in Schränke und Schubladen legen.

„Die Eberraute ist zwar ein Halbstrauch, hat aber ganz zarte Blätter und einen Duft, der mir unheimlich gut schmeckt! Viele, die den Lavendel gewöhnt sind, können damit gar nichts anfangen, aber ich liebe das Zitronige daran! Ich verwende diese Zitroneneberraute gerne in den Kräutersäckchen für den Kleiderschrank, weil ich weiß, dass sie die Motten abwehrt."

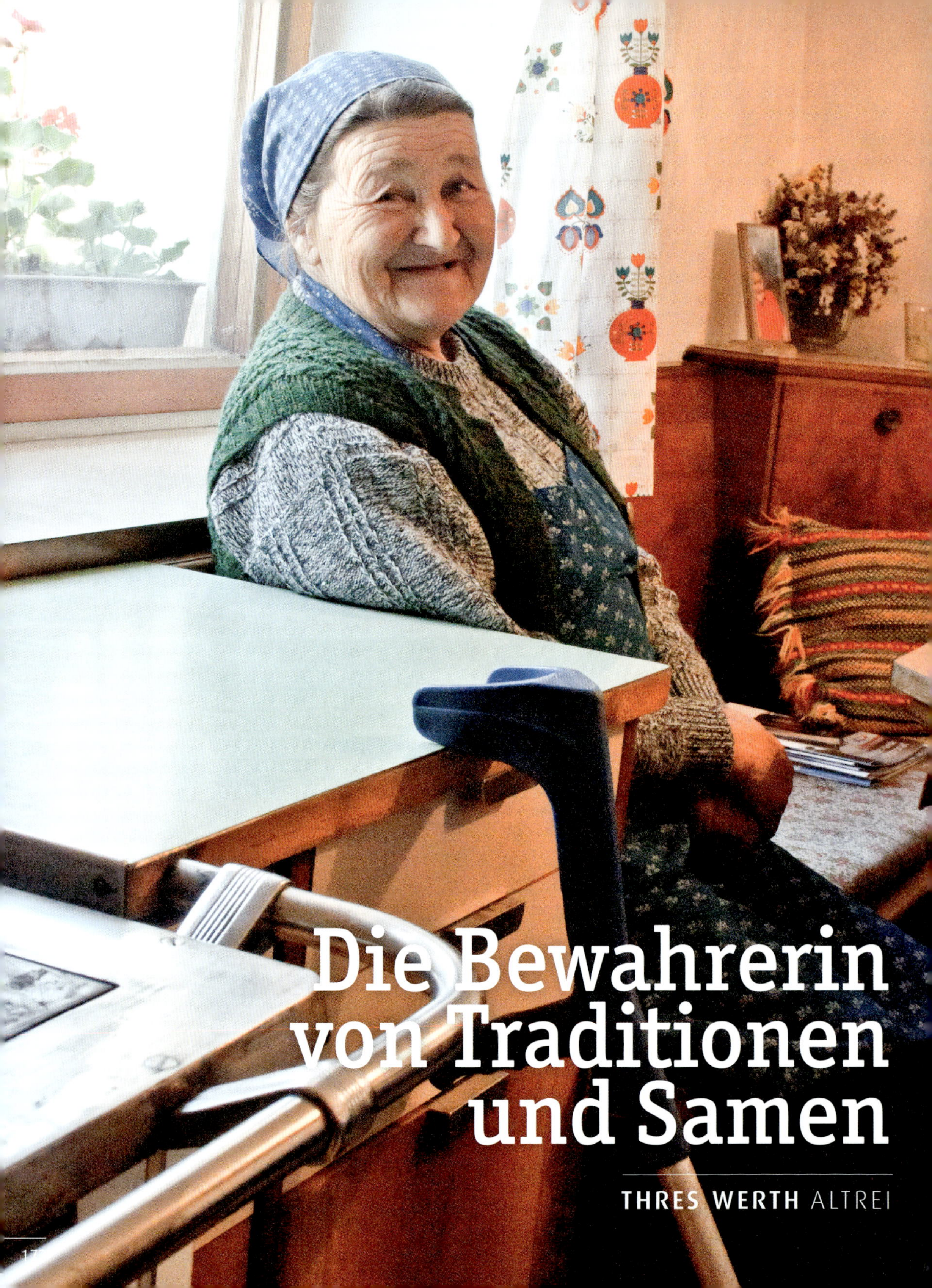

Die Bewahrerin von Traditionen und Samen

THRES WERTH ALTREI

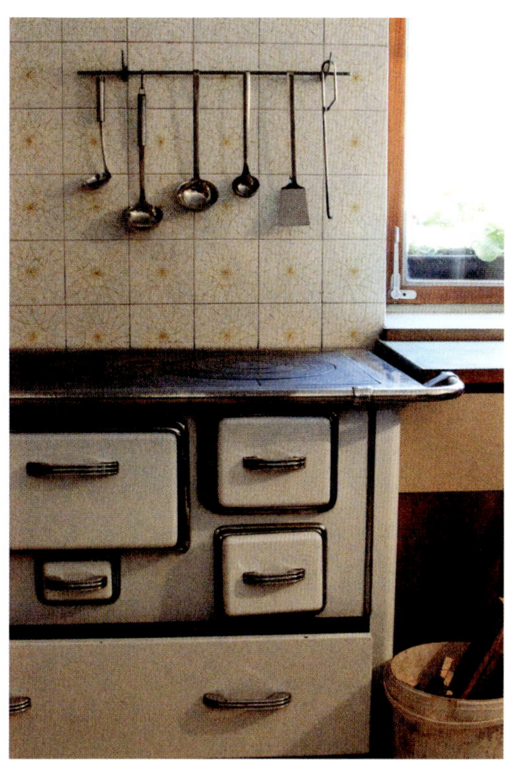

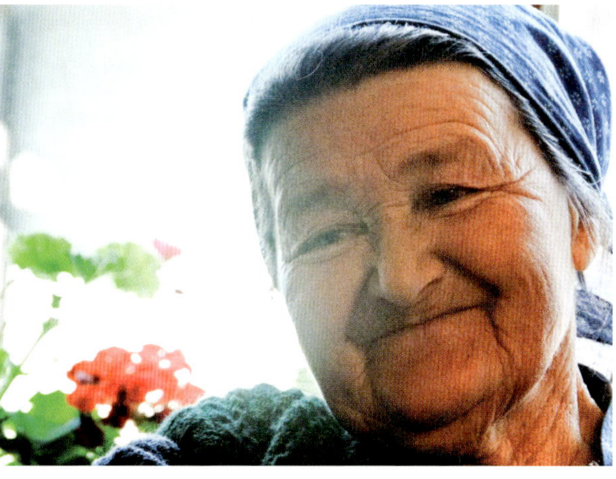

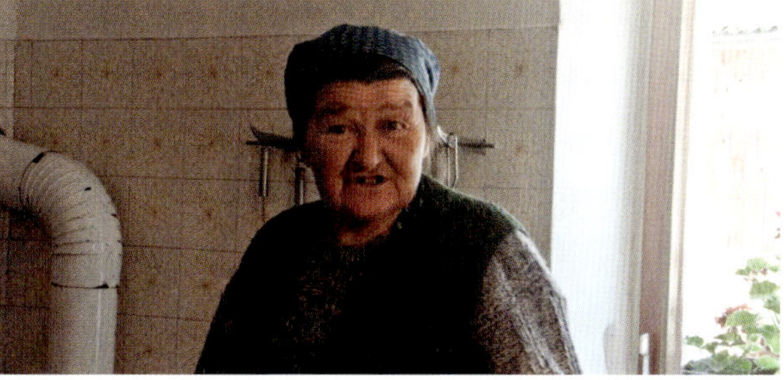

„Ich setze immer noch die alten Pflanzen, damit sie keimfähig bleiben, auch wenn sie nicht mehr ertragsfähig sind. Das nimmt keinen Platz weg, aber dafür bleibt uns der Samen erhalten – man weiß nie, zu was das gut ist."

Thres Werth

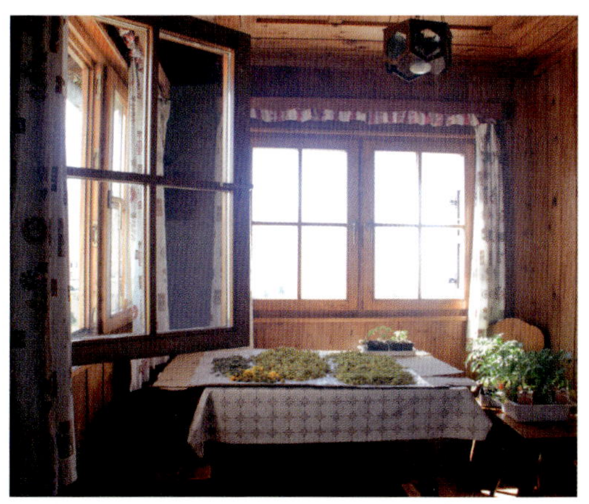

Thres führt uns in ihre Küche und wir haben das Gefühl, mindestens fünfzig Jahre in die Vergangenheit zu reisen. „Bei mir ist es einfach", meint sie und lacht. „Das muss euch genügen." Ihre Stube tut mehr als das, sie ist wie eine Ausstellung in einem Antiquitätenladen. Das Spinnrad am Fenster ist nicht nur Dekoration, sondern wird von Thres noch benutzt, Bilder ihrer Eltern und Großeltern hängen an den Wänden.

Eine Kindheit im Faschismus

Thres ist als zweite von sieben Kindern auf dem Hof in Altrei, wo sie heute noch lebt, zur Welt gekommen. Ihre Kindheit war von harter Arbeit und Faschismus geprägt. „Wir haben sehr darunter gelitten. Im Kindergarten mussten wir von einem Tag auf den anderen Italienisch sprechen. In der Volksschule war es noch schlimmer. Da durften wir nicht einmal in der Pause Deutsch reden. Wenn uns die italienischen Lehrerinnen erwischten, mussten wir hundert bis zweihundert Mal schreiben: ‚Non parlerò mai più tedesco.'[65] Reden wir nicht von den Hausdurchsuchungen. Der Faschismus war eine Diktatur und Gott bewahre, dass uns das nochmals passiert, aber wir sind wieder gleim dabei[66], so wie ich das verstehe."

Nach der Volksschule war es für Thres noch härter, denn alle fähigen Männer waren im Krieg und die Daheimgebliebenen mussten die Arbeit, die am Hof anfiel, erledigen. „Wir Madeln[67] waren alleine, sogar mein Vater, der im ersten Weltkrieg in ein Gasfeld hineingeraten war und nur eine halbe rechte Lunge funktionstüchtig hatte, wurde eingezogen."

Mit 22 Jahren durfte Thres nach Rotholz bei Jenbach gehen und dort die zweijährige landwirtschaftliche Schule besuchen. „Mein Vater hat allen drei Mädchen den Besuch einer Haushaltsschule bezahlt" – und die Haushaltsschule in Rotholz war zugleich Landwirtschaftsschule.

Ein von Krankheit gezeichnetes Leben

Von Rotholz heimgekehrt, bekam Thres eine Drüsendysfunktion. „Die Ärzte kannten sich hinten und vorne nicht mehr aus. Sie wussten nicht, was tun. Ich bin abgemagert, habe gerade einmal 30 Kilo gewogen." Sie selbst hatte sich schon aufgegeben.

Wie der Zufall es wollte, war zu dieser Zeit in einer der Ferienwohnungen am Hof die Cousine eines Professors aus Pisa zu Gast. Als dieser seine Cousine auf dem Hof besuchte, erzählte sie ihm von der nicht zu heilenden Krankheit der Tochter des Hauses.
So kam es, dass Thres einige Monate in einer kleinen Spezialklinik in Pisa verbrachte, in

65 Ich werde nie mehr Deutsch sprechen.
66 nahe dran
67 Mädchen

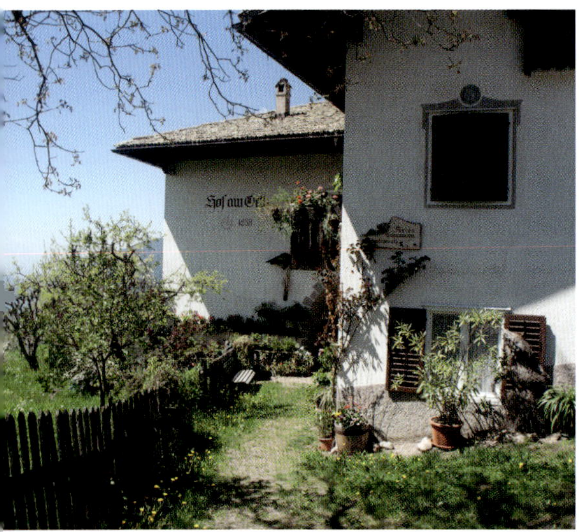

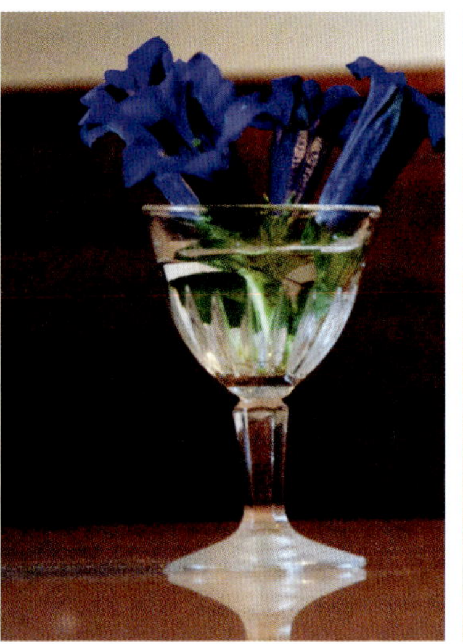

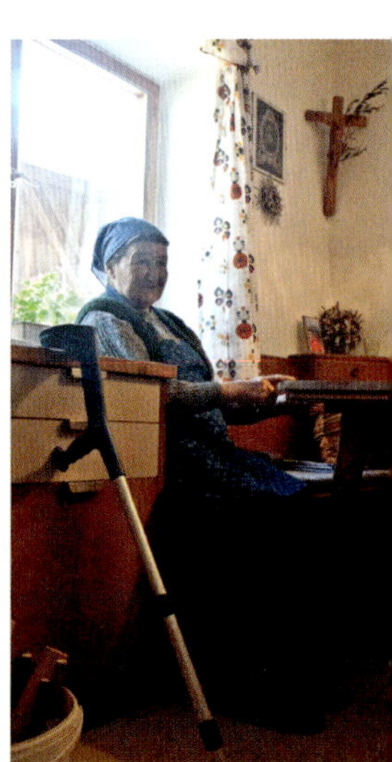

der maximal fünfzehn PatientInnen zeitgleich behandelt wurden. Der Professor war stets an ihrer Seite. „Ich habe ihm vertraut und er hat mich nach dem Klinikaufenthalt noch bei sich zuhause aufgenommen, damit er meine Genesung Tag für Tag verfolgen konnte. Endlich war ich auf dem rechten Weg."

Nach ihrem Klinikaufenthalt kehrte Thres auf den Hof zurück. Ihr Leidensweg war jedoch nicht zu Ende. Aufgrund der Medikamente, die ihr in Pisa verabreicht worden waren, erkrankte ihr Kiefer – man musste ihr fast alle gesunden Zähne ziehen. Da sie auf die Materialen der Prothesen und Implantate allergisch reagierte, blieben ihr mit 30 Jahren nur mehr drei Zähne. „Zum Glück haben sie mir drei gelassen", lacht sie. „Damals hat mir das schon was ausgemacht, aber heute sehe ich es so: Wer mich nicht anschauen will, der soll wegschauen." Und fügt grinsend hinzu: „Gott sei Dank bin ich nicht verheiratet."

Thres ist auf dem Hof geblieben, der in der Zwischenzeit vom Bruder und der Schwägerin übernommen worden ist, und lebt in ihrer kleinen Wohnung im alten Teil des Hauses, zu dem sie wenige Treppen steigen muss, denn sie geht heute mit einer Krücke. „Ich habe im Knie und in der Hüfte Eisen drinnen. Seitdem komme ich hart in einen Bus rein und in einen Zug noch viel härter." Diese Beeinträchtigung rührt daher, dass sie vor vielen Jahren fünf Meter von Heustock gestürzt ist und sich schwer verletzt hat. Auf dem Hof leben noch drei weitere Familien: der Bruder mit seiner Frau und seine zwei Töchter mit den Familien. Ihre Wohnung ist für den Sohn des Bruders, ihren Neffen, vorgesehen, „aber ich bleibe vorerst hier, solange er noch alleine ist".

THRES

Theresia Maria Werth, Thres genannt, geboren am 28.8.1930 in Altrei

Ort:
„Hof am Orth" in Altrei (Unterland), 1200 m Höhe

Produktion:
Getreide, Weizen, Roggen, Gerste, Buchweizen, Kartoffeln, Gemüse – fast alles für den Hausgebrauch und die Tiere: 10 Kühe, 2 Kälber, 1 Schwein, 1 Hahn und Hennen

Sonstiges:
arbeitet auf dem Hof (1638, unter Denkmalschutz) ihres Bruders mit, führt das Verarbeiten von Leinen vor, Retterin des Samens des Altreier Kaffees

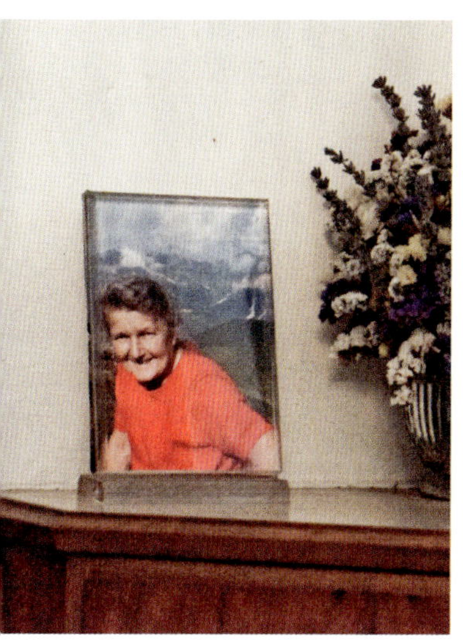

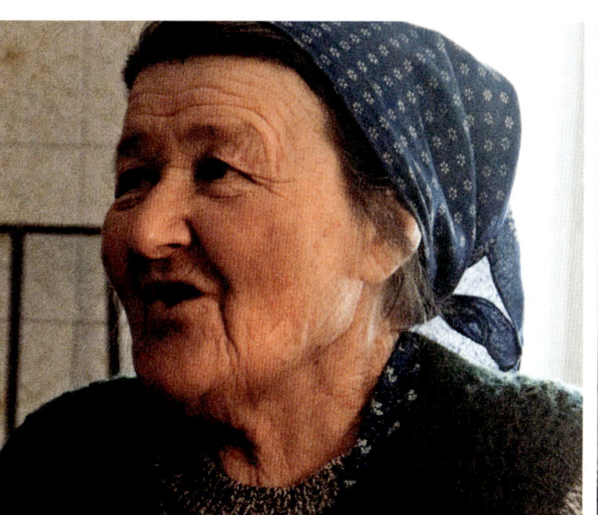

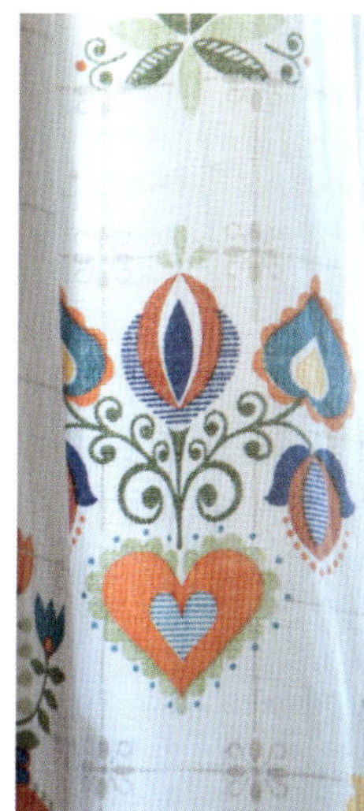

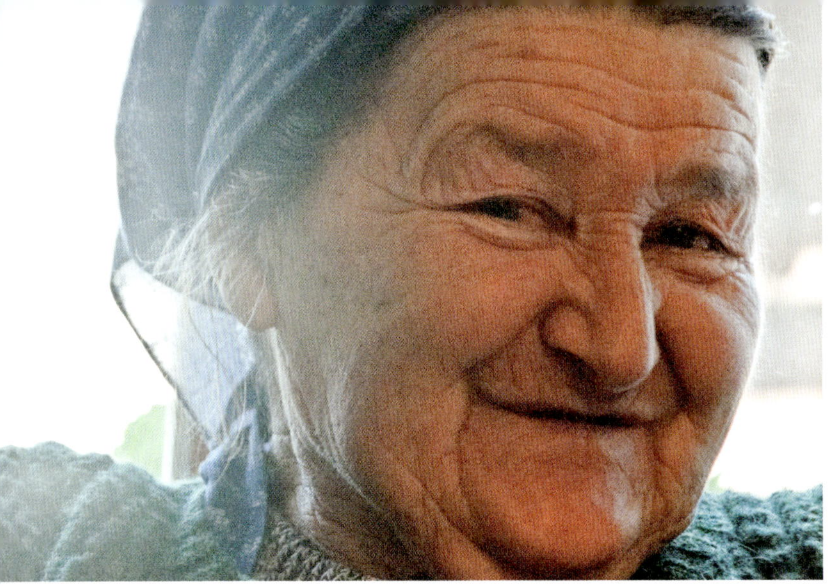

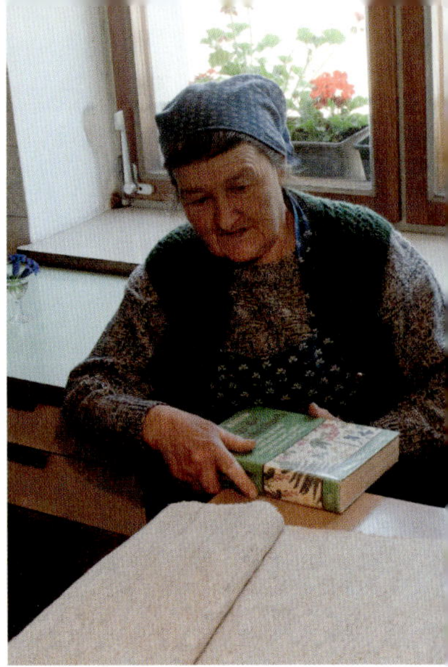

Das alte Handwerk und die Samen

Thres macht vier Mal jeden Sommer im Auftrag des Naturparks Trudner Horn eine Vorführung für all diejenigen, die das „Brechlen"[68] des Flachses sehen wollen. „Das mache ich gerne, weil es sonst verloren geht und niemand mehr das macht." Früher half ihr die Schwester dabei, aber da die inzwischen verstorben ist, macht sie alleine weiter. „Ich baue den Flachs selbst an, auf einem Stück, das nicht größer ist als dieser Küchentisch. Früher habe ich die ganze Arbeit und das Weben selbst gemacht." Sie zeigt uns stolz ein selbstgewebtes Leinen, das von der Saat bis zum Weben von ihr hergestellt wurde.

Im Lyzeum von Cavalese hat sie bis vor fünf Jahren drei Mal wöchentlich vormittags Schulklassen und nachmittags LehrerInnen in Spinnen und Weben unterrichtet. „Heute, mit drei Zähnen, einem Stock und 83 Jahren mag ich nicht mehr", bringt sie uns zum Schmunzeln. Thres ist eine lebenslustige Frau – und ihr Lachen steckt an.

Über Thres und die Erhaltung der Handwerkstradition des „Brechlens" wurde vor drei Jahren ein Film gedreht: *Die Thres erzählt* von Maria Egger aus Kaltern. „Sie hat dafür bei einem Filmfestival in der Schweiz sogar Silber bekommen und in Österreich Gold", erzählt uns Thres ein wenig stolz. Ein weiterer Film über den Kaffee ist in Arbeit, „aber ab jetzt lasse ich mich nicht mehr filmen. Mir ist die Stromrechnung zu hoch."

Dass der Altreier Kaffee heute wieder auf dem Markt ist, verdanken die AltreierInnen Thres. Sie hat den Lupinensamen in die Gegenwart herübergerettet. „Großmutter und Mutter, alle im Dorf, haben diesen Kaffee als Ersatzkaffee gebraucht, es gab nichts anderes. Sie haben ihn gesetzt, angebaut und geröstet. Als der ‚gute Kaffee' kam, der Bohnenkaffee, wurde der alte vergessen. Ich habe jedoch immer weiter diese alten Pflanzen gesetzt, damit sie keimfähig bleiben. Das nimmt keinen Platz weg, aber dafür bleibt uns der Samen erhalten – man weiß nie, zu was das gut ist."
Ihr Bruder war anfangs dagegen, aber als Andrea Heistinger aus Wien kam, um für ihre Doktorarbeit über alte Samen zu recherchieren, wurde sie bei Thres fündig, als die für sie auf dem ganzen Küchentisch alte Samen ausbreitete. Daraufhin wurde eine Projektgruppe gebildet, die den alten Altrei-

68 Flachs brechen

er Kaffee wieder ins Leben rief. Grinsend sagt Thres: „Ich bin dabei, soweit ich kann, aber wenn man alt ist, funkt alles nicht mehr so richtig."

Kräuter seit jeher in der Familie

Schon ihre aus Lana stammende Großmutter Theresia Gögele, auch eine „Thres", hat mit Kräutern gearbeitet und viele im Dorf suchten ihren Rat. Thres erinnert sich: „Sie hatte immer Heimweh. Als ich sie fragte: ‚Nandel[69], warum seid Ihr denn hergezogen?', hat sie mir geantwortet: ‚Die Liab macht blind, vom Hintern bis zum Grint.'[70]"

Thres' Vater war ein bekannter Tierarzt und machte selbst Salben aus Kräutern, „so wie es halt früher üblich war, dass bei Mensch und Tier viel mit Natursachen geheilt wurde." Verstauchungen und Verrenkungen hat die Großmutter mit Arnikaschnaps behandelt, bei Brüchen Kartonstreifen als Schienen verwendet und – nachdem der Bruch wieder gerichtet wurde – mit einem Brei von klein geschnittenen, in Milch eingeweichten, schleimigen Beinwellwurzeln umgeben. Der Brei ist fest geworden wie ein Gips und wurde gewechselt, wenn er trocken wurde. „Früher hat man sich eben selbst helfen müssen."
Der Großvater war ebenfalls Tierarzt. Er lernte bei seinem Schwiegervater, wo er auf seine zukünftige Frau traf. Auch er hat viel vom Schwiegervater übernommen und Leuten geholfen. „Einmal war einer alleine im Wald und hat mit einem Beil seine Schlagader aufgeschnitten. Er hat mit dem Finger die Wunde zugedrückt, damit er nicht ausblutet, und ist zu meinem Großvater gerannt. Der hat schnell eine Münze drauf- und einen festen Verband darum angelegt. Damit hat er ihm das Leben gerettet. Sie waren ein Heilerpaar, meine Großeltern. Ich erinnere mich gar nicht mehr an alles, weil ich noch klein war."
Thres' Mutter hat von ihren Schwiegereltern viel übernommen und mit den Kräutern weitergearbeitet. Thres greift immer wieder auf alte Kräuterbücher zurück, doch sie schreibt ihre Rezepte auch selbst nieder und bewahrt sie in einer Schublade in der Küche auf, unter anderem auch das für ihren Tee.

Thres und die Kräuter

Thres schwört auf ihren Tee mit achtzehn Kräutern, der manchmal auch zwanzig beinhalten kann. „Aber den verrate ich nicht,

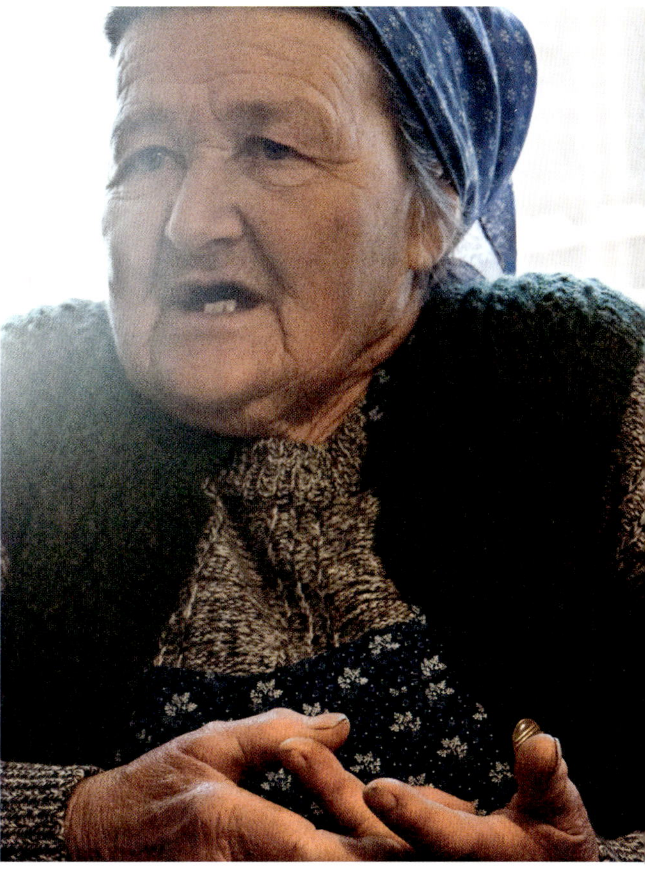

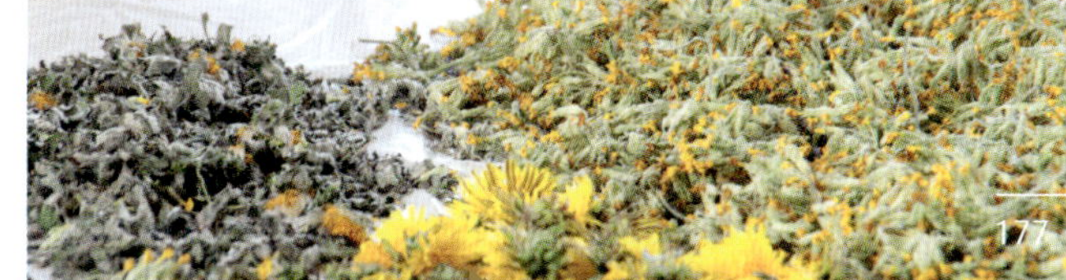

69 Großmutter
70 Die Liebe macht blind, vom Hintern bis zum Kopf.

manches nehme ich auch mit …", lacht sie verschmitzt. Den Tee hat sie selbst zusammengestellt, aber in den Kräuterbüchern von Mutter und Großmutter nachgeschaut, „weil nicht alle Kräuter zusammenkommen können". Sie zeigt uns ihr Lieblingsbuch vom Pfarrer Künzel, das sie von ihrer Mutter bekommen hat.

Ihren Tee verschenkt sie oft weiter, an ihre Verwandten oder an Freunde, Bekannte und Nachbarn. „Eine Verwandte von mir trinkt ihn mit ihrem Mann jeden Abend und sagt, sie können seitdem wunderbar schlafen. Der Sohn des Nachbarn war immer krank. Er trinkt seit zehn Jahren meinen Tee und weiß gar nicht mehr, was krank sein heißt. Irgendetwas wird schon dabei sein, was ihm geholfen hat. Wenn es den Leuten schmeckt und sie das Gefühl haben, er tut ihnen gut, gebe ich ihn gerne weiter."
Thres macht für die eigene Hausapotheke das Johannis-Öl selbst, aber auch die Beinwellsalbe nach dem Rezept der Großmutter. Sie verkauft nichts und verlangt nichts. Sie ist froh, wenn die Nachfrage nicht zu groß wird. „Zwar würde es mich freuen, wenn die Leute etwas für die Mission geben würden, aber ich getraue mich nicht zu fragen."

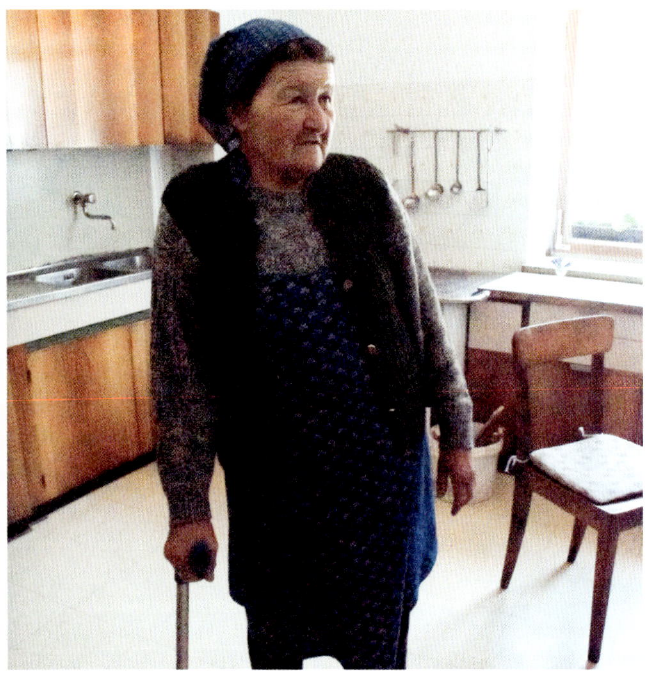

Ihr Ruf reicht bereits über Südtirol hinaus. „Seit vier Jahren kommen zehn Ärzte aus ganz Italien, von Cagliari bis Mailand, und fragen mich nach den Kräutern aus."
Sie erzählt weiter: „Heuer[71] ist der Leiter der Gruppe zu Weihnachten gekommen, damit ich ihm die Mistel zeige. Er hatte noch nie eine gesehen. Misteln zeige ich ihm so viele, wie er will. Sie wachsen hier in der Nähe auf den Föhren. Ich habe ihm erklärt, dass die Misteln nicht mit Eisen abgeschnitten werden dürfen, und auch nur zwei Mal im Jahr, in der Blüte im Juni und im Dezember, wenn sie Früchte trägt. Er hat mir dafür erzählt, dass daraus in Deutschland ein Präparat gemacht wird, das gegen Krebs hilft, vor allem, wenn noch keine Metastasen im Körper sind. Auch die Chemo könnte damit besser vertragen werden. Jetzt kommt er im Juni wieder." Auch die Ärzte erhalten von Thres immer ihren Tee.

Thres gibt ihr Wissen an alle weiter, die es interessiert, denn für sie sind die Kräuter „eine Hilfe, wenn der Mensch notwendig eine braucht, und für mich fast wichtiger als ein Medikament, aber natürlich kann man heutzutage nicht ohne Medikamente sein." Auch sie nimmt gegen ihren hohen Blutdruck welche, aber „das Kraut ist ein guter Zusatz."
Für Thres gehören die Kräuter zu ihrem Leben. Sie steht morgens um fünf Uhr auf und verarbeitet die vorher gesammelten Kräuter, geht um acht Uhr außer Haus, auf das Feld und in den Garten, am späten Nachmittag sammelt sie Kräuter und abends spinnt, webt und strickt sie. Gegen neun Uhr geht sie schließlich nach einem erfüllten Tag ins Bett.

71 in diesem Jahr

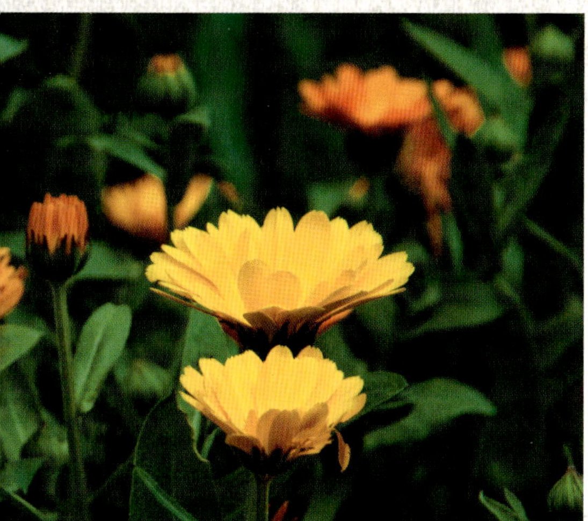

DIE RINGELBLUME

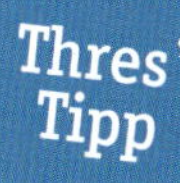

wissenschaftlicher Name:
Calendula officinalis

volkstümliche Namen:
Totenblume

verwendete Pflanzenteile:
Blüten

Vorkommen:
kultiviert in Gärten

Sammelzeit:
Juni bis Oktober

Die Ringelblumensalbe

Zutaten:

- 2 Hände leicht angewelkte Ringelblumenblüten
- 200 g Schweinefett
- 200 g (immer gleich viel wie Schweinefett) Vaselin
- 20 g Bienenwachs

Die Blüten so lange vorsichtig im Schweinefett kochen, bis sie die Farbe wechseln. Ein paar Stunden langsam auskühlen lassen. Anschließend noch einmal erwärmen, die Blüten abseihen und fest ausdrücken, bis sie fast trocken sind. Dann Vaseline und Bienenwachs in das warme Fett einrühren und schmelzen. In kleine Dosen abfüllen und auskühlen lassen.
Thres betont, dass es wichtig ist, gutes Schweinefett zu verwenden. Sie verwendet jenes von den eigenen Schweinen.
Sie weiß, dass die Ringelblumensalbe oft für Schnittwunden verwendet wurde, sie nimmt es für sich selbst immer noch bei Schmerzen aller Art, darunter Gelenksschmerzen, Hexenschuss und viele mehr, da das Kraut den Ruf hat, entzündungshemmend zu sein und laut ihr „ein altes Fuhrwerk halt immer zu schmieren ist, damit es wieder geht".

„Ich habe eine Vorliebe für die Ringelblume und darum eine lange Strecke davon im Acker. Mir gefällt sie, sie ist schön, sie tut gut und sie schmeckt mir, ich habe sie immer in meinem Tee. Von der Ringelblumensalbe habe ich nie genug."

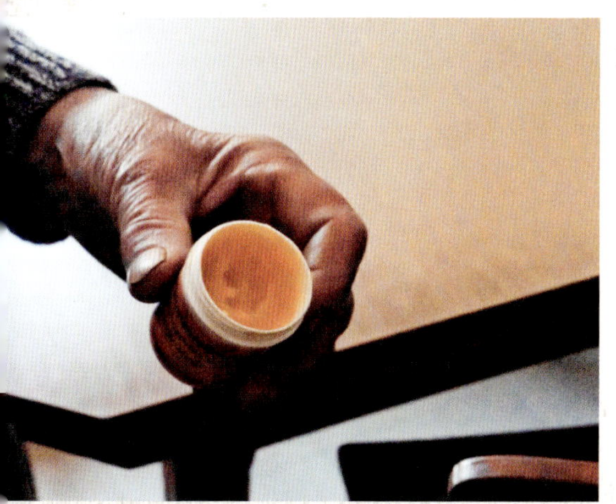

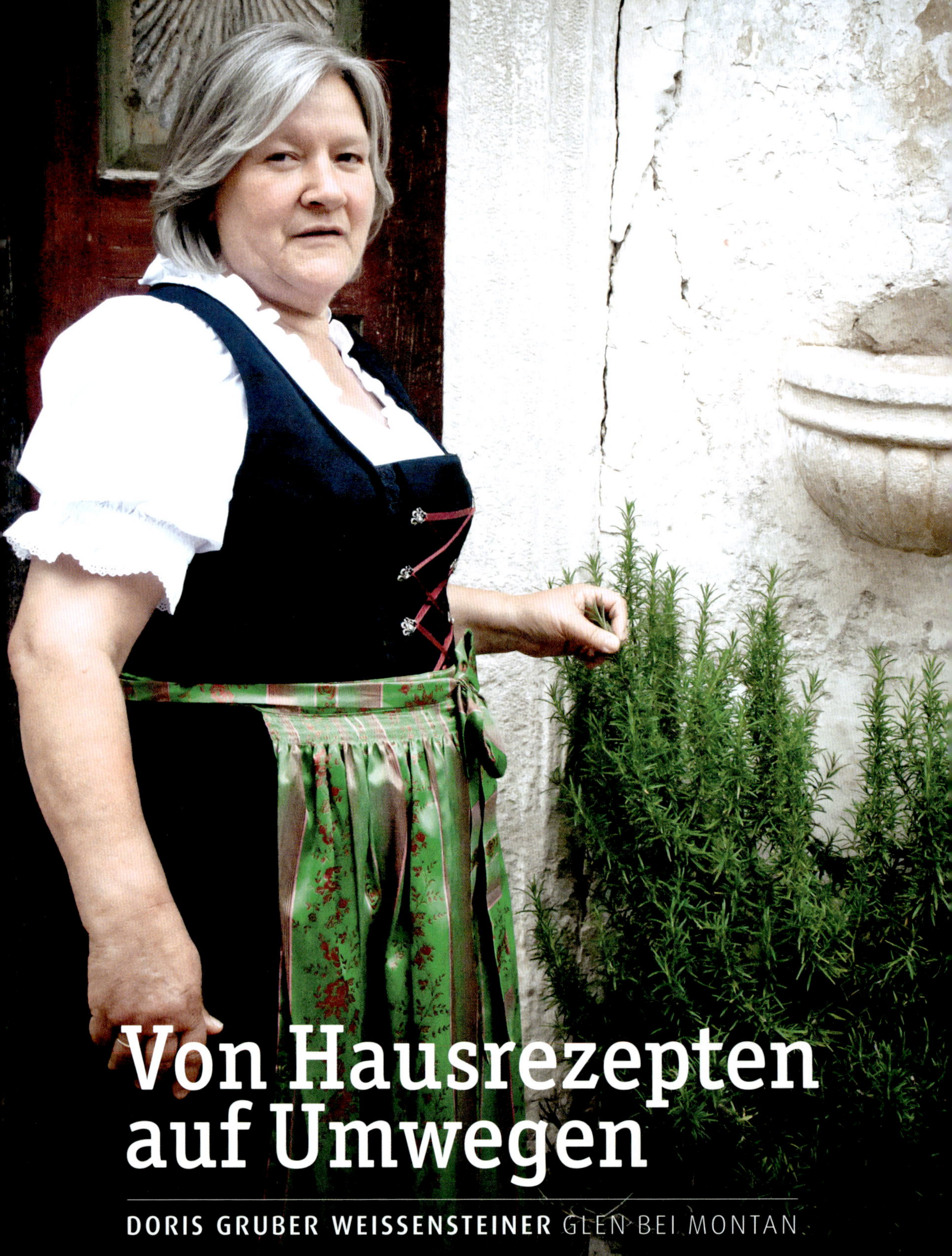

Von Hausrezepten auf Umwegen

DORIS GRUBER WEISSENSTEINER GLEN BEI MONTAN

„Ich wusste nicht, wie ich meinen Kräuterbalsam verkaufen sollte. Auf dem Patentamt erfuhr ich, dass ich ihn nicht einfach herstellen und verkaufen kann. Heute lasse ich alles in einem Labor nach meinen Rezepten herstellen und verkaufe es dann."

Doris Gruber Weissensteiner

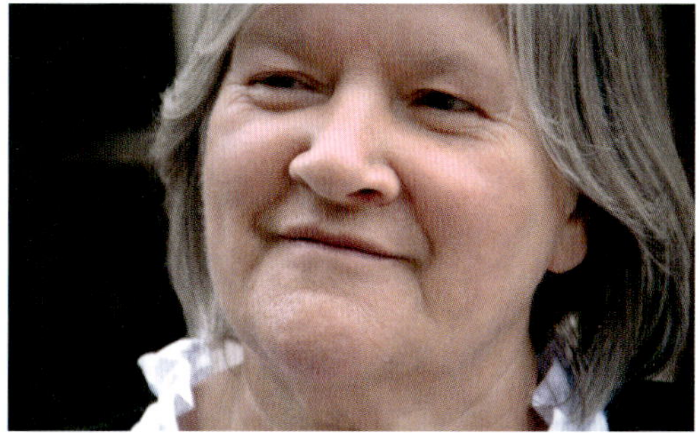

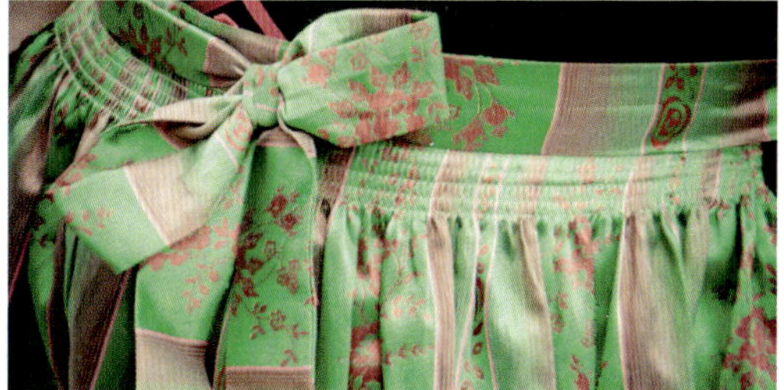

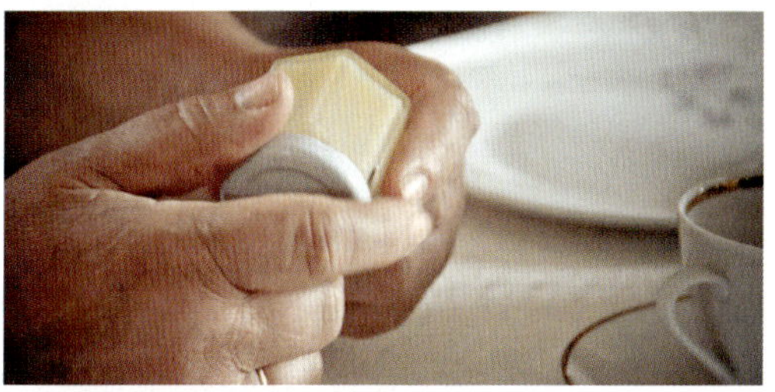

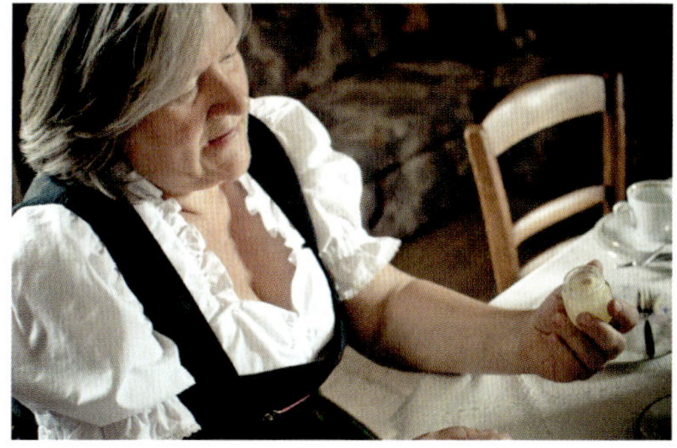

Wir kommen zu einem wunderschönen Hof in Glen bei Montan. Das geschichtsträchtige Haus war einst die Sommerresidenz der Verena von Stuben (1410–1472), Äbtissin der Sonnenburg im Pustertal, die sich selbstbewusst gegen den zu großen Einfluss des damaligen Brixner Bischofs Nikolaus Cusanus wehrte.

Doris erwartet uns in wunderschöner Tracht an der Haustür und meint freundlich lächelnd: „Heute habt ihr es richtig erraten, es ist mein 60. Geburtstag." So kommen wir in den Genuss eines Geburtstagsgugelhupfs und eines guten Tees. Abends wird Doris mit der Familie weiterfeiern.

Die Mutter als Heilerin im Hause

Doris ist als jüngstes von acht Kindern in Kurtatsch aufgewachsen und stammt aus bäuerlichen Verhältnissen. „Wir hatten Vieh – Schweine, Rösser, Kühe –, aber auch Getreide, vor allem Mais, und Wein, von allem ein bisschen." Von klein auf half sie mit. „Es herrschte zwar stets Geldmangel in meiner Kindheit", erinnert sie sich, „doch wir hatten immer zu essen." Ihre Mutter erzählte ihr, dass schon die Großmutter viel mit Kräutern gearbeitet hat. „Medizinkastl hatten wir keines, aber für jedes kleine und größere Wehwehchen hat sie immer etwas gewusst."

Doris berichtet: „Ich bin immer mit meiner Mutter mitgegangen, schon als Kind habe ich mich für die Kräuter interessiert. Unsere Mutter hat zum Beispiel immer mit der Ringelblume geheilt. Die wurde bei uns ‚Totenblume' geheißen, weil sie früher auf die Gräber gesetzt wurde, und die Leute sagten immer: ‚Die arbeitet mit den Totenblumen!'"

DORIS

Doris Gruber, verheiratete Weissensteiner, geboren am 24.5.1953 in Bozen

Ort:
Bauernhof in Glen bei Montan (Unterland), 500 m Höhe

Produktion:
Weinanbau

Größe:
4 ha Weinberg, 4 ha Wald

Berufung:
Herstellung von Cremen, Shampoos und Duschbadgels, Linie „Doris Kräutersalben"

Sonstiges:
Familienbetrieb, Hofübergabe an Tochter und Schwiegersohn vor circa zehn Jahren

Doris erinnert sich auch, dass Weinkraut[72], Rosmarin, Kamille und derlei mehr von der Mutter im Garten angepflanzt wurden. Von ihr kennt sie auch alle bewährten Hausmittel. „Sie wandte zum Beispiel die Schafgarbe innerlich an, wenn wir Blasenentzündungen oder Fieberblasen hatten. Ein bis zwei Schalen Schafgarbentee bremst auch eine Bauchgrippe im Anmarsch." Die äußerliche Anwendung der Schafgarbe kann laut Doris hingegen Allergien auslösen.

Mutters Hausapotheke

Die Kaspappelen[73] setzte die Mutter für Entzündungen, eitrige Wunden und offene Füße ein. „Es wird ein Tee mit Kaspappelen und Kamille gemacht, dann mit so viel Honig vermischt und verrührt, dass er dickflüssig wie ein guter, süßer Tee wird, aber er darf nicht kleben. Der wird für Kompressen verwendet, danach wird mit dem gleichen Tee die betroffene Stelle nochmals abgewaschen und in der Sonne trocknen gelassen. Dann ringsherum Ringelblumensalbe hinauftun, nie auf die Entzündungen selber."

72 Bohnenkraut
73 Käsepappel, Malve

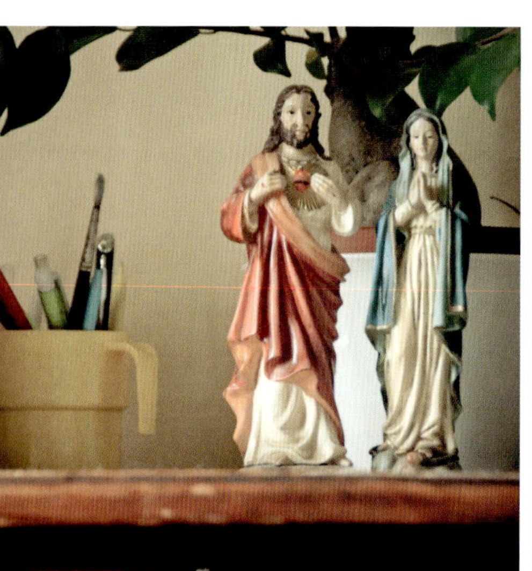

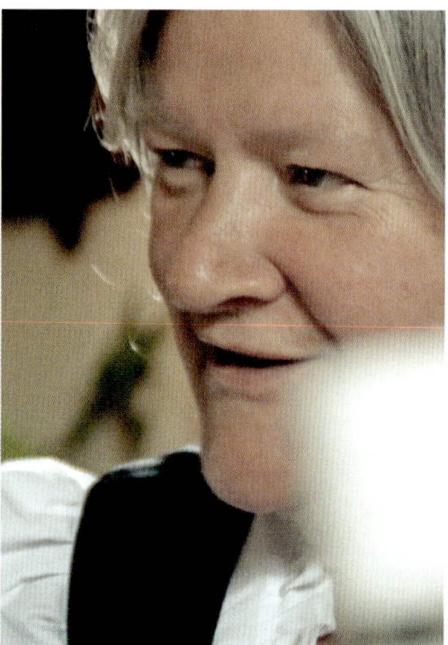

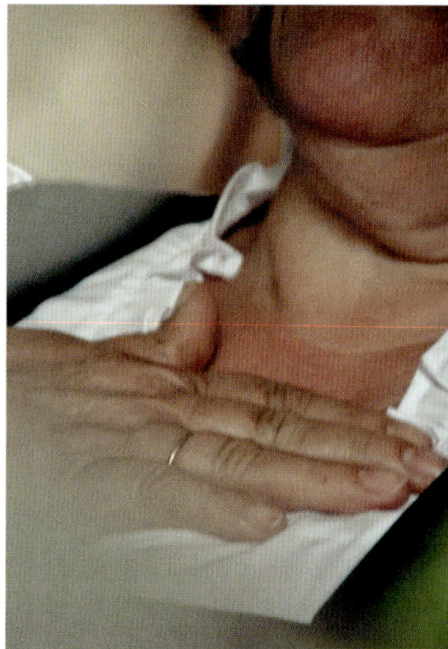

Bei Entzündungen, zum Beispiel am Knie, machte ihre Mutter Wickel mit rohen Erdäpfeln[74]. „Das mache ich heute noch gerne: die Erdäpfel schaben und auflegen, eine Bandage herumtun. Das kühlt. Wenn sie gekocht sind, wirken sie auch entzündungshemmend, zum Beispiel bei Halsweh. Mutter hat die Erdäpfel gekocht, sie in ein Tuch gegeben und so heiß, wie es erlitten wird, auf den Hals getan. So ein Halswickel über Nacht hat eigentlich immer geholfen."

Auch Kobisplärtschn[75] verwendete Doris' Mutter bei Entzündungen in den Gelenken. „Mit dem Nudelwalker[76] zerquetschen und auflegen – mit einem Handtuch, wenn es am Rücken oder vorne ist, mit einem Verband festbinden, wenn es am Knie ist."
Die Mutter verwendete auch viel Schweinefett. „Sie hat damit Kamille in Öl angeröstet, wenn wir eine starke Verkühlung hatten. Auf ein Leinentuch, ein Wolltuch darüber, und mit einer Bettflasche auf die Brust tun – das löst alles." Doris erklärt: „Wenn du weißt, woher das Schweinefett kommt, ist es auch schon eine Medizin für sich."

Gegen Ohrenschmerzen hingegen verwendete Doris' Mutter Polentamehl[77]. „Sie hat es in der Pfanne angeröstet, in einen Sack gegeben und auf die Ohren aufgelegt. Oder sie hat geröstete Zwiebel dafür verwendet." Aus Mutters Hausapotheke stammt auch der Zwiebelsirup, den sie bei Husten anwendete. „Den kann man mit Zucker machen, aber sie hat ihn immer mit Honig vermengt. Zwiebel wurde aufgeschnitten und roh mit Zucker oder eben mit Honig über Nacht stehen gelassen, abgeseiht und in einem guten Glas gut verschlossen aufbewahrt." Bezüglich der Haltbarkeit meint Doris: „Der hielt so lange, bis unser Husten ausgeheilt war. Dann war

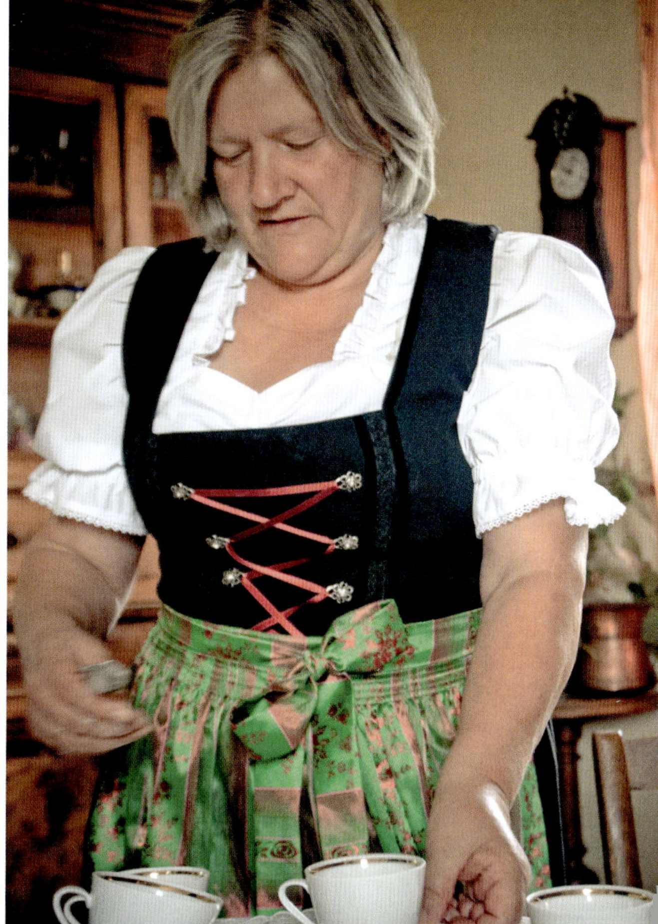

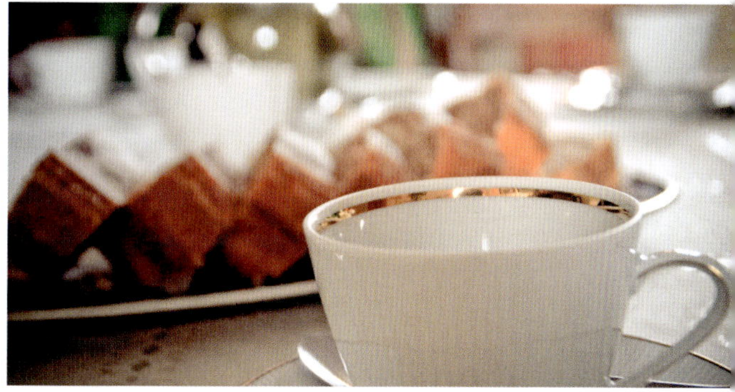

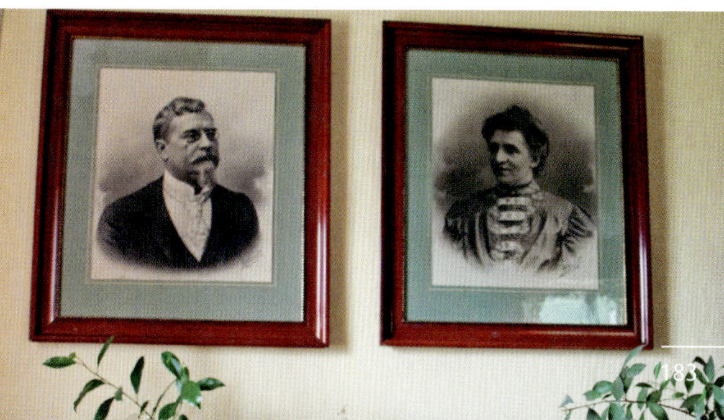

74 Kartoffeln
75 Weißkohlblätter
76 Nudelholz
77 In Südtirol auch „Plent" genannt, ein fester Brei, hergestellt aus Mais-Grieß

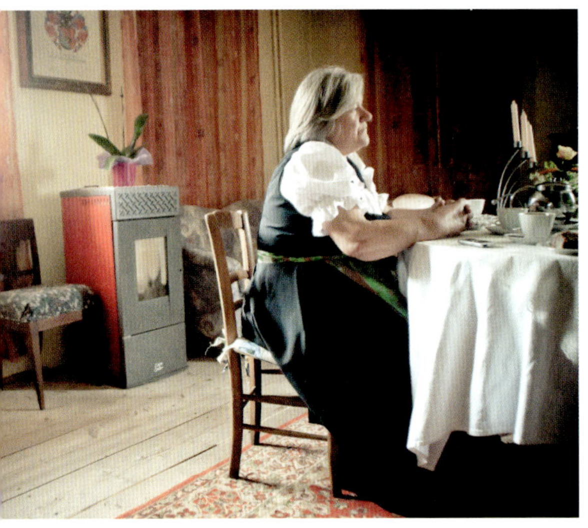

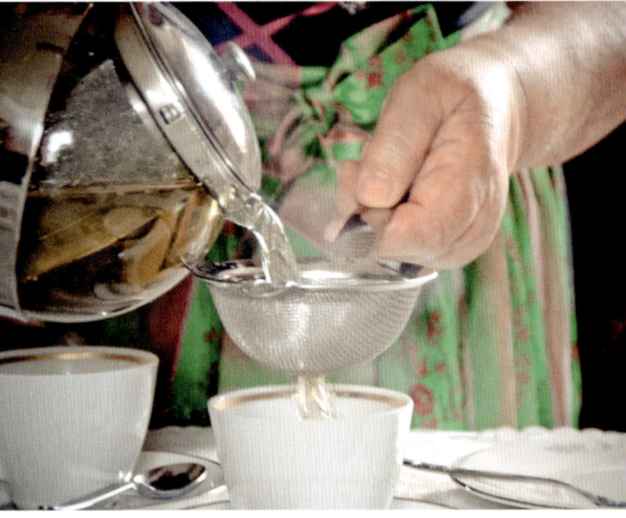

er auch schon fertig."
Die Felerbandlen[78] verwendete die Mutter im Tee gegen Fieber, sie setzte sie in Schnaps an und verabreichte ihn, wenn sich eine Grippe ankündigte. „Da ich keinen Alkohol trinke, nehme ich den nicht."
Auch bei Hühneraugen wusste Doris' Mama einen Rat. Sie hat Hauswurz zerquetscht und mit einem Pflaster über Nacht darübergeklebt. Doris meint: „Mit Glück löst es sich schon nach einer Nacht heraus. Ansonsten einfach eine weitere Nacht probieren, dann ist das Hühnerauge sicher mitsamt der Wurzel heraus, weil Hauswurz Ameisensäure enthält."

Die Mutter hat ihre Hausapotheke auch bei den Tieren angewandt. „Wenn eine Kuh eine Eiterentzündung hatte, tat sie Glut in eine Pfanne, ein wenig Zucker darauf, fügte Salbei und Weihrauch hinzu und räucherte es unter dem Euter. Danach hat sie es mit einer aus Schweinefett, Kaspappelen, Ringelblumen und Kamille gemachten Salbe eingerieben. Diese Salbe hat mir Mama zum Einreiben gegeben, als ich Brustentzündung hatte."

Doris' Weg zurück zu den Kräutern

Doris hat in ihrer Jugend in verschiedenen Küchen gearbeitet. Sie hat früh geheiratet und war 19 Jahre alt, als ihre älteste Tochter auf die Welt kam. Mit ihrem Mann zog sie auf den Hof, wo er als landwirtschaftlicher Arbeiter arbeitete. „Die Chefs waren schon älter und wir haben sie gepflegt. Es gab noch eine Wirtschafterin und die Chefin hat den Hof zur Hälfte ihr und zur Hälfte uns vermacht." Die Interessen waren unterschiedlich. „Der Hof kam herunter, wir durften nichts tun, weil die andere Seite nicht darauf arbeiten und ihn verkaufen wollte. Wir haben 25 Jahre lang vor Gericht um den Hof gekämpft."

In dieser Zeit dachte Doris nicht viel an die Kräuter, auch wenn sie ihre Tees selbst machte und die Kräuter in der Küche selbstverständlich verwendete. „Auch meine Mutter ging später in die Apotheke, als das Geld da war." Die Kehrtwende kam 1997, als ihr verletztes Knie in Brixen operiert wurde und ein anschließender Entzündungsherd sich nicht kurieren ließ. Sie erkannte, dass „auch die Schulmedizin ihre Grenzen hatte".
In der Not fielen ihr Mutters Anwendungen

78 dünne Äste der Weiden, Ausdruck im Unterland

wieder ein. „Ich schrieb mir auf, was ich noch alles wusste, das gegen Entzündungen hilft. Dann habe ich alle Kräuter in einen Kupferkessel getan und mit Schweinefett eine Salbe gemacht. Die habe ich mir fleißig eingerieben. Damit habe ich zwar mein Knie nicht geheilt, das geht nicht mehr, aber die Entzündung ging zurück und seitdem habe ich keine Schmerzen mehr." Erst kürzlich ist sie wieder die Stiege hinuntergefallen und hat sich mit der gleichen Salbe zu helfen gewusst.

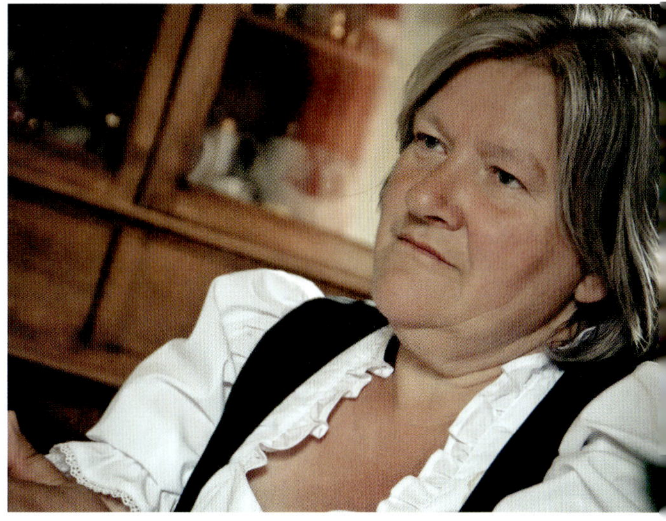

Kräuter in allen Lebenslagen

Auch jetzt noch verwendet Doris Kräuter für ihre Tees. „Der Kräutertee ist nicht nur gut, er tut auch gut." Ihre ganze Familie trinkt ihn und Doris verschenkt ihn gerne.
„Ich koche auch gerne mit Kräutern. „Dafür brauche ich nur meine Fantasie, keine Kochbücher. Vor kurzem habe ich Brennnesselnudeln gemacht – die waren extra gut, ich muss mich selbst loben. Ich diskutiere gern mit meiner Tochter, die einen Kochkurs besucht hat, aber gehe nach meinem Gefühl." Außerdem macht sie selbst Salben. „Ich verwende gerne den entzündungshemmenden Weihrauch, Pech und Lörget, die alles herausziehen. Das tut anfangs vielleicht mehr weh, aber hilft danach umso mehr." Schon ihre Mutter verwendete diese Ingredienzien für ihre Salben.

„Mir gefällt es, wenn ich das Wissen an die Leute weitergeben kann. Mit einfachen Mitteln wie dem Tee kann ich viel bewirken oder – im Gegensatz zum Pillenschlucken – zumindest keinen Schaden anrichten." Nach diesem Grundsatz hat sie auch immer ihre drei Töchter mit Hausmitteln behandelt, „mit wenig Medikamenten, Hausmitteln wie Salbei bei Halsweh". Fazit ihrer Kräutererfahrungen ist für Doris: „Die Kräuter sind zum Heilen da, mit ihnen können Schmerzen gelindert, entgiftet und vieles mehr werden."

Doris hat schon eine Urenkelin mit sechs Jahren. „Ich bin froh, wenn meine Enkelin zu mir kommt, wenn dem Urenkelchen was fehlt. Auch mein vierzehnjähriger Enkel interessiert sich sehr, geht mit seiner Mutter gerne Kräuter sammeln."
Eine der Töchter wohnt mit ihren Mädchen und der Enkelin in einer Wohnung in der Nachbarschaft, die jüngste Tochter ebenfalls. Die dritte Tochter lebt zur Zeit mit ihrem Mann und den zwei Buben noch in Schenna, aber nur während des Umbaus. „Sie bauen einen Buschenschank." Darum hat Doris im Moment auch keinen Kräutergarten. Sie ist froh, dass das nur vorübergehend ist. Schon vor zehn Jahren haben sie und ihr Mann den Jungen den Hof übergeben.

Die Doris Kräutersalben-Linie

Doris hat für sich seit jeher Ringelblumensalben und Pechsalben gemacht, seit Jahren beschäftigt sie sich intensiver mit der Herstellung von Salben. „Selbst herstellen darf ich sie ja nicht", ist ihr klar. „Ich müsste Apothekerin oder Chemikerin sein." Die Lösung: „Ich lasse alles in einem Labor nach meinen Rezepten herstellen."
Die Idee kam ihr, als sie aufgrund ihres Erfolges mit der Salbe, die sie gegen ihre

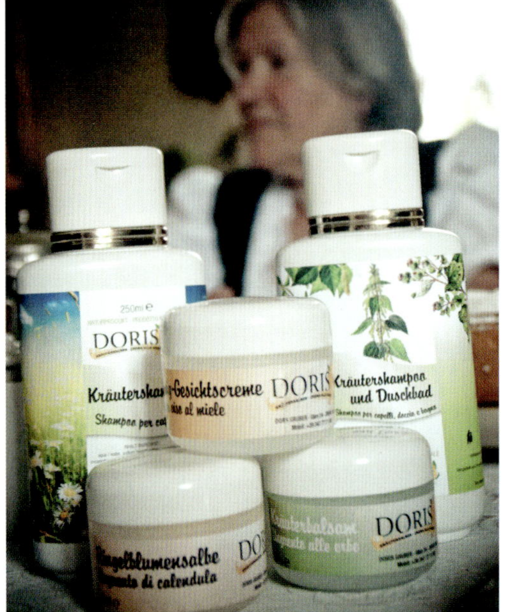

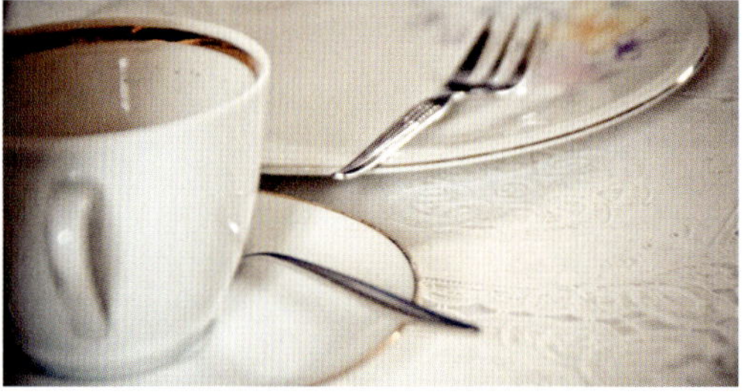

Knieschmerzen verwendete, von anderen darum gebeten wurde. Eine Bekannte rief sie an und meinte: „Diesen Kräuterbalsam musst du herstellen und verkaufen.“
Doris erzählt: „Ich wusste nicht, wohin ich mich wenden sollte. Ich ging nach Bozen in die Handelskammer und stellte mir das sehr einfach vor.“ Schließlich erfuhr sie, dass Herstellung und Verkauf für sie nicht möglich waren. „Ich muss sie also herstellen lassen. Mit meiner Tochter habe ich im Internet ein Labor in Bischofshofen in Deutschland gefunden und lasse dort ein paar hundert Dosen pro Jahr herstellen. Das mache ich seit 2007.“
Für die Herstellung sammelt sie einen Teil der Zutaten selbst, einen anderen kauft das Labor an. „Biologische Kräuter müssen sie besorgen. Bienenwachs und Honig liefern wir von unserem Hof.“

Die Rezepte für ihr Kräutershampoo und ihr Duschbad hat Doris selbst experimentiert und zusammengestellt und nicht von ihrer Mutter übernommen. Die „hat für unsere Körperpflege nur Pottasche, Kernseife, Rosmarin und Lavendelkraut verwendet.“

Sie bezahlt die Herstellung und übernimmt den Verkauf selbst, entweder auf dem Hof oder zum Beispiel auf Weihnachts- und Bauernmärkten. „Ich habe zufriedene Kunden – ohne Werbung. Ich werde nicht reich, aber mir geht es darum, dass ich den Leuten mein Wissen weitervermitteln kann.“
Die Etiketten hat ihr ein Graphiker aus Montan gemacht. Heute gibt es ein „Doris Kräutersalben“-Kräutershampoo und -Duschbad, eine „Doris Kräutersalben“-Ringelblumensalbe, eine Honig-Gesichtscreme und den famosen Kräuterbalsam. In Südtirol ist der Name so schon manchem ein Begriff.

Beim Hinausgehen entdecken wir neben dem Hof die Kapelle, die den Heilern Cosmas und Damian geweiht ist. Doris lächelt. „Es wird schon kein Zufall sein, dass wir eine Kapelle mit diesen Heiligen auf dem Hof haben ...“

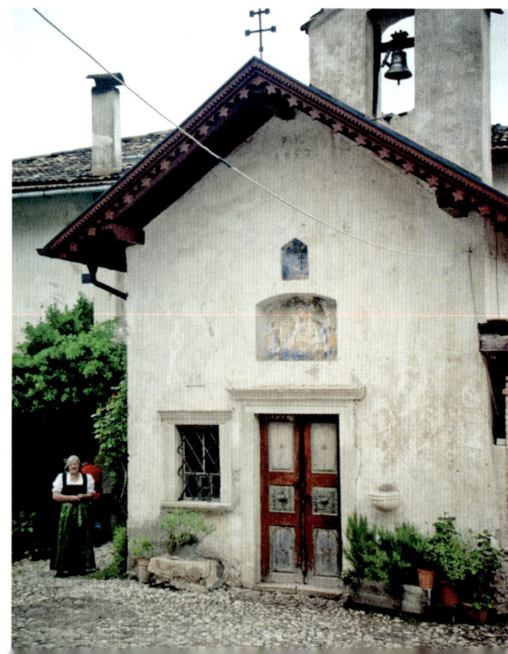

Doris' Tipp

„Das Gänseblümchen ist zart und klein und doch wohnt so viel Kraft darinnen.
Ich verwende es von den Wurzeln über die Blätter bis zur Blüte!
Es hat ähnliche Wirkstoffe wie Arnika, wenn nicht sogar mehr, und den Vorteil, dass bei Verwendung der Gänseblümchen Arnika nicht ausgerottet werden muss.
Ob nun im Tee oder in der Salbe, schon meine Mutter sagte, dass es schmerzlindernd, appetitanregend und entzündungshemmend sei.
Ich verwende es für die Haut, esse es aber auch gern im Salat."

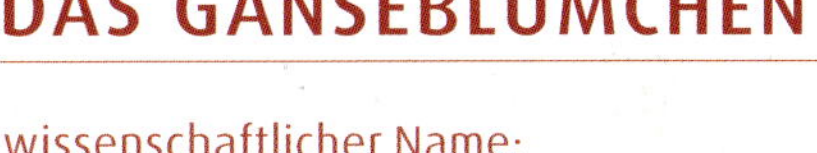

DAS GÄNSEBLÜMCHEN

wissenschaftlicher Name:
Bellis perennis

volkstümliche Namen:
Maßliebchen

verwendete Pflanzenteile:
Blüten

Vorkommen:
in Wiesen

Sammelzeit:
März bis November

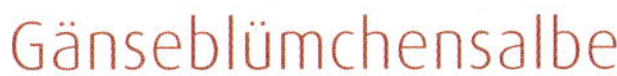

Gänseblümchensalbe

Zutaten:
- 100 ml Mandelöl oder biologisches Sonnenblumen- oder Rapsöl
- 1 Hand getrocknete Gänseblümchenblüten
- 10 g Bienenwachs

Das Öl mit den Gänseblümchen vorsichtig aufkochen, vom Herd nehmen und an einem kühlen Ort stehen lassen. Innerhalb von drei bis vier Tagen die Prozedur mehrmals wiederholen. Am vierten Tag die Gänseblümchen abseihen, erneut erwärmen, das Bienenwachs dazugeben und schmelzen lassen.
In kleine Dosen abfüllen und auskühlen.
Gänseblümchensalbe wirkt bei Rheuma und bei Verletzungen scherzlindernd.

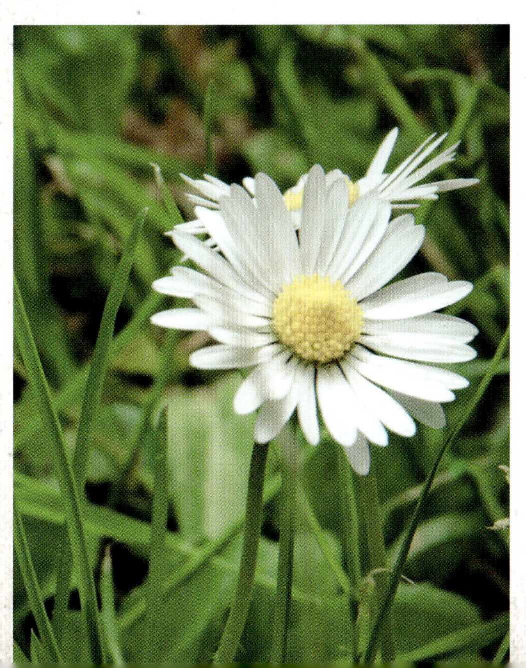

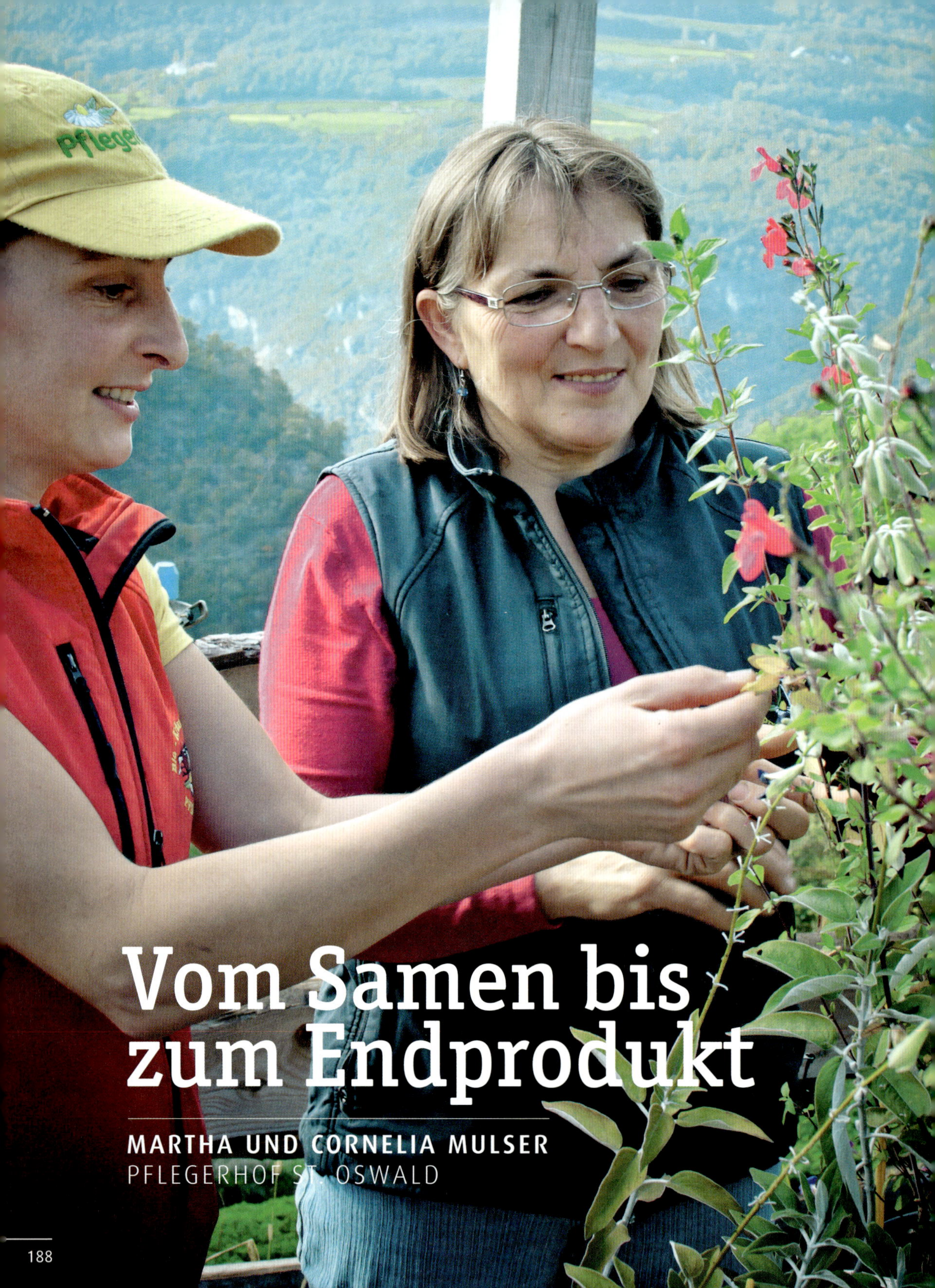

Vom Samen bis zum Endprodukt

MARTHA UND CORNELIA MULSER
PFLEGERHOF ST. OSWALD

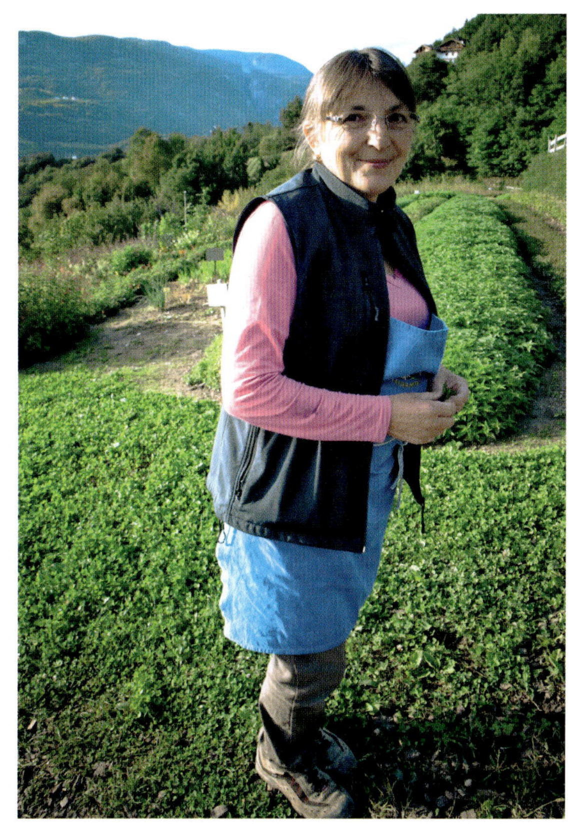

„Die Pflanzen im Gewächshaus sind mir die liebsten. Zu sehen, wie alles wächst, hört nicht auf, mich zu faszinieren.“

Cornelia Mulser

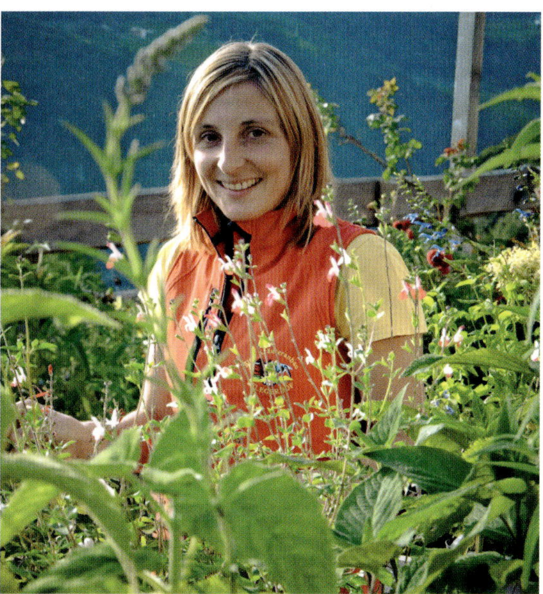

„Ich habe die Kräuter seit jeher als Auszeit gebraucht – um aufzutanken. Mit den Kräutern tue ich mir etwas Gutes, und zwar für Körper, Geist und Seele. Es ist schön und aufbauend – und ich genieße die Düfte.“

Martha Mulser

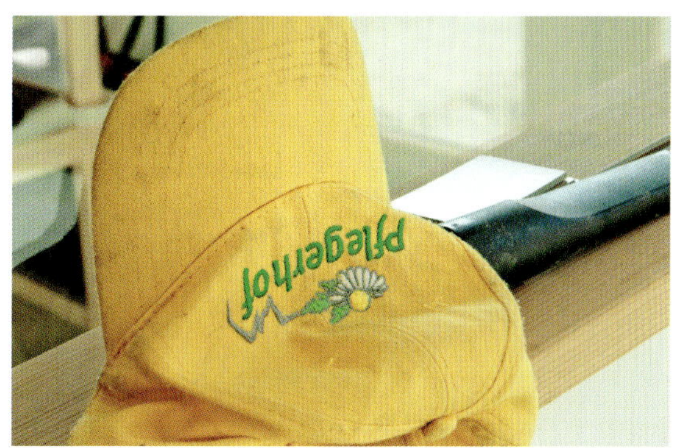

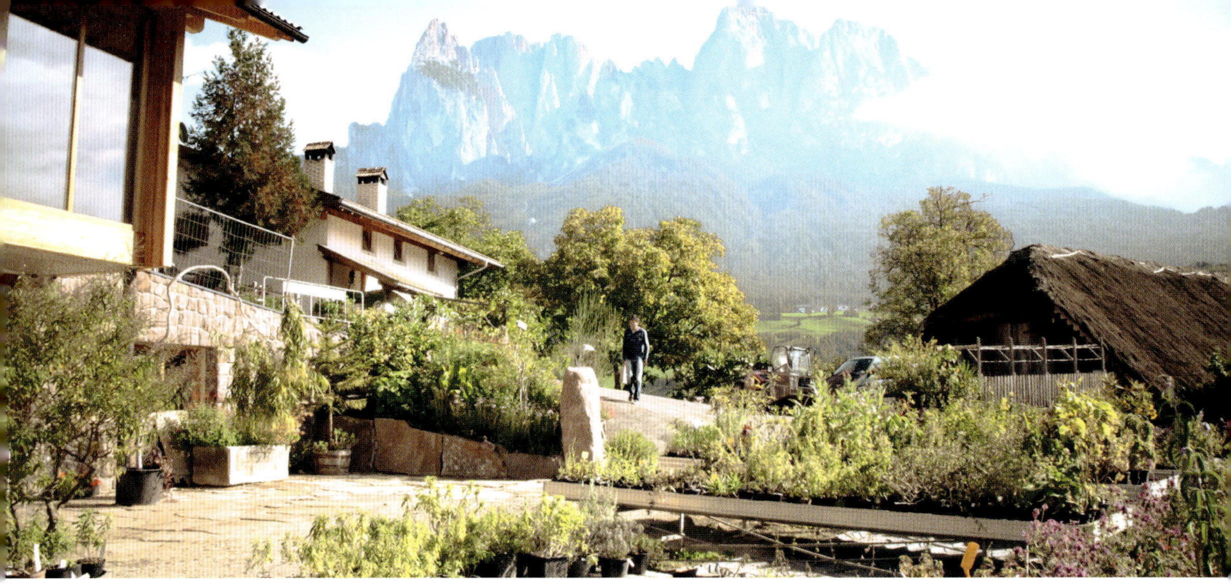

Wir sind unterwegs zum Pflegerhof, zum Gespräch mit Martha Mulser, als wir im Shop ihrer Tochter Cornelia begegnen. Die gelernte Gärtnerin ist die Juniorchefin am Hof. Der Betrieb wird in weiblicher Linie weitergeführt, das können wir uns nicht entgehen lassen ...

„Ich bin gar nicht darauf vorbereitet", sagt Cornelia ein wenig verunsichert. Martha lächelt beruhigend: „Ich auch nicht, aber da ist auch nichts vorzubereiten." Als Pionierin des Kräuteranbaus in Südtirol mit dem größten Kräuterhof der Region ist sie eine routinierte Gesprächspartnerin.

PFLEGERHOF

Martha Gasslitter, verheiratete Mulser, geboren am 22.8.1957 in Kastelruth

Cornelia Mulser, geboren am 3.11.1981 in Bozen, Tochter von Martha Gasslitter

Ort:
Pflegerhof, St. Oswald, Kastelruth, 800 m Höhe

Produktion:
Jungpflanzen, Kräuter- und Gewürzmischungen, Wohlfühlprodukte

Größe:
12 ha felsiges Gelände und 2 ha Kräuteranbau ca. 80 Kräuter

Sonstiges:
Kräuter-Pionierbetrieb (seit 1982), größter Kräuterhof der Region

Homepage:
www.pflegerhof.com mit Internetshop

Ich heirate nie einen Bauer oder Gastwirt!

Martha ist unterhalb der Seiser Alm in einem Gasthaus mit Landwirtschaft aufgewachsen. Als ältestes von acht Geschwistern musste sie mithelfen – im Gasthaus und der Landwirtschaft anpacken und auf die jüngeren Kinder aufpassen. „Und das Übliche: mit gutem Beispiel vorangehen", schmunzelt sie. „Aber das passt schon! Wir hatten eine schöne Kindheit, das Arbeiten hat uns nichts getan!"

Für Martha stand von klein auf fest: „Ich heirate nie einen Bauer oder Gastwirt!" Ihr Vater lachte sie deshalb aus, als sie 1978 Richard Mulser heiratete und zu ihm auf den Pflegerhof nach St. Oswald zog. „Hier ist alles steil und hart zu erarbeiten. Mein Mann ist immer berufstätig gewesen. Die Milchwirtschaft hat zum Überleben nicht

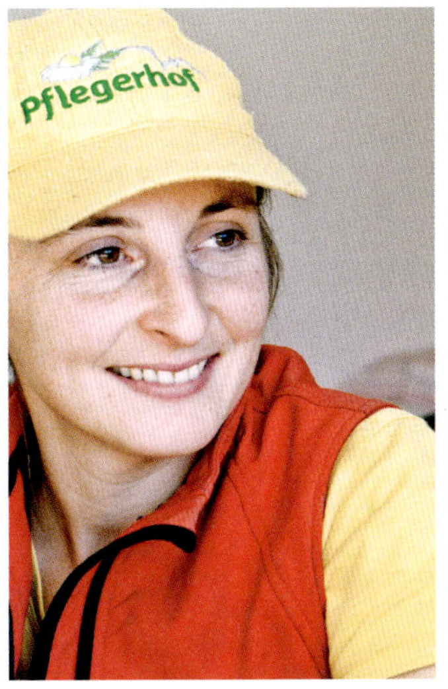

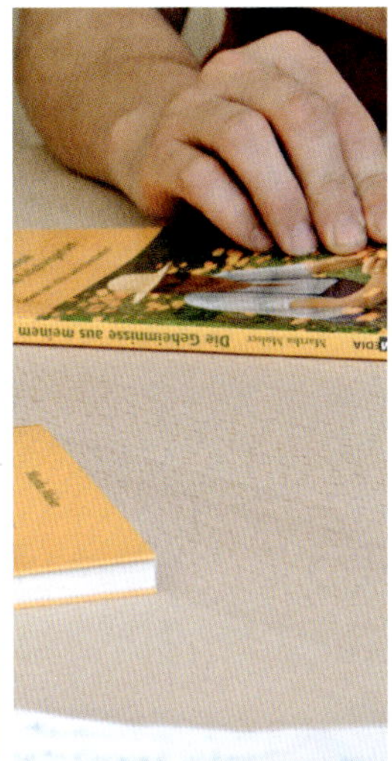

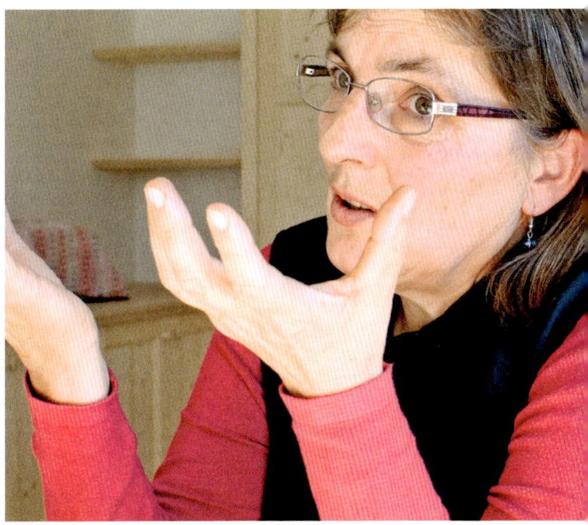

ausgereicht." Sie hatten ein paar Kühe, außerdem Ziegen und Schafe, „von allem ein bisschen".
Der gelernte Spengler Richard ergriff die Chance, als Postbote zu arbeiten. Die Arbeitszeiten bei der Post ermöglichten es ihm, nebenher auf dem Hof arbeiten.
Schon im ersten Jahr ihrer Ehe öffneten sie sich den Ideen der Familie Weiling, die ein Reformhaus in Norddeutschland besaß. Die Weilings machten regelmäßig Urlaub in der Ferienwohnung, die Martha und ihr Mann damals auf dem Hof unterhielten. „Sie haben uns aufgeklärt", meint Martha nachdenklich. Zwar ist bei ihnen selten gespritzt worden, so Martha, aber der „Mode", Kunstdünger zu säen, sind auch sie gefolgt. „Anfangs konnten wir wenig mit dem anfangen, was sie uns sagten, aber wir haben viel darüber diskutiert, was man verbessern könnte, was hier bei uns ideal wäre. Sie gaben uns den Anstoß zum biologischen Anbau."

Ich hatte nie Zweifel, das Richtige zu tun

Seit 1979 betreiben Martha und ihr Mann biologischen Ackerbau, trotz der Widerstände auf allen Seiten. „Die haben uns ausgelacht und uns unterstellt, dass wir nachts unseren Kunstdünger säen!" Sie schüttelt den Kopf: „Die üble Nachrede hat meinem Mann schon manchmal ins Zweifeln gebracht."
Und sie? „Nein, ich hatte keine!" Stählerne Entschlossenheit zeigt sich bei der ansonsten eher bescheidenen Frau und uns wird klar, wer Richard immer wieder überredet hat: „Für mich ist es das einzig Richtige. Unter meiner Regie wird alles 100 Prozent biologisch behandelt, kein Prozent weniger! Sicher ist es nicht immer leicht, aber wir haben das Glück, nicht mittendrin in den Obstwiesen zu sein. Wir haben einen Nachbarn, der die Äpfel spritzt. Dort habe ich Stauden gepflanzt, die jetzt fünf bis sechs Meter hoch sind." Sie lacht vergnügt: „Der war gar nicht glücklich und meinte, dass ich das nicht hätte tun müssen, weil er nie bis zur Grenze fahre. Stimmt schon, er passt auf und die Rückstandsanalysen, die wir regelmäßig machen, sind Gott sei Dank immer nur gut ausgefallen!"
Familie Weiling hat ihnen auch den Floh ins Ohr gesetzt, dass Kräuter gut auf den Pflegerhof passen würden. 1982 nahm Martha diese Idee auf und setzte sie um, „weil ich dachte, das könnte spannend sein." Dahinter steht die Freude an den Pflanzen, die sie von ihren Eltern mitbekommen hat. „Der Garten

war ihnen immer wichtig, egal, wie viel zu tun war. Wenn wir auch ein Gasthaus hatten und das meiste gekauft haben, das grüne Zeug und die Karotten, das hat vom Garten sein müssen."

Die Kräuter hatten auf dem Pflegerhof schon vor ihrer Ankunft Tradition. „Der Großvater von Richard hat damals schon das Tausendgüldenkraut in die Matratze getan. Wieso er das tat, konnte ich nicht mehr herausfinden, das hätte ich gerne gewusst", erzählt Martha.
Auch die Schwiegermutter hat es mit den Kräutern gehabt und einen Tee für alle Wehwehchen gemacht. Außerdem hat sie Brotklee für den Eigengebrauch, aber auch ein paar Kilo für den Bäcker gepflanzt.
Den endgültigen Ausschlag zum Kräuteranbau gab ein Vortrag von Heinrich Abraham über einen „eventuellen Kräuteranbau in Südtirol" im biologischen Landeslabor in Leifers. „Wir waren ein paar, die da hingingen. Meine Nachbarin, die Schwägerin und unsere Männer", erzählt sie uns. „An diesem Abend ist der Kräuteranbau in Südtirol geboren." Sie haben ihn zu siebt gestartet, aber aus gesundheitlichen und Altersgründen hörten bald alle wieder auf – bis auf Martha.

Über die „Marktln" zum Erfolg

Unterhalb der Burgruine Aichach neben dem Haus übernahm sie das steile, 100 Quadratmeter große „Tabak-Ackerle". „Das heißt so, weil mein Schwiegervater da früher illegal Tabak angebaut hat", erzählt sie schmunzelnd und meint weiter: „Da haben wir die üblichen Kräuter wie Pfefferminze, Melisse, Kornblume, Kamille, Salbei, Oregano angesetzt, aber auch römische Minze, Thymian, Ringelblume, Ysop, Eibisch, den schmalblättrigen Sonnenhut, die Weinraute und den Baldrian – so an die fünfzehn Sorten." Martha erzählt, dass auch sie nahe am Aufgeben war. „Wir wussten einfach nicht, wie wir diese kleine Menge an Kräutern vermarkten konnten."

Zu ihren ersten Abnehmern gehörte das „Bioladele" in Algund. Das war finanziell alles andere als zufriedenstellend. „Für ein Kilo handgezupfte Kräuter, schön getrocknete Ware, bekamen wir 15.000 Lire." Auch ihr Mann war anfangs nicht überzeugt: „Lass das, das ist zu viel Arbeit und bringt nichts!" Mehr schmerzte ihn jedoch, dass er noch mehr belächelt wurde. „Er war ein Vereinsmensch, viel unter Leuten, diese Stichelei

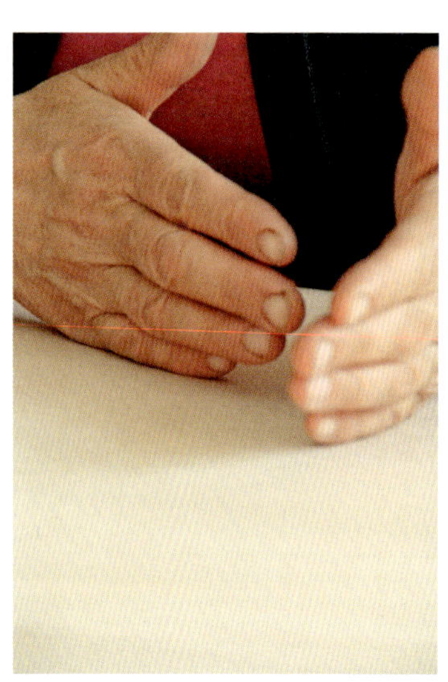

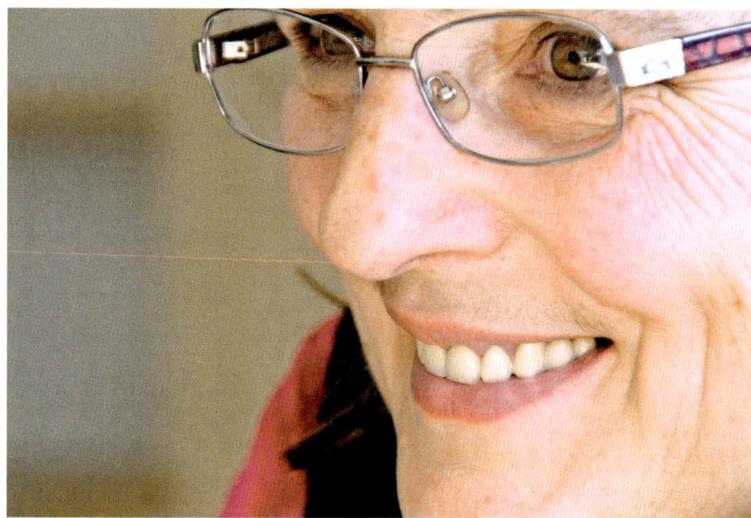

hat ihm wehgetan. Natürlich hat das auch mir was ausgemacht, dass er leidet." Sie erinnert sich: „Ein anderer Bauer hat gemeint, dass er sich sicher nicht auf Bauernmärkten feilbieten lassen würde!" Sie lacht vergnügt: „Heute ist er selbst dort und verkauft seine Produkte – und ich halte es ihm immer noch vor. Er meint nur: ‚Ich weiß, ich weiß, sei bitte still.'"

Die Märkte beendeten das Problem der Vermarktung. „Als 1985 der Bund Alternativer Anbauer das Marktl in Algund startete, war ich mit meinen kleinen Zellophansäckchen, auf die ich nur geschrieben hatte, was drinnen ist, dort. Zu meiner großen Freude verkaufte ich alles." Das überzeugte auch ihren Mann. Er bemerkte, dass sie mit dem „Ackerle" mehr herausbekam als mit dem Heu. „Von da an hat er mich unterstützt." Auch indem er ihr ein zugänglicheres Feld zur Verfügung stellte. Bald gaben sie die Kühe weg und behielten nur eine Milchkuh für den Hof, langsam stellten sie auch alle anderen Tätigkeiten ein. „So schön es war, die Wolle mit den Kräutern zu färben – wenn ich an das schöne Olivengrün denke, das ich durch die Stängel der Pfefferminze erhalten habe! – es ging einfach nicht mehr."

Der Pflegerhof war von Anfang an dabei, als 1987 der Bund Alternativer Anbauer offiziell gegründet wurde. Diese erste Organisation für Biobauern in Südtirol führte zwei bis drei Verkaufsveranstaltungen pro Jahr durch, die halfen, die Kräuter zu angemessen Preisen zu verkaufen. Auch der 1992 eingeführte Kastelruther Bauernmarkt tat seinen Teil dazu. Vom Kastelruther Tourismusverein wurden Kräuterwanderungen organisiert, die auch am Hof vorbeikamen. „Dadurch sind wir bekannt geworden", erzählt Martha.

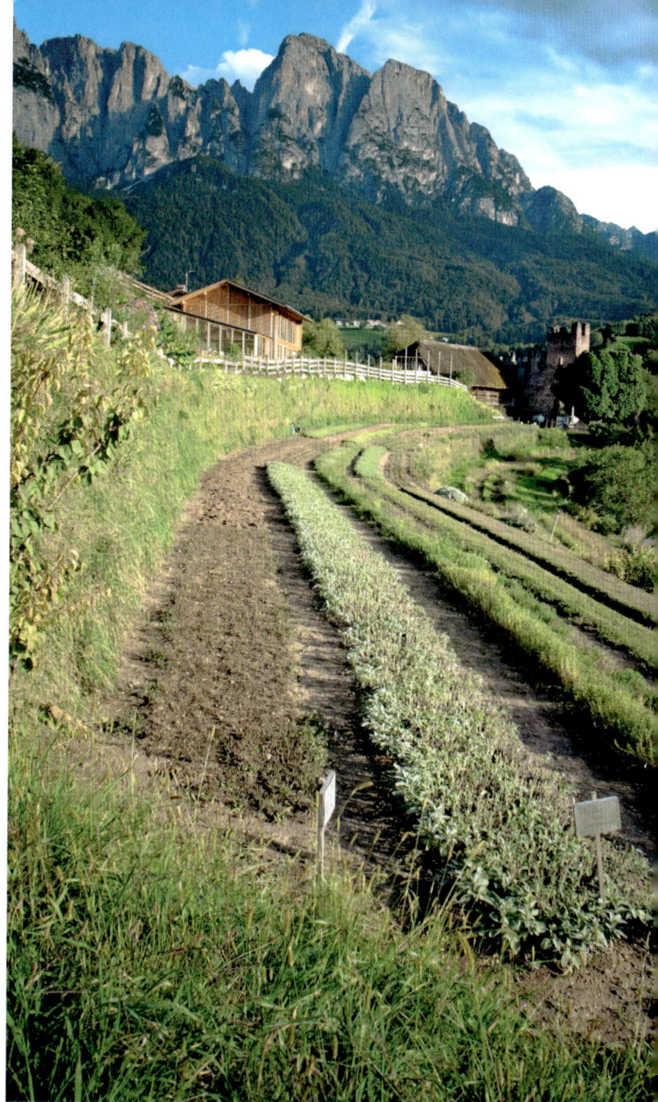

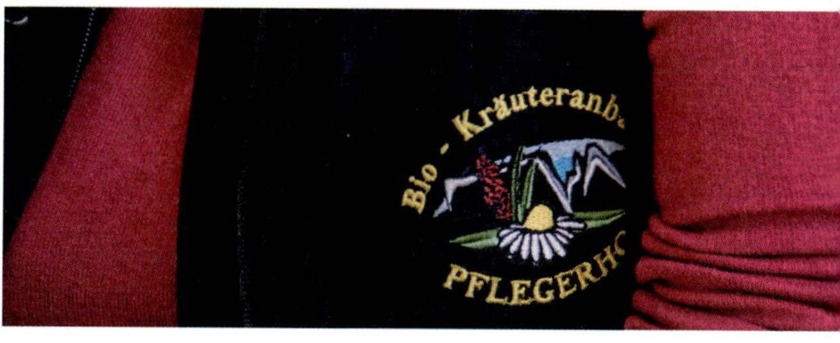

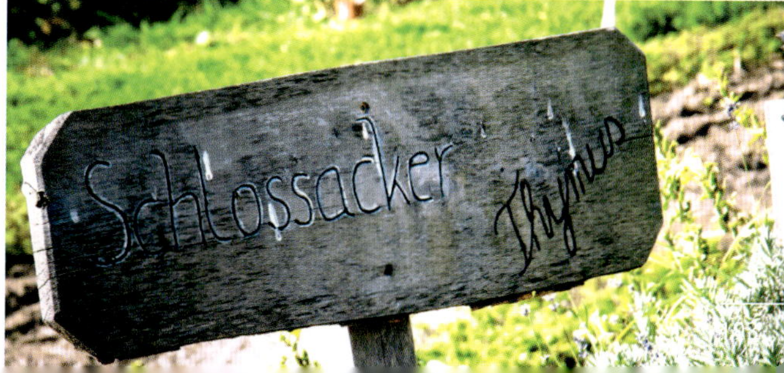

Bei den Kräutern tankte ich auf

Es ist deutlich herauszuhören, dass für Martha nicht der finanzielle Erfolg ihres Kräuterprojektes ausschlaggebend für das Weiterführen war. „Ich hatte vier kleine Kinder, das älteste 1978 geboren, das jüngste 1983, viel Arbeit, eine Schwiegermutter und einen Schwager, der Alkoholiker war, am Hof, und mein Mann war auswärts auf der Arbeit. Ich brauchte meine Auszeiten – und die hatte ich auf meinem Ackerle. Da, das wussten alle, war ich nicht schnell heraufzuholen ... Ich habe das gebraucht – für mich selbst." Für sie ist es heute noch so: „Mit den Kräutern tue ich mir etwas Gutes, und zwar für Körper, Geist und Seele. Es ist schön und aufbauend – und ich genieße die Düfte. Wenn mich jemand fragt, was meine Lieblingspflanze ist, kann ich nur sagen: ‚Kommt darauf an.' Wenn ich den Salbei auf dem Acker angreife und mich sein Duft betört, ist er mein Liebling, blühen die vielen Sonnenblumen auf dem Feld, ergreift mich ihre Schönheit." Sie seufzt: „Und wenn Ende Mai die Kamille reif zum Pflücken ist, dann ist es sie."

Obwohl sie sehr arbeitsintensiv waren, sehnt sie sich heute noch manchmal nach den Zeiten zurück, in denen sie alles selbst getan hat. „Ich habe erst vor kurzem wieder zu einer Mitarbeiterin gesagt, dass ich etwas dafür geben würde, wenn ich den ganzen Tag draußen auf dem Feld arbeiten könnte, statt vor dem Computer zu sitzen oder mit den Kunden zu reden. Ich würde viel lieber abklauben, hacken etc." Heute muss sie sich die Zeit dafür stehlen. „Im Sommer gehe ich abends oder ganz in der Früh hinaus. Dann tue ich das, was *ich* gerade brauche. Ich jäte, pflücke, schneide ab, tue das, was mir gerade guttut – dann schaffe ich es wieder den ganzen Tag."
Der Betrieb hat heute einen Mitarbeiter, einen Hilfsarbeiter und sechs bis sieben Feldkräfte in der Hochsaison bis Ende Oktober. Wichtig ist, dass die Leute mit Freude dabei sind. „Es braucht die Liebe und die Hingabe zur Pflanze, die Freude an der Arbeit, sonst kann es passieren, dass sie nicht schmeckt."

Ein neuer Lebensabschnitt beginnt

Die Familie ist im Laufe der Jahre immer mehr mit dem Kräuteranbau verwachsen. Während die Schwiegermutter für das Handrebeln zuständig war, haben beim Ausklauben und Abfüllen vor allem die Töchter

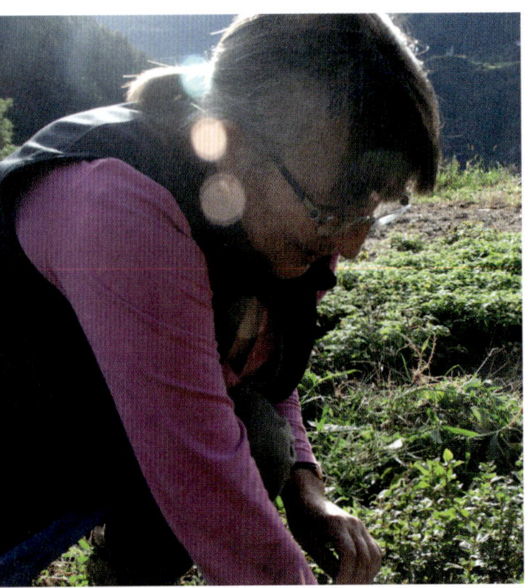

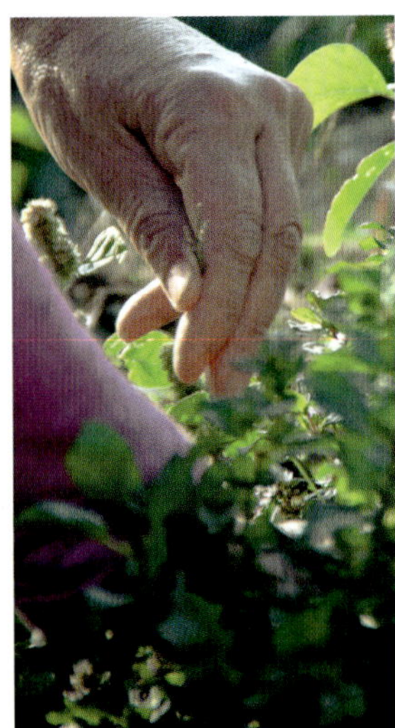

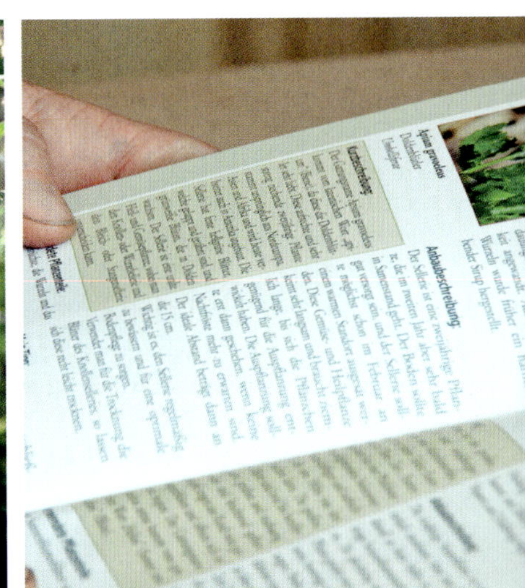

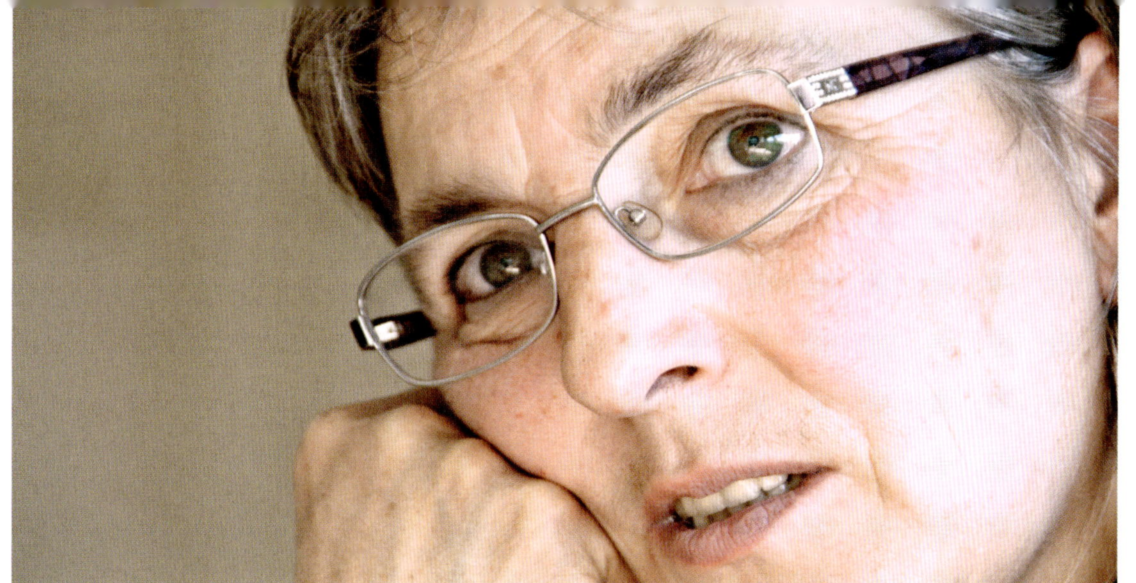

mitgeholfen. „Cornelia hat sowieso bald ein eigenes Gartele[79] gehabt". Martha erinnert sich: „So ist alles ganz schön langsam gewachsen."
1990 baute ihr Mann zusammen mit einem Nachbarn die erste Trockenanlage, denn das natürliche Trocknen auf dem Dachboden war durch die größeren Kräuterengen nicht mehr möglich. „Sobald eine Regenperiode eingesetzt hat, setzte uns der Schimmel zu und die ganze Ernte war zum Wegwerfen."

Einen Moment gab es, in dem Martha große Zweifel hatte. Auf der Homepage schreibt sie: „1994 war ich nahe dran, den Kräuteranbau aufzugeben, da Richard so krank war und Pflege brauchte. Doch er ermutigte mich immer wieder weiterzumachen, da ich nur mit dieser Einnahmequelle auf dem Hof bleiben könnte. Ansonsten hätte ich, wie er, auswärts arbeiten gehen müssen. Am 4. Oktober 1994 starb Richard und für mich und meine vier Kinder brach eine Welt zusammen." Zu uns meint sie: „Er hat immer gesagt, ich soll weitermachen, denn er wusste, dass wir von den Kräutern leben können."
Für Martha begann ein neuer Lebensabschnitt, vor allem, weil sie jetzt alleine die Entscheidungen traf, doch mit dem Kräuteranbau ging es stetig weiter. Sie tätigte viele Investitionen: einen Kräuterschaugarten mit 300 verschiedenen Pflanzen, ein Gewächshaus, eine Rebelmaschine und ein Hofladele[80]. Immer wieder baute sie um und erweiterte.
Eine schöne Überraschung war, dass sie 2002 zur Südtirolerin des Jahres gekürt wurde. Das regte sie dazu an, das – leider in der Zwischenzeit vergriffene – Buch *Die Geheimnisse aus meinem Kräutergarten* zu veröffentlichen. Trotz ihres gewaltigen Arbeitspensums nahm sie sich jeden Tag Zeit, eine Pflanze zu beschreiben, die sie auf dem Hof anbaut, und einen Tipp dazu zu geben.

In der Zwischenzeit führt sie den Betrieb auch nicht mehr alleine. Seit 2001 ist Cornelia auf dem Hof für die Jungpflanzenzucht zuständig. Maria, die andere Tochter, eigentlich Lehrerin von Beruf, hat 2003 ihre Ausbildung zur Natur- und Landschaftsführerin beendet und die Hofführungen übernommen.
2012 wurde wieder umgebaut. Bei unserem Gespräch sitzen wir in nagelneuen Büroräumen. Daneben ist das neue Hofladele im Entstehen, nach den Regeln des Feng Shui

79 kleiner Garten

80 kleiner Shop am Hof

eingerichtet und natürlich viel größer. Cornelias Freund macht dabei viel selbst.

Ich war Mutters Inspiration

„Ich rede nicht so lange", warnt uns Cornelia und fügt selbstbewusst hinzu: „Ich sage immer, ich war Mutters Inspiration. Ein paar Monate nach meiner Geburt hat sie mit den Kräutern angefangen." In der Zwischenzeit ist sie selbst Mutter einer kleinen Tochter, die sie lächelnd an ihre Mutter weiterreicht. Cornelia ist die dritte von vier Kindern, sie hat zwei Brüder und eine Schwester. Der Älteste hatte nie Interesse an Kräutern und hätte den Hof nur mit den Wiesen für die Pferde übernommen. „Er sieht selbst ein, dass das jammerschade wäre, denn dieser Betrieb ist mit den Kräutern gut gewachsen", meint Martha. „Die Leute meinen ja, ich hätte Cornelia gezwungen, aber sie hat schon als sie kaum reden konnte gesagt, sie wird Gärtnerin." „Oder Köchin", fügt Cornelia hinzu. „Genau", lacht Martha. „Die Lehrerin in der Volksschule hat immer gesagt: Cornelia weiß jetzt schon, was sie will."
Wie alle Mulser-Kinder hat sie von klein auf im Betrieb mitgeholfen und ist gerne nachmittags im Tabak-Ackerle und rundherum gestreift. „Manchmal erfrage ich erst jetzt, wo die überall waren", erzählt uns Martha lachend.

Ihre Liebe zu den Pflanzen hat Cornelia zur Gärtnerei geführt. 1995 begann sie in der Laimburg die Gärtnerschule, zuerst das Biennium, dann den Blockkurs. Danach absolvierte sie ein Praktikum bei einem Jungpflanzenbetrieb in Bozen. „Seitdem habe ich hin und wieder Kräuterkurse besucht und 2001 die Qualifizierung absolviert. Seitdem bin ich fix daheim und kümmere mich immer mehr um die Jungpflanzen!"
Sie hat ihre Leidenschaft mit dem Beruf verbunden: „Ich habe die Pflanzen im Gewächshaus am liebsten. Ich liebe es, zuzuse-

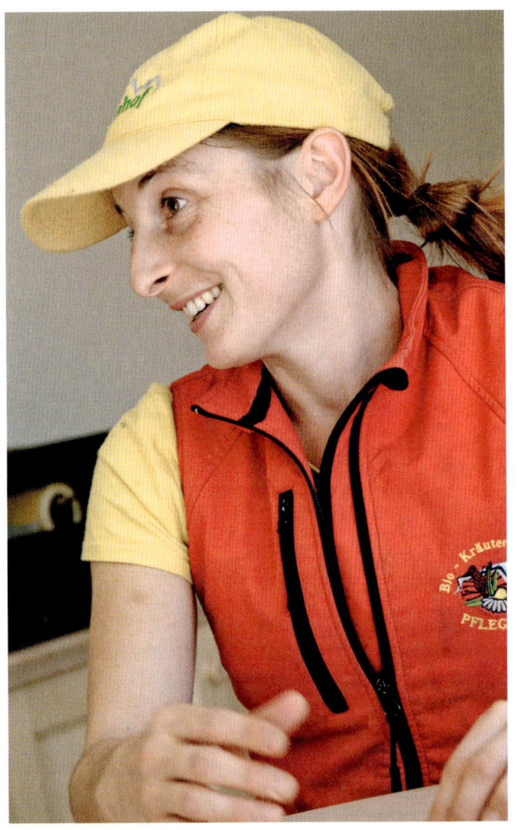

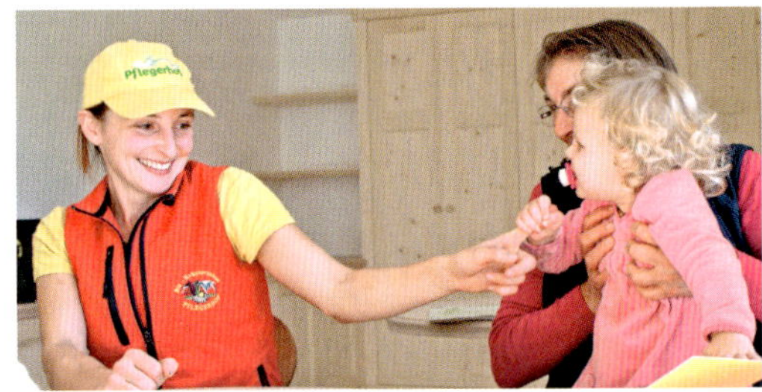

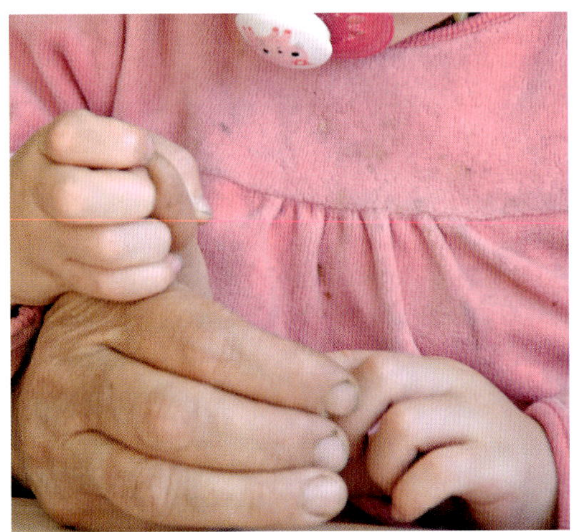

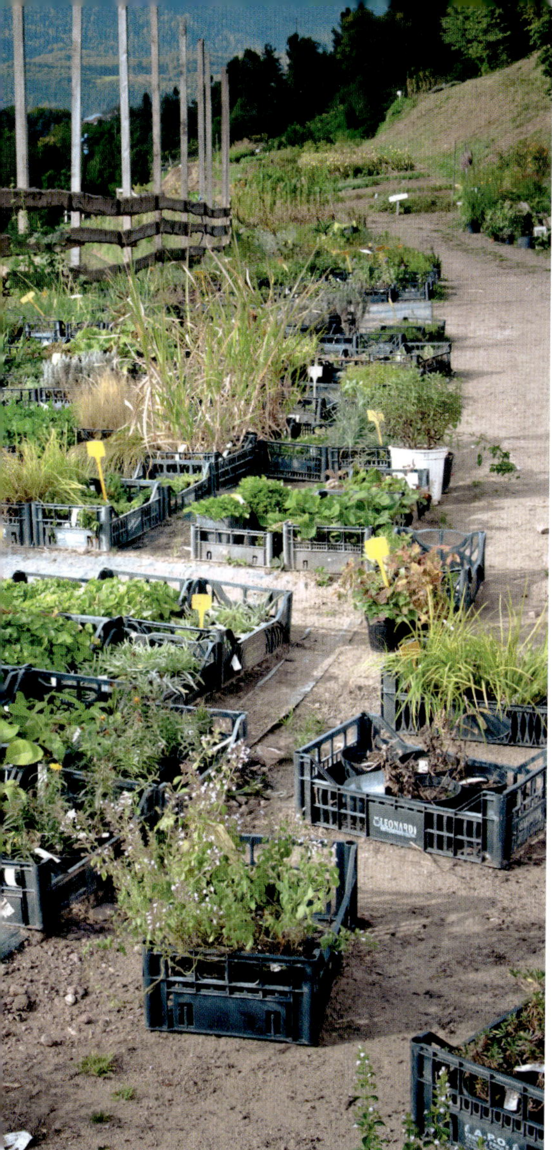

hen, wie alles wächst, nicht nur die Kräuter, auch die Zierpflanzen. Mich fasziniert die Vielfalt; was es für Sorten der gleichen Pflanze gibt! Ich kann keinem Pflanzenkauf widerstehen und wenn sie bei uns wächst, ist das immer wieder wie ein Wunder!" Genauso wenig kann sie einem anderen Hobby widerstehen: dem Sammeln von Kakteen. „Das ist fast schon eine Sucht", meint sie kopfschüttelnd.

Vom Ackerle zu 20.000 Quadratmetern

Durch Cornelia sind die Jungpflanzen eine wichtige Komponente des Betriebs geworden. Anfangs waren sie für den Eigengebrauch vorgesehen. Martha erklärt: „Unsere Devise lautet: vom Samen bis zum Endprodukt – ein geschlossener Kreislauf. Wir ziehen 50.000 Pflanzen, die unserem Klima angepasst sind. Die müssten wir alle kaufen. Wir profitieren natürlich davon, dass Cornelia Gärtnerin ist."
„Über einen Bekannten haben wir einmal Samen einer Zitronenmelisse erhalten", erzählt Martha weiter. „Die haben einen Monat gebraucht, um zu keimen und nur wenige Samen keimten überhaupt. Unsere Sorte, die wir zugleich aussäten, war gesund und dick wie ein Teppich. Das Gleiche habe ich mit der Schlüsselblume erlebt. Die Saat, die ich gekauft habe, ging gar nicht auf. Da habe ich die von unserem Wildstand genommen und jeder Kern ist gekommen. Das ist viel wert."

Cornelia meint achselzuckend: „Wir probieren eben viel aus." Martha nickt zustimmend: „Wir haben sehr viele verschiedene Pflanzen, darunter auch exotische. Auch wenn wir sie im Winter eingehen lassen müssen, etwa den Melonensalbei oder den Zitronenstrauch, ist es das wert. Was wir anbauen, verarbeiten wir auch! Wir brauchen die verschiedenen Düfte und Aromen für unsere Teemischungen. Sie schmecken alle verschieden, und so soll das auch sein."
Das Sortiment auf dem Pflegerhof ist dementsprechend äußerst vielseitig: Tee- und Gewürzmischungen, Wohlfühlprodukte, aber vor allem Samen und Jungpflanzen.

Eine Nische gefunden

In der Zwischenzeit sind die Samen und Jungpflanzen, die auf dem Pflegerhof vor allem von Cornelia aufgezogen werden, zum Verkaufsschlager geworden. „Die Nachfrage ist sehr groß", erzählt uns Cornelia, „weil wir viele verschiedene Pflanzen haben, wie Salbei- und Minze-Arten. Vor allem die richtige Pfefferminze, dem Klima angepasst, ist nicht leicht in normalen Gärtnereien zu finden." Im Laufe der Jahre hat sich die Pflanzenliste dementsprechend verlängert. Der Produkt- und Jungpflanzenhofkatalog enthält in der Zwischenzeit über 500 verschiedene Heil-, Gewürz-, Zier- und Arzneipflanzen. Von März bis Mai werden auf dem Pflegerhof vorwiegend die Jungpflanzen zum Verkauf angeboten, im Sommer hingegen die Kräuter und Produkte, die damit zusammenhängen.

Durch Cornelia hat der Betrieb eine Nische gefunden und sie selbst kann sich entfalten. Stolz schaut Martha ihre Tochter an. „Heute gibt es in Südtirol über vierzig Kräuteranbauer. Da ist es nicht einfach, auf dem Markt bestehen zu bleiben, man muss sich immer wieder etwas Neues einfallen lassen." Sie schaut nachdenklich drein: „Wir haben das Glück, recht bekannt zu sein, aber es ist nicht mehr so einfach. Vieles kommt von draußen rein und ist billiger. Der Ausbau mit dem Samen und den Pflanzen tut uns gut."

Mit den Kräutern leben, nicht nur arbeiten

Für Martha und Cornelia gehören die Kräuter nicht nur zum Arbeitsalltag, sondern unterstützen sie auch in ihrer Gesundheit. Martha erklärt uns: „Man kann nicht Berge versetzen mit den Kräutern, aber sie unterstützen und können viel Gutes tun." Bei Kopfweh eine Tablette zu schlucken, anstatt darüber nachzudenken, woher die Kopfschmerzen kommen, halten Martha und Cornelia für eine schlechte Angewohnheit. „Ich frage mich: Warum habe ich Kopfweh? Bin ich gestresst, habe ich gestritten? Ich gehe der Sache auf den Grund, dann lege mich hin oder mache mir einen Tee. Bei Magenweh nehme ich Tausendgüldenkraut oder einen Tee aus Benediktendistel zu mir, ist bitter, aber hilft."
Martha weiß aus Erfahrung: „Bei Kräutern gibt es keine Patentlösungen. Manche sagen, dass Pfefferminze gut für den Magen ist, aber ich vertrage sie genau da nicht. Das ist das Schöne an Kräutern: Wenn ein Tee nicht guttut, kann man etwas Anderes ausprobieren."

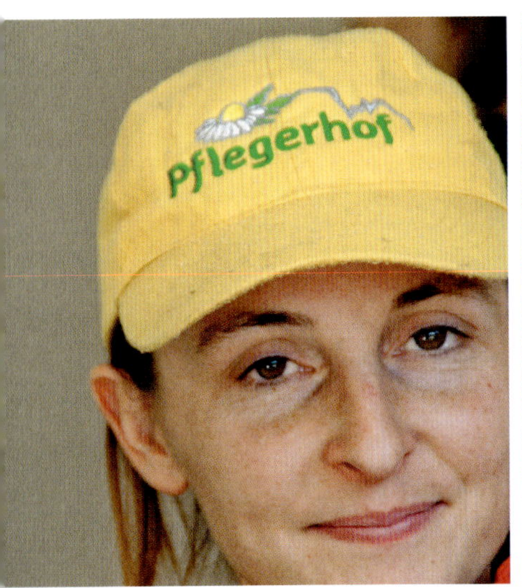

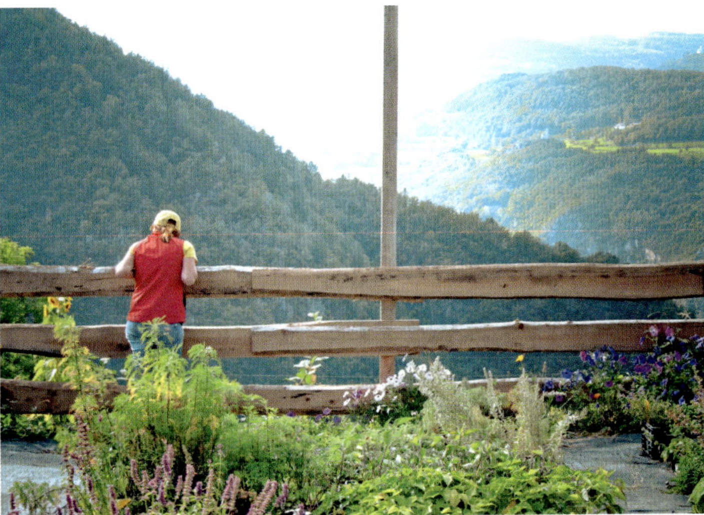

DIE ORANGENMINZE

wissenschaftlicher Name:
Mentha piperita var. citrata

verwendete Pflanzenteile:
Blätter

Vorkommen:
kultiviert im Garten

Sammelzeit:
im Frühsommer vor der Blüte

Martha: *„Sie hat nur einen minimalen bis gar keinen Mentholgehalt. So kann sie auch neben homöopathischen Mitteln eingenommen werden. Menschen, die das Menthol im Magen nicht vertragen, können gut mit der Orangenminze!"*

Orangenminze-Sommertee

Marthas und Cornelias Tipp

Zutaten:

- 125 g getrocknete Orangenminze
- 100 g getrockneter Frauenmantel
- 100 g getrocknete schwarze Johannisbeerblätter
- 75 g getrockneter Zitronenstrauch
- 50 g getrocknete Goldmelisseblüten und Blätter
- 25 g getrocknete blaue Kornblumenblüten
- 25 g getrocknete Sonnenblumenblütenblätter
- Wasser

Die getrockneten Kräuter gut vermischen und an einem trockenen kühlen Ort aufbewahren.
Für den Tee einen Teelöffel Kräutermischung pro Tasse mit kochendem Wasser überbrühen und ca. 5 Minuten ziehen lassen. Dann die Kräuter abseihen. Eventuell leicht mit Honig süßen.
Der Orangenminze-Sommertee schmeckt auch gekühlt sehr gut.

Cornelia: *„Die Orangenminze ist eine sehr aromatische Minze mit einem unheimlich fruchtigen Aroma."*

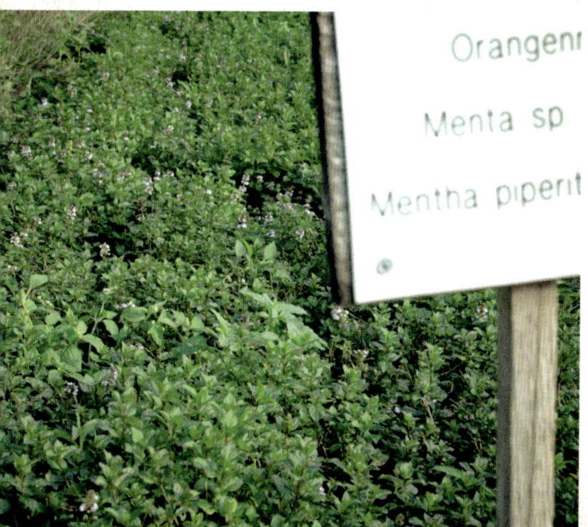

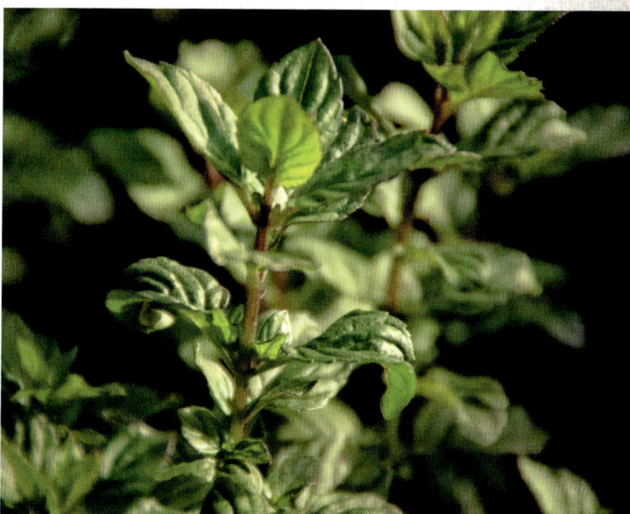

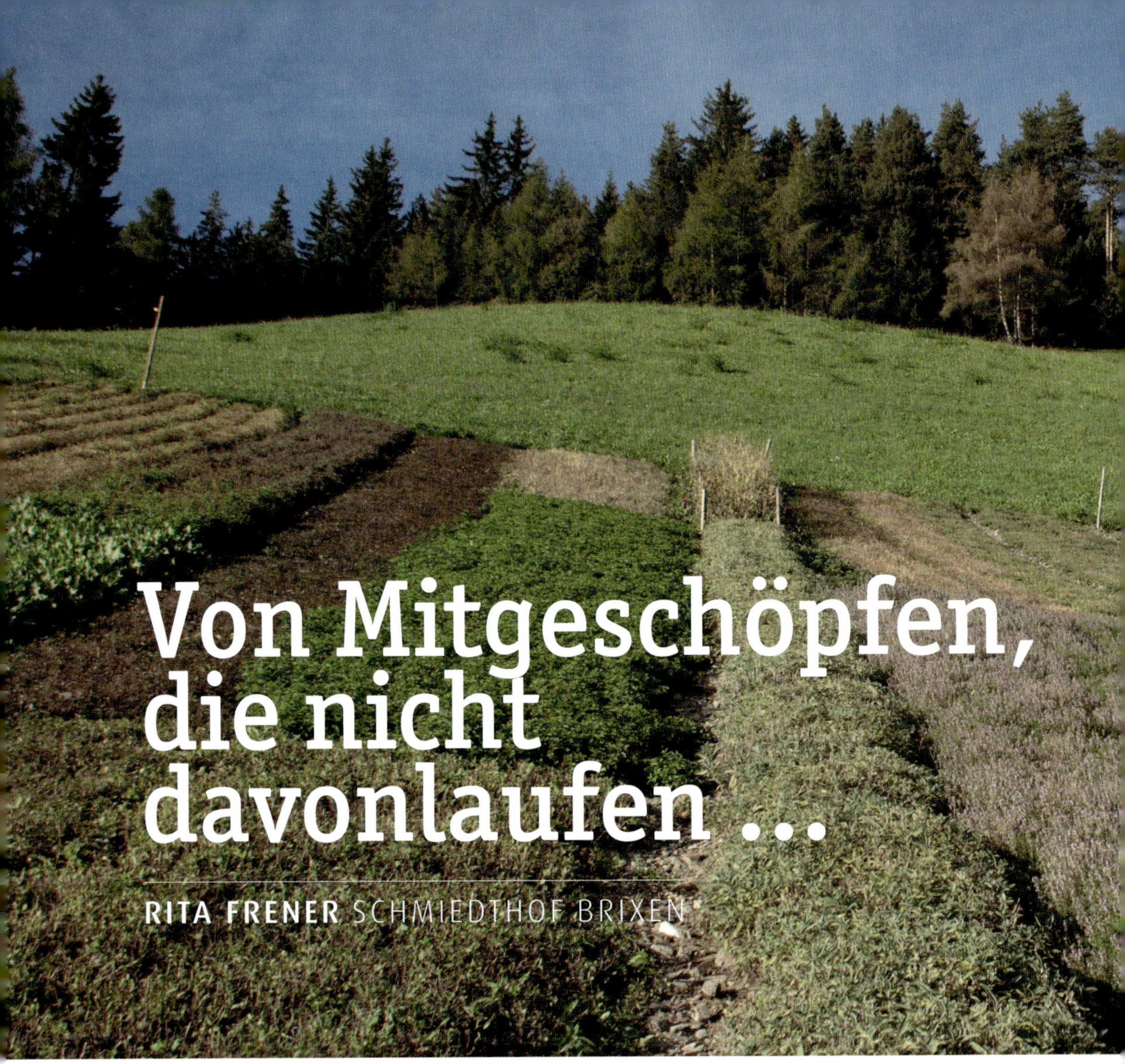

Von Mitgeschöpfen, die nicht davonlaufen …

RITA FRENER SCHMIEDTHOF BRIXEN

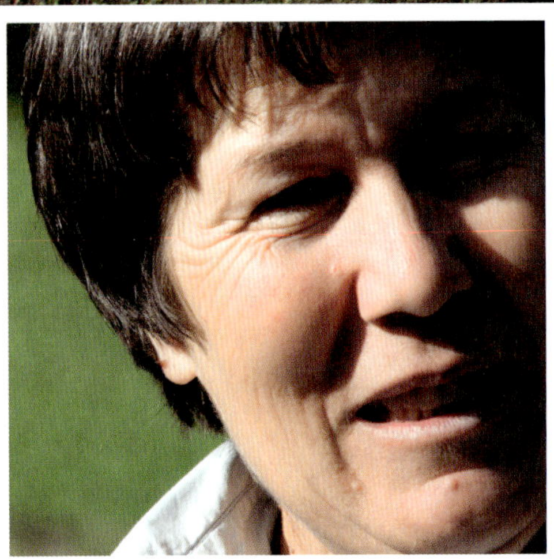

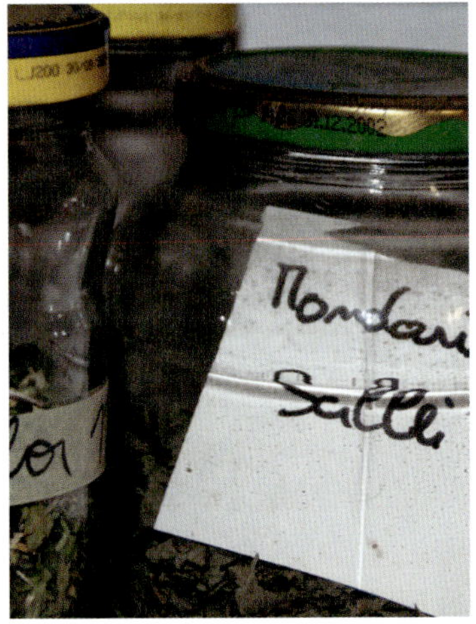

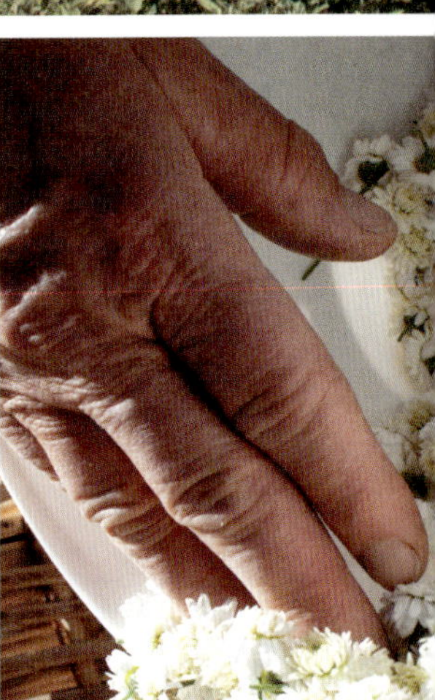

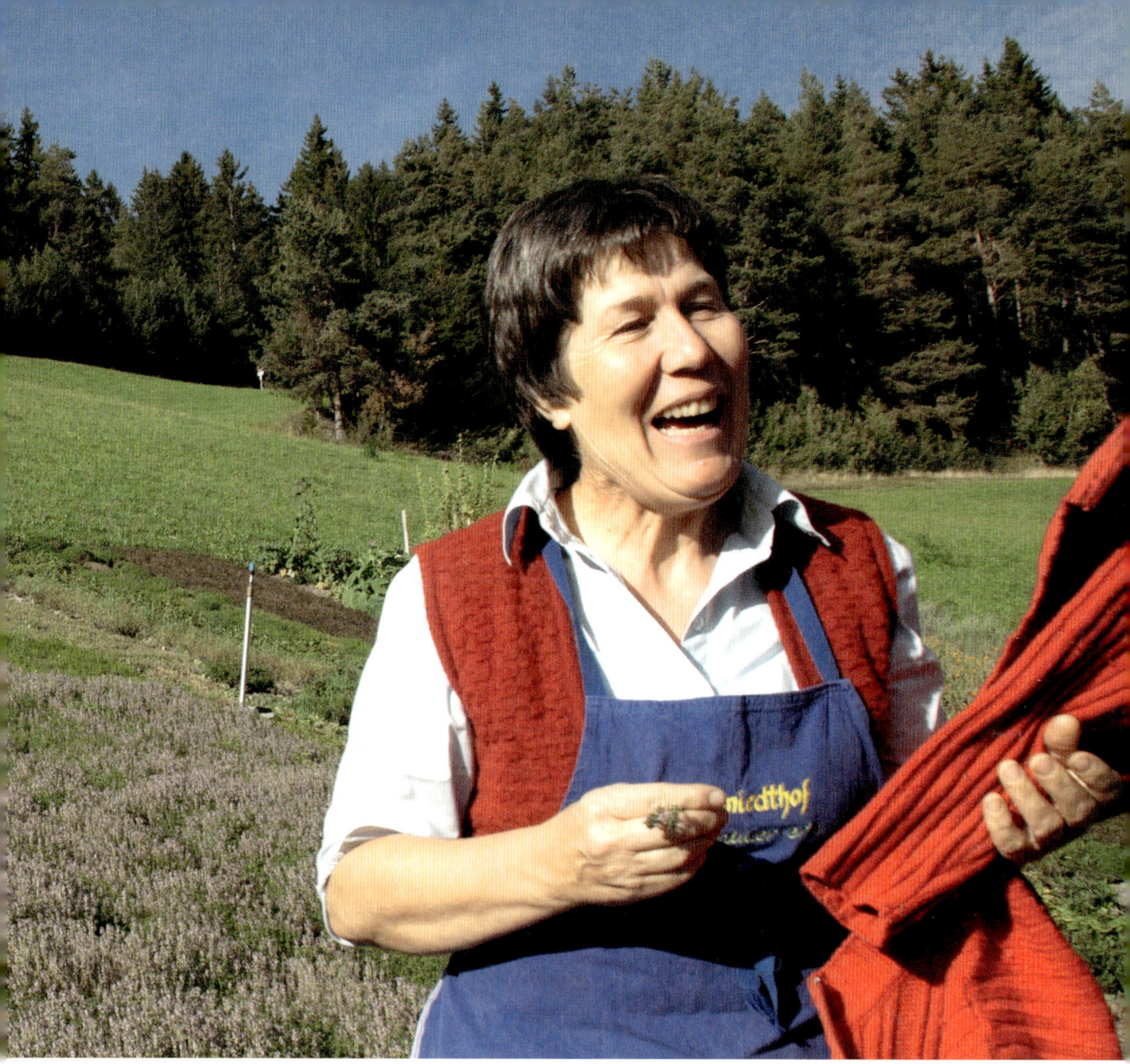

„Eines Tages stand ich vor der Frage: Kühe oder Kräuter. Die Kräuter gewannen. Meine Affinität zu den Pflanzen ist größer als die zu den Tieren. Zuerst sind die Pflanzen dagewesen – noch vor den Tieren und Menschen."

Rita Frener

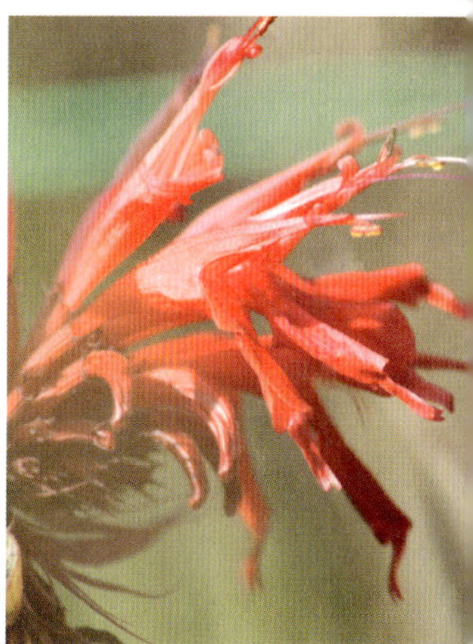

Für unser Gespräch begleitet Rita uns in ihren Wintergarten. Die Sicht vom Schmiedthof – auf 1400 Metern Höhe am St. Leonhardner Berg oberhalb von St. Andrä bei Brixen – hinunter auf das Eisacktal ist heute wunderschön.

SCHMIEDTHOF

Rita Meßner verheiratete Frener, geboren am 28.3.1956 in Brixen

Ort:
Schmiedthof am Ploseberg (St. Leonhard bei Brixen/ Eisacktal), 1400 m Höhe

Produktion:
Kräuterteemischungen und -salze, Gewürze, Sirupe, Schnapskräuter, Erholungsprodukte wie Kräuterkissen, Saunakräuter, Badekräuter, Heublumen

Größe:
3 1/2 ha Felder, davon 1800–2000 m^2 Kräuteranbau

Arbeitsverhältnisse:
Familie und freiwillige Helfer

Sonstiges:
1983 übernahm ihr Mann den Hof von seiner Mutter Emma Frener

Homepage:
www.schmiedthof.com

„Wenn ich zu ausführlich bin, könnt ihr ja streichen", sagt Rita. Ihre Tochter Walburga lächelt und meint: „Mama, bitte sei nicht so aufgeregt!" Rita lacht: „Aufgeregt bin ich immer."

Eine steile Karriere

Rita kommt von einem kleinen Hof in St. Leonhard oberhalb von Brixen. Bis zu ihrer Heirat war sie als Sekretärin tätig. Lächelnd meint sie, sie habe eine steile Karriere gemacht: „Ich habe in einen der höchstgelegenen und steilsten Höfe auf dem Ploseberg eingeheiratet." Sie fährt fort: „Ich bin froh, dass ich bei den Kindern daheim geblieben bin. Als Bäuerin kann man die Berufsarbeit mit der Kindererziehung gut vereinbaren, man muss nicht täglich pünktlich außer Haus, die Kinder werden so ganz nebenbei mit den praktischen Seiten des Lebens vertraut gemacht und können mit der Natur leben." Sie schmunzelt und schaut Walburga fragend an: „Ich kenne keine Bäuerin, die nicht lieber im Freien als im Haus arbeitet, und du?" Walburga lacht und nickt.
Nach der Heirat 1981 wohnten Rita und ihr Mann Engelbert vorerst auf dem Hof ihrer

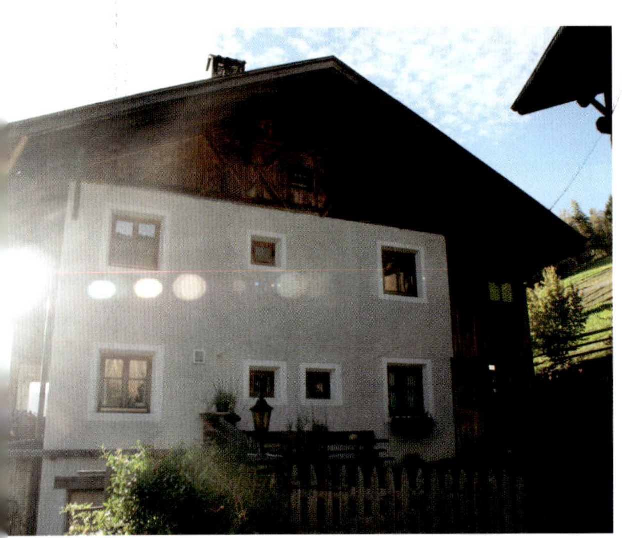

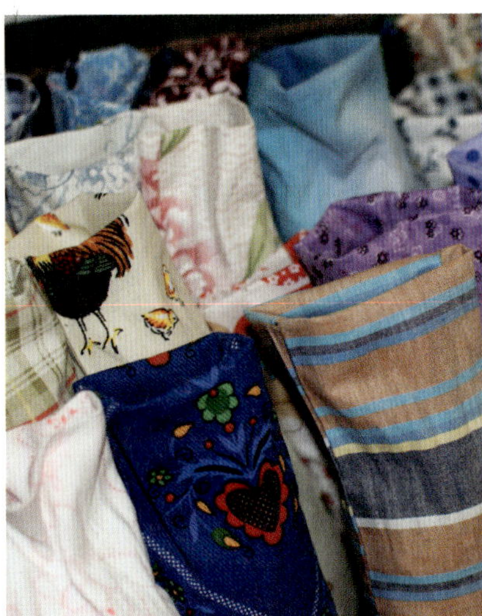

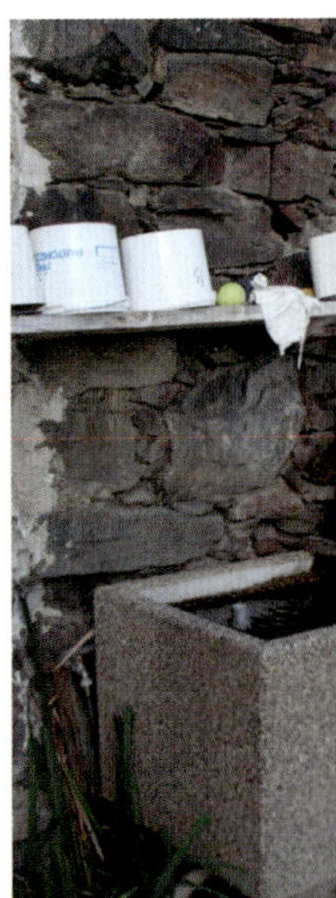

Eltern. „Das Bauernhaus hier war für zwei Familien zu klein. Nach der Umstellung auf biologische Landwirtschaft war es nur folgerichtig, dass wir unser neues Zuhause nach baubiologischen Grundsätzen gebaut haben." 1990 zogen die beiden auf den neuen Hof.

Ihr ursprüngliches Ziel war die Selbstversorgung – zu einer Zeit, als sie dafür noch viel Spott geerntet haben, biologische Vollwertkost war noch fast unbekannt. „Aufgrund der Steilheit des Geländes war die Produktion sehr arbeitsaufwändig und es blieb wenig Zeit, sich auswärts Bares zu erarbeiten. Nachdem das Haus gebaut war und kaum Einnahmen in Sicht waren, stand die nächste Entscheidung an: Wer die besser bezahlte Arbeit bekommt, muss gehen, egal, ob mein Mann oder ich."
Auf einer Tagung zur Subsistenz 1993 beeindruckten Rita eine südamerikanische und eine afrikanische Bäuerin dermaßen, dass sie eine Stelle in der Schule absagte. „Andernorts kämpfen die Frauen um ihr Land und wir fahren freiwillig die Landwirtschaft zurück, um auswärts zu verdienen? Das hat mein Herz berührt." Ihr wurde klar: „Mir ist lieber, der Mann geht auswärts arbeiten und ich kümmere mich um die Landwirtschaft und die Kinder." Engelbert wurde hauptberuflich Ofenbauer.

Und so fing alles an ...

Ritas Weg zu den Kräutern ist ein ungewöhnlicher: Er führte nicht über die ältere Generation, sondern über die jüngere. Beim „Erntefestl" des Bundes Alternativer Anbauer in Neustift beteiligte sich die Familie mit „ein paar Karotten, Kartoffeln, Krautköpfen und Mingelen"[81]. Als die älteste, damals neunjährige Tochter Magdalena am Nachbarstand Kräutersäckchen sah, meinte sie: „Mama, das müssen wir auch tun!" Rita antwortete: „Nein, das tut die Mama sicher nicht. Das ist so eine große Arbeit und mit vier kleinen Kindern kommt das gar nicht in Frage!"
„Dann machen wir es", antwortete die Tochter selbstbewusst. Dabei bezog sie ihren siebenjährigen Bruder Lienhard und ihre fünfjährige Schwester Walburga mit ein. Der vierte im Bunde, Laurenz, war damals sechs Monate alt und vorerst nicht mit von der Partie. Die heute 26-jährige

81 Hefekrapfen, Pustertaler Ausdruck

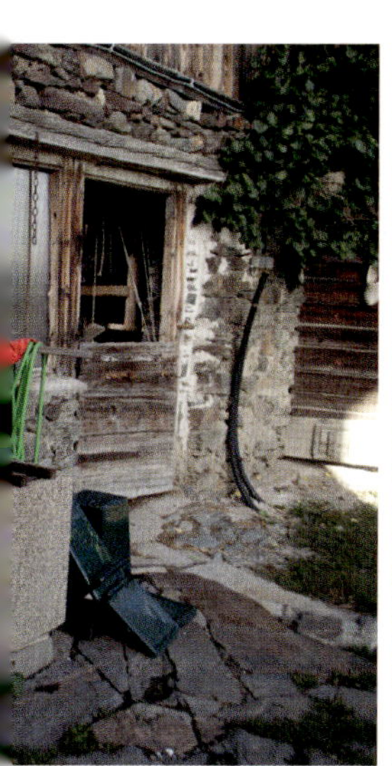

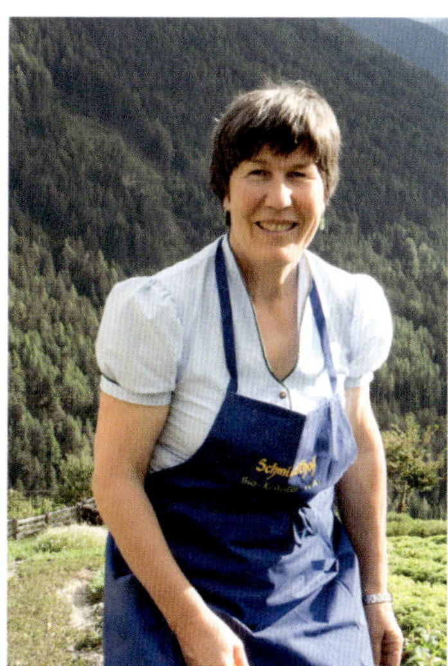

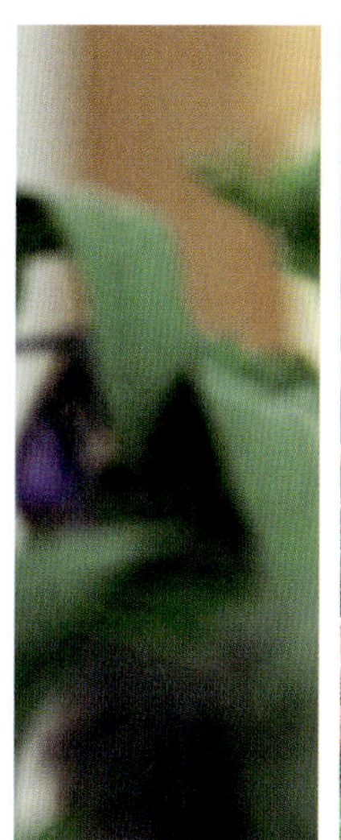

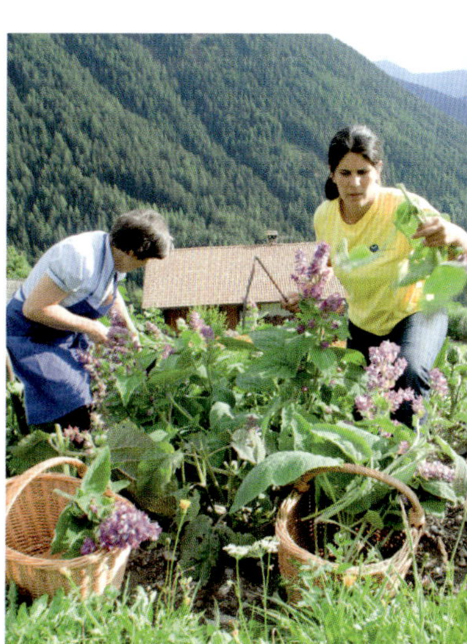

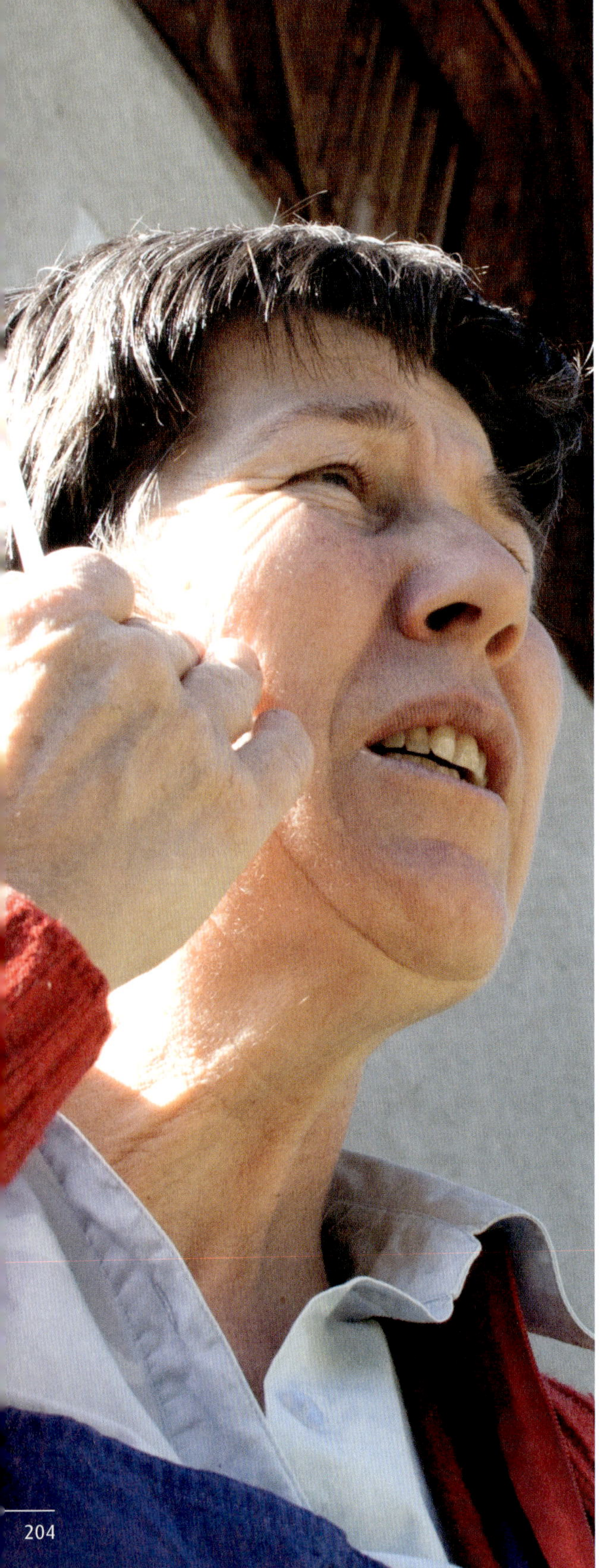

Walburga fügt lachend hinzu: „Ich war die Kleine und konnte anfangs nicht viel mitreden. Magdalena hat angefangen und uns alle ins Boot geholt, damit wir eine Kraft gegen die Mama sind."

Über den Sommer sammelten die drei wildwachsenden Frauenmantel, Schafgarbe und Holunder und trockneten sie im Dachboden. Im Herbst kauften sie Zellophansäckchen, wogen die Kräuter mit der Briefwaage ab und befüllten fünfzehn Säckchen. „Um halb neun Uhr morgens waren die Säckchen schon ausverkauft und die Kinder komplett aus dem Häuschen", erzählt Rita lächelnd. Mit noch mehr Begeisterung stellten die Kinder im Jahr darauf 75 Säckchen her, im darauffolgenden Jahr sogar 150. „Das war der Moment, in dem wir uns dachten, dass wir ein wenig mehr Malven, Ringelblümchen, einfach ein wenig mehr Farben und Geschmäcker in die Säckchen bringen müssen", erinnert sich Rita. Daraufhin hat sie in Absprache mit den Kindern diese Pflanzen besorgt. Diese versicherten: „Du brauchst nur die Jungpflanzen zu organisieren und uns den Acker zur Verfügung zu stellen, den Rest machen wir alleine!"
Rita begann dennoch, ihnen zu helfen. „Sie waren wirklich sehr fleißig, aber irgendwann haben sie es zeitlich nicht mehr geschafft. Das Unkraut drohte überhandzunehmen – und ich habe angefangen zu jäten und zu ernten." Walburga lächelt zustimmend und Rita erzählt weiter. „Je größer die Kinder wurden, umso selbständiger sind sie geworden und umso freier wurde ich. Mir hat das Arbeiten mit den duftenden Pflanzen so gutgetan. Das war der Beginn unseres Kräuteranbaus."

Kühe oder Kräuter

Ritas Mann arbeitete damals auswärts als Ofensetzer und Rita verarbeitete zuhause die Milch der vier Kühe zu Käse, Butter und Joghurt. „Jedes Jahr haben wir neue Kräuter ausprobiert – die einen wegen ihres Duftes, die anderen wegen ihrer Farbe, bei wieder anderen haben wir getestet, ob sie auf dieser Höhe überhaupt wachsen." Obwohl die Begeisterung für die Kräuter die ganze Familie erfasst hatte, wurde die Arbeit immer mehr. So stand erneut eine Entscheidung an: Kühe oder Kräuter. Rita durfte wählen – die Kräuter gewannen. „Das war schwierig für mich, denn mir hat das Kasen[82] auch gefallen. Außerdem wollten wir auf die guten eigenen Produkte, Butter, Milch, Joghurt und Rahm, nur ungern verzichten, doch meine Affinität zu Pflanzen ist größer als die zu Tieren." Walburga fügt hinzu: „Pflege brauchen beide – Tiere und Pflanzen –, aber ich ziehe den Duft der Pflanzen dem der Viecher vor." Lachend stimmt Rita ihr zu: „Und ein anderer Vorteil ist, dass sie nicht davonrennen."

Als Familie Frener sich für den Kräuteranbau entschloss, ging der Ausbau fast von alleine voran. „Ein Pflänzchen ist schön und wenn es gut gedeiht, werden im Jahr darauf 20 bis 30 davon angepflanzt. Das andere schmeckt gut und wenn es in unserem rauen Klima gut wächst, gehört es eben auch dazu."

Dennoch kam Rita anfangs vor, dass die Kinder ihr Arbeit aufgehalst hatten, sodass sie sich von ihnen „richtig getrieben" fühlte. Auch der kleinste, Laurenz, sei mit der Zeit „immer narrischer[83]" geworden. Einmal meinte er auf dem Weg zum Feld zu seiner Mutter: „Gell, Mama, wir gehen jetzt in unser Paradies?" Walburga erzählt: „Die Mama ist die Vernünftige. Wenn wir alles angefangen hätten, was wir wollten, hätten wir uns komplett übernommen."
Heute macht der Kräuteranbau 70 Prozent des Verdienstes aus. Doch: „Weit hüpfen wir damit nicht", versichert Rita.

Die Arbeitsaufteilung

Ständig am Hof leben heute nur noch Rita und Engelbert. Dieser ist in erster Linie für die Trocknung und Verarbeitung der Kräuter zuständig. Er ist der „Bastler",

82 Käse herstellen

83 verrückter

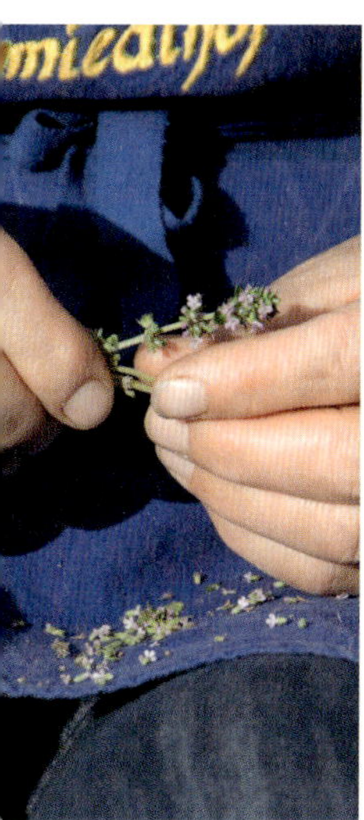

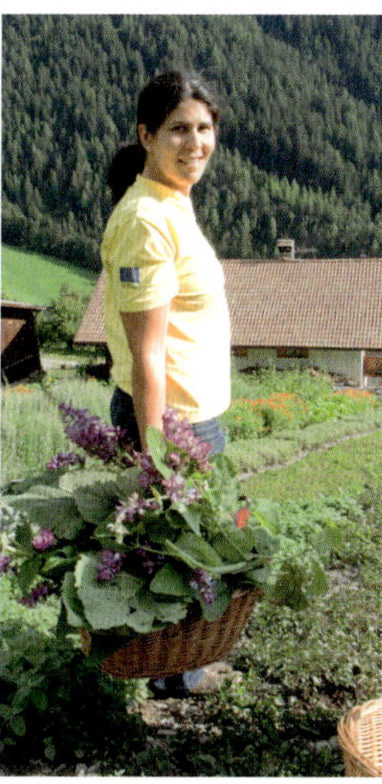

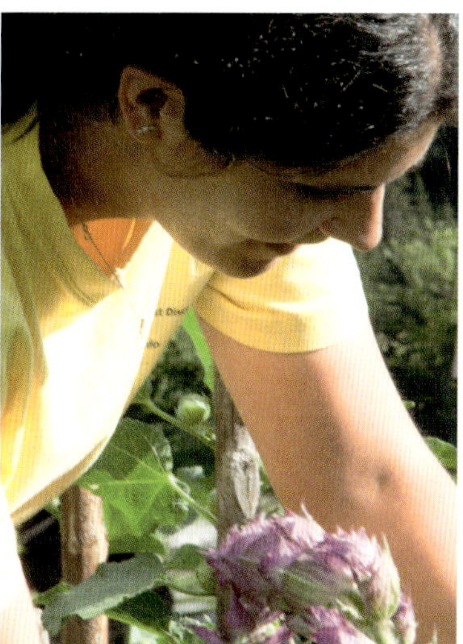

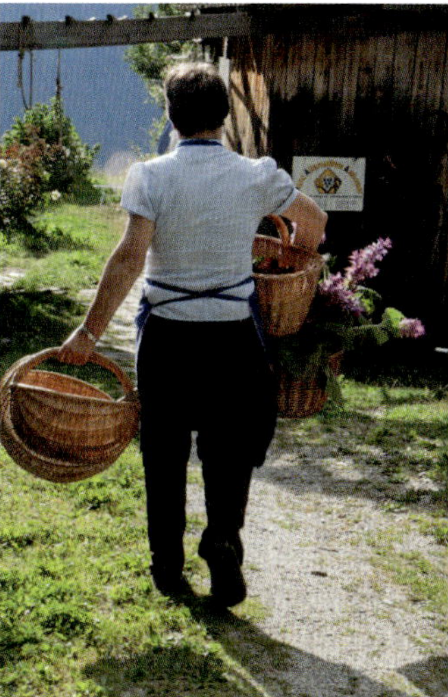

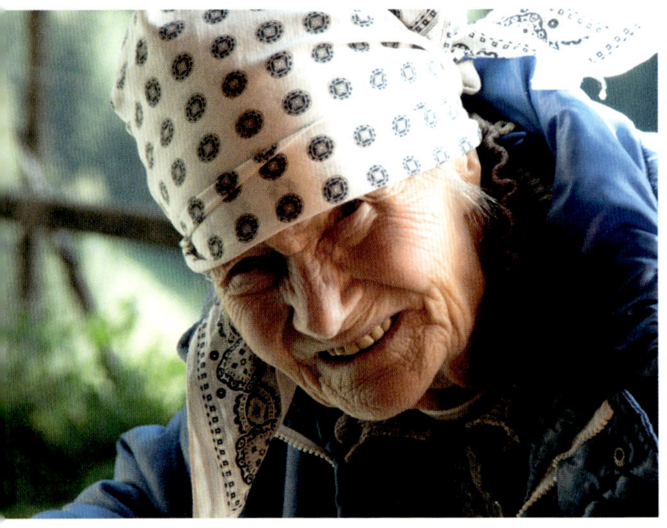

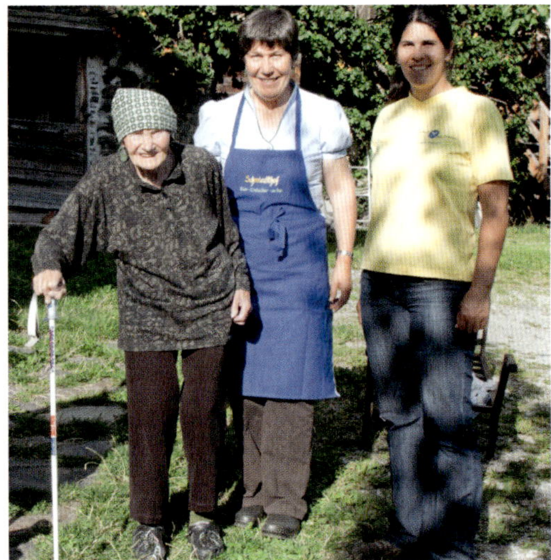

hat das Verkaufsladele[84] selbst getischlert, kümmert sich um den Fuhrpark, hat sogar einige Verarbeitungsgeräte weiterentwickelt. „Seit Tata wieder zuhause ist, hat er mit seiner Kreativität viele Arbeiten erleichtert", bekräftigt Walburga.

Magdalena, die älteste Tochter, hat in Wien studiert und arbeitet heute in Innsbruck. Sie steuert nach wie vor „die kreativen Ideen" bei. Den Zweitältesten, Lienhard, trifft es am meisten beim Pflücken der Nachtkerzen, weil er spät schlafen geht. Er arbeitet in Brixen, kommt nach der Arbeit heim und gilt als der „Sorgfältigste beim Jäten". Laurenz hingegen ist Gärtner, hat im Winter auswärts einen Job und arbeitet im Sommer daheim. Aufgrund seines Berufs ist naheliegend, dass er sich für die Jungpflanzen und die Ernte zuständig fühlt. Zu seinem achtzehnten Geburtstag hat er sich ein Gewächshäuschen gewünscht.
Laurenz ist in Übereinstimmung mit seinen Geschwistern derjenige, der eines Tages den Hof übernehmen wird. „Er hat schon mit acht Jahren gesagt, dass er daheimbleibt und der Bauer wird. Daran hat sich zumindest bis heute nichts geändert", erzählt Rita. Walburga hingegen tritt mit Schulende „ihre Sommerresidenz" an. Sie ist ausgebildete Köchin und unterrichtet zurzeit in der Berufsschule. Ihr liegen besonders die Wildkräuterernte, das Sammeln der Blüten und die Fertigstellung der Produkte am Herzen.

Schon ziemlich bald nach der Übernahme des Hofes bekamen Rita und Engelbert Anfragen von Menschen aus aller Welt, die auf dem Hof mithelfen wollten. Ihre freiwilligen HelferInnen kamen aus dem In- und Ausland, über Mundpropaganda und später über WWOOF[85] und den Südtiroler Bauernbund. Rita meint: „Im Laufe des Jahres kommen circa fünfzehn bis zwanzig Personen für eine oder zwei Wochen freiwillig mitarbeiten. Diese sind eine große Hilfe, weil sehr viel aufwändige Kleinarbeit zu leisten ist."

Begeistert vom Kräuteranbau war von Anfang auch Emma Frener, Engelberts Mutter. Der Hof gehörte ursprünglich ihr. Mit 27 Jahren – als älteste Tochter – erbte sie ihn 1950 von ihrem Vater, der ihn 1938 gekauft hatte. Laut Rita hat sie „viel dafür geschunden" und noch mit 80 Jahren den „schlimmsten Hang gerecht".

84 kleines Geschäft am Hof

85 Organisation, die freiwillige Helfer an Biobauernhöfe vermittelt

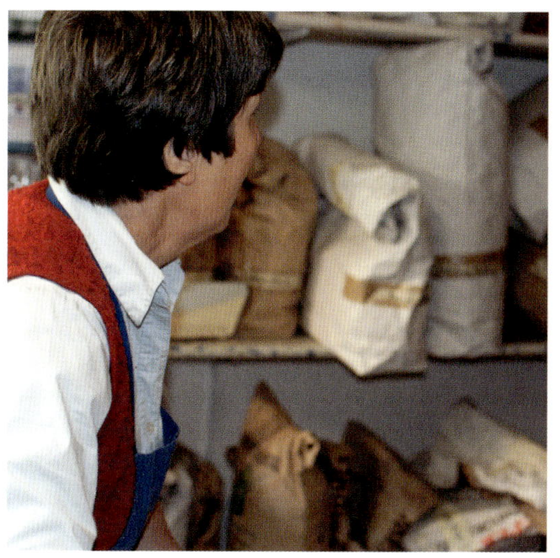

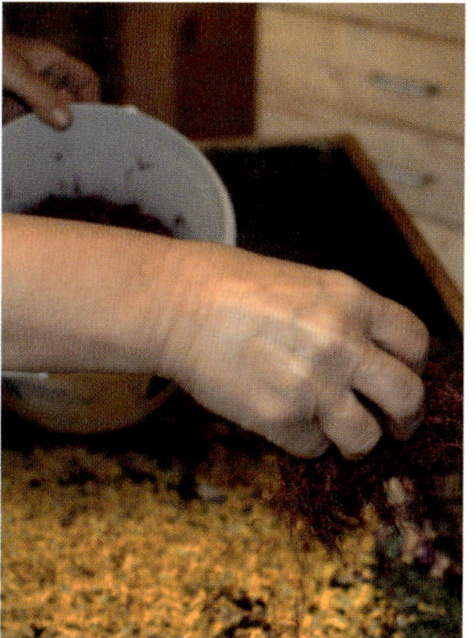

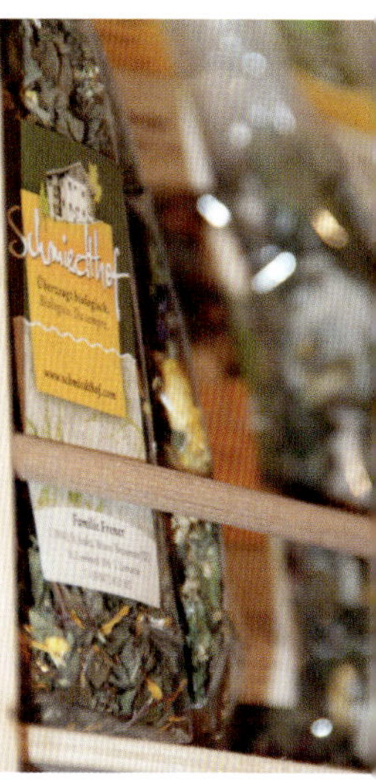

Emma war die „Doktorin des oberen Berges". Zum einen wollte sie seit jeher Hebamme werden und war kräuterkundig, zum anderen konnte sie die Beipackzettel der Medikamente übersetzen, weil sie die italienische Sprache beherrschte. „Wenn in der Nachbarschaft Spritzen zu geben waren, hat man die Schmiedt Emma geholt."
Heute ist Emma 92 Jahre alt und lebt bei ihrer Familie auf dem Hof. Sie hat viel von ihrem Wissen weitergegeben und ist heute noch interessiert am Kräuteranbau. Auf dem Tisch steht Minzsaft. „Man soll nicht zu viel nehmen", meint sie, „auch wenn ich nicht mehr weiß, woher ich das habe, aber ansonsten tut Minze dem Magen gut."

Die Mitgeschöpfe

Rita gilt als Herz des Familienbetriebes und Kräuterexpertin am Hof. Sie meint: „Pflanzen stehen in Verbindung mit den Planeten und dem ganzen Weltall. Sie sind nicht isoliert zu betrachten. Es gibt Kräfte, die messbar sind, und solche, die es noch nicht sind. Es ist noch nicht zu lange her, als die Radiowellen entdeckt wurden. Davor hätte man sie auch nicht für möglich gehalten. Zum Glück gibt es einiges zwischen Himmel und Erde, das der Mensch noch nicht hat analysieren können."
Für sie sind die Pflanzen „Mitgeschöpfe", erzählt Rita und erklärt weiter: „Sie leben mit uns und stellen die eigentliche Grundlage des Menschen dar. Zuerst sind die Pflanzen dagewesen, noch vor den Tieren und den Menschen. Vielleicht haben deswegen so viele Menschen – nicht nur ich – eine Affinität zu den Pflanzen, weil sie das spüren. Durch die Kräuter wird auch unser Urinstinkt des Sammelns angesprochen."

Rita fährt fort: „Vieles habe ich schon von daheim aus mitbekommen, vor allem von meiner Großmutter. Als Kind haben wir gemeinsam Kräuter gesammelt, getrocknet und verarbeitet. Großmutter hat sich mit Wildgemüse bestens ausgekannt, aus Gründen der Not. Heute werden die Wildkräuter neu entdeckt, als Antwort auf den Überfluss. Das Wissen, das man unbewusst mit auf den Weg kriegt, ist ein Schatz, der einen lebenslang begleitet, ohne dass man ‚weiß', dass man ihn hat. Großmutter brachte mir bei, was wie verwendet wurde. Zum Beispiel haben wir, wenn jemand etwas mit den Augen gehabt hat, Holunderschwämmchen sammeln müssen. Wenn jemand sich geschnitten hat, hat es das Frauenmantelchen gebraucht. Es wurde nie ausdrücklich

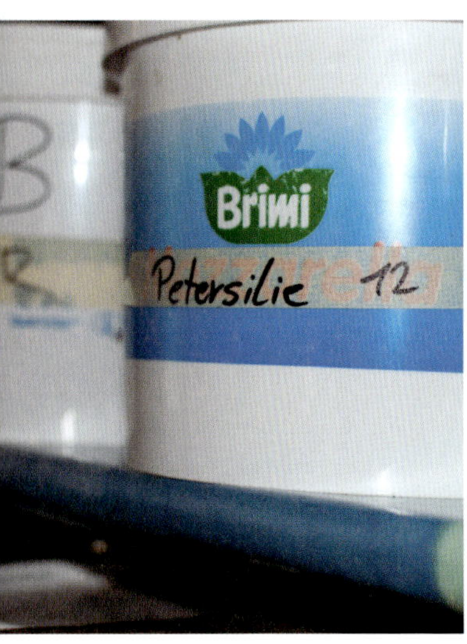

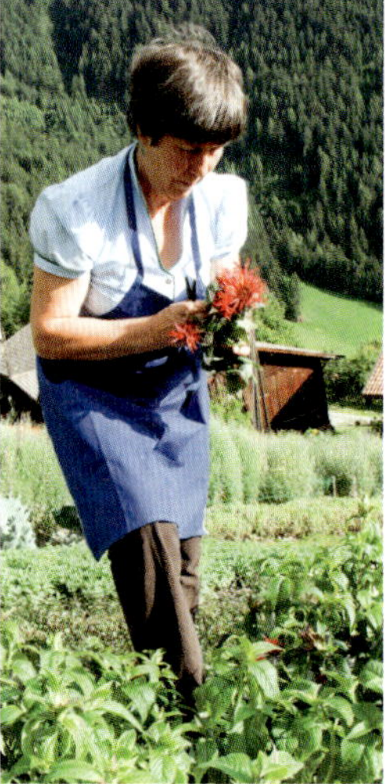

gesagt, dass jetzt dies für das hilft, sondern einfach vorgelebt."

Das war die Grundlage für Ritas Wissen, doch sie bildete sich auch mit Literatur und Fortbildungskursen weiter. Das ist wichtig – so Rita: „Es ist für die Lebensmittelherstellung mit Kräutern notwendig, Hintergrundwissen zu haben, weil jedes Kraut ein anderes Profil hat, unterschiedlich behandelt werden will, vom Anbau bis zum Verbrauch." Walburga fügt hinzu: „Natürlich dürfen wir den Pflanzen keine Heilwirkungen zuschreiben. Wir wollen unseren Kunden aber zum Beispiel zum Frühstück die passenden Kräuterteemischung anbieten können."

„Für den Anbau haben wir außer von der Beratungsstelle für Kräuteranbau in der Laimburg viele Tipps von Martha Mulser vom Pflegerhof bekommen. Dafür bin ich Martha heute noch dankbar", meint Rita.

Anstrengend, aber schön

Der Kräuteranbau selbst, darin sind sich die beiden einig, ist aufwändig und anstrengend. Rita erzählt: „Trotz Staubmaske atmen wir bei der Verarbeitung eine hohe Konzentration von ätherischen Ölen ein, beim Rebeln von Estragon hätten wir ohne Maske zum Beispiel Nasenbluten. Die Arbeit mit den Kräutern würde auf Dauer den Geruchssinn schädigen."

Dennoch ist die Arbeit für sie unvergleichlich schön: „Die Pflanzen haben eine Seele und wirken auch auf unsere Seele. Nehmen wir die Arbeit mit der Salbeipflanze: Sie hat eine starke Ausstrahlung – zum einen wegen ihres Duftes, zum anderen, weil sie gut schmeckt. Das Salbeibeet zu jäten, entspannt uns. So wirken sich auch andere Kräuter während der Arbeit auf unser Befinden aus. Unsere freiwilligen Helfer bestätigen diese Erfahrung."

Die Kräuterfelder auf dem Schmiedthof sind steil. Laut Rita und Walburga ist das die anstrengendste Arbeit. Rita erklärt: „Hacken hat einen positiven Einfluss auf die Kräuter und fördert die Nährstoffaufnahme aus dem Boden und der Luft, sowie die Aufnahme der Kräfte aus dem Kosmos." Sie fährt fort: „Wenn es die Witterung zulässt, bearbeiten wir die Felder nach dem Mondkalender von Maria Thun, ebenso bemühen wir uns, an geeigneten Tagen zu ernten. Nicht jede Pflanze spricht auf die unterschiedlichen Konstellationen gleich an. Bearbeiten wir Blütenpflanzen, bevorzugen wir einen „Blütentag", weil sich an diesen Tagen besonders viele Kräfte in der Blüte sammeln. Schneiden wir zum Beispiel den Schnittlauch an einem Blütentag, bildet er für die nächste Ernte vorwiegend Blüten aus. An Blatttagen werden die Kräfte in den Blättern besonders gestärkt."

„Urlaub?", lacht Rita, „sicher nicht in der arbeitsreichen Zeit! Ansonsten verschicken die Kinder meinen Mann und mich schon für ein paar Tage. Dann kümmern sie sich um die Oma und die Kräuter."

Ritas Tipp

„Die Goldmelisse wächst bei uns gut und hat etwas Wildes für mich – das mag ich gerne. Sie schmeckt nicht nur gut, sondern ist auch vielfältig einsetzbar. Ihre äußere Schönheit und ihr innerer Reichtum machen sie zu meiner Lieblingspflanze und zum fixen Bestandteil meines ‚Hochunserfrauen-Kräuterbuschen'."

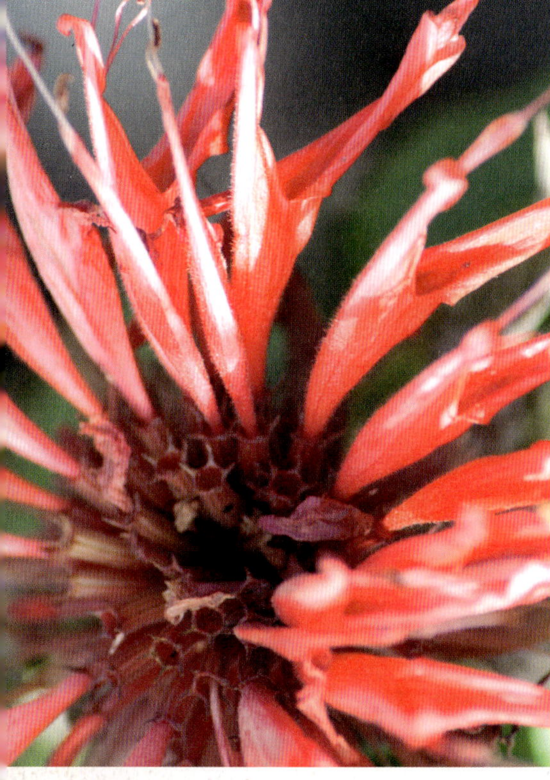

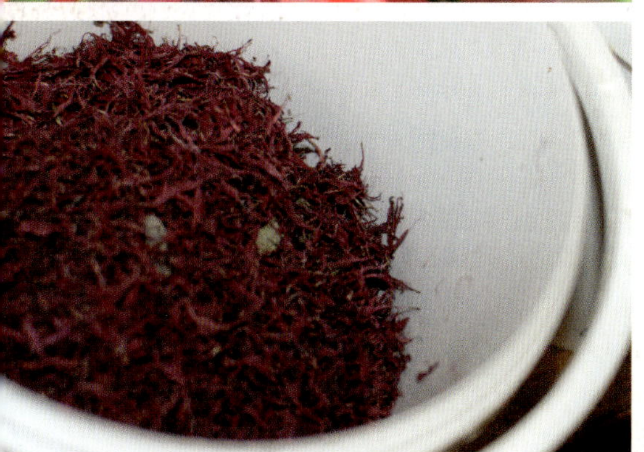

DIE GOLDMELISSE

wissenschaftlicher Name:
Monarda didyma

volkstümliche Namen:
Indianernessel, Monarde

verwendete Pflanzenteile:
Kraut, Blüten

Vorkommen:
Kulturpflanze

Sammelzeit:
Juni bis September

Das Goldmelissengelee

Zutaten:

- 1 l Natur-Apfelsaft (bzw. klarer Apfelsaft, wenn auf ein klares Gelee Wert gelegt wird)
- 1 Zitrone
- 500 g Gelierzucker
- 1 große Handvoll Goldmelissen-Blüten

Die Zitrone sauber waschen, abtrocknen und schälen. Den Apfelsaft mit der Hälfte der Zitronenschale und einer Handvoll Blüten der Goldmelisse 9 Minuten leicht köcheln lassen. Abgekühlt durch ein Tuch filtrieren. 500 g Gelierzucker und die restlichen Zitronenschalen daruntermischen, aufwärmen und zwei Minuten sprudelnd aufkochen. Heiß in die vorbereiteten Gläser füllen, die Blüten gleichmäßig verteilen. Die Gläser noch heiß schließen und immer wieder wenden.
Rita verwendet das Gelee auch für Brotaufstriche und mit Weichkäse sowie Joghurt – „oder einfach nur zum Schlecken".

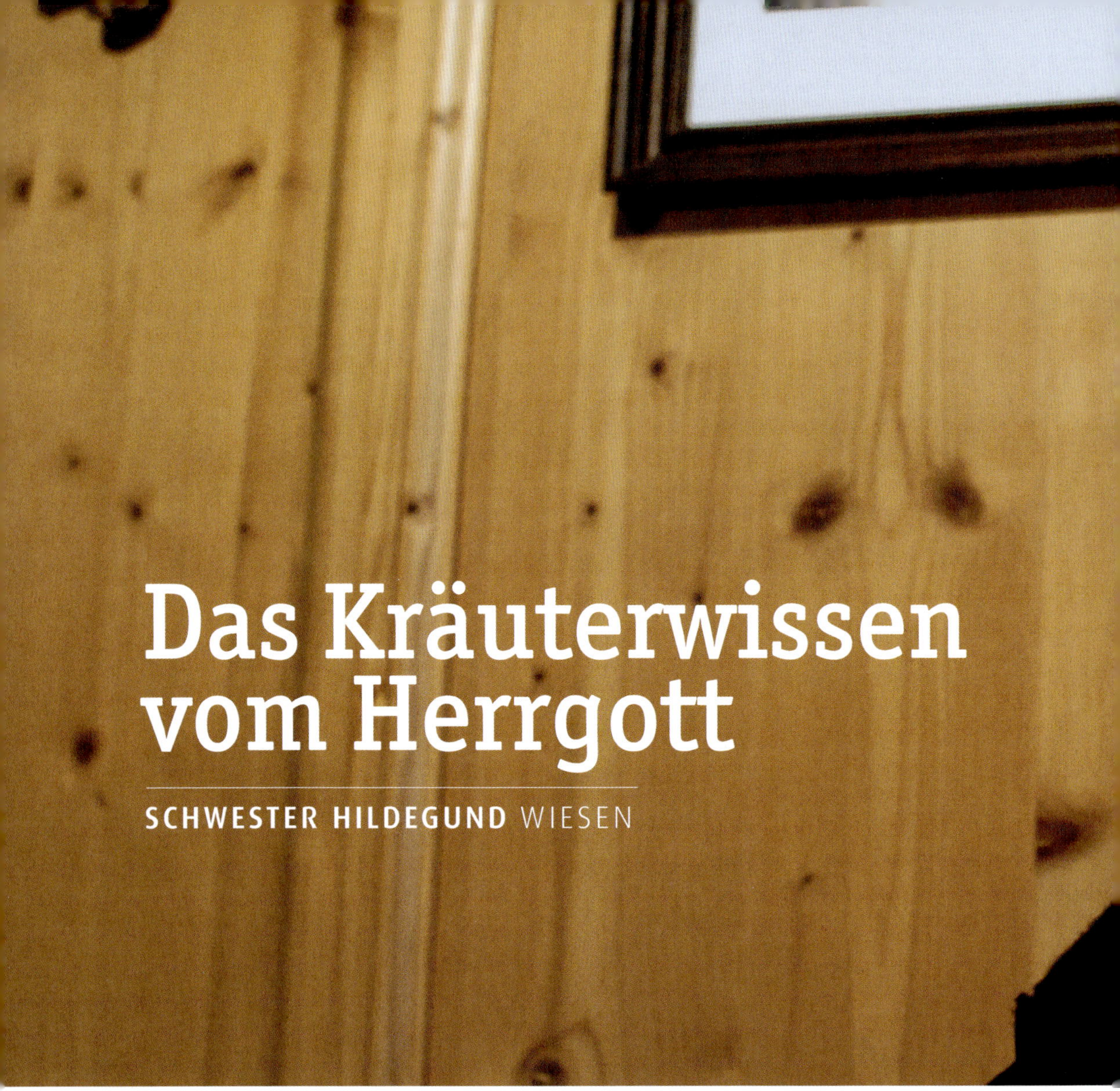

Das Kräuterwissen vom Herrgott

SCHWESTER HILDEGUND WIESEN

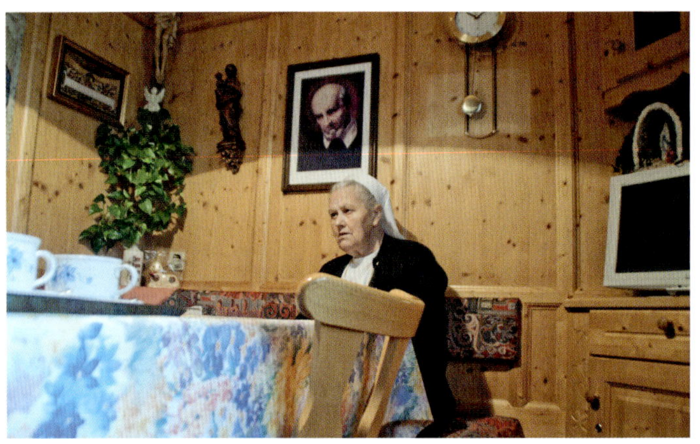

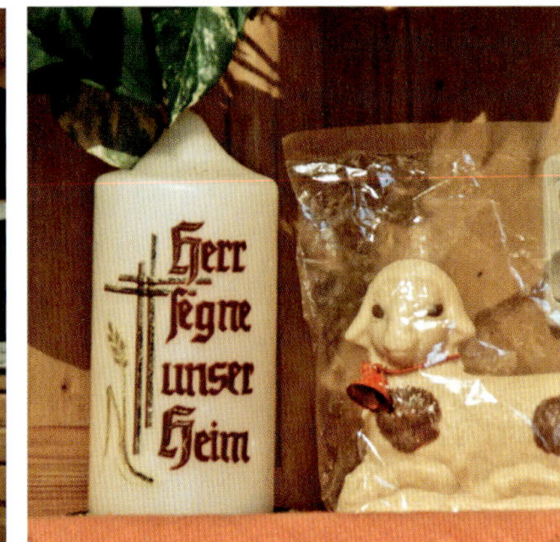

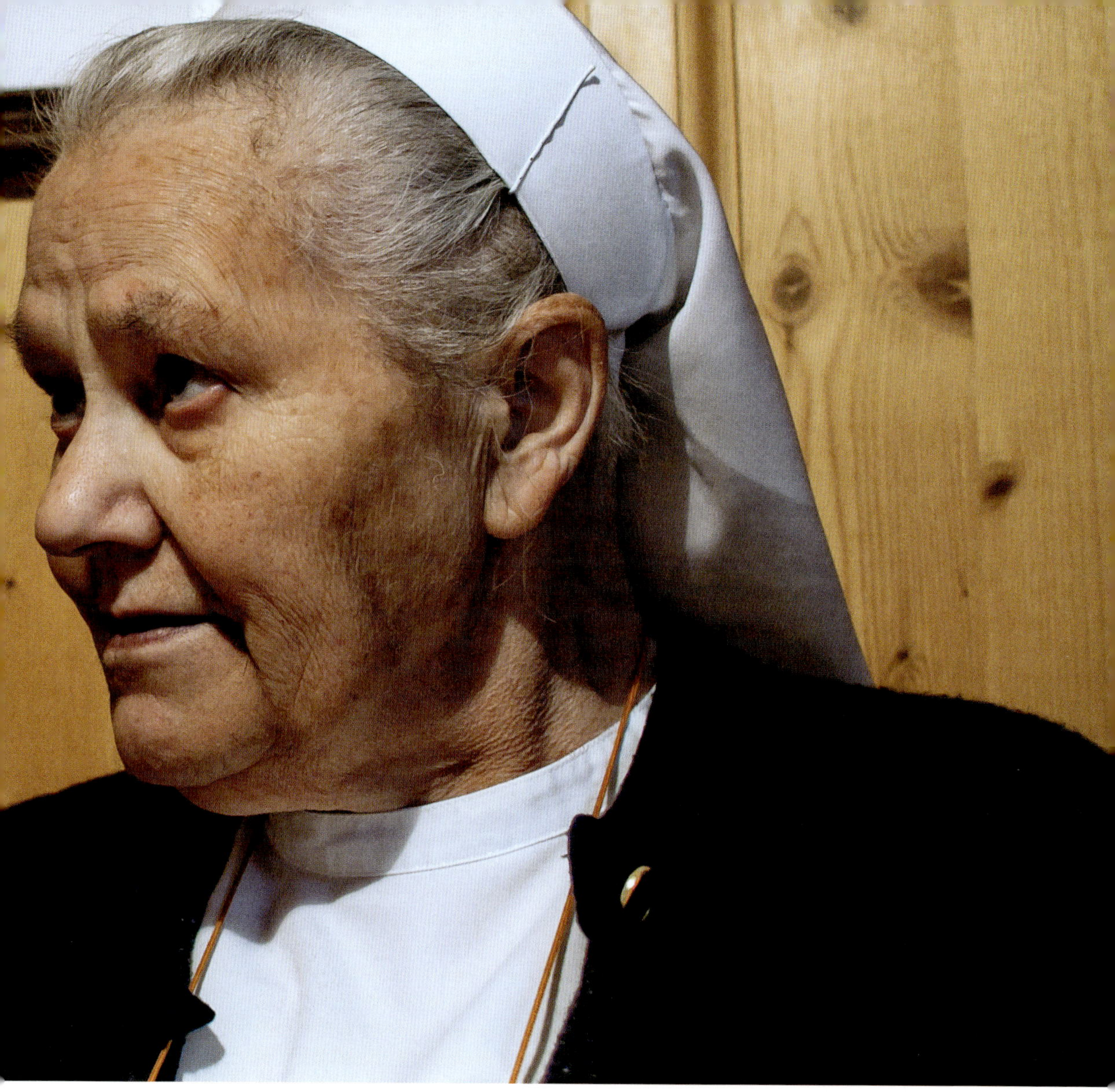

”

„Die Kräuter kannte ich schon von daheim, vor allem die Tees … Das hat mir wahrscheinlich der Herrgott geschenkt, das war einfach da.“

Schwester Hildegund

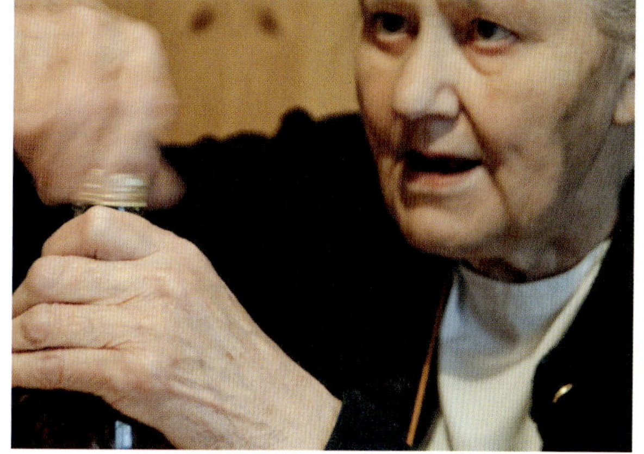

Das Altenheim Schloss Moos ist ein umgebautes und erweitertes Schloss aus dem dreizehnten Jahrhundert. Architektur und Inneneinrichtung sind eine Mischung aus neu und alt.
Wir gehen die Treppen hinauf und begegnen vielen alten Leuten, die sich neugierig nach uns umschauen. Schwester Hildegund wird gerufen. Sie hat unser Treffen vergessen und meint, dass sie noch ein wenig schwach von der Grippe ist, die sie gerade hinter sich hat. Dennoch geht sie mit uns in die Stube hinter der Küche, einem Raum, der den vier verbliebenen Ordensschwestern im Hause vorbehalten ist.

Das Kloster als Berufung

Schwester Hildegund ist als Walburga Huber in Wielenberg bei Percha geboren und aufgewachsen. Ihre Heimat ist der Hauserhof, der interessanterweise heute Kräuteranbau betreibt.
„Das macht der Neffe", erklärt sie. „Der Kräuterhof ist eine vererbte Sache. Wenn man schon so aufgewachsen ist, bekommt man das als Kind mit." So ist es auch ihr gegangen.
Schwester Hildegund war eines der jüngeren von fünf Kindern. Der Bruder, der den Hof übernehmen sollte, verstarb früh, aber auch die Mutter verließ sie schon im Alter von 60 Jahren, als Schwester Hildegund 22 Jahre alt war. Das Leben der Familie, vor allem ihre eigene Kindheit und Jugend, waren stark von der Krankheit und dem frühen Tod der Mutter geprägt.

Für das Leben als Klosterfrau hat sie sich selbst entschieden. „Das weiß ich noch ganz genau. Das war am 11. November 1950 und ich bin im 16. Jahr gewesen. Da wurde mir klar: Ich möchte gerne ins Kloster gehen." Es war nicht etwa eine Entscheidung, die von der Familie erwünscht und an Schwester Hildegund herangetragen wurde – im Gegenteil. Als sie mit ihrem Herzenswunsch zu ihrer Mutter kam, reagierte diese alles andere als positiv. Schwester Hildegund erinnert sich: „Ich habe ihr gesagt, dass ich so gerne ins Kloster möchte, aber sie meinte zu mir: ‚Na, Gitsch[86], bitte nicht, dann habe ich gar niemanden mehr.'" Unter den fünf Kindern waren nur zwei Töchter. Da die ältere schon verheiratet war, war Walburga als einzige noch zuhause. Auch ihre Schwester habe sie daraufhin überredet, noch daheim zu bleiben.

86 Mädchen

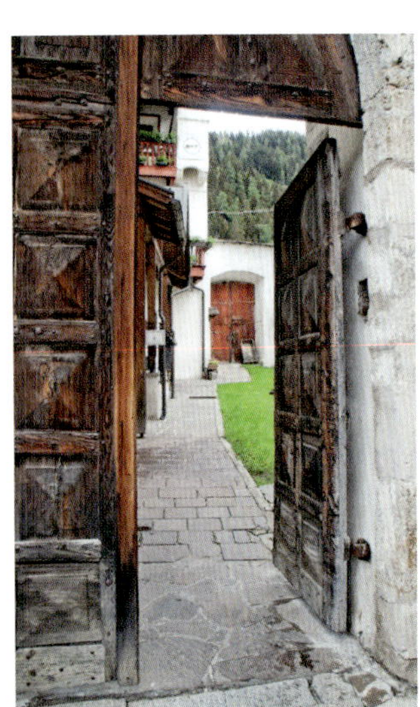

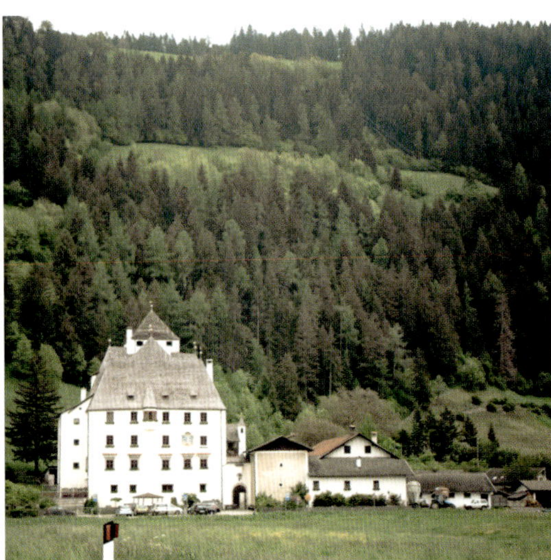

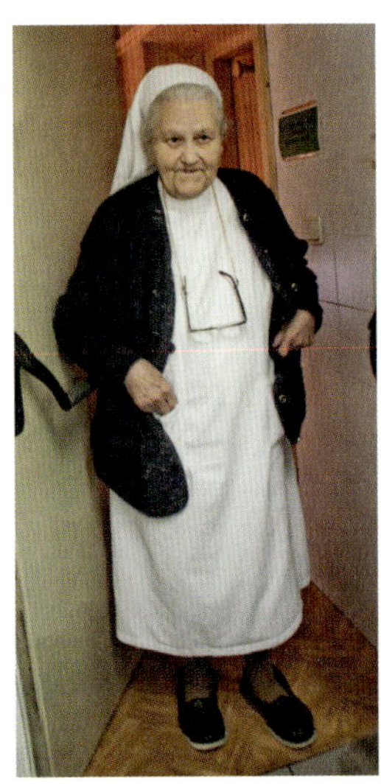

„Daraufhin habe ich nie mehr etwas gesagt", meint Schwester Hildegund. Dabei ist ihr keine Traurigkeit anzusehen. Den Haushalt am Hof ihres Vaters zu führen und die Mutter zu pflegen, hat sie als ihr unveränderbares Schicksal angesehen.
„Es war hart, aber wir waren immer zufrieden", ist die schlichte Zusammenfassung ihrer Kindheit und Jugend. Der Vater hatte nie Geld. „Er hatte zugeheiratet, der Mutter gehörte der Hof. Der Großvater, Vater der Mutter, hatte noch gelebt, und der war ein Geiziger." Darum ist sie mit ihren Geschwistern in Armut aufgewachsen, „aber wir hatten alle Knoschpn[87].

Die Pflege der Mutter

Die Krankheit der Mutter – Herzasthma und Unterleibskrebs – war für die Familie auch eine finanzielle Belastung. „Ich musste mit ihr jede Woche zum Doktor fahren, überall herum, da musste man alles selbst bezahlen."
Dennoch ist sie stolz auf die sieben Jahre, in denen sie ihre Mutter gepflegt hat. „Ich habe ihr Medikamente gegeben und mir immer alles gemerkt. Da habe ich noch ein Merkzeug[88] gehabt, ganz ein gewaltiges!" Seit ihrem leichten Schlaganfall vor ein paar Jahren ist Schwester Hildegund nämlich sehr vergesslich geworden. An ihre Jugend kann sie sich besser erinnern als an die jüngere Vergangenheit. So erzählt sie, dass die Pflege ihrer Mutter sie auch erfreute: „Ich habe oft in der Küche für sie einen Platz hergerichtet, damit sie mir zuschauen kann."

Nach dem Tod ihrer Mutter im Jahre 1956 führte sie ihre Arbeit am Hof weiter, da ihr Bruder vor seiner Hochzeit das Trauerjahr abwarten musste. Danach blieb sie noch eine Zeit, um der Schwägerin „alles zu zeigen, damit sie weiß, wo alles ist und wie wir es handhaben."

87 hölzerne Schuhe, die früher das Schuhwerk waren
88 Gedächtnis

SCHWESTER HILDEGUND

Schwester Hildegund, Orden der Barmherzigen Schwestern, eigentlich Walburga Huber, geboren am 23.6.1934 in Wielenberg bei Percha

Ort:
Altersheim Vinzenzheim in Schloss Moos, Wiesen (Eisacktal)

Arbeit:
in Rente, früher Altenpflegerin

Sonstiges:
medizinische Versorgung der HeiminsassInnen, u.a. auch mit Hausapotheke, anfangs mit Kräutern

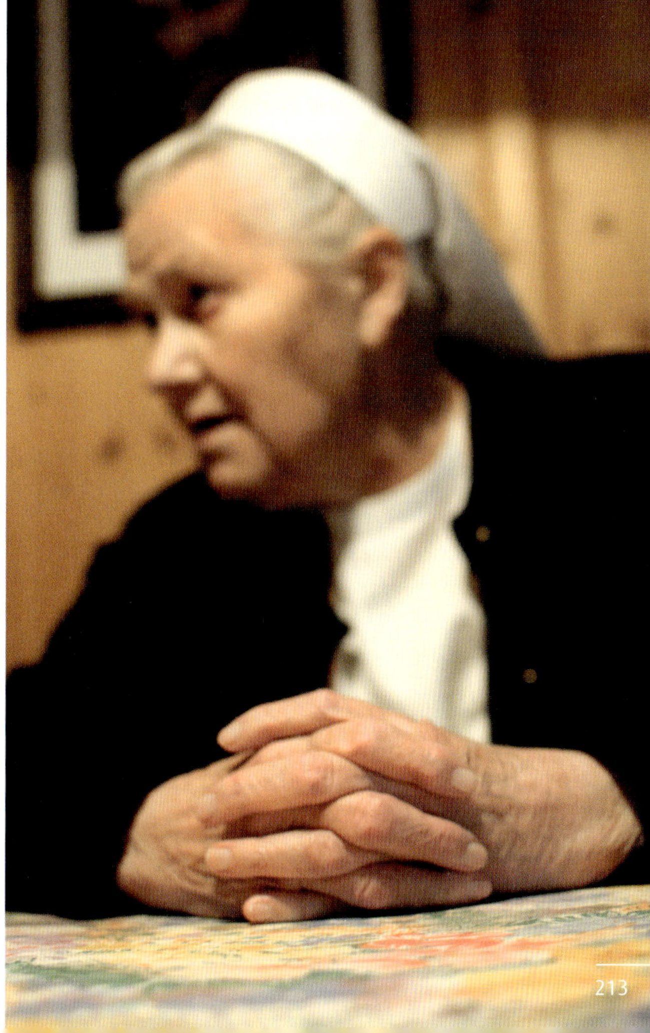

Es folgte eine Erholungszeit bei ihrer Schwester, „weil ich ein wenig schwach war, denn wir mussten schon fest arbeiten und ich hab nicht immer die Zeit gehabt, zu frühstücken“. Das ist die einzige Aussage, die erahnen lässt, wie sehr Schwester Hildegund in jungen Jahren zupacken musste. Nach einem Winter als Küchenhilfe und Zimmermädchen in Bruneck erfüllte sie sich 1958 schließlich ihren Traum und trat dem Orden der Barmherzigen Schwestern bei.

Eine kleine Odyssee als Klosterfrau

Sie war 24 Jahre alt, als sie im Namen Gottes ihren Dienst im Provinzhaus in Meran antrat, zwei Jahre später kam sie ins Altersheim nach Wiesen. „Hier habe ich bei den alten Leutchen gearbeitet“, erzählt sie mit einem glücklichen Lächeln. „Der heilige Vinzenz hat die Armen, Verlassenen und Kritischen, die auf der Straße gewesen sind, bei sich aufgenommen.“ Dabei zeigt sie auf das Bild des Heiligen Vinzenz, unter dem sie sitzt. „Das war hier auch so. Darum heißt es Vinzenzheim. Wir haben auch die psychisch Kranken von Pergine und dem Bozner Stadlhof[89] bekommen. Mit denen bin ich so gut zurechtgekommen, die hatte ich unmöglich gut im Griff, vielleicht weil ich sie so gerne hatte. Die waren immer um mich herum.“ Ein Leuchten zeigt sich auf ihrem Gesicht. „Du musst sie auch gerne haben, sonst kannst du nichts mit ihnen anfangen“, erklärt sie uns. „Einige von denen haben wir noch. Die sind ganz jung zu uns gekommen. Und wir bekamen auch all diejenigen nach Schloss Moos, mit denen die anderen Altersheime nicht zurechtkamen!“

Sie stand mit den Psychiatern in regem Austausch und fühlte sich in Wiesen wohl, doch 1969 wurde sie ein Jahr nach Villanders geschickt, um die Position der Hausoberin zu übernehmen. „Das hat mir nicht gepasst, das liegt mir nicht.“

Später wurde sie nach St. Pauls beordert. „Da ist es mir gar nicht gut gegangen.“ Schuld gibt sie dem „kleinen Zimmerle, in dem nur ein Bett Platz hatte und vor dessen Fenster Autos Tag und Nacht keine Rast und Ruh gaben.“
Sie konnte nicht mehr schlafen. Ein Innsbrucker Arzt riet, sie dorthin zu schicken, wo sie anfangs gewesen war – dort bräuchte sie kein Schlafmittel mehr.

Vorher besuchte Schwester Hildegund jedoch eine Schule für Altenpflege im Allgäu. Wieder leuchtet ihr Gesicht auf. „Das war Anfang der 70er Jahre ein Jahr lang. Dort durfte ich alles bei den alten Leuten tun.“ Noch heute habe sie Kontakt mit den Menschen, die dort arbeiten. „Ich schreibe noch einer Krankenschwester, die heute 97 Jahre alt ist. Ich bin die einzige, die noch in Kontakt mit ihr ist.“
Das Praktikum durfte sie wieder im Altersheim von Wiesen machen. „Ich habe ein gutes Zeugnis erhalten und bin gut zurechtgekommen. Da bin ich dann geblieben.“

Schwester Oberin Maria Sabina kommt herein und serviert uns Kaffee und Kuchen. Bei ihrem Anblick strahlt Schwester Hildegund: „Die Schwester Oberin ist 1971 nach Wiesen gekommen und seit 1972 Hausoberin, wir sind zusammengewachsen, das ist etwas Schönes. Sie hat angefangen, alles zu bauen und herzurichten, ich machte das schriftliche Zeug und hatte die Leute, vor allem die psychisch Kranken, über. Wir haben uns immer sehr gut verstanden.“

Zuständig für die Gesundheit

Als sie das erste Mal nach Wiesen kam, so erinnert sie sich, waren die Medikamente

89 die aufgelassenen geschlossenen psychiatrischen Anstalten

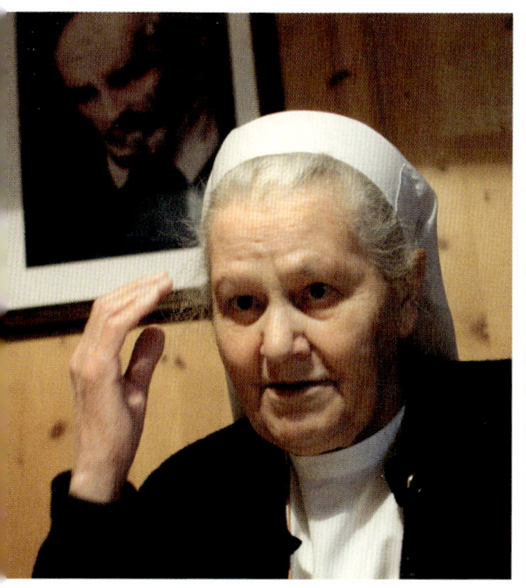
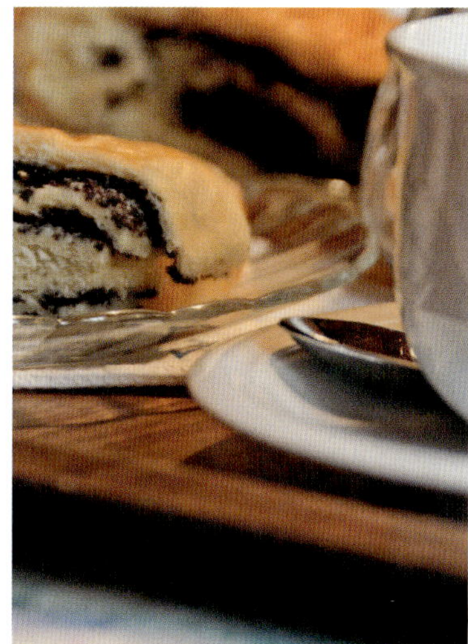
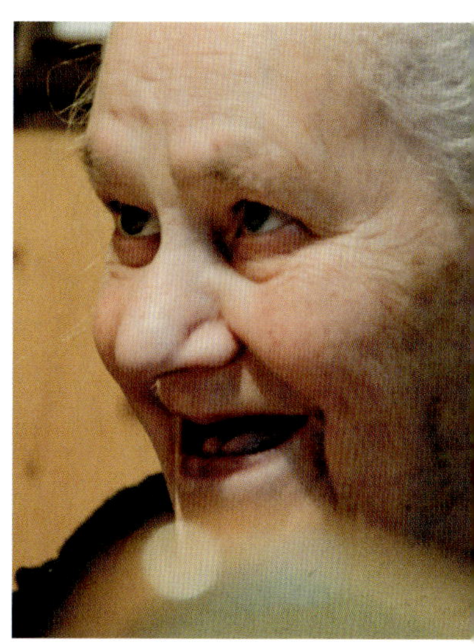

alle zu teuer und bis 1969 wurden die „Leutchen" nur mit Kräutern behandelt. „Als ich 1972 von der Schule kam, gab es mehr Medikamente."

Abgesehen von den Turnussen des Personals war Schwester Hildegund bis vor etwa zehn Jahren dafür zuständig, die Arzneien zu verteilen. „Ich bekam eine ganze Medikamentenliste für die Nervenkranken, alle Medikamente wurden von Brixen geschickt, aber ich habe auch mit den Kräutern weitergemacht."
Sie habe Medikamente und Kräuter einfach gemischt, da es „oft nur die Kräuter gebraucht hat". Bei einfachen Krankheiten, zum Beispiel bei Halsschmerzen, kamen für sie vorerst nur Hausmittel in Frage.
„Die Kräuter kannte ich schon von daheim, vor allem die Tees." Auf die Frage, wer ihr das beigebracht habe, meint sie: „Das hat mir wahrscheinlich der Herrgott geschenkt, das war einfach da. Das Interesse hatte ich schon immer."

Schon in jungen Jahren ist sie von den Nachbarinnen gefragt worden, was sie für dies und jenes nehmen sollten. Sie erinnert sich, dass sie seit jeher in der Umgebung des Hofes Kräuter gesammelt hat. „Die habe ich für Tees und Salben genutzt und dabei die Mutter ein bisschen unterstützt."

Im Altersheim hat sie die ersten Jahre immer Tee für die Leute zubereitet. „Mit dem Kräutertee sind die nie krank gewesen. Den haben sie jeden Tag bekommen." Heute weiß sie nicht mehr genau, was sie alles in den Tee getan hat, aber Schwester Hildegund gehört zu den Personen, die das ZDN in seiner Studie zur Volksmedizin[90] interviewt hat. Dort wird sie folgendermaßen beschrieben: *„Eine quicklebendige Frau, die sehr offen über ihre Erfahrungen mit der Volksmedizin erzählt. Früher meint sie, habe es sonst nichts gegeben. Im Altersheim, wo sie schon lange tätig ist, war früher das alte Wissen vom Heilen an der Tagesordnung. Dementsprechend war auch das Interview ... Heute werden diese Anwendungen auf ein kleines Restpotential beschränkt. Nicht unbedingt, weil die volksmedizinischen Anwendungen – zumindest in einigen Fällen – weniger erfolgsversprechend wären, sondern weil es die gesetzliche Lage absolut und rigoros nicht mehr zulässt."*[91]

90 Siehe Einleitung, S. 59 ff.
91 ZDN: Volksmedizin in Tirol, 2001, S. 243–625

Das schlummernde Kräuterwissen

„Ich habe die Kräuter noch in meinem Kopf, aber mir fallen die Namen nicht mehr alle ein“, sagt Schwester Hildegund und zählt auf: „Schafgarbe, Wermut, Eibisch, Kamille, Holler[92], Lindenblüten, Pfefferminze, Salbei, Beifuß ... Gewisse habe ich alle Tage in den Tee getan, andere nur bei bestimmten Krankheiten. Wenn die Leute krank waren, bekamen sie ihren eigenen Tee.“
Die Salben habe sie auch selbst gemischt und auf die wund gelegenen Stellen oder Verletzungen gestrichen. „Ich habe auch Wickel gemacht und solches Zeug“, meint sie heute und strengt sich an, sich zu erinnern. „Bei Fieber habe ich zum Beispiel Essig- und Rübenrautwickel gemacht und bei Entzündungen warme Topfenumschläge.“

Langsam kommen die Erinnerungen wieder zutage. „Bei Angina habe ich die Leutchen mit lauwarmen Salzwasser öfters am Tag gurgeln lassen, aber auch mit normal gekochtem Salbeitee, bei Asthma hingegen habe ich die Blüten und Blätter des Eibisch über Nacht eingeweicht, am Morgen leicht aufgewärmt, damit die Inhaltsstoffe nicht verloren gehen, und das Gebräu schluckweise trinken lassen.“
Wenn einer ihrer Schützlinge eine Augenentzündung hatte, arbeitet sie mit Augentrost- und Kamillentee, bei Blasenleiden hingegen mit einem warmen Sitzbad im Zinnkraut-Tee.
„Die beste Medizin ist der Mensch selbst. Das hat uns schon der Doktor in der Schule gesagt“, meint Schwester Hildegund und verweist darauf, dass Prellungen am besten mit eigenem Urin behandelt werden. Murmeltieröl, Hasenfett und blauer Lehm gehörten genauso zu ihrer Hausapotheke für das Altersheim.

Auch die magischen Praktiken der Volksmedizin gehörten zum Repertoire von Schwester Hildegund. An eine erinnert sie sich noch: „Auf Warzen habe ich immer die gelbe Milch des Schöllkrautes getan und um vier Uhr früh bei Vollmond oder Neumond in den Mond geredet: ‚Greg, greg, greg, i hon Warzn, du hosch koane!‘[93] Dann waren sie weg.“

92 Holunder

93 Greg, greg, greg – ich habe Warzen, du hast keine!

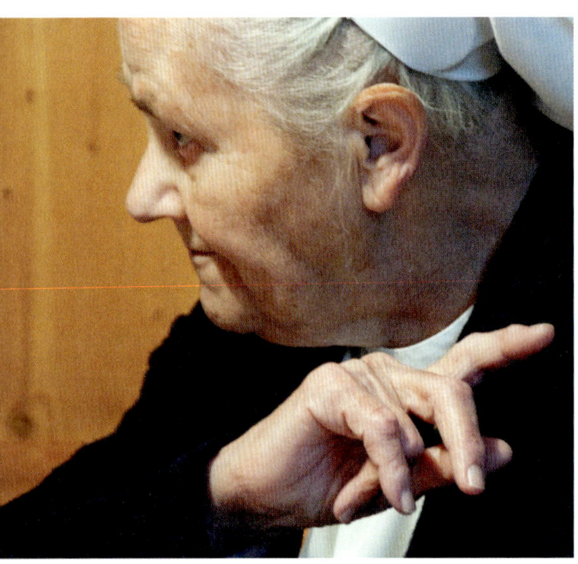

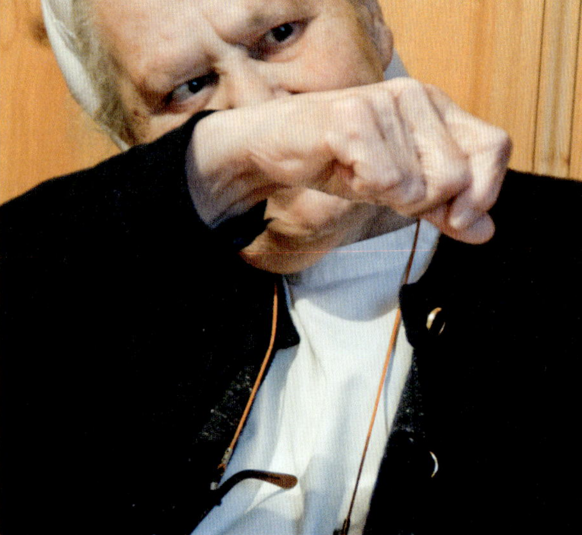

DAS JOHANNISKRAUT

wissenschaftlicher Name:
Hypericum perforatum

volkstümliche Namen:
Hartheu, Johannisblut

verwendete Pflanzenteile:
Blüten

Vorkommen:
an Hecken und Wiesenrändern, bis in gebirgige Lagen

Sammelzeit:
Ende Juni bis September

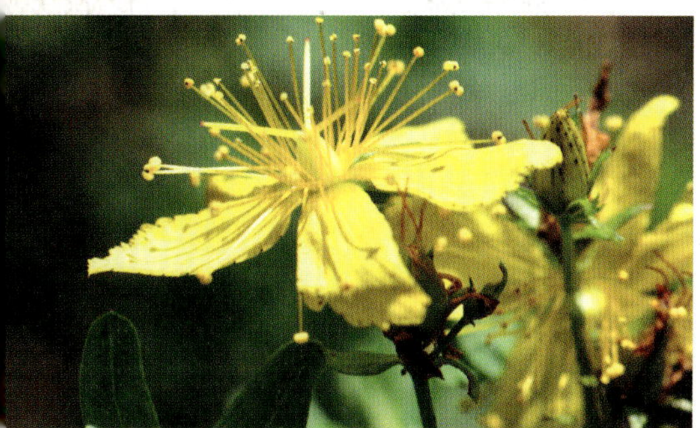

„Das Johanniskrautöl ist das Einzige, was ich heute im Alter noch mache. Die Blüten werden mir gebracht und ich stelle es her. Ich gehe nicht mehr hinaus, um die gelben Johanniskrautblüten zu zupfen. Früher hatten wir es im Garten, heute müsste ich es am Berg oben suchen gehen. Ich gebe das Johanniskrautöl den Pflegerinnen im Altersheim, damit sie es verwenden können, weil es einfach wirkt!"

Schwester Hildegunds Tipp

Johanniskrautöl

Zutaten:

- 1 Hand frische Blüten des Johanniskrautes
- 250 ml gutes Olivenöl

Die frischen Blüten Ende Juli, Anfang August sammeln. Blüten und Öl mischen und 2–3 Wochen am Fenster stehen lassen, bis es rot geworden ist. Es ist wichtig, dass das Öl im Warmen steht. Danach abseihen und in eine dunkle Flasche abfüllen, damit es länger hält.
Schwester Hildegund hat das Johanniskrautöl früher eingerieben – bei Kreuzschmerzen und auf Arme, Muskeln und Gelenke, wenn etwas wehtat. Bei Verbrennungen hat sie es aufgelegt und dann verbunden und bei Ohrenschmerzen das Johanneskraut mit Mandelöl angesetzt und ins Ohr geträufelt.

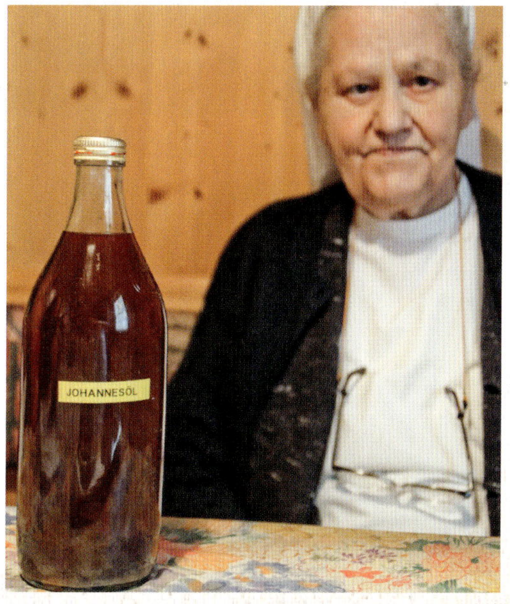

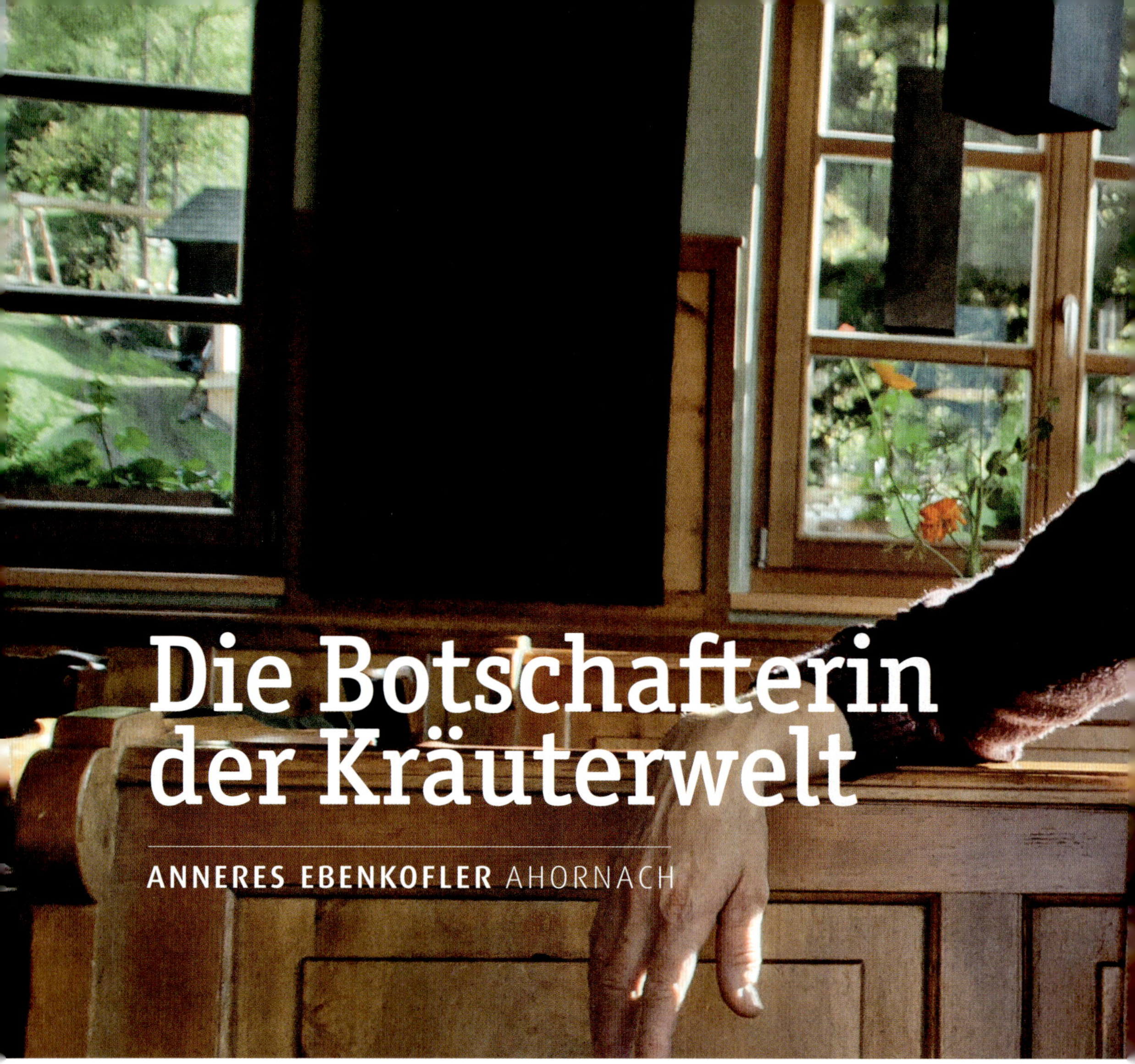

Die Botschafterin der Kräuterwelt

ANNERES EBENKOFLER AHORNACH

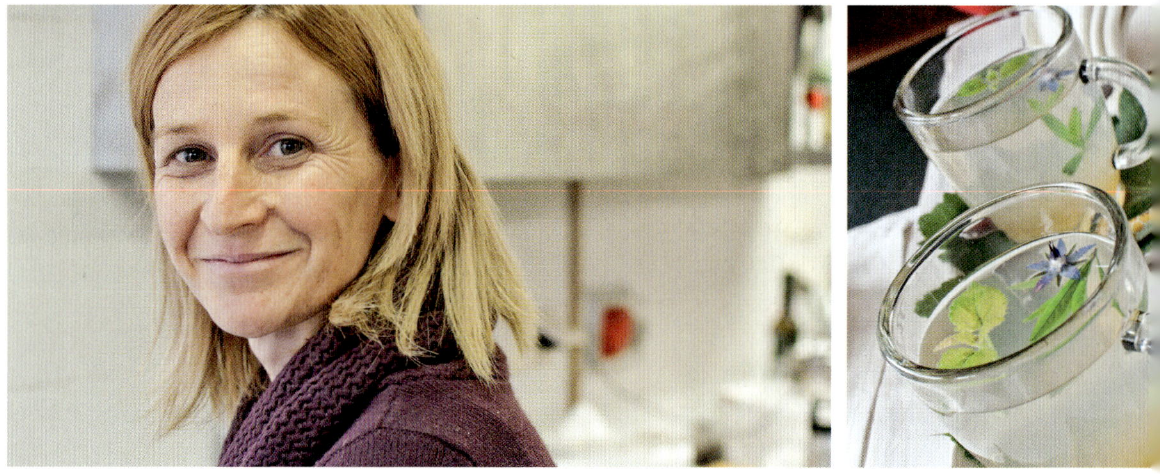

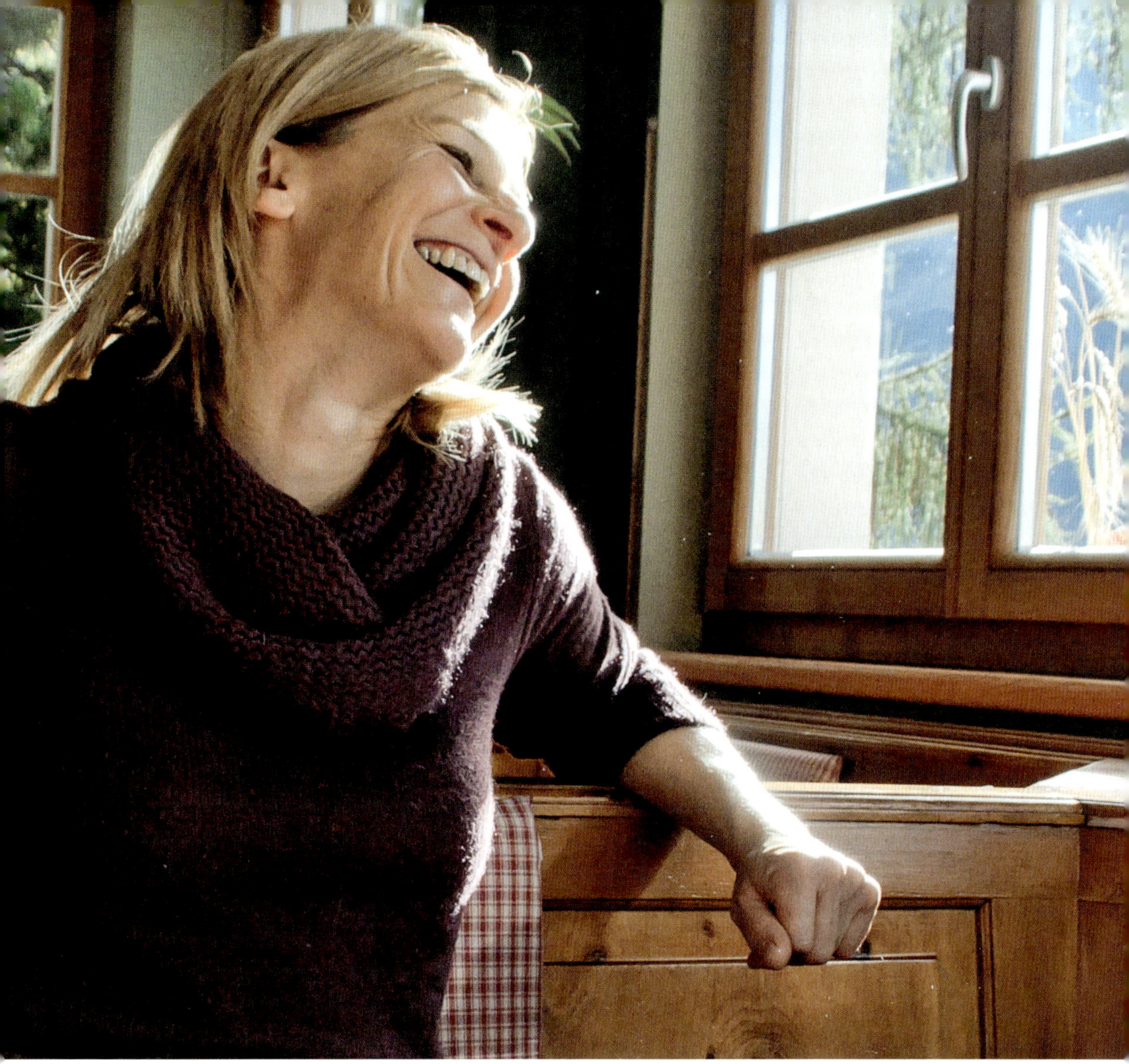

„Bei wichtigen Entscheidungen bekommst du immer Hilfe von außen. Von einem Menschen, einem Buch – dieses Mal war es bei mir eine Kuh. Ich habe sie beobachtet, wie sie vor dem Haus geweidet hat. Was hatte sie doch für einen gourmethaften Ausdruck, während sie die Kräuter abbiss! Das war der Impuls, die Wildkräuter vor der Haustür in die Küche zu integrieren und aus Altem etwas Neues zu machen: ein Kräuterrestaurant."

Anneres Ebenkofler

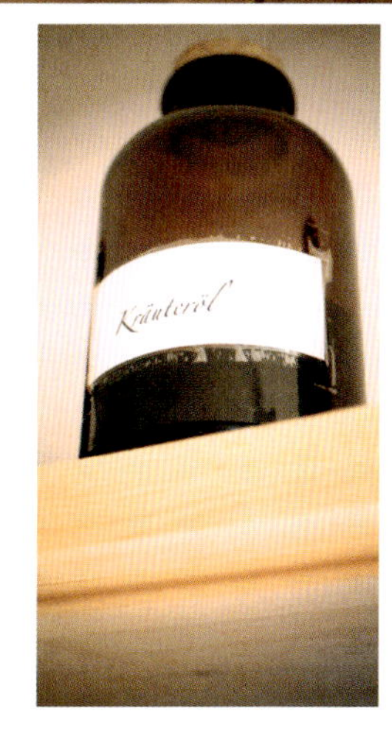

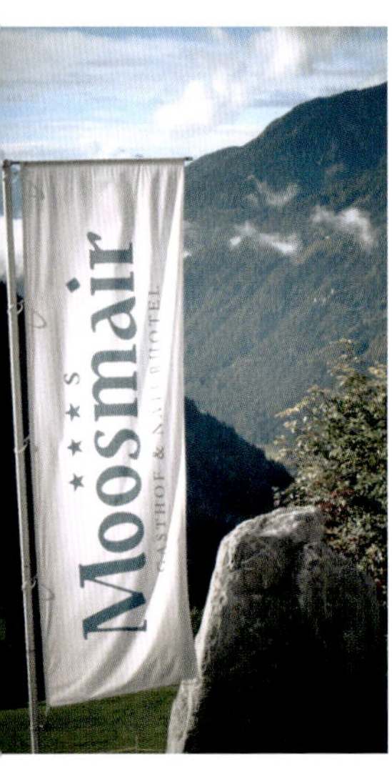

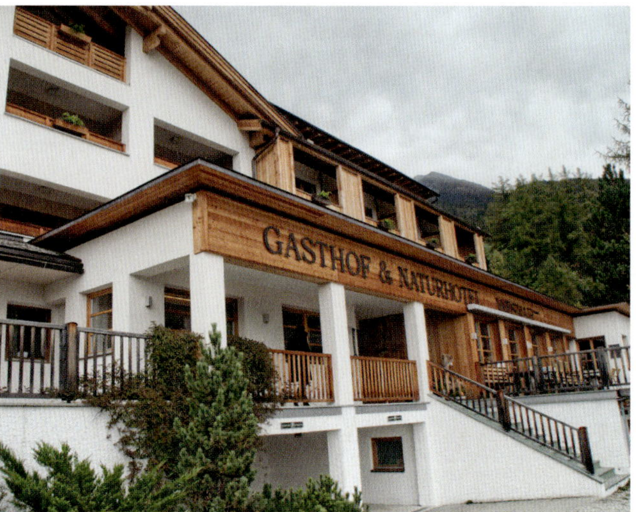

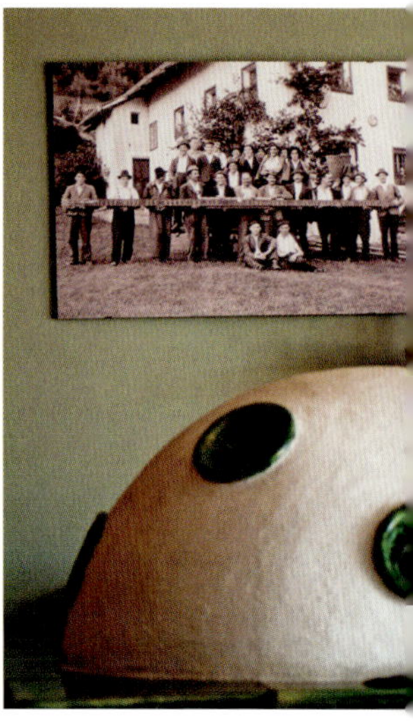

Wir fahren scharfe Kurven hinauf in das Dorf Ahornach, von den Einheimischen Fochina genannt. Wir müssen keine Sorge haben, das Naturhotel Moosmair nicht zu finden. Es ist das einzige Gasthaus im Dorf. Anneres führt uns ins Kräuterrestaurant Arcana, das in Südtirol längst ein Geheimtipp geworden ist; für alle diejenigen, die in besonderer Atmosphäre etwas Außergewöhnliches essen möchten.

ANNERES

Anneres Ebenkofler, geboren am 6.9.1968 in Bruneck

Ort:
Naturhotel Moosmair, Ahornach (Volksmund Fochina) im Tauferer Tal

Arbeit:
„Geist des Hauses" und „lebendes Marketing"

Berufung:
Botschafterin der Kräuter- und Naturwelt

Sonstiges:
gründete im familieneigenen Gasthaus das Kräuterrestaurant und den Kräutershop Arcana, ausgebildet in Kräuterheilkunde, Phytotherapie, Ernährungsberatung und traditioneller abendländischer Medizin

Homepage:
www.moosmair.it

Die Gasthaustochter

Anneres ist in Fochina geboren und aufgewachsen. Schon als Kind war ihr klar, dass das Dorfgasthaus ihrer Eltern eine soziale Funktion hatte. „Das ist nicht nur ein Beruf, von dem wir alle leben, sondern die Möglichkeit der Zusammenkunft für ein ganzes Dorf."
„Die Leute kommen jeden Tag und manchmal geht der Frühschoppen bis zu Mittag." Sie lacht: „Da heißt es immer, dass die Frauen ratschen, aber die Männer im Gasthaus erzählen auch gerne. So weiß ich viel vom Dorf, ob ich will oder nicht."

Die Familie musste bereits einige schwere Schicksalsschläge hinnehmen – am schlimmsten war für Anneres, als ihre Mutter starb. „Ich war damals neun Jahre alt, und da ich das einzige weibliche Wesen im Haus war, musste ich zu früh die Rolle der Hausherrin übernehmen." Ihr Vater hatte neben dem Gasthaus noch eine Landwirtschaft. „Mein Vater ist Bauer mit Leib und Seele, meine Mutter war die Gastwirtin. Für meinen Vater war es nicht einfach, uns vier Kinder mitsamt den ganzen Schulden und der vielen Arbeit alleine durchzubringen."

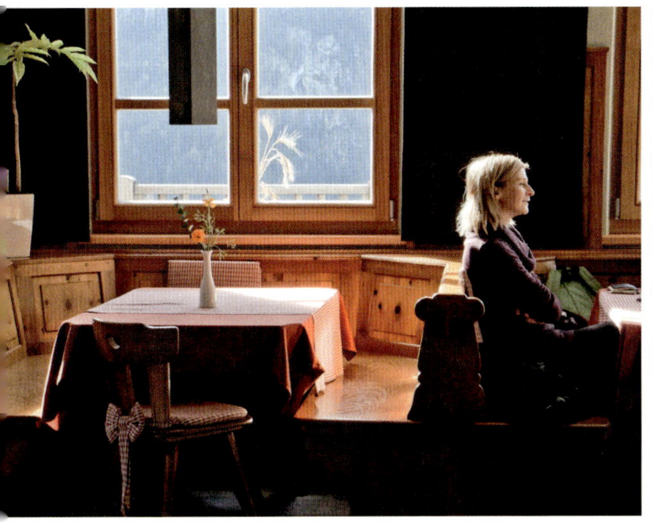

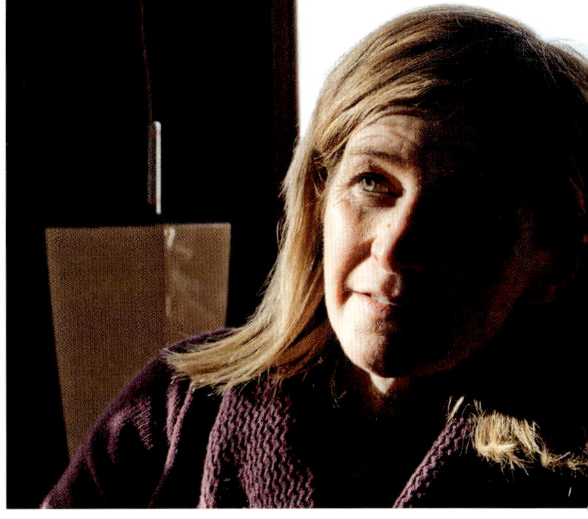

Anneres ist gelernte Köchin. Schon mit achtzehn Jahren leitete sie die Hotelküche – „ohne dass ich die Möglichkeit hatte, wegzugehen und etwas zu lernen. Ich musste mir alles selbst beibringen und aus Erfahrung lernen." Für sie war es eine „dunkle Zeit", die nur aufgehellt wurde, wenn „ich in die Natur gehen konnte, um mit meinem Kräuterbüchlein die Kreitolan[94] zu suchen". Gekocht hat sie aber nur mit den üblichen Gartenkräutern, die sie sammelte. Auch wenn sie sich als „richtig altmodisch" bezeichnet, verabscheute sie die in den 1990ern modernen Fertigprodukte und die Mikrowelle, was ihr nicht alle dankten. „Als ich einmal Fertigkroketten kaufte, meinte ein italienischer Gast, ich hätte mich endlich gebessert." Sie lacht und schüttelt den Kopf.

Wenn ich nicht hinaus in die Welt kann, muss die Welt zu mir

Anneres erinnert sich: „Genau in dieser finsteren Zeit hat mich das Johanniskraut begleitet. Ich kannte die lichtbringende Pflanze gar nicht. Ich bin ihr auf dem Weg zur Mühle begegnet – bis ich sie gesammelt und das erste Öl daraus gemacht habe. Solche Geschichten habe ich immer wieder erlebt." Es war nicht einfach damals. „Es gab Tage, wo ich bis zwei Uhr nachmittags keinen normalen Menschen gesehen habe – nur Alkoholiker, die sich in der Gaststube versammelt hatten. Zudem litt ich unter der alten Einstellung gegenüber Frauen. Es wurde gefordert und sonst gar nichts – und mehr war irgendwie für mich nicht vorgesehen."

In der Hotelfachschule meldete sie sich heimlich an – ihr erster Ausbruch. Heute meint sie rückblickend „Ich wusste: Wenn ich frage, darf ich nicht, denn das kam einem Arbeitsausfall gleich. Ich sagte mir: Ich nehme das Schicksal an, aber ich treffe jetzt eine Entscheidung: Wenn ich schon nicht hinaus in die Welt kann, dann muss die Welt halt zu mir. Das war vielleicht naiv, aber das habe ich entschieden."

Genauso naiv kommt ihr heute die Entscheidung zur Ehe vor. „Ich habe mit 27 Jahren geheiratet. Dabei war ich davon überzeugt, dass die Ehe mich aus meinen Fesseln befreit." Aus dieser Ehe hat Anneres einen Sohn und eine Tochter, heute zwei junge Erwachsene.

94 Kräutchen

Sie erzählt: „Ich kam von einem Elternhaus in das andere und schon wieder durfte ich kein eigenes Leben führen und musste mich nach anderen richten. Ich hatte nicht die Freiheit, mein Leben so zu gestalten, wie ich es wollte. Das war für mich keine Basis für ein Zusammenleben."
Anneres meint: „Ich bin einfach nicht der Typ, der die von alters her überkommene Rolle der Frau übernimmt. Ich war für alle zu modern – was auch immer das heißen mag." Anneres zog folgende Schlussfolgerung daraus: „Wenn ich schon so anders bin, gehe ich einfach! So habe ich mich 2006 getrennt." So einfach, wie sie es erzählt, war es für sie jedoch nicht. Sie brauchte Zeit und Mut, um sich von den starren Rollenvorstellungen zu lösen und zu ihrem Weg zu stehen.

„Parallel habe ich immer hier im Gasthaus meines Vaters gearbeitet. Als 2003 die neue Straße gebaut wurde, änderte sich einiges bei uns. Vorher hatten wir im Winter zu Weihnachten, Fasching und zu Ostern Touristen, dazwischen waren mehr oder weniger nur die Dorfbewohner unsere Gäste."

Die Kräuter als definitiver Ausbruch

Als Anneres im Jahr 2000 von einer zweijährigen ESF[95]-Ausbildung in Heu- und Thermalbädern in Bruneck erfuhr, wollte sie daran unbedingt teilnehmen. Christl Niederkofler war als Referentin dabei. „Sie brachte mich auf die Kräuterschiene."

Anneres begann, selbst Kräuter zu sammeln und Erfahrungen damit zu machen. „Das war mir zu wenig", erzählt sie. „Als ich 2003 zufällig in einer Zeitung über eine Ausbildung in Kräuterheilkunde und Phytotherapie im Zentrum für Naturheilkunde in München las, war ich sofort sehr interessiert." Durch Anneres' Ruhe blitzt die große Entschlossenheit und Kraft, die sie besitzt. „Es gab einen Riesenkrach, aber ich habe mich eiskalt durchgesetzt. Ich kann mich noch erinnern, wie ich das erste Mal mitten in München stand. Zwischen all den Hochhäusern und dem Krawall[96] fühlte ich eine Freiheit wie noch nie!"

95 Europäischer Sozialfond, ein Finanzierungsinstrument der EU für Projekte, die die Beschäftigungspolitik und den wirtschaftlichen und sozialen Zusammenhalt der Mitgliedsstaaten fördern
96 Lärm

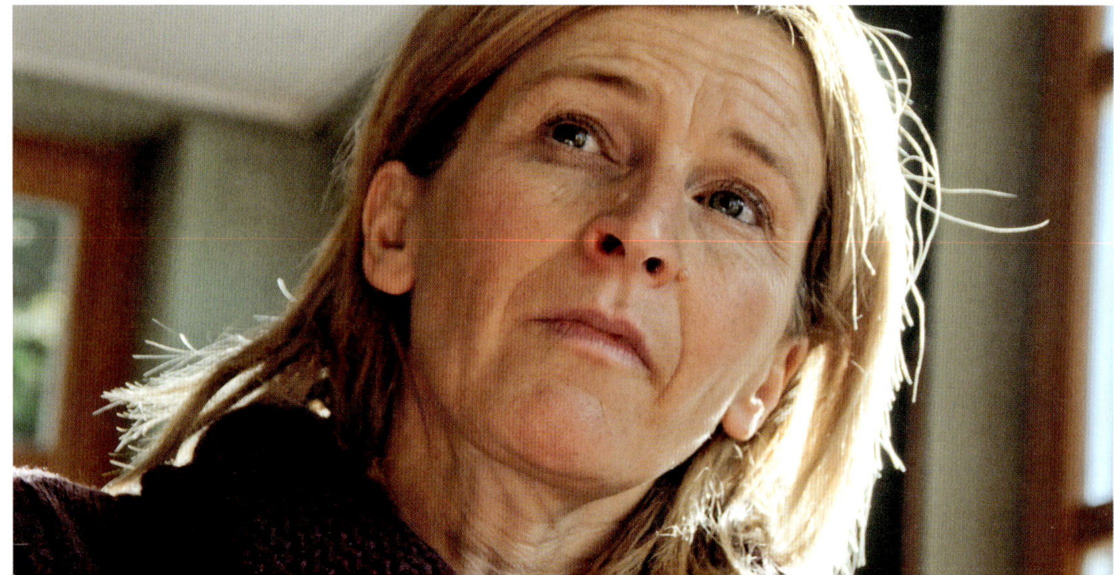

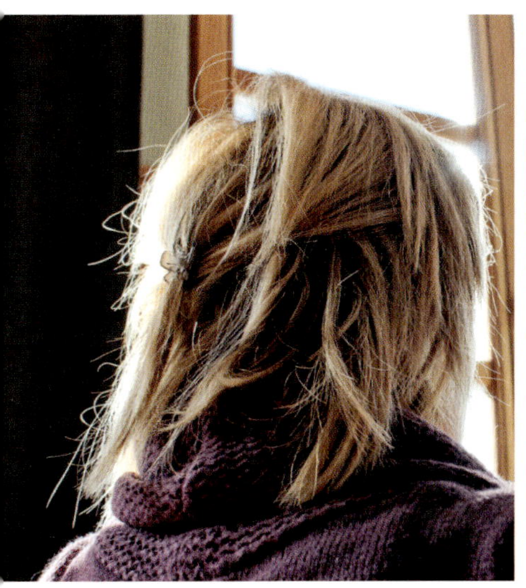
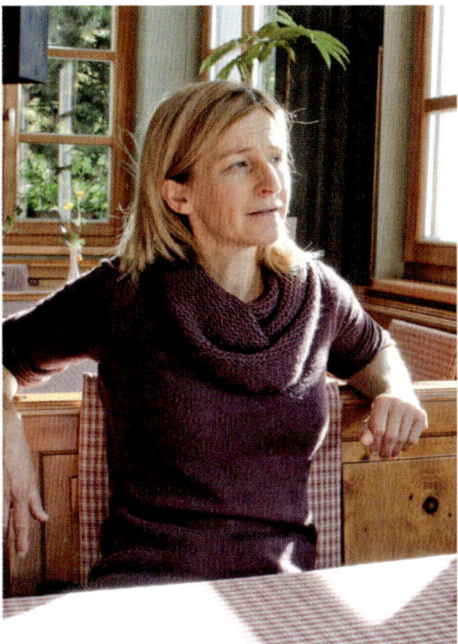
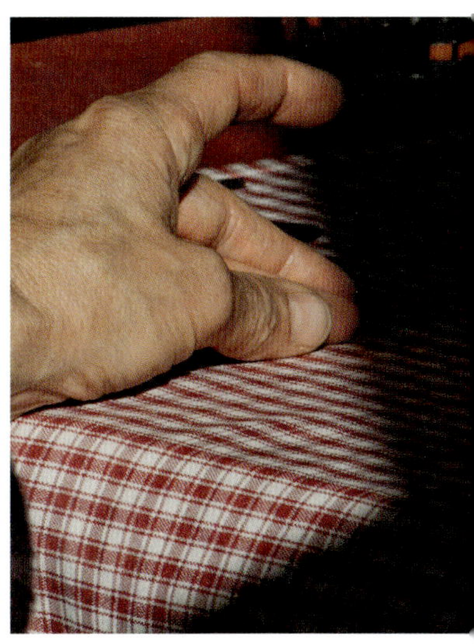

Dieser Lehrgang war für Anneres ein Anfang. Zeitgleich bildete sie sich zur Ernährungsberaterin und später in traditioneller abendländischer Medizin weiter. „Ich habe keine Ahnung, woher ich diese Kraft nahm, das alles unterzubringen. Aber ich erwachte damit aus der Lethargie und ich hatte Nachholbedarf."

Visionen und deren Umsetzung

2003 übergab der Vater Anneres und ihrem Bruder das Gasthaus. „Wir standen vor der großen Entscheidung, was wir aus dem alten Gasthof machen sollten, und es war uns bewusst, dass wir nur zwei Möglichkeiten hatten, entweder aufhören oder investieren. Wir entschieden uns für Letzteres. Bei vielem mussten wir uns erst einmal zusammenraufen. Er wollte möglichst wenig verändern, ich wollte das Alte und Eingefleischte weghaben."
Sie setzte sich durch und begann, ihre Visionen Wirklichkeit werden zu lassen. „Wir sind keine Touristenhochburg, müssen nehmen, was wir haben und daraus etwas machen." Ihr Rezept: „Du brauchst nicht viel, sondern nur das Richtige richtig einsetzen. So nahmen wir die Materialien der Natur ins Haus, sei es im Umbau, im Wellness sowie in der Ernährung." So wurde zum Beispiel der alte Kornkasten von 1855, in ihrer Jugendzeit die Dorfdisco, zur Sauna umfunktioniert.

Das war der Anfang des Naturhotels Moosmair. „Ich stellte die Salben und Öle für die Massagen selbst her. Wenn ich etwas selbst mache, habe ich die Kontrolle, was drinnen ist, und ich kann schauen, wie es wirkt." Im Laufe der Jahre wurde das Gasthaus Schritt für Schritt umgebaut und erweitert. „Es kam die Frage auf: Was tun wir mit dem Restaurant? Die ewigen Rahmschnitzel mit Reis und Wiener mit Pommes hingen mir beim Hals raus. Das Restaurant weglassen, wenn wir im Dorf nur eines haben, konnten wir einfach nicht." Sie lächelt: „Bei wichtigen Entscheidungen bekommst du immer Hilfe von außen. Von einem Menschen, einem Buch – dieses Mal war es bei mir eine Kuh. Ich habe sie beobachtet, wie sie vor dem Haus geweidet hat. Was hatte sie doch für einen gourmethaften Gesichtsausdruck, während sie die Kräuter abbiss! Das war der Impuls, die Wildkräuter vor der Haustür in die Küche zu integrieren und aus Altem etwas Neues zu machen."

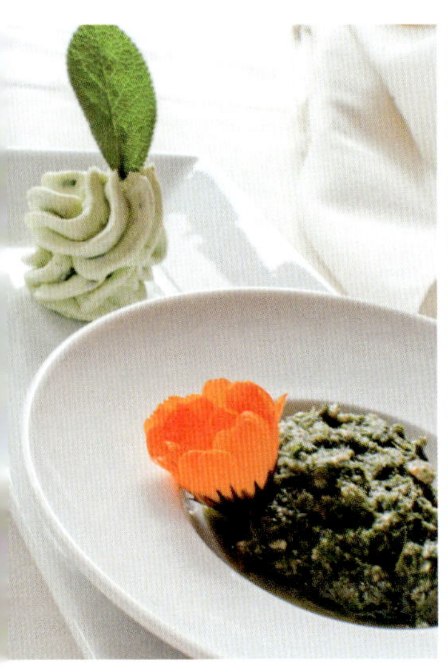
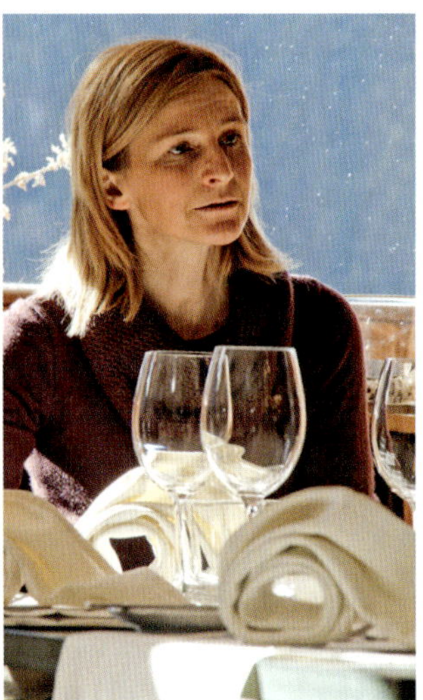
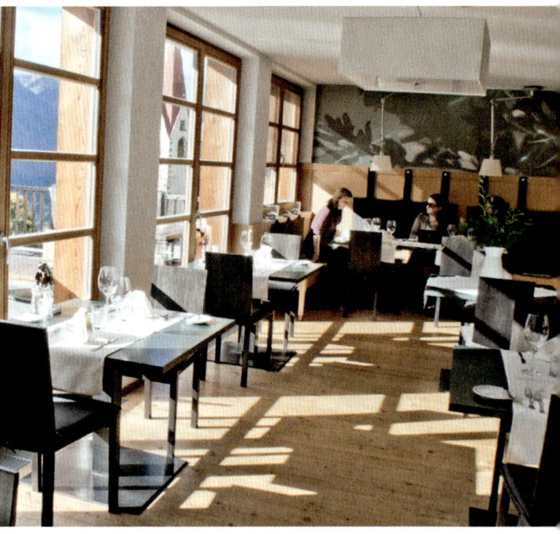

Anneres fand eine Mitstreiterin: „Ich lernte Aline Hoffbauer, eine Graphikerin aus Hamburg, kennen, die zeitweise im Dorf lebte. Sie hat meinen Naturgedanken graphisch im ganzen Haus umgesetzt." Im Juni 2006 war es so weit: Das Kräuterrestaurant Arcana wurde eröffnet. Es bestand anfangs aus nur vier Tischen. „Daneben ist die Gaststube geblieben, mit den Bauern, die sich austauschen können, aber auch den alten Vorstellungen. Eine dünne Mauer trennt sie von der Moderne, mit ganz anderen Gästen, die die Natur auch anders erleben, aber mit den Produkten der Bauern." Durchsetzen musste sie sich auch in der Küche: „Für die Köche war ich anfangs zu altmodisch. Die sind ja viel herumgekommen und wollten natürlich Hummer, Kaviar und irgendwelche sonstige Exoten auftischen und ihr Können zeigen. Ich jedoch kämpfte dafür, das *Eigene* von vor der Haustür zu verkochen und wertzuschätzen. Natürlich hielten sie mich für verrückt, als ich mit Wiesen und Wäldern antanzte."

Der Prophet im Lande

Der Erfolg gab ihr mit der Zeit Recht. „Aline und ich reichten unser Projekt beim SMG-Award[97] ein und wurden nominiert. Das war vielleicht noch zu früh, aber es hat geholfen, den Bruder zu überzeugen, dass wir auf dem richtigen Weg sind." Das Kräuterrestaurant schlug ein wie eine Bombe: „Oft mussten die Leute zwei bis drei Wochen auf eine Tischreservierung warten."

Sie lacht: „Heute riechst du die teuren Düfte von Dolce & Gabbana neben dem Stallgeruch. Alles hockt an einem Tisch und spricht die gleiche Sprache: die Sprache der Natur. Die Leute vom Restaurant setzen sich anschließend gerne in die Gaststube und es passieren die nettesten Sachen. So haben zum Beispiel die Einheimischen kürzlich einem Amerikaner Tiroler Lieder beigebracht." Darum muss für sie auch der Charakter des Dorfgasthauses erhalten bleiben. Was klar herauskommt, auch wenn sie es nicht sagt: Anneres hat die Welt zu sich nach Hause geholt.

Sie steht auf und entschuldigt sich, weil sie bedienen muss. Vater und Bruder sind auf dem Feld, Anneres hat Rezeption und Gaststube über. Dennoch vermittelt Anneres

97 SMG steht für Südtirol Marketing Gesellschaft und ist ein von der Autonomen Provinz Südtirol subventioniertes Unternehmen, das Südtirol im In- und Ausland bewirbt. Jedes Jahr vergibt die SMG der Wirtschaft Preise für die Kategorien Investment, Export, Marketing und Innovation.

keinen Moment das Bild einer gestressten Hoteliersfrau. Ihre Aufgaben sind vielfältig – angefangen bei der Küche: „Wir bieten traditionelle Gerichte an, die verfeinert werden. Ich mache zusammen mit den Köchen die Speisekarte und sammle die Kräuter persönlich. Das lasse ich mir nicht nehmen. Das ist meine Meditation. Ich mache zwar Kräuterwanderungen mit den Gästen, aber beim Sammeln muss ich alleine mit meinen Kreitolan sein." Ihr Profil beschreibt sie so: „Ich bin der Geist im Haus, ich bin das lebende Marketing. Jede Deko muss zur Einrichtung im Haus passen, ich liebe die schlichte Linie, wie die Natur sie vorgibt. Auch Teller und Geruch müssen zusammenpassen – es geht um das Zusammenspiel der Sinne, so kann ich die Botschaft der Kreitolan überbringen."

Denn das ist in Anneres' Augen ihr eigentlicher Hauptjob: „Ich sehe mich als Botschafterin der Kräuter- und Naturwelt. Ich gehe hinaus und hole die Kräuter, fühle mich in sie hinein und übersetze ihre Botschaft. Das Überbringen erfolgt über die Sinne."

Die Botschaften der Kreitolan

Für Anneres sind Natur und somit die Pflanzen Vermittler der Botschaften aus der geistigen Welt, die Kreitolan aber in erster Linie Seelentröster „Deshalb brauchen wir sie heute so dringend." Zu ihr kommen die Botschaften, indem sie das Kreitole in der Hand hält – schon hat sie sie in ihren Gedanken. „Sie sind unsere stummen Begleiter und drücken sich nicht mit Lauten, sondern mit Schwingungen aus. Ich kann sie gar nicht in Worte übersetzen, sondern setze sie in die Praxis um, mache oft Produkte daraus."

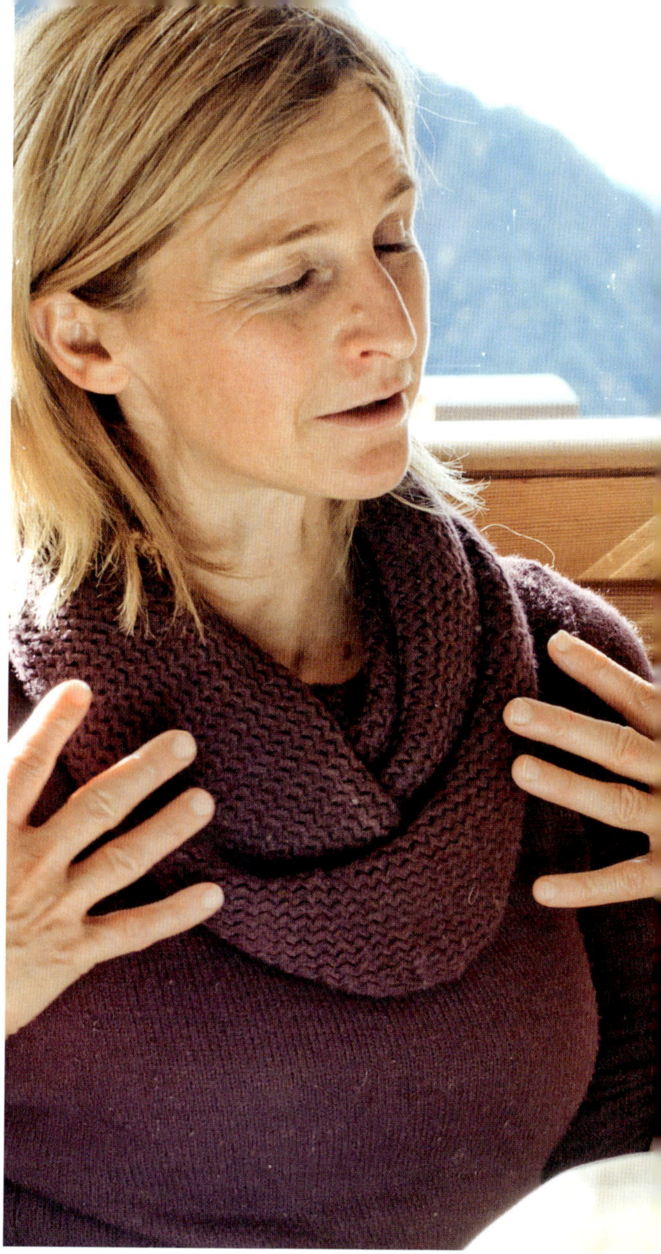

Die sind nicht nur im Restaurant, sondern auch im Hotelshop Arcana zu finden. „Das sind alte Hausmittel, die ich oft von den Bauern an der Bar erfahren habe. Oft

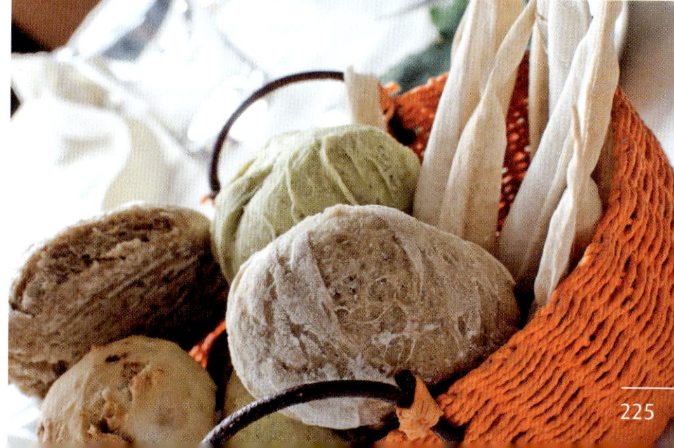

kommt mir vor, dass sie mit den ganzen gesetzlichen Bestimmungen das mündlich überlieferte Wissen verbieten, aber ich halte mich an die Gesetze der Natur und kämpfe dagegen an. Sollen sie mich doch auf dem Scheiterhaufen verbrennen, ich habe meine Pflanzenwesen zu schützen!"

Anfangs war die Beschäftigung mit der Natur ihre Möglichkeit zum Ausbruch, in der Zwischenzeit ist es eine Lebensaufgabe. „Ich fühle mich mit den Pflanzen verbunden und ich brauche nicht mehr lange nachzudenken oder zu lesen, wie sie zusammengehören. Das sagen schon sie mir, wie ich die Leuchtkraft der Sonne, das Erdige des Saturns, das Rankende der Merkurkräfte, das Weibliche der Venus und das Männliche des Mars hineinbringen soll. Das Zusammenspiel machen sie, das Verhältnis ist meine Arbeit", erklärt sie.

Die weiteren Projekte der Anneres

Heute schreibt Anneres auch Zusammenarbeit mit gleichgesinnten Menschen groß. Durch das Netzwerk im TIS[98] hat sie Conny Schwitzer kennengelernt, mit der sie mit dem Silberquarzit aus dem Steinbruch im Pfitschtal die Ursteinmassage entwickelte. „Sobald ich den Stein in die Hand nahm, war ich überrascht, wie weich, warm und fein er war. Mir war sofort klar, dass er noch andere Naturfreunde brauchte, um seine Kraft freizugeben." Die Freunde waren die Kreitolan, die auf so einem Stein wachsen: „Wacholder, Lärche, Johanniskraut, Schafgarbe. Mit den Ölen des Wacholders oder der Sonnenblume, beides Pflanzen, die in den Alpen wachsen, kann ich sie miteinander verbinden. Mein Wissen über die Kräuter und die Energien der Planeten sorgten dafür, dass ich die richtigen Schwingungen zusammenbrachte. Auch ich wurde ein Teil des Netzwerks." Heute wird diese Massage im ganzen Alpenraum erfolgreich im Wellnessbereich angewandt.

Durch das TIS hat Anneres auch die Vintschger Typenlehre entdeckt, eine alte, überlieferte Lehre aus dem Alpenraum mit den vier Typen Sonne, Sonnenfinsternis, Vollmond und Neumond. Nun ist sie dabei, diese Typen in das Ernährungs- und Wellness-Angebot ihres Hotels einzuarbeiten. „Es fasziniert mich, wie diese mündliche Überlieferung mit dem alten Wissen übereinstimmt. Ich habe nun Heubäder und Massagen für den jeweiligen Typ ausgearbeitet und werde nun auch eine auf den Typ abgestimmte Ernährung vorbereiten."

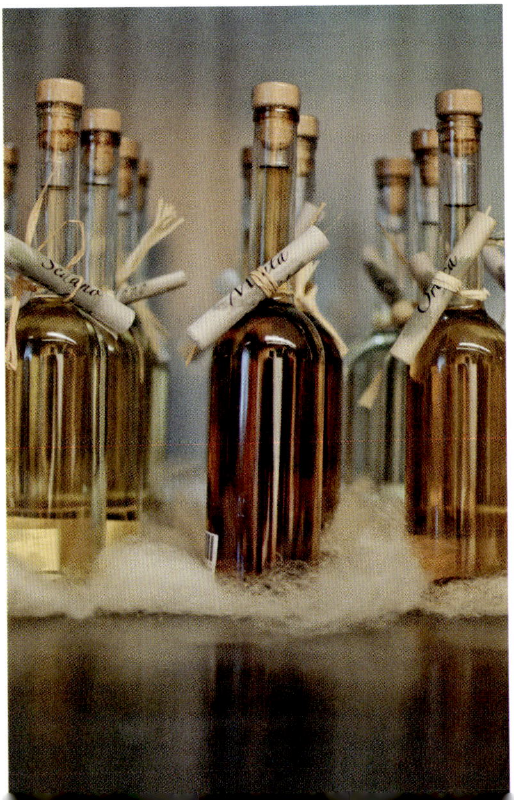

98 Tis Innovation Park, ein von der Autonomen Provinz subventioniertes Zentrum, das Innovation, Kooperation und Technologien in Südtirol fördert. Anneres bezieht sich auf das „Cluster Alpine Wellbeing", das sich für nachhaltige Nutzung alpiner Ressourcen und authentische Gesundheits- und Wohlfühlprodukte sowie Dienstleistungen einsetzt und die Unternehmen in diesen Branchen vernetzt.

DAS ISLÄNDISCH-MOOS

wissenschaftlicher Name:
Lichen islandicus

volkstümliche Namen:
Masigges, Masit, Dura-Tee, Berggraupen, Hirschhornflechte, Isländische Flechte

verwendete Pflanzenteile:
Moos

Vorkommen:
im alpinen Gebiet über 2000 m Höhe, auf Heiden, in Wäldern und an Felsen

Sammelzeit:
April bis Oktober

Isländisch-Moos-Karamell

Anneres' Tipp

Zutaten für 15 Gläser zu 220 g:

- 200 g Isländisch Moos
- 1/2 Handvoll Fenchelsamen
- 4 l Wasser
- Saft und Schale von 2 geschnittenen Orangen
- 3 kg braunen Zucker

Das Isländisch Moos, die Fenchelsamen und das Wasser eine Stunde köcheln lassen, abseihen und mit 3 kg braunem Rohrzucker verrühren. Wieder aufkochen und ein bis zwei Stunden köcheln und zur Honigkonsistenz eindicken lassen.
Kinder mögen es gern pur oder zum Süßen von Tees. Kulinarisch ist es ein Highlight als Aufstrich zu gebratener Ente, Gans oder anderem Geflügel.

„Ich bin heuer dem Isländisch Moos oft begegnet. So wie es sich selbst auf höchster Höhe anpassen kann, hat es auch eine ausgleichende, regulierende Wirkung, ob nun in unserer unruhigen Welt oder im Leib. Das ist die Botschaft, die es für mich hat.
Durch sein Stärkemehl ist es auch eine stärkende Pflanze. Im Alter und bei chronischen Erkrankungen bringt es alles ins Lot und gleicht aus. Es wurde seit jeher für Husten oder Bronchialbeschwerden eingesetzt.
Mit seinen Saturnkräften ist es eine Pflanze, mit der Geduld zu haben ist, bei der sich das Warten jedoch lohnt!"

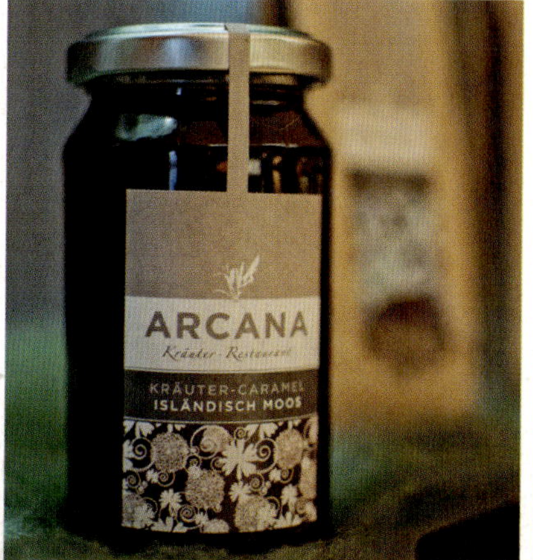

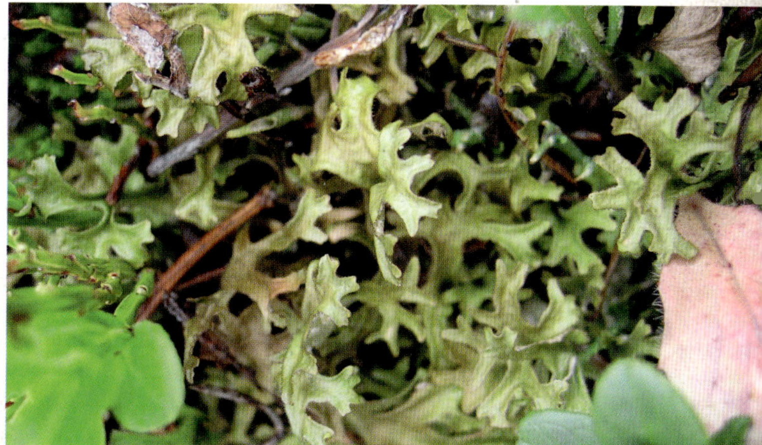

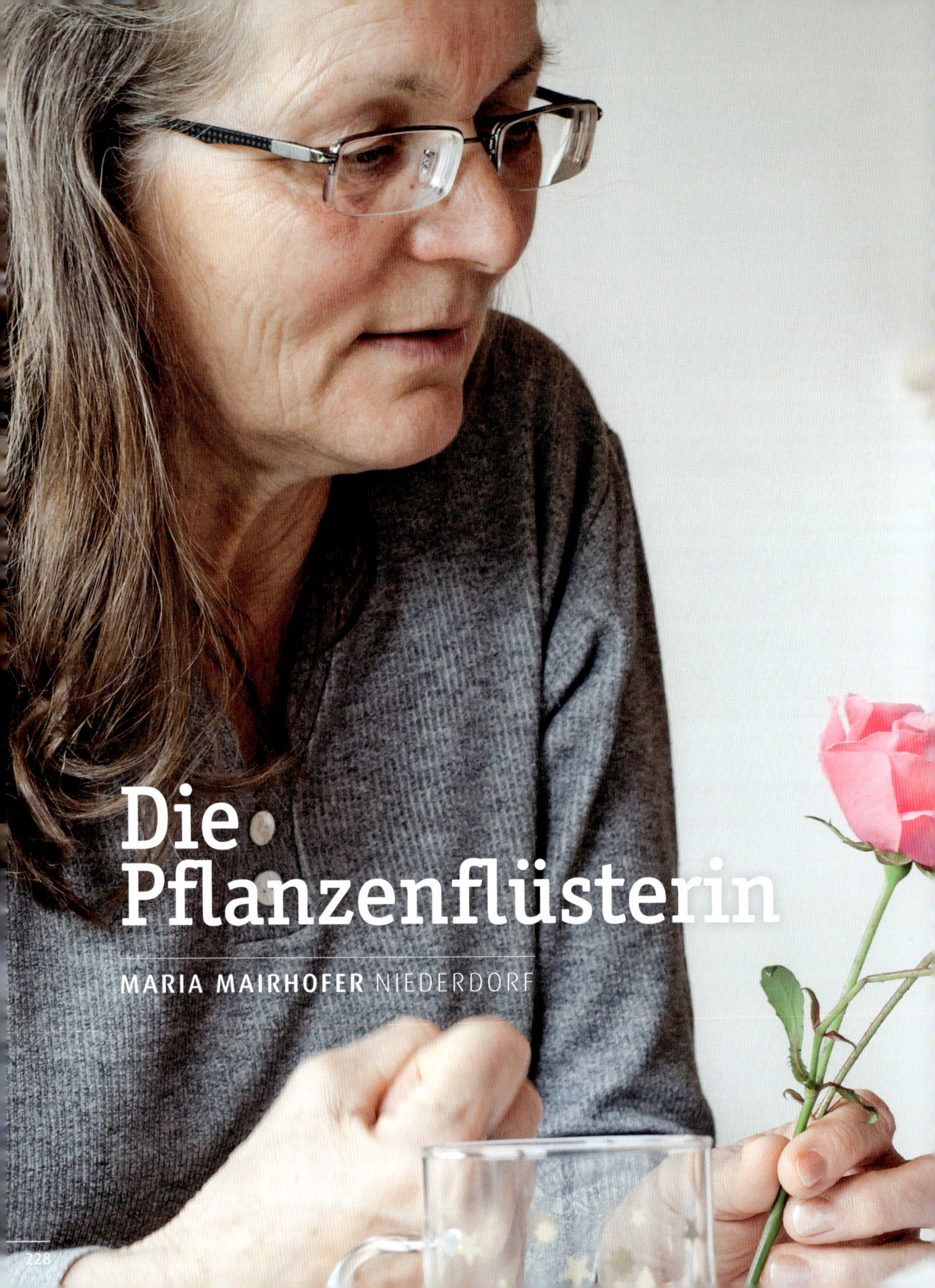

Die Pflanzenflüsterin

MARIA MAIRHOFER NIEDERDORF

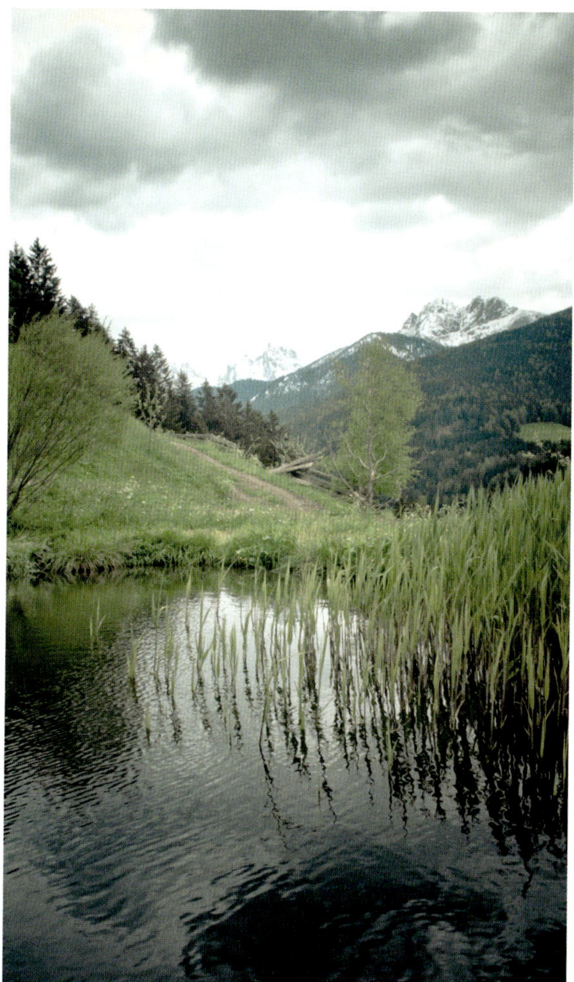

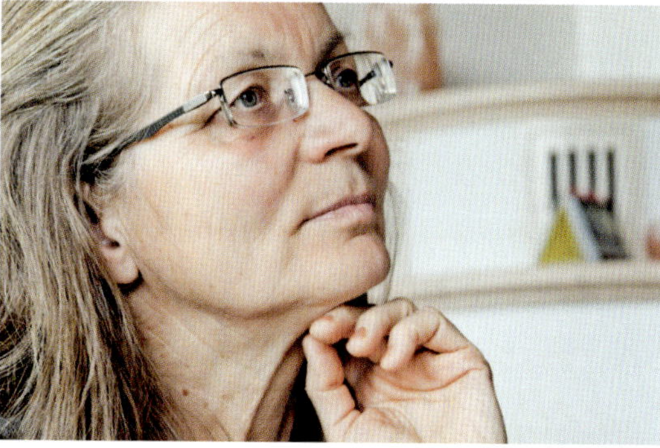

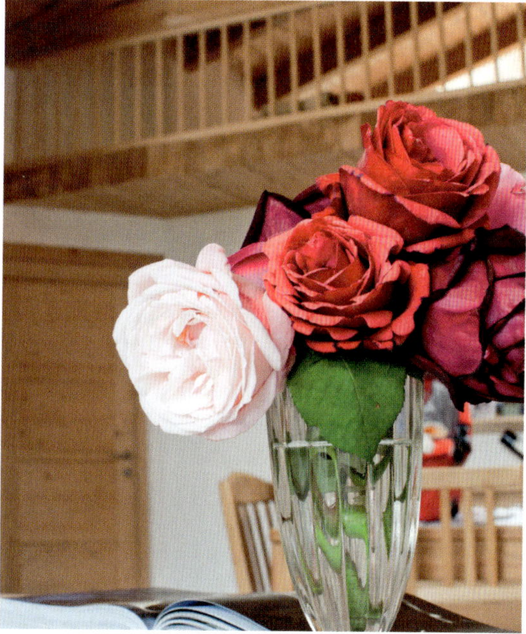

„Pflanzen haben eine Botschaft, nicht nur über ihre Heilwirkung, sondern auch durch den Ort, an dem sie wachsen, durch das, was sie ausstrahlen. Sie haben selbst Bedürfnisse. So ist es mir heute gleich, ob die Pflanze diesen Namen hat oder zu jener Gattung gehört.
Es braucht Schweißtropfen, Speichel oder Urin, damit die Erde die Botschaft erhält, welche Pflanzen sie für uns produzieren soll.
Sie will ja heilen!“

Maria Mairhofer

Maria bittet uns in den Raum, der ihren Gästen normalerweise als Frühstücksraum dient. Auf dem Bauernhof, auf dem sie lebt, betreibt sie eine Halbpension. Ihr Sohn aus Wien ist mit seiner Frau und dem Baby zu Besuch. Es ist Marias erstes Enkelkind und sie meint: „Entschuldigt, ich muss Mia kurz auf den Arm nehmen. Ich sehe sie nämlich so selten."

MARIA

Maria Theresia Mairhofer, verwitwet, geboren am 17.3.1957 in Bruneck

Ort:
Bauernhof „Unterstein" in Niederdorf (Pustertal), 1210 m Höhe

Produktion:
Viehwirtschaft, Grünland, Getreide, Gemüse

Größe:
7 ha Felder und 14 ha Wald

Sonstiges:
4 Zimmer mit Halbpension und Kneippbadestube; Hof des Mannes geerbt, Expertin für Kräutern und Wasseranwendungen, gibt Kurse auf Anfrage, hat einen pädagogischen Kräuterpfad am Hof

Prägende Erfahrung auf einem Bergbauernhof

Maria ist auf einem Bauernhof in Amaten oberhalb von Bruneck aufgewachsen, zusammen mit ihren Eltern und ihren zwei jüngeren Geschwistern, einer Schwester und einem Bruder. Beide Elternteile sind selbst Bauernkinder. „Mein Vater ist in Ulten auf einem Hof aufgewachsen, den der Bruder übernahm. Er wurde ausbezahlt und kaufte den Hof in Amaten."

Ihre frühe Kindheit verbindet sie mit schönen Erinnerungen an das Leben auf dem Bergbauernhof. „Mein Tata[99] brachte von Bruneck mit dem Ross das Essen herauf. Es gab keinen Strom, es wurde Feuer gemacht und gekocht, eine Kerze angezündet, dann war Licht. Da gab es das Korn und daraus wurde Brot gebacken, da war die Kuh, die wurde gemolken und die Milch kam heraus. Als kleines Kind kam mir vor, ich habe die ganze Welt verstanden. Das gibt natürlich ein ganz anderes Lebensgefühl. Als ich das erste Mal ein Radio sah, habe ich die Manndln[100] darin gesucht. Das elektrische

99 Vater
100 kleine Männer

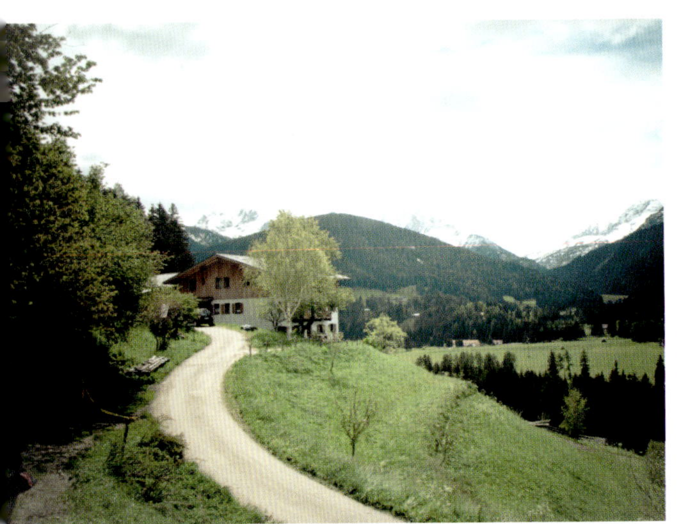

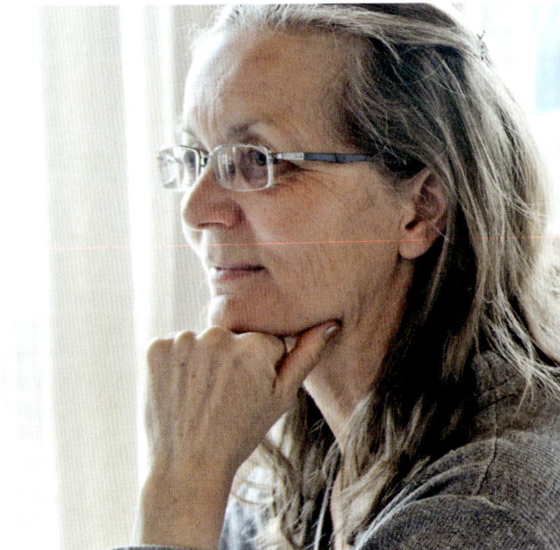

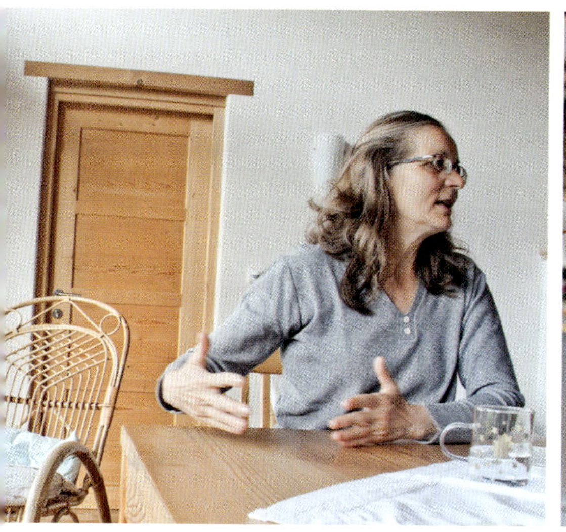

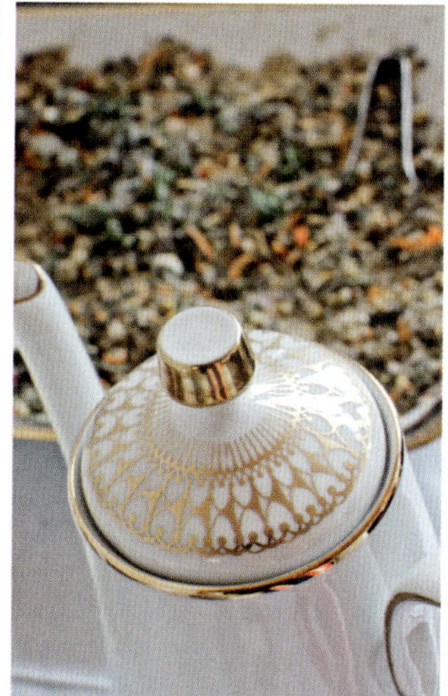

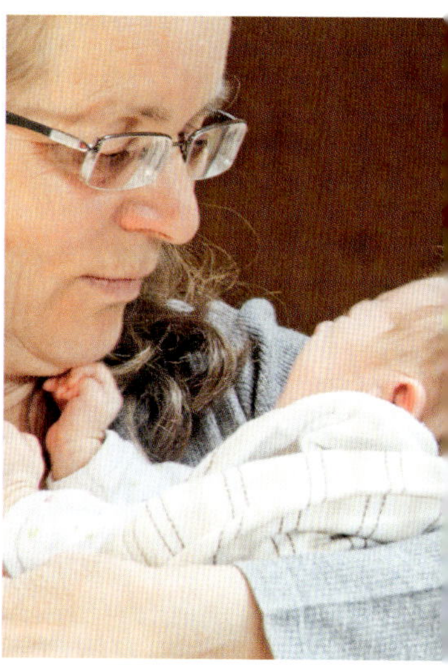

Licht verstehe ich bis heute nicht, reden wir nicht vom Internet. Ich kann damit umgehen, aber verstehen, wie es wirklich funktioniert?"
Als ihre Schwester und sie ins Schulalter kamen, hätten die Eltern sie bei fremden Leuten in Bruneck unterbringen müssen. Da trafen sie die Entscheidung, nach Meran zu ziehen. „Damals war ich sechs Jahre alt, aber die vorher waren die prägenden Jahre. Ich erinnere mich heute noch an die Gerüche, Düfte und Geräusche von damals."
Der Umzug nach Meran war nicht sehr drastisch, denn das neue Elternhaus lag in einem dörflichen Teil von Obermais. „Die Wege waren nicht asphaltiert. Man holte die Milch noch mit dem Kanndele[101] beim Bauern daneben."

Lehrerberuf und Familienzeit

Maria besuchte die Lehrerbildungsanstalt in Meran und unterrichtete anschließend in verschiedenen Bergschulen. „Meine erste Lehrstelle war einer Zwergschule in Gfrill bei Tisens an. Ich war achtzehn, der älteste fünfzehn, und ich hatte acht Klassen in einem Raum." Im Nachhinein meint sie dazu: „Als Lehrerin hat man in diesen Zwergschulen viel gelernt. Die heute viel gepriesene Differenzierung und Integration passierte damals automatisch."
Auch sonst waren die Zeiten anders. Sie erzählt eine Anekdote, die sie damals nicht so lustig fand: „Ich kam aus der Stadt und hatte einen Minirock an, bei dem man die Knie gesehen hat. Da kam ein Tata sofort zu mir und meinte: ‚De Hudr ziachsch aus, so brauchsch net zu ins kemmn!'[102] Als ich frech zurückfragte: ‚Und wenn ich ihn trotzdem anziehe?', lautete seine Antwort: ‚Dann erschiaßn mir di!'[103] Da habe ich mich nicht mehr getraut, ihn anzuziehen."

Mit neunzehn Jahren lernte sie ihren ersten Mann kennen und lebte mit ihm in Meran. Aus dieser ersten Ehe hat sie zwei Kinder, einen Sohn und eine Tochter. Nach siebzehn Jahren ging die Ehe in Brüche: Maria lernte Robert kennen und zog schließlich auf seinen Familienhof nach Niederdorf. „Durch die Landwirtschaft bekam ich auch einen anderen Zugang zu den Pflanzen, die Auseinandersetzung ist intensiver als bei einem Ausflug, bei dem man die Blumen anschaut."

101 kleine Kanne

102 Diesen Fetzen ziehst du aus, so brauchst du nicht zu uns kommen!

103 Dann erschießen wir dich!

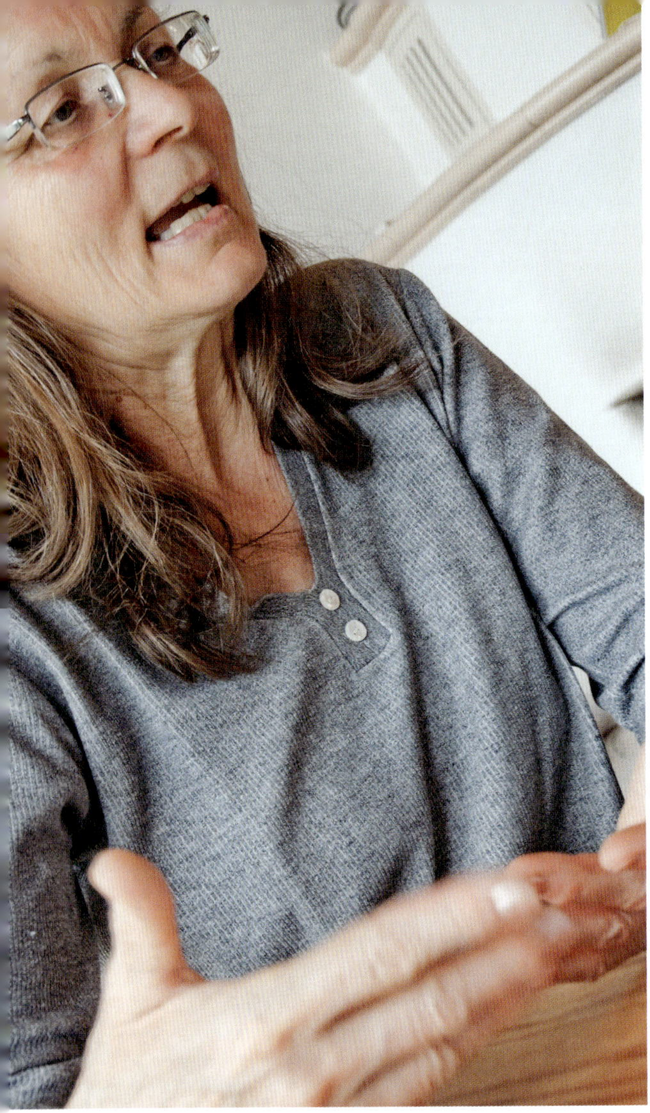

Das Unterrichten gab sie auf. Gründe dafür gab es mehrere. Einer davon ist ihre Überzeugung, dass es bei der Arbeit mit kleinen Kindern wichtig ist, dass der Altersunterschied nicht zu groß ist, um sich noch in ihre Welt hinein versetzen zu können. „Für mich kam ein Zeitpunkt, an dem ich mich nicht mehr in ein sechsjähriges oder zehnjähriges Kind hineindenken wollte."

Die Wiederentdeckung der Pflanzenwelt

„Pflanzen waren immer Teil meines Lebens. Früher ist man selten zum Arzt gegangen. Wenn man krank war, hat man sich mit Wickeln, Umschlägen, Kräutern und Tees geholfen. Der Ablauf war: Was die Mama nicht gewusst hat, wusste die Oma oder eine ältere Frau, dann kam die Hebamme im Dorf, und erst wenn alles nichts half, ist der Arzt gekommen."

Dennoch gab es eine Phase, in der sie das Wissen um die Pflanzen und den Umgang damit auf die Seite schob. „Ich lebte in der Stadt und hatte Kinder, habe siebzehn Jahre lang unterrichtet, ich war mit anderem beschäftigt." Das änderte sich, als ihre Tochter

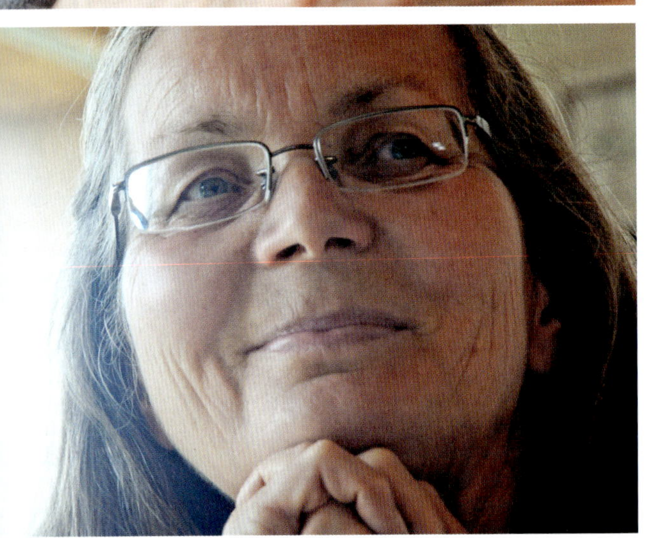

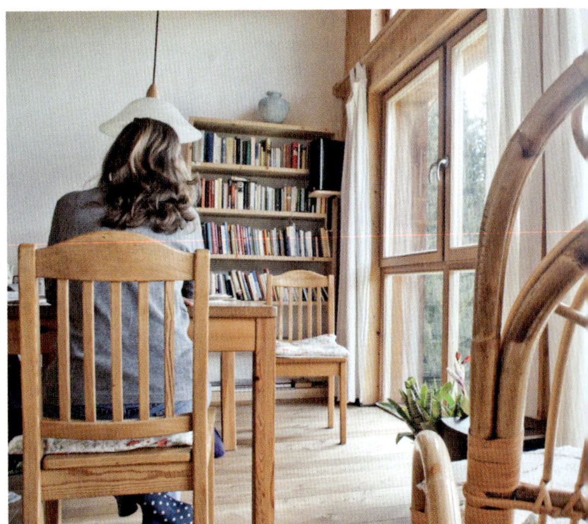

gleich nach der Geburt Neurodermitis bekam. „Die Ärzte kannten nur das Cortison. Da war für mich der Moment gekommen, mich wieder mehr mit Kräutern zu beschäftigen. Ich habe gemerkt, dass man viel damit tun kann. Dennoch, obwohl ich meinen Garten pflegte und Kräuterausbildungen absolvierte, war es eine Zeit, in der ich der Welt der Pflanzen wenig Beachtung schenkte. Im Leben gibt es für alles eine Zeit."

Auch als sie in Niederdorf lebte, besuchte sie über Jahre Kurse und Ausbildungen im In- und Ausland. Für sie war es eine Zeit des Lernens, bis „ich jede Pflanze einordnen konnte, nach Gattung, Art und Familie, sowie ihre lateinischen Namen kannte. Davon bin ich in den letzten fünfzehn Jahren fast ganz weggekommen, denn je mehr man in die Pflanzenwelt hineinkommt, umso faszinierender wird sie. Wie eine Pflanze wächst, was neben ihr wächst, wie sie sich anfühlt, wenn man sie angreift, wie sie schmeckt, wenn man sie kostet, wie sie früh morgens ausschaut oder abends. Man sieht genau, wann sie die Kraft entfaltet."
Das hat ihr gezeigt, dass Pflanzen Wesen sind. „Sie haben einen Charakter, eine Botschaft, nicht nur über ihre Heilwirkung, sondern auch durch den Ort, an dem sie wachsen, durch das, was sie ausstrahlen. Sie haben selbst Bedürfnisse. So ist es mir heute gleich, ob die Pflanze diesen Namen hat oder zu jener Gattung gehört."
Maria fügt hinzu: „Ich beschäftige mich nun schon seit fast dreißig Jahren mit den Pflanzen, aber diese Erfahrungen beeindrucken mich sehr."

Eine Zeit der Entscheidung

Als ihr Mann erkrankte und 2003 verstarb, stand für Maria die Entscheidung an, ob sie nach Meran zurückkehren oder den Hof ihres Mannes übernehmen sollte. „Ich habe mir ein ganzes Jahr Zeit gelassen, war damals alleine auf dem Hof und hielt mich mit meinen paar Schafen stets draußen auf. Obwohl damals die Führung eines Hofes eine Männerdomäne war, blieb ich da."

Heute unterhält Maria vier Zimmer mit Halbpension. Sie hält selbst Kurse und stellt Raum für Seminare zur Verfügung. Selbst Wolf-Dieter Storl hat hier einen dreitägigen Kurs abgehalten. „Es muss sich nicht immer nur um Pflanzen drehen, kürzlich hatten Baubiologen eine Fortbildung bei mir."
Auf dem Hof hat sich der Alltag eingependelt. „Inzwischen habe ich einen neuen Partner, der auch hier arbeitet. Die Tochter und ihr Mann haben große Freude an der Landwirtschaft. Außerdem haben immer wieder viele Leute geholfen. Das brauchten wir auch, denn ich habe nie viel in Maschinen investiert, weil ich darin keinen Sinn sehe."

Bestimmte Pflanzen für bestimmte Perioden

Maria hat für sich die Erkenntnis gewonnen: „In bestimmten Perioden – das kann mit den Entwicklungen der Menschen zusammenhängen – werden bestimmte Pflanzen generell gebraucht, nicht nur von einzelnen Menschen."
Dafür hat sie mehrere Beispiele parat, zum Beispiel die Gundelrebe. „Früher musste ich sie suchen, wenn ich sie zeigen wollte. Jetzt kriecht sie überall hervor. Laut dem Volksmund dient die Gundelrebe – wie auch das Labkraut mit seinen Antennen – dazu, die Pflanzenwesen mehr wahrzunehmen, hellsichtiger zu werden."
Die Lehrerin in Maria ist nicht zu verkennen: „‚Gund' heißt eigentlich Eiter – man merkt, ich habe schon noch den Zugang mit dem Kopf", fügt sie lächelnd hinzu und fährt fort: „Eiter ist da, wo eine Verletzung ist. Auf der seelischen Ebene betrachtet

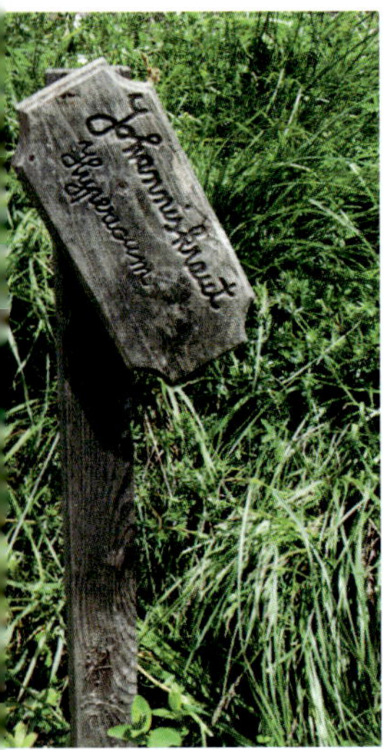

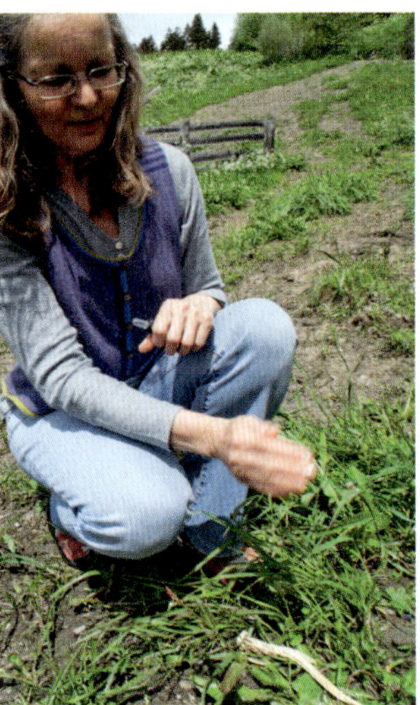

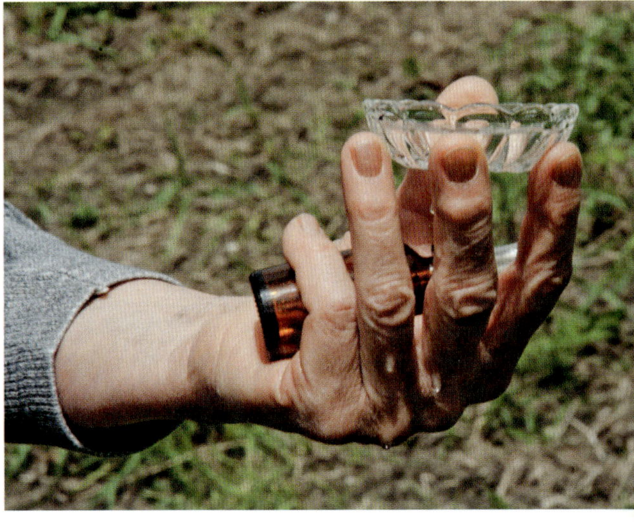

haben wir alle abgekapselte Verletzungen. Wenn man die Pflanze anschaut, sie riecht oder eine Essenz daraus macht, kommen einem alte Erinnerungen hoch."
Weitere Beispiele, die sie anführt, sind der Holunder und die Brennnessel: „Die Hollerstauden[104] um die Häuser wenden Strahlungen ab. Das braucht es heute. Und die Brennnessel wuchert massiv, kaum siedelt sich ein Mensch irgendwo an. Dabei hat sie nicht für jeden Menschen dieselbe Botschaft. Sie kann körperlich oder seelisch sein. Bei der Brennnessel geht es um Wehrhaftigkeit, darum, sich nicht verletzen zu lassen, es geht aber auch um Eisen im Körper, und darum, Stickstoff aufzunehmen und umzuwandeln. Man muss genau hinschauen und das kann man nur, wenn man sich in Ruhe zur Pflanze hinsetzt. Das ist meine Welt. Schon Kneipp meinte: ‚Erst als ich in die Seelen der Menschen schaute, konnte ich wirklich heilen.' Da hilft es nichts, literweise Tee zu trinken."

Die Pflanzen, die den Menschen nachgehen, heißen – so Maria – „Ruderalpflanzen". „Bei Menschen, die dauernd anderswo wohnen, kommen die Pflanzen nicht nach. Sesshaftigkeit und Bodenkontakt sind Bedingung. Es braucht Schweißtropfen, Speichel oder Urin und das Barfußgehen, damit die Erde die Botschaft erhält, was sie produzieren soll. Sie will ja heilen."

Eine eigene Wissensweitergabe

Maria hält nur Kurse ab, wenn sie darum gebeten wird. „Ich war lange Lehrerin und habe den Anspruch, den Menschen da abzuholen, wo er ist, nicht das eigene Wissen zur Schau zu stellen, das ist nicht Sinn der Sache."
Thema ihrer Kurse ist das Herstellen von Tinkturen, Salben oder Essenzen. Wenn sie zugleich im Haus übernachten, sind es Gruppen zu maximal acht Personen.

Durch Maria haben viele Menschen einen Zugang zu den Pflanzen gefunden. „Ich bin erstaunt, wie wenig die Leute über Pflanzen wissen. Oft haben sie überhaupt keine Ahnung mehr, alles ist für sie nur Grün oder Gras. Wissen ist schon etwas Positives, die meisten nehmen erst nach einer Sensibilisierung für die Natur mehr wahr."
Ob LehrerInnen- oder BäuerInnenfortbildung, Arbeit mit Schulen oder Volkshochschulen, für sie ist wichtig, dass die Menschen sich selbst mit der Thematik

104 Holundersträucher

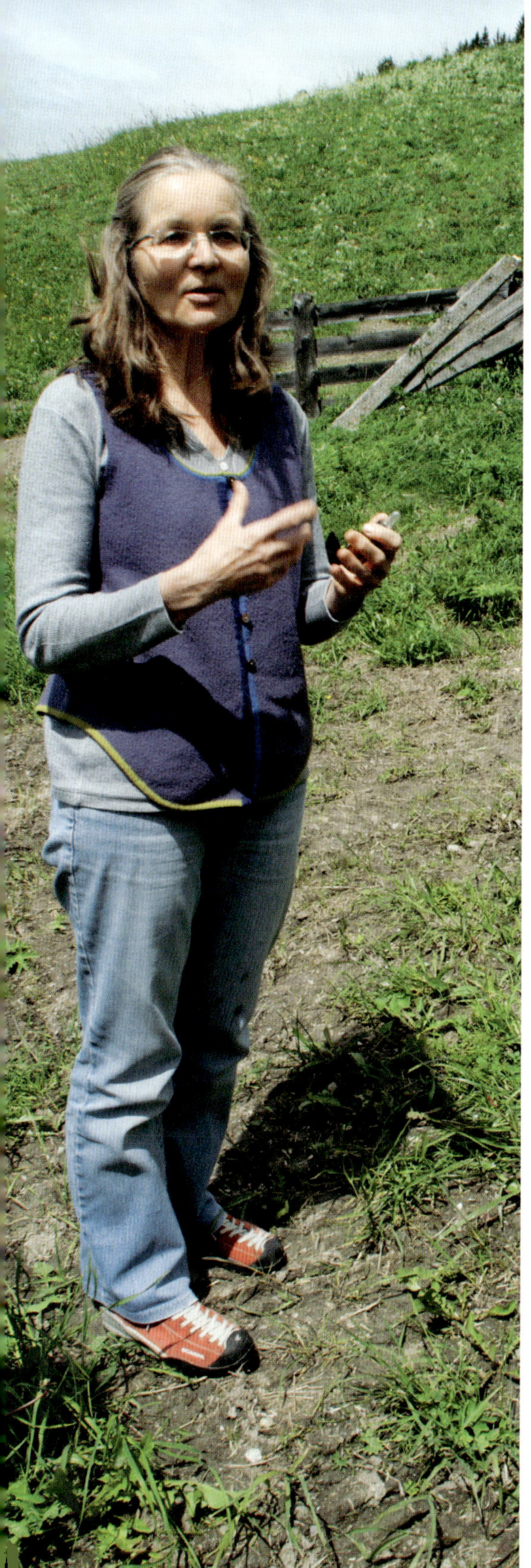

auseinandersetzen. „Ich verkaufe nichts, die Herstellung von Tees, Salben, Tinkturen und Essenzen, womöglich noch für Geld, bringt meiner Meinung nach nichts. Zum einen darf ich das gar nicht – was ein Thema für sich ist –, aber zum anderen ist es die Befindlichkeitsstörung des Menschen, nicht meine. Ich möchte nicht sagen, was er braucht."
Sie erklärt: Wenn jemand mir seine Problematik erzählt, gebe ich ihm den Impuls, indem ich mit ihm zu der Pflanze gehe und ihm sage, was er machen kann. Ich mache nichts für ihn, nicht einmal, wenn er mir 100.000 Euro zahlen würde. Wenn es dem Menschen wichtig ist, macht er selbst eine Salbe, eine Tinktur oder eine Essenz. Was weiß ich, was der braucht? Ich habe ja nicht das Problem. Das weiß er selbst am besten. Darum sind Kurse so schön, ich kann aufzeigen und mich dann wieder frei mit anderen Sachen beschäftigen."

Ein Grund mehr, warum sie das so handhabt, ist der: „Die Natur gehört allen und wenn wir sie erhalten wollen, müssen wir alle einen Beitrag leisten. Wenn die Menschen merken, was alles aus ihr herauszuholen ist, haben sie viel mehr Motivation, sie zu erhalten. Die Menschen bekommen einen ganz anderen Zugang. Wenn ihnen einmal eine Pflanze geholfen hat, werden sie sie ihr Leben lang nicht vergessen."

Skeptisch gegenüber dem Kauf

Maria plädiert für Prävention. „Wenn der Mensch ein Leiden hat, startet sofort ein Kampf zwischen Schulmedizin und Alternativmedizin und in diesem muss er sich zurechtfinden. Ich möchte mich da heraushalten. Die Medizin ist gut in vielen Sachen, die Pflanzenheilkunde kann auch sehr viel bewirken."
Prävention fängt für sie schon in der Kindheit an. „Die Erwachsenen führen die

Kinder nicht mehr zur Pflanze hin, schauen sie nicht zusammen an, lassen sie nicht riechen und kosten. Es fehlt die Zeit und die Notwendigkeit dafür, schließlich kann man alles kaufen. Ich frage mich oft, ob diese Sachen überhaupt noch eine Wirkung haben. Alles wird extrahiert oder tiefgefroren, ist da noch etwas Lebendiges dabei?" Sie ist überzeugt, dass die Heilkräfte an einen noch lebenden Organismus gebunden sein müssen, um wirken zu können. „Kindern erkläre ich das oft an einem Beispiel: Wenn wir einen Apfel und eine – wenn auch biologische – Apfelmarmelade eingraben, was passiert dann? Jedes Kind versteht, dass aus dem Apfel ein Apfelbaum wächst, aber die Apfelmarmelade tot ist."

Für sie gibt es das Lebendige auch im Herbst und Winter. „Im Herbst entwickeln sich die Knospen, die sind Astronautennahrung. Wir brauchen von den Wildkräutern nur kleine Mengen zu uns zu nehmen. Die Natur ist perfekt eingerichtet. Das Vitamin C in der Hagebutte bleibt bei der Lagerung erhalten, auch wenn es noch so kalt ist. Die Zweige von Tannen und Fichten sind voll von Vitamin C. Ich grabe den Grünkohl sogar noch unterm Schnee aus, der kann bis zu -15 Grad aushalten. Natürlich ist der Winter karg, aber verhungert bin ich noch nie."
Maria ist sicher, dass hauptsächlich Wildpflanzen eine Heilwirkung haben. „Wir essen viel zu viel gezüchtete Sachen. Damit hängen wahrscheinlich auch unsere Entgleisungen und diese ganzen Wucherungen zusammen. Menschen nehmen zu wenig von der ursprünglichen Ordnungskraft der Wildpflanzen auf."

Das Dilemma heute beschreibt sie mit den Worten von Jean-Jacques Rousseau (1712–1778), dessen Ruf „Zurück zur Natur" seinerzeit viele folgten. Er meinte: „Alle wollen zurück zur Natur, aber niemand zu Fuß." Maria meint entschieden: „Ich glaube nicht an gekaufte Spiritualität und Esoterik. Ich kann mich auch täuschen, aber das sind meine Erkenntnisse." So kann sie wenig damit anfangen, wenn ihr die Leute erzählen, was sie alles kaufen. „Ich denke nicht, dass man die Gesundheit in einem Packtl[105] oder mit einem Gerät kaufen kann. Dabei wäre alles so einfach: Man stellt ein Wasser in die Sonne, dreht den Holzlöffel darin ein paar Mal um, legt ein paar Blüten auf. Da sind so viele Biophotonen drinnen, da braucht es kein Gerät."

105 kleines Paket

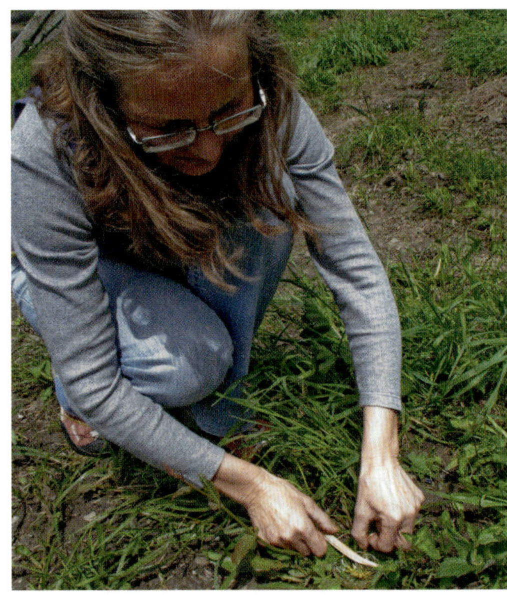

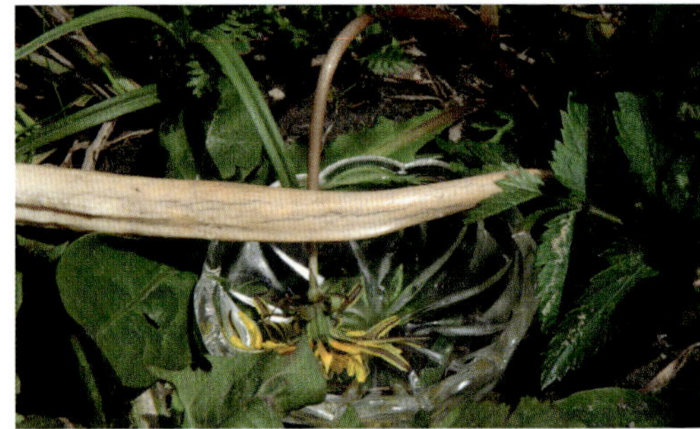

„Beim Löwenzahn drängt die gelbe, strahlende Blüte zum Leben. Wie er den Asphalt sprengt, zeugt von Lebenskraft. Er kommt mit Übersäuerung und Überdüngung zurecht und überlebt als Einziger auf den Wiesen von heute. Der Löwenzahn ist mir eine Hilfe, wenn ich mich schwach fühle oder wenn ich das Gefühl habe, ich kann mich nicht durchsetzen und nicht erwehren."

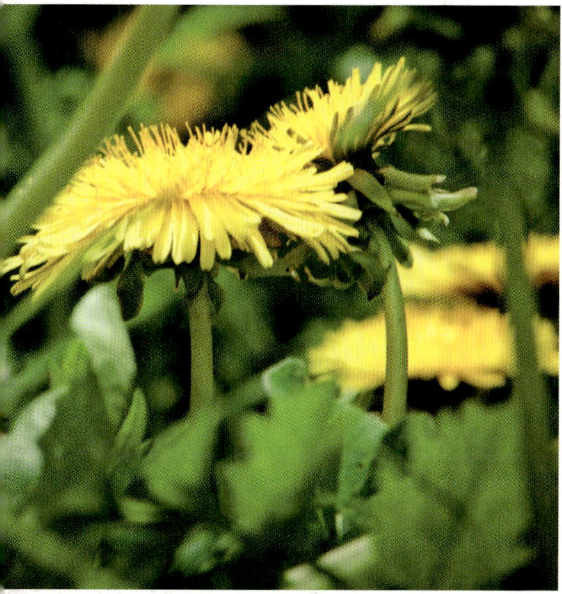

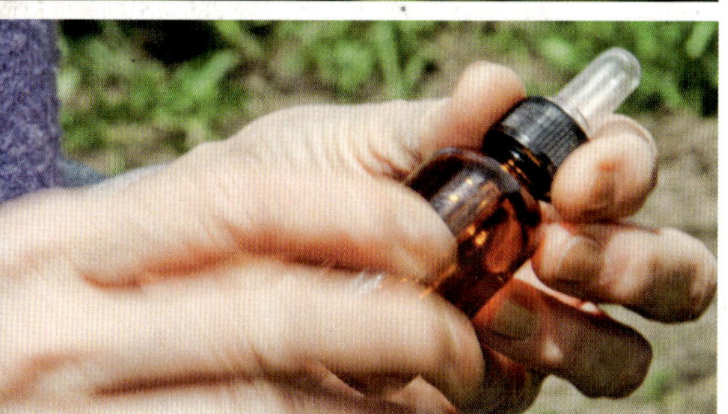

DER LÖWENZAHN

Marias Tipp

wissenschaftlicher Name:
Taraxacum officinale

volkstümliche Namen:
Fackenblume, Kuhblume

verwendete Pflanzenteile:
Blätter, Blüten, Wurzel

Vorkommen:
auf Wiesen und Weiden, in Menschennähe

Sammelzeit:
Blätter und Blüten: Frühling, Wurzel: Frühling oder Frühherbst

Die Löwenzahnessenz

Zutaten für 15 Gläser zu 220 g:

- 1 Löwenzahn-Blüte, nicht pflücken sondern stehen lassen
- 1 kleine Schüssel mit gutem Quellwasser möglichst aus der Nähe des Löwenzahns
- Brandy, gleiche Menge wie Wasser
- 1 Fläschchen aus blauem oder braunem Glas

An einem sonnigen Tag, an dem die Kräfte des Löwenzahn am stärksten sind, in der Natur einen Löwenzahn aussuchen. Laut Maria sucht sich jeder Mensch den Löwenzahn genau da, wo er ihm am meisten entspricht, ob nun in einer Mauerrille oder auf einer Wiese.
Eine kleine Schüssel mit Wasser füllen, neben den Löwenzahn auf die Erde stellen und die Blüte vorsichtig ins Wasser tauchen. Wenn sie nicht von selbst im Wasser bleibt, vorsichtig mit einem Holzstöckchen beschweren, ohne die Pflanze zu verletzen.
Die Blüte 5–6 Stunden im Wasser lassen, ohne dass ein Schatten darauf fällt.
Das Wasser übernimmt die Information des Löwenzahns. Laut Maria wird dabei nicht „in das Feinstoffliche eingegriffen" und trotzdem kann man sich holen, was man braucht. Schüssel und Blüte sollten nur mit den eigenen Händen berührt werden. In das Fläschchen abfüllen und Brandy dazugeben.

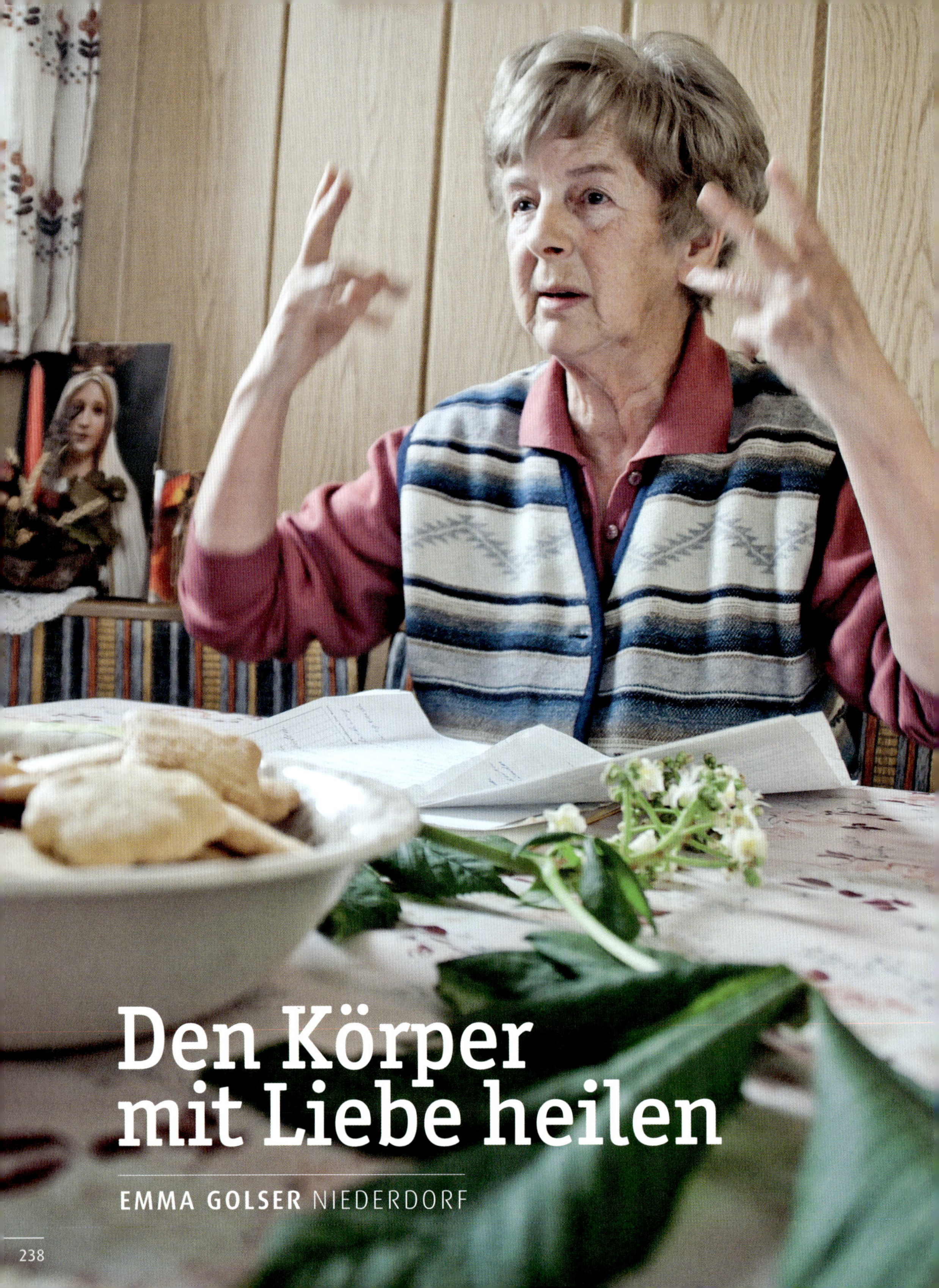

Den Körper mit Liebe heilen

EMMA GOLSER NIEDERDORF

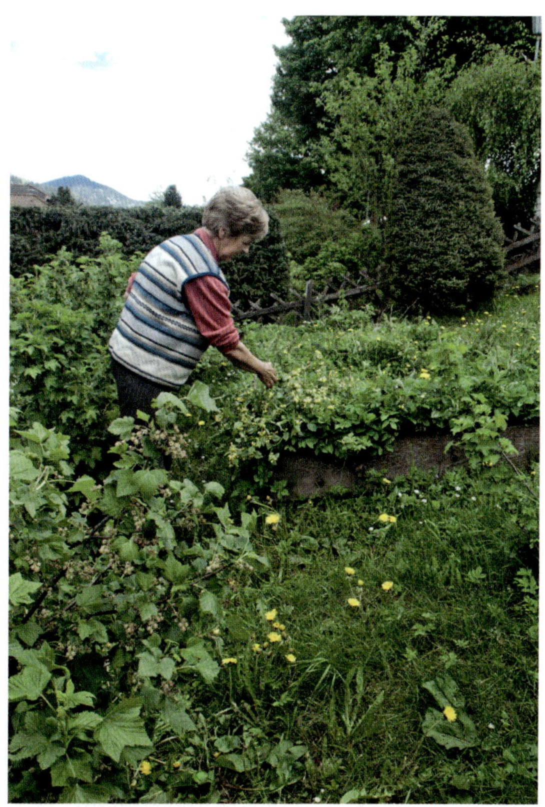

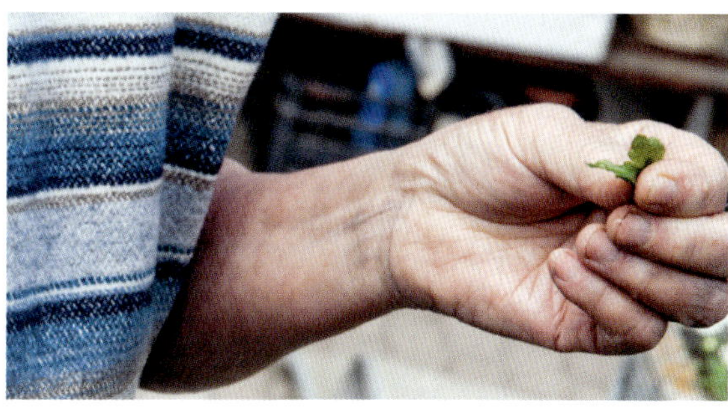

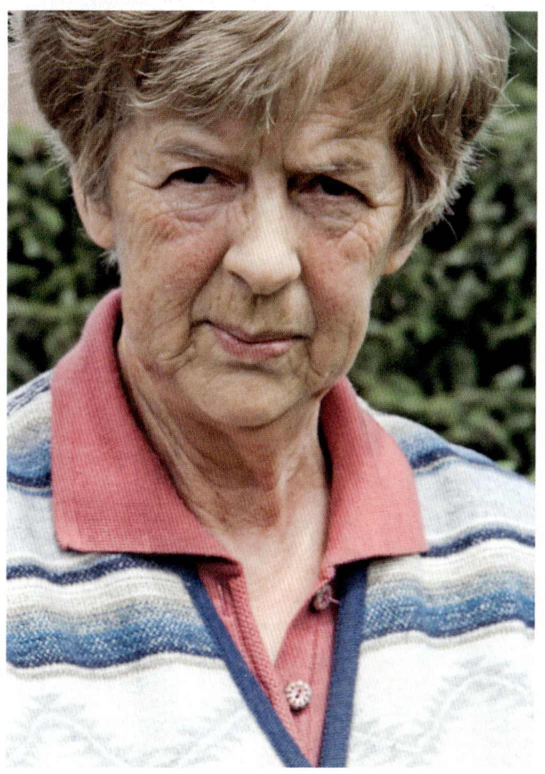

„Wenn man eine Aufgabe bekommt, muss man sie erfüllen. Gott hat uns die Natur gegeben, unsere Natur. Wir brauchen nicht alles von überallher zu nehmen … Wir müssen nur die Kräuter von hier nehmen. Die lässt er uns ja wachsen. Oft denke ich mir: Ist das möglich, dass der Mensch einfach nichts davon nimmt?“

Emma Golser

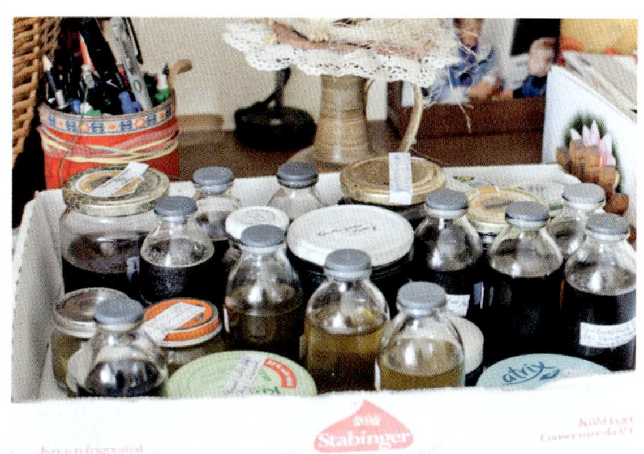

Emma begrüßt uns und führt uns sofort in die Küche. Wir sehen schon die Kräuter aus den Kartons hervorquellen, die sie zum Trocknen oberhalb der Küchenmöbel hingelegt hat. „Sie müssen mir sagen, wenn ich zu viel rede“, meint sie. Das klingt nicht etwa unsicher, sondern vielmehr so, als ob sie bereit ist, nur das zu erzählen, was wir wissen möchten, nicht mehr, aber auch nicht weniger.

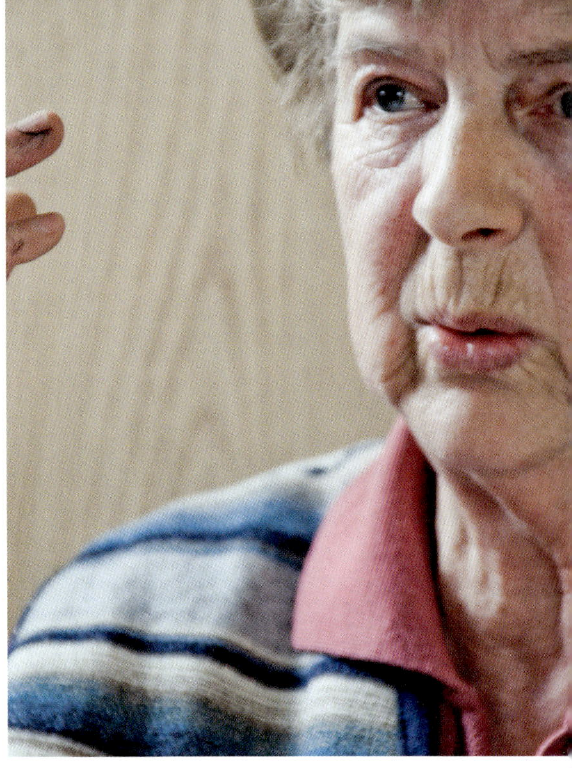

Die Mama und die Schlenzkuren

Emmas Eltern hatten neun Kinder und vier waren schon da, als ihr Vater in den Krieg einrücken musste. „Er durfte nur noch ein wenig daheim bleiben, bis ich auf der Welt war“, erzählt Emma. Diese Zeit war sehr entbehrungsreich, aber die Mutter hatte Arbeit in einem Gasthaus gefunden, und zwar im Gasthaus Bad Winkel, „wo sie die großen Bäder bei den Wasserfällen hatten.“

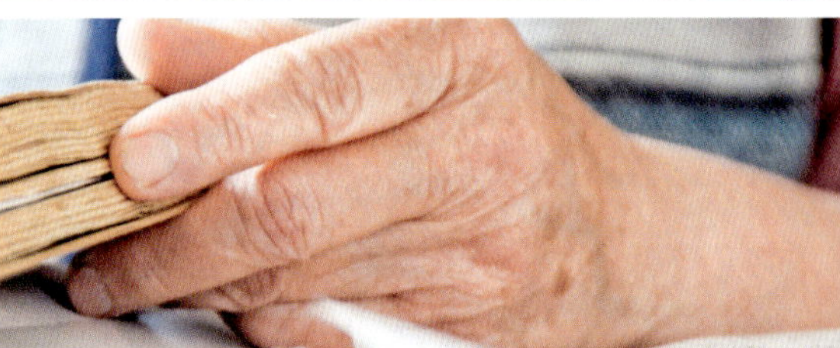

Emma erinnert sich: „Die Schlenz waren ein Apothekerehepaar aus Österreich. Maria Schlenz war eine Kneipp-Anhängerin, doch mit dem kalten Wasser kam sie nicht zurecht. Da hat sie die Schlenzkur erfunden.“ Teil der Schlenzkur ist, bei bestimmten Beschwerden ein künstliches Fieber zu erzeugen. Emma bringt es auf den Punkt: „Fieber ist die Waffe der Natur und wird mit den warmen Kräuterbädern unterstützt. Schon die alten Griechen sagten: ‚Gebt mir die Macht, künstliches Fieber zu erzeugen und ich heile jede Krankheit.‘ Frau Schlenz hat auch entdeckt, dass das Fieber entgiftet, als sie einmal vergessen hat, das Bad eines Kranken auszulassen. Da ist eine weiße Schicht oben liegen geblieben. Die hat sie in einem Labor untersuchen lassen und bestätigt bekommen, dass das alles Gifte und Eiter waren.“

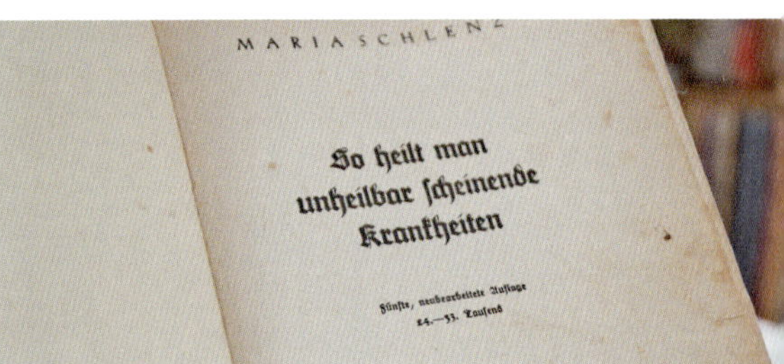

Sie zeigt uns ein altes Buch von Maria Schlenz aus dem Jahre 1934 mit dem Titel

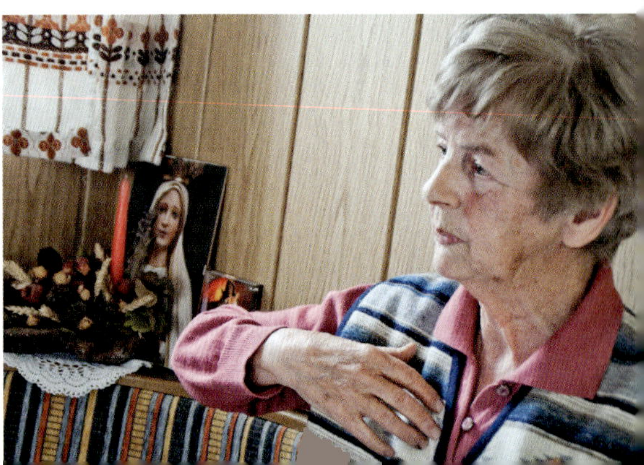

EMMA

Emma Mühlbichler, verheiratete Golser, geboren am 28.10.1943 in Sand in Taufers/Kematen

Ort:
Niederdorf (Pustertal)

Arbeit:
Hausfrau und Mutter

Berufung:
Kräuter, Gottes Gabe der Natur, den Menschen wieder nahe bringen

Sonstiges:
hat von der Mutter Schlenzkuren und Kräuterwissen gelernt

So heilt man unheilbar scheinende Krankheiten. Schon damals war dieses Buch im Verlag Felizian Rauch, Innsbruck/Leipzig in fünfter Auflage erschienen.
Frau Schlenz kam mit Ärzten, vor allem aus Deutschland, um im Bad Winkel die Kräuterbäder zu machen. „Die haben alles aufgeschrieben, was damit geheilt wurde. Die Mama musste die ganzen Bäder vorbereiten und mit der Frau Schlenz zusammenarbeiten. Wir Kinder haben geholfen, im Wald die Kräuter zu sammeln."

Die Schlenzkur

Bei der Schlenzkur, einem Überwärmungsbad, hat das Badewannenwasser mindestens 37 Grad Celsius, wie die Körpertemperatur. Laut Emma soll bei 38 Grad Fieber auch das Wasser 38 Grad haben. Die Behandlung geht dann folgendermaßen vor sich: „Eine Stunde soll man baden und eine Stunde schwitzen. Am besten ist eine Holzbadewanne, ein Zuber, wie wir ihn in der Kindheit hatten, denn das Holz hält länger warm. Ins Bad wird auch ein Sack Kräuter getan und mit der Gießkanne immer wieder aufgegossen, damit die Wassertemperatur gleichbleibt." Nach dem Bad ist es wichtig, dass die betreffende Person bis zum Mund eingewickelt wird und durch einen Strohhalm Tee trinkt. „Nach dem Bad ist das Nachschwitzen wichtig, dann den Körper mit Essigwasser abreiben und ins Bett gehen. So steigt das Fieber und die Gifte können ausgeschwitzt werden. Am nächsten Tag wird das nochmals gemacht, und zwar mit angenehm warmer Körpertemperatur."

Schlussendlich wurden die Schlenzkuren im Gasthaus eingestellt, weil sie viel zu viel Arbeit verursachten, doch die Kuren selbst sind heute noch als Hausmittel bekannt und werden sogar von der Schulmedizin bei rheumatischen Erkrankungen empfohlen. Für Menschen mit Herz-Kreislauf-Problemen sind sie nicht geeignet. Emma meint dazu: „Wichtig ist für alle, die Bäder nicht alleine vorzunehmen, denn das heiße Wasser kann zu Schwächen führen."

Vater mit Schlenzkur geheilt

Ihre Mama wurde selbst eine Anhängerin der Schlenzkuren. Als ihr Vater schließlich aus dem Krieg zurückkam, war er für „unheilbar krank" erklärt worden. Ihm wurde prophezeit, er hätte nur noch drei Wochen zu leben. „Mama hat ihn mit der Schlenzkur und mit Kräuterumschlägen wieder gesund gemacht. Der ist noch ewig in den Wald gegangen", erzählt Maria. „Dort hat er sich oft große Wunden geholt, aber wir sind mit ihm nie zum Doktor gegangen. Damals gab es kein Auto und der nächste Doktor war in Bruneck, wir mussten uns selbst zu helfen wissen."

Die Mama badete stets alle Kinder im Zuber und machte Schlenzkuren mit ihnen. „Hinter unserem Haus begann gleich der Wald", erinnert sich Maria. „Da haben wir die Kräuter zusammengetan. Alles, was dort gewachsen ist, aber auch die Ästchen und Blätter von den Fichten und Tannen." Für das Bad

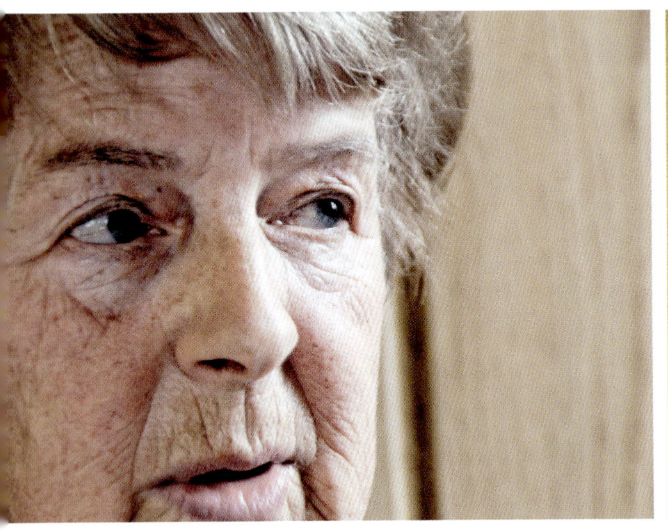
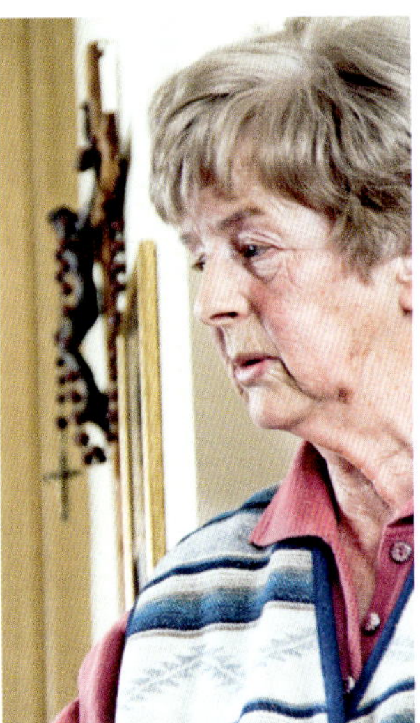
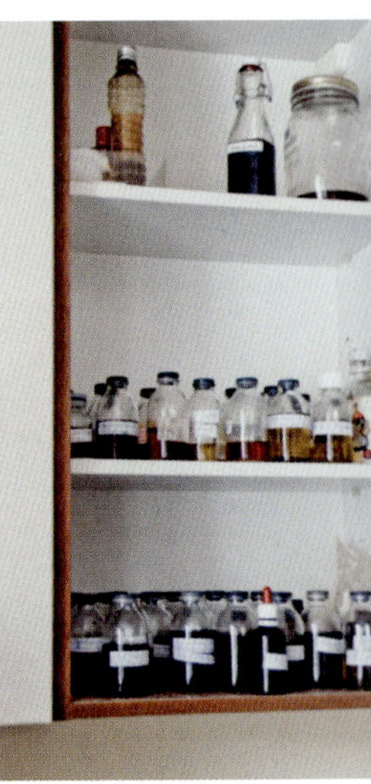

haben sie auch aus dem Stall das, was sie für die Bäder brauchten, von den Heuballen genommen. „Da waren die Kräuter dabei. Das Heu war damals nicht gedüngt."

Laut Emma ist es nicht wichtig, welche Kräuter für die Bäder verwendet werden. „Einfach aufpassen, dass keine giftigen dabei sind. Ich habe immer viel Brennnessel dabei, ansonsten sammle ich, was mir am Weg unterkommt." Das hat früher immer geholfen und sie führt es so fort – und hält damit stärker an der Tradition ihrer Mutter fest als ihre Geschwister. Von ihnen teilen nur zwei Emmas Interesse. „Die Schwester, die einen Hof am Berg hat, lässt auf ihrem Grund nichts düngen, da können wir viele Kräuter sammeln. Und mein Bruder ist Jagdaufseher und viel in den Bergen. Er sammelt mir dort das Isländisch Moos."

Zwei verschiedene Welten

In ihrer Jugend wandelte Emma auf den Spuren ihrer Mutter, leistete quer durch Südtirol Saisonarbeit. Mit 31 heiratete sie einen Krankenpfleger, der heute in Pension ist und mit dem sie nach Niederdorf zog. Emma zog daheim ihre zwei Buben groß und hat heute zwei Enkelsöhne.

„Mein Mann und ich haben total verschiedene Ansichten. Er hatte Angst, dass ich mit meinen Methoden oft mehr anrichte als Gutes tue. Er wollte es mir abgewöhnen", erzählt sie. „Auch ich habe früher gemeint, man geht ins Spital, bekommt eine Tablette und das passt dann. Mein Mann ist auch immer mit der Tasche voll Zäpfchen und Tabletten nach Hause gekommen, aber meine Kinder lehnten das ab. Beide haben sie Antibiotika nicht vertragen und von gekauften Salben Hautausschläge bekommen. Da habe ich mir gedacht, dass da etwas nicht stimmt, und begonnen, selbst wieder intensiv Kräuter zu sammeln." Seither stellt sie Öle, Salben, Tinkturen und Tees für den Hausgebrauch her.

Sie selbst hatte einmal eine Lungenentzündung mit hohem Fieber und Schmerzen, sodass sie nicht mehr schlafen konnte. „Ich trank drei bis vier Liter Brennnesseltee über den Tag verteilt und als ich nach drei Tagen zum Doktor kam, war er erstaunt, wie ich es ohne Antibiotika geschafft habe, die Lungenentzündung zum Abklingen zu bringen."
Ihr erster Griff bei Notfällen waren immer die Kräuter. „Mein Sohn hatte einen Radunfall und war im ganzen Gesicht blutig, hatte

die Nase verschoben und nicht mehr aus den Augen raus gesehen. Ich gab ihm mit einem Strohhalm meine Tees zu trinken und habe sein Gesicht mit Zinnkrauttee, Ringelblumen- und Schöllkrautsalbe betupft. Nach einer Woche war er gut verheilt und heute kennt man nichts mehr."

Fortan behandelte Emma ihre Kinder in erster Linie mit den Kuren und dem Kräuterwissen, die ihre Mutter sie gelehrt hatte. „Ich habe auch viele Bücher gelesen und immer für mich alles aufgeschrieben." Schließlich fingen die Leute an, sie zu fragen, wie sie das macht. „Ich zeige es ihnen. Ich selbst verkaufe nichts, darf ich ja nicht, da bekomme ich Schwierigkeiten. Mich hat schon der Doktor gerügt, dass ich ihm die Arbeit wegnehme", fügt sie scherzend hinzu. „Nein, ich sammle alles für mich, einfach, weil es wächst."

Hausapotheke, Kräuterkeller und Garten

Die Hausapotheke von Emma ist groß. Sie öffnet die Kästen und zeigt sie uns: Sirupe mit Weißdorn, Löwenzahn und Isländisch Moos springen uns ins Auge. „Die nehme ich auch als Brotaufstriche und gebe sie in meinen Tee."
Fichten- und Hagebuttenhonig reihen sich neben der Brennnesseltinktur. „Die ist gut bei Haarausfall. Mein Mann hatte schon fast eine Glatze, heute hat er ganz normale, dicke Haare. Meine Mutter hat uns allen mit Brennnesseltee die Haare gewaschen, wir haben alle gesunde und dicke."
Während sie uns ihre Salben, Öle und Tinkturen zeigt, meint sie: „Für den Rücken sollte man keinen Schnaps zum Einreiben verwenden, der ist zu scharf und für die Nieren meist zu kalt. Ein Öl oder eine Salbe ist viel besser. Die sollte man mit Watte leicht auflegen, statt sie einzureiben." Emma – einmal in Fahrt – gibt gerne einen Tipp nach dem anderen. „Überhaupt: Schnaps sollte meiner Meinung nach nicht mit dem hochprozentigen Alkohol aus der Apotheke angesetzt werden. Und für die Mittel, die eingenommen werden, wie zum Beispiel Schwedenbitter, verwende ich lieber einen Obstler."

Emma führt uns in ihr „Kräuterlager" im Parterre; ein kleiner Kellerraum, bestehend aus einem Regal voll mit Kartons, in denen sie die gesammelten Kräuter trocknet und

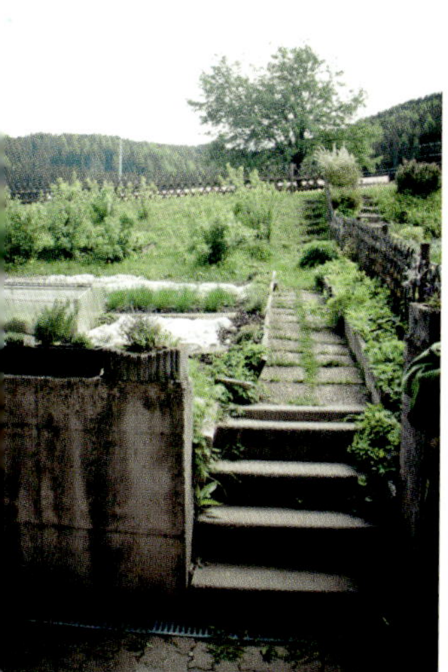

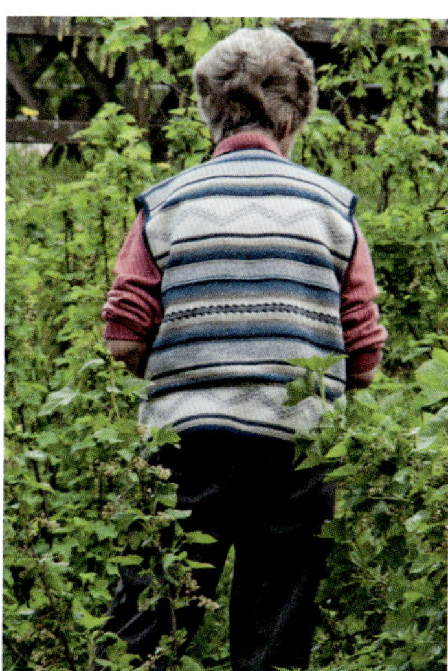

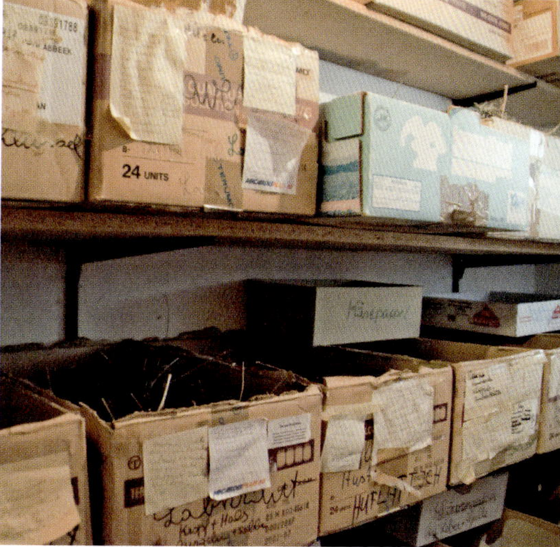

aufbewahrt. „Hier habe ich das Labkraut. Das verwende ich gegen Halsweh. Ach ja, und hier habe ich die Weidenröschen, die sind zusammen mit Zinnkraut, Brennnessel und Goldrute meine bevorzugten Mittel gegen Blasen- und Nierenbeschwerden." Dann zeigt sie uns einen besonders großen Karton am Boden: „Da gebe ich die alten Kräuter vom letzten Jahr hinein. Mit diesem Schneidegerät zerkleinere ich sie. Zwei Hände davon gieße ich in einem Kübel auf, wenn ich sie brauche, und mache damit Kräuterbäder – oder ich gebe sie in einen Strumpf", führt sie uns vor, „auf den ich das heiße Wasser des Bades fließen lasse."

Anschließend gehen wir in ihren Garten. „Ich bin gegen diese schönen Rasen, bei denen alles wegeschnitten wird. In meinem Garten können die Kräuter wachsen und das, was viel wächst, muss man nehmen."

Emmas Einstellung

Emma hat sich vorbereitet. Sie liest uns aus Schriften vor, die sie in den letzten Jahrzehnten für sich zusammengestellt hat: „Heile deinen Körper nicht mit Radikalkuren, sondern mit Liebe. Tust du deinem Körper Gewalt an, so wird er mit Gewalt zurückschlagen."
Für sie ist heute der „Missbrauch von Medikamenten" ein großes Problem. Sie liest vor: „Für jede Krankheit gibt es eine Tablette. Man hat sie immer griffbereit in der Tasche. Wenn der Magen brennt, weil das Essen nicht bekommt, nimmt man schnell eine und schluckt sie, weitere Tabletten für die Schmerzen in den Gelenken, die Schlaftablette, die Pille, bei Depressionen Antidepressiva ... Die Leber und die Nieren scheiden das nicht mehr aus. Da wird der Mensch langsam aber sicher vergiftet und niemand fragt warum."

Bezüglich der Kräuter meint sie: „Wenn man eine Aufgabe bekommt, muss man sie erfüllen. Gott hat uns die Natur gegeben, unsere Natur. Wir brauchen nicht alles von überallher zu nehmen ... Wir müssen nur die Kräuter von hier nehmen. Die lässt er uns ja wachsen. Oft denke ich mir: Ist das möglich, dass der Mensch einfach nichts davon nimmt?"

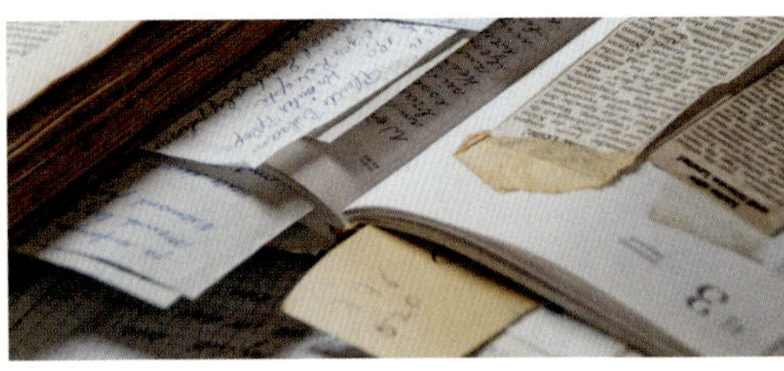

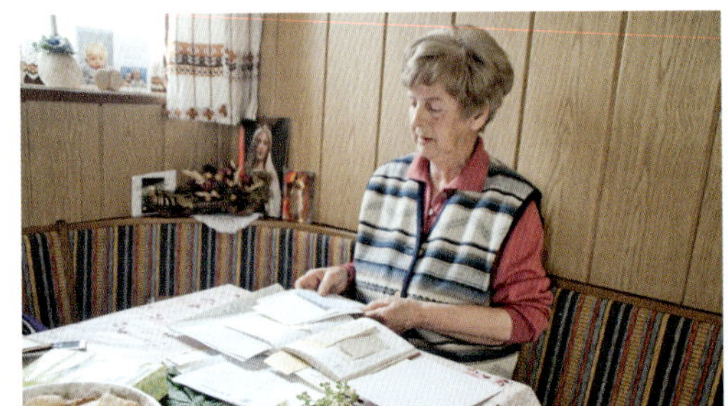

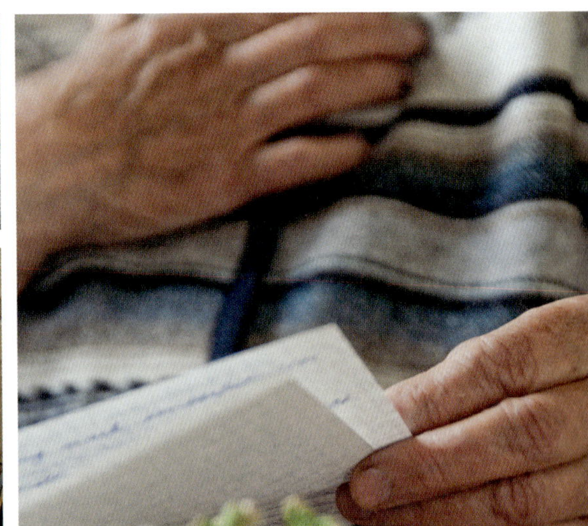

DAS SCHÖLLKRAUT

wissenschaftlicher Name:
Chelidonium majus

volkstümliche Namen:
Warzenkraut

verwendete Pflanzenteile:
das blühende Kraut

Vorkommen:
an fast allen Orten

Sammelzeit:
Mai bis Juli

Schöllkrautsalbe

Zutaten:

- 1 Handvoll frisches Schöllkraut
- 250 ml Olivenöl
- 2 Esslöffel Sesam
- ca. 25 g Bienenwachs

Das Schöllkraut im Frühling sammeln, wenn es blüht. Das Kraut kleinschneiden und in Olivenöl zusammen mit Sesam in einem verschließbaren Glas eine Woche lang ansetzen. Dabei ist darauf zu achten, dass das Kraut immer mit Öl bedeckt ist. Damit es oben nicht zu schimmeln anfängt, das Glas immer wieder umdrehen.Bienenwachs dazugeben und erwärmen, bis es zergeht.

„Der Pflanze wird nachgesagt, dass sie leicht giftig ist und darum im Tee nicht verwendet werden soll, aber im Öl und in der Salbe, da ist sie einfach gut. Meine Familie und ich nehmen die Salbe bei Ausschlägen, Pigmentflecken und Warzen. Das Öl wird zum Einreiben der Hautklüfte verwendet, ich trage es auf und wasche es dann wieder ab."

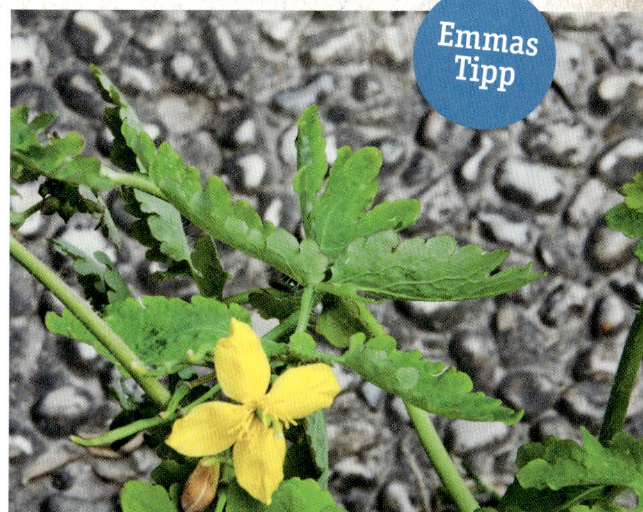

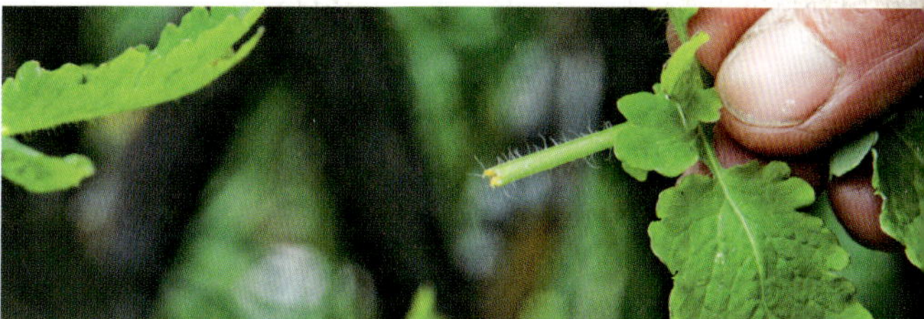

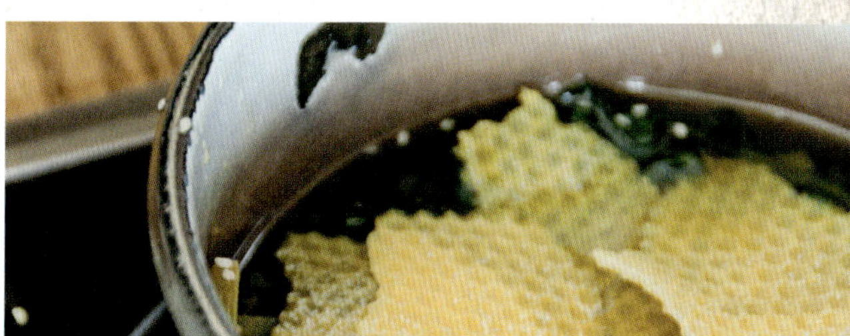

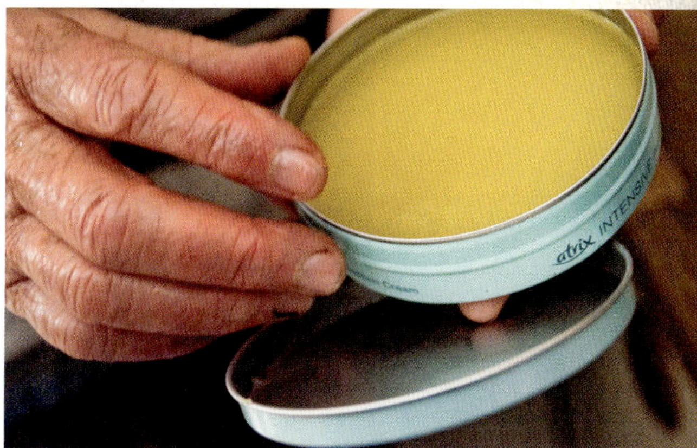

Glossar

Abraham, Heinrich: geboren1946 in Neumarkt (Südtirol), diplomierter Kräuterfachmann und Berater für Heil- und Gewürzpflanzen, Mitarbeiter des Land- und Forstwirtschaftlichen Versuchszentrums Laimburg sowie Buchautor.

Aschenbrenner, Eva: geboren 1924 in Deutschland, Buchautorin, die mehrere Bücher zur Volksheilkunde geschrieben hat, insbesondere zu den Kräutern und noch einmal mehr Wildkräutern.

Bader, Marlis: geboren 1966 in Deutschand, Buchautorin und Seminarleiterin mit Schwerpunkt Heilkräuterkunde sowie Heil- und Räucherkräuter und deren energetische Wirkung (www.marlis-bader.de).

Biologisches Erntefest im Vinzentinum: Alljährlich jeden ersten Sonntag im Oktober stattfindender Markt mit biologischen Produkten, biologischem Essen und Kinderunterhaltung im Vinzentinum Brixen. In den ersten Jahren fand der Markt in Neustift statt. Eine Zusammenarbeit zwischen der Südtiroler Gesellschaft für Gesundheitsförderung, Bioland Südtirol und dem Bund Alternativer Anbauer. Weitere Informationen unter: www.biosuedtirol.it.

Fostini, Alberto: geboren 1953 in Brixen, ehemaliger Forstinspektor, der sich als „Praktizierender mit Naturheilverfahren, Naturmensch, Pensionist und nun Schriftsteller" bezeichnet, Ideator und Mitarbeiter des Kräutergartens der Umweltgruppe Kaltern. Autor des Buches *Entdecke das Leben neu. Einfach natürlich.* Trient: Edizione Reverdito (collana benessere), 2011.

Galenische Zubereitungen: Von Apotheken selbst zubereitete Medikamente wie Salben, Teezubereitungen, Kapseln u.v.m.

Ganzheitliche Medizin: Heilmethoden, die die Natur und den kranken Menschen in umfassenden Zusammenhängen betrachten und behandeln: seelisch, geistig und leiblich sowie in Zusammenhang der Lebens- und Familiengeschichte.

Heistinger, Andrea: geboren 1974 in Österreich, Agrarwissenschafterin, Gärtnerin und Buchautorin mit Schwerpunkt Saatgutvermehrung, Kulturpflanzengeschichte und biologischer Gartenbau (www.kulturpflanzenkonzepte.at).

Hermann-Josef Weidinger: siehe Einleitung S. 22 ff.

Homöopathie: siehe Einleitung S. 21 ff.

Kastelruther Bauernmarkt: Bauernmarkt, der in den Sommermonaten jeden Freitag in Kastelruth stattfindet und bei dem einheimische Betriebe ihre Erzeugnisse anbieten. Der Bauernmarkt wurde im Juli 1992 ins Leben gerufen und ist damit der älteste Bauernmarkt von ganz Südtirol. Weitere Informationen unter: www.seiseralm-schlerngebiet.com.

Kneippkuren: Medizinische Maßnahmen, die in der Regel über eine Zeitdauer von drei bis vier Wochen durchgeführt werden und die fünf Elemente der Kneipp-Therapie beinhalten: Wasseranwendungen, Kräuteranwendungen, Vollwertkost, Bewegungstherapie und eine gesunde Lebensführung.

Komplementäre Heilkunde: Heilmethoden, die sich als Alternative oder Ergänzung zu wissenschaftlich begründeten Behandlungsmethoden wie der Schulmedizin verstehen.

Lörget: Harz der Lärchen.

Lutwerga: dick eingekochtes Fruchtmus.

Madejsky, Margret: geboren 1966 in Deutschland, Naturheilpraktikerin für Frauenheilkunde mit eigener Praxis sowie Fortbildungsdozentin und Buchautorin mit Schwerpunkt Kräuterheilkunde, traditionelle abendländische Medizin und Frauenheilkunde (www.margret-madejsky.de).

Messner, Gertrude: geboren 1963 in Tirol, Biobäuerin, Kräuterfachfrau, Autorin mehrerer Bücher zu Heil- und Pflanzenkunde.

Mondkalender: Viele Kräuteranbauerinnen richten sich bei ihrer Arbeit nach dem Mond.
So gibt es Bäuerinnen, welche sich nach dem Mondkalender nach Maria Thun halten, andere nach dem Mondkalender von Paungger und Poppe.
Beide Kalender kennzeichnen die Tage mit herrschenden Sternbildern bzw. Tierkreiszeichen. Je nachdem, welches „Zeichen" der Tag hat, werden Blatt-, Blüten-, Frucht- oder Wurzel-Pflanzen ausgesät, gepflanzt und bearbeitet.
Beide Kalender bezeichnen die Tage unterschiedlich, da sich Thun an der indischen Astrologie, Paungger und Poppe an der westlichen Astrologie orientieren.

Moxen: Erwärmung von Akkupunkturpunkten am Körper durch glimmende Kräuterkegel oder -zigarren, erhitzte Nadeln oder Wärmepflaster.

Naturheilkunde: Verschiedene Heilmethoden, die sich in der Natur vorkommender Mittel oder Reize bedienen und die Selbstheilung des Leibes aktivieren.

Paracelsus: siehe Einleitung S. 16 ff.

Rippe, Olaf: geboren 1966 in Deutschland, Naturheilpraktiker mit eigener Praxis, Fortbildungsdozent und Buchautor mit Schwerpunkt Kräuterheilkunde, Heilkunde nach Paracelsus sowie Astrologischer Medizin (www.olaf-rippe.de).

Roschatt, Helene: geboren 1971 in Bozen, Co-Autorin von Hildegard Kreiter, Pädagogin, Heilmasseurin, Wellness- sowie Kneipp-Gesundheitstrainerin und Vorsitzende des Südtiroler Kneippverbandes (www.physiobalance.it).

Schüßler-Salze: Präparate mit verschiedenen Mineralsalzen in homöopathischer Dosierung. Die Therapie geht auf den homöopathischen Arzt Wilhelm Heinrich Schüßler (1821–1898) zurück und basiert auf der Annahme, dass Krankheiten durch Störungen des Mineralhaushalts der Körperzelle entstehen.

Schwitzer, Conny: 1975 geboren in Brixen (Südtirol), Ideatorin, Schulungsleiterin und Botschafterin des Silberquarzits und der Silberquarzit-Ursteinmassage (www.urstein.it).

Sebastian Kneipp: siehe Einleitung S. 22 ff.

Selbstversorgung: Sich mit den Lebensmitteln, die auf dem Hof hergestellt werden, selbst versorgen, auch bekannt als „Subsistenzwirtschaft".

Signaturenlehre: siehe Einleitung S. 18 ff.

Storl, Wolf Dieter: geboren 1942 in Deutschland, aufgewachsen in den USA, lebt seit 1988 im Allgäu. Ethnobotaniker, Kulturanthropologe und Buchautor mit Schwerpunkt Schamanismus und altes Kräuterwissen aus aller Welt (www.storl.de).

TIS Cluster Alpine Wellbeing: „Tis Innovation Park" ist ein von der Autonomen Provinz subventioniertes Zentrum, das die Innovation, Kooperation und Technologien in Südtirol fördert. Das Cluster Alpine Wellbeing setzt sich für nachhaltige Nutzung alpiner Ressourcen und authentischer Gesundheits-und Wohlfühlprodukte sowie Dienstleistungen ein und vernetzt Unternehmen in diesen Branchen. Weitere Informationen unter: www.tis.bz.it.

Traditionelle abendländische Medizin: Spektrum verschiedener Heilmethoden, welche vor der sogenannten „Schulmedizin" in Europa praktiziert wurden, z.B. europäischer Schamanismus, Wissen der weisen Frauen, ägyptischen Geheimlehren, Humoralmedizin der Antike, hermetisches Wissen des Paracelsus, Volksheilkunde, Heilkunde der Hildegard von Bingen, Homöopathie, anthroposophische Medizin.

Un-Kräutermarkt: Alljährlich zu Frühlingsbeginn stattfindender Markt mit Kräutern und Wildkräutern, Samen und verschiedenen anderen Produkten aus Kräutern. Der Markt wurde 2011 von der Kräuterpädagogin Priska Weger gegründeter. Weitere Informationen unter: www.schenna.com.

Ursteinmassage: Diese Massage mit dem Silberquarzit aus dem Pfitschtal ist von Conny Schwitzer, Anneres Ebenkofler und Sonja Gasser entwickelt worden. Es ist die erste energetische Behandlung aus dem Alpenraum, die die Schwingung des Silberquarzits entfaltet, in Kombination mit Klängen und dem Räuchern von Lärchenspänen, Bergwacholder und alpinen Räucherharzen. Weitere Informationen unter: www.urstein.it.

Vintschger Typenlehre: Typenlehre aus dem Vinschgau (Südtirol), die dem Erkennen und Interpretieren menschlicher Verhaltensweisen und Persönlichkeitsstrukturen dient. Die vier Typen sind Sonne, Sonnenfinsternis, Vollmond und Neumond, nach denen der Mensch über typische Eigenschaften verfügt, die bereits vor der Geburt in ihm angelegt sind. Die Lehre wurde von Großmutter zu Enkelin weitergegeben. Weitere Informationen unter: www.vintschger-typenlehre.com.

Vollwertkost: Ernährungskonzept mit Vollkornprodukten sowie frischen und behandelten Nahrungsmitteln.

Wiegele, Miriam: geboren 1946 in Österreich, Beraterin, Fortbildungsdozentin, Buchautorin und Gestalterin von Radiosendungen mit Schwerpunkt Kräuterheilkunde, Traditionelle Abendländische Medizin, Homöopathie, Anthroposophische Medizin sowie fernöstliche Heilsysteme. www.miriamwiegele.at.

WWOOF: World Wide Opportunities on Organic Farms; Organisation, die freiwillige Helfer auf Biobauernhöfen vermittelt. Weitere Informationen unter: www.wwoof-international.org.

Zobernig, Annemarie: geboren 1970 in Österreich, Seminarleiterin mit Schwerpunkt Räuchern, Trommeln und idiolektischem Gespräch (www.duftklang.at).

Literatur

Von den Kräuterfrauen publizierte Bücher

Kreiter, Hildegard und Roschatt, Helene: Kursbuch Kneipp: Der moderne Familienratgeber für Wasseranwendungen, Ernährung, Bewegung, Kräuterheilkunde. Wien: Kneipp Verlag, 2010.

Kreiter, Hildegard und Roschatt, Helene: Wenn's zwickt und zwackt. Einfache und hilfreiche Hausmittel für den Familienalltag. Bozen, 2008.

Mulser, Martha: „Die Geheimnisse aus meinem Kräutergarten". Brixen: Suedmedia, 2004.

Freundeskreis Treiner Rosa (Hg.): Das Kräuterbuch der Treiner, Rosa. Rezepte aus der Volksmedizin. Bozen, Edition Raetia, 2002.

Von den Kräuterfrauen empfohlene Literatur

Aschenbrenner, Eva: Die Kräuterapotheke Gottes. München: Goldmann Verlag, 2010.

Bader, Marlis: Räuchern mit heimischen Kräutern – Anwendung, Wirkung und Rituale im Jahreskreis. München: Goldmann Verlag, 2008.

Künzle, Johann: Das grosse Kräuterheilbuch. Olten/Freiburg i.Br., 1945/1967. Neu aufgelegt: Ostfildern: Patmos Verlag, 2006.

Madejsky, Margaret: Lexikon der Frauenheilkunde. Lexikon der Frauenkräuter: Inhaltsstoffe, Wirkungen, Signaturen und Anwendungen. Aarau: AT Verlag, 2008.

Maier, Marialuise: Die Kinderapotheke für Zuhause. Wirksame Selbsthilfe mit sanften Heilmitteln. Innsbruck: Löwenzahn Verlag, 2011.

Mayr, Christoph: Schnapsfibel: Kräutergeist für Gesunde und Kranke. Bozen: Athesia, 1985.

Messner, Gertrude: Kräuterhandbuch – altes Wissen neu entdecken, erkennen, sammeln, verarbeiten; Öle, Salben und Tinkturen. Innsbruck: Löwenzahn Verlag, 2004.

Niederegger, Oswald und Mayr, Christoph: Hausbuch der Südtiroler Heilkräuter – Gesundheit aus der Natur. Bozen: Athesia, 2005.

Niederkofler, Christl: Die Kraft der Kräuter – vom Umgang mit Heilpflanzen. Bozen: Athesia, 1999.

Plaikner, Franz und Mayr, Christoph: Hausbuch der Südtiroler Heilpflanzen. Bozen: Athesia, 1988.

Rippe, Olaf und Madejsky, Margaret: Die Kräuterheilkunde des Paracelsus. Aarau: AT-Verlag, 2006.

Schlenz, Maria: So heilt man unheilbar scheinende Krankheiten. Innsbruck/Leipzig: Verlag Felizian Rauch, 1934. Neu aufgelegt: Schlenz, Maria: Die Schlenzkur. Wie kann man unheilbar scheinende Krankheiten mit Erfolg behandeln? München: Kaffke-Verlag, 1981.

Treben, Maria: Gesundheit aus der Apotheke Gottes – Ratschläge und Erfahrungen mit Heilkräutern. Steyr: Ennsthaler Verlag, 1980.

Wachtler, Michael: Heilende Natur – die Kraft der Urpflanzen. Innichen: Dolomythos-Verlag, 2011.

Adressen

Nützliche Adressen
(in alphabetischer Reihenfolge)

Im Buch tauchen immer wieder Institutionen und Ausbildungszentren auf, die von den Südtiroler Kräuterfrauen erwähnt bzw. besucht wurden. Wir haben sie hier mit ihren Internetauftritten aufgelistet, für alle, die sich genauer darüber informieren möchten. Außerdem finden Sie hier auch die Internetadressen unserer Südtiroler Kräuterfrauen auf einem Blick.

Arche Noah – Verein zur Erhaltung der Kulturpflanzenvielfalt und ihrer Entwicklung www.arche-noah.at

Bioland Südtirol
www.bioland-suedtirol.it

Biologisches Landeslabor, Leifers
www.provinz.bz-it/umweltagentur

Blumenschule – Biologische Kräuter-Gärtnerei, Schongau/Bayern www.blumenschule.de

Bund Alternativer Anbauer, Südtirol
www.biosuedtirol.it

Ebenkofler, Anneres
www.moosmair.it

Fedrigotti Weissensteiner, Karin
www.umweltgruppe-kaltern.it

Frener, Rita
www.schmiedthof.com

Kneippbund Südtirol
www.kneipp.it

Kreiter, Hildegard
www.kreiterweiblein.info

Land- und Forstwirtschaftliches Versuchszentrum Laimburg, Pfatten www.laimburg.it

Marsoner Staffler, Zita
www.mariahilf.it

Mulser, Martha und Cornelia
www.pflegerhof.com

Schwienbacher, Franziska
www.winterschule-ulten.it

Schwienbacher Traudl
www.kraeuterreich.com

Somvi, Dora
www.somvi.eu

Südtiroler Bäuerinnen Organisation
www.baeuerinnen.it

Vereinigung Südtiroler Kräuteranbauer
www.malvae.com

xundgarten – Biologische Kräuter-Gärtnerei, St. Jakob/Leifers www.xundgarten.com

Zöggeler, Alexia Verena
www.landkraeuter.it
Blog: landkraeuter.wordpress.com

Ausbildungszentren:
(in alphabetischer Reihenfolge)

SÜDTIROL:
Bildungshaus Kloster Neustift, Brixen
www.kloster-neustift.it

Cusanus Akademie, Brixen
www.cusanus.bz.it

Fachschule für Obst-, Wein- und Gartenbau
www.fachschule-laimburg.it

Schloss Goldrain Bildung und Kultur, Latsch
www.schloss-goldrain.com

DEUTSCHLAND:
natura naturans, Arbeitsgemeinschaft für Traditionelle Abendländische Medizin, München
www.natura-naturans.de

ÖSTERREICH:
TEH – Verein Traditionelle Europäische Heilkunde, Salzburg
www.teh.at

TEM-Akademie, Traditionelle europäische Medizin, Oberösterreich
www.tem-akademie.at

ThoR-ZentruM für Gesundheitsvorsorge und Traditionelle Abendländische Methoden, Graz
www.thor-zentrum.at

Endnoten

1. Achmüller, 2012, S. 16.
2. siehe: http://www.uni-hildesheim.de/fb4/institute/biologie/anthropologie/medizin-der-goetter/heilsysteme/mesopotamien-und-aegypten/export.pdf; Stand 31.05.2013.
3. Rätsch, 1995, S. 53.
4. siehe: http://www.uni-hildesheim.de/fb4/institute/biologie/anthropologie/medizin-der-goetter/heilsysteme/mesopotamien-und-aegypten/export.pdf; Stand 31.05.2013.
5. siehe Achmüller, 2012, S. 29.
6. siehe: http://www.heilkraeuter.de/heiler/paracelsus.htm, Stand: 26.05.2013.
7. mit freundlicher Genehmigung von Rippe, Olaf: Heilen im Einklang mit den Sternen. Astromedizinische Therapiekonzepte bei Paracelsus. Zitat aus: http://www.naturanaturans.de/artikel/pdf/heilen_im_einklang_mit_den_sternen.pdf, Stand: 10.09.2013.
8. mit freundlicher Genehmigung von Rippe, Olaf; Madejsky, Margret: Die Kräuterkunde des Paracelsus. Baden, München: AT Verlag, 2006. S. 110f.
9. Madejsky, Margaret: Signaturenlehre – Urweg der Heilpflanzenerkenntnis. Zitat aus: http://www.natura-naturans.de/artikel/pdf/signaturenlehre_2003.pdf Stand: 10.09.2013.
10. siehe dazu auch: Rippe, Olaf; Madejsky, Margret: Die Kräuterkunde des Paracelsus. Baden, München: AT Verlag, 2006, S. 32.
11. Zitate von Kneipp: http://www.kneipp.de/de/kneipp_philosophie.html; Stand 28.05.2012.
12. Weidinger, 1988, S.113.
13. siehe: http://www.fr-online.de/wissenschaft/pharmafirma-erfolglos-kein-patent-auf-heilpflanzen,1472788,2976016.html; Stand: 28.05.2013.
14. siehe: http://blogs.taz.de/drogerie/2010/11/04/pharmalobby_kaempft_fuer_verbot_von_heilpflanzen/, Stand 28.05.2013.
15. siehe: http://www.zeitenschrift.com/magazin/69-Pharma-Diktatur-Verbot-von-Naturmedizin.ihtml; Stand 28.05.2013.
16. siehe ebenda.
17. siehe: http://www.baerbelmohr.de/online-magazin/9-gesundheitsartikel/206-was-ist-der-codex-alimentarius-wirklich.html; Stand: 28.05.2013.
18. siehe: http://www.zeitenschrift.com/magazin/69-Pharma-Diktatur-Verbot-von-Naturmedizin.ihtml; Stand 28.05.2013.
19. siehe: http://www.ilcambiamento.it/legislazione_ambientale/autoproduzione_fuorilegge_proposta_legge_ue.html; Stand: 28.05.2013.
20. Achterberg, Jeanne, 1993, S. 7.
21. Dieterich, Susanne, 2007, S. 7.
22. http://www.duden.de/rechtschreibung/Kraeuterfrau; Stand: 11.05.2013.
23. Steinlechner, 1998, S. 31. Die Autorin bezieht sich hier auf ein Zitat auf S. 28 des Buches von dem sibirischen Schamanenforscher Mühlmann, Wilhelm E.: Die Metamorphose der Frau – Weiblicher Schamanismus und Dichtung. Berlin 1984.
24. siehe Achterberg, 1993, S. 23–31.
25. Siehe Dieterich, 2007, S. 8–23; Achterberg, 1993 S. 45–51.
26. siehe Dieterich, 2007, S. 8–29; Achterberg, 1993, S. 52–57.
27. siehe Achterberg, 1993, S. 58–61.
28. siehe Dieterich, 2007, S. 9 und Achterberg, 1993, S. 62–72.
29. siehe Dieterich, S. 8 und S. 33–38 und ZDN: Volksmedizin in Tirol, 2001, S. 56.
30. siehe Steinlechner, 1998, S. 76–77 und Achterberg, 1993, S. 81–88.
31. siehe Steinlechner, 1998, S. 83–89; Rezeptsammlung im Internet siehe z.B.: http://www.hufelandschule.de/uploads/media/Hilde_Vortrag_Senden_Tag_der_offenen_Tuer.pdf; Stand: 11.05.2013.
32. siehe Achterberg, 1993, S. 94–108.
33. siehe Dieterich, S. 9.
34. ZDN: Volksmedizin in Tirol, 2001, S. 58.
35. siehe Sangalli, 1994, S. 239–258.
36. siehe Dieterich, S. 8–9 und Steinlechner, S. 99–101.
37. siehe: http://www.sciencemuseum.org.uk/broughttolife/people/janesharp.aspx; Stand:15.05.2013.
38. Zitat siehe: http://en.wikipedia.org/wiki/Gertrud_Ahlgren.
39. siehe Ambach, 2003, S. 70–73.
40. siehe Dieterich. S. 9–10.
41. Diese und folgende Zitate sind mit freundlicher Genehmigung übernommen von der Studie ZDN: Volksmedizin in Tirol, 2001, S. 45.
42. Matscher, 1958, S. 7.
43. ZDN: Volksmedizin in Tirol, 2001, S. 7–9.

44. Schlern, Heft 3, 2006, S. 24.

45. ZDN: Volksmedizin in Tirol, 2001, S. 6.

46. siehe Stoiber, 1994, S. 7–8.

47. Ambach, 2003, S. 122 und S. 136.

48. Zaunick, 1967, S. 74.

49. Diepgen, 1967, S. 222.

50. Diepgen, 1967, S. 200–222.

51. ISTAT: Istituto nazionale di statistica (nationales Institut für Statistik).

52. siehe Achterberg, 1993, S. 244–248 und Ambach, 2003, S. 5–6 und S. 84.

53. Illich, 2007, S. 78–84; siehe auch: Ambach, 2003, S. 52.

54. Ambach, S. 2003, S. 83.

55. siehe ZDN: Volksmedizin in Tirol, 2001, S. 20–21.

56. Ambach, 2003, S. 53.

57. siehe: http://www.unesco.at/kultur/basisdokumente/inoff_ue_konvention_ike.pdf; Stand: 31.05.13.

58. Ambach, 2003, S. 65.

59. siehe Ambach, 2003, S. 175.

60. siehe Ambach, 2003, S. 35.

61. siehe ZDN: Volksmedizin in Tirol, 2001, S. 137–138.

62. siehe Ambach, 2003, S. 37.

63. siehe Ambach, 2003, S. 37–41.

64. Ambach, 2003, S. 122.

65. siehe Ambach, 2003, S. 130, S. 186 und S. 138–142.

66. ebenda.

67. siehe Ambach, 2003, S. 124 und S. 133–134.

68. siehe ZDN: Volksmedizin in Tirol, 2001, S. 427.

69. siehe ZDN: Volksmedizin in Tirol, S. 240.

70. siehe Merhart, 1988, S. 65–70.

71. ZDN: Volksmedizin in Tirol, S. 240.

72. Schlern, Heft 3, 2006, S. 32.

73. siehe Denz, 2004, S. 38.

74. siehe Ambach, 2003, S. 35–36.

75. siehe auch Denz, 2004, S. 14 und Schlern, Heft 3, 2006, S. 25.

76. ZDN: Volksmedizin in Tirol, 2001, S. 93.

77. siehe Treiner, Rosa: Das Kräuterbuch der Treiner Rosa. Rezepte aus der Volksmedizin. Bozen: Edition Raetia, 2002, S. 78.

78. ZDN: Volksmedizin in Tirol, 2001, S. 243–625.

79. siehe Pickl-Herk, 1995, S. 3 und ZDN: Volksmedizin in Tirol, 2001, S. 241.

80. http://www.laimburg.it/de/sonderkulturen/460.asp; Stand: 31.05.2013.

81. http://www.duden.de/rechtschreibung/Kraeuterfrau, Stand: 31.05.2013.

In den Porträts der Kräuterfrauen sind Hinweise als Fußnoten jeweils unten auf der Seite zu finden.

Quellen

Quellenverzeichnis zur Einleitung

Achmüller, Arnold: Teufelskraut Bauchwehblüml Wurmtod. Das Kräuterwissen Südtirols. Bozen: Raitia, 2012.

Achterberg, Jeanne: Die Frau als Heilerin. Die schöpferische Rolle der heilkundigen Frau in Geschichte und Gegenwart. Bern, München, Wien, 1993.

Ambach, Helene: Heilweisen – Wegweisen. Ein pädagogisch-anthropologischer Beitrag zur dialogischen Pädagogik. Erfahrungen von Frauen und Männern aus Tirol, welche vermittelte und tradierte Heilweisen ausüben. Univ., Innsbruck, Dipl.-Arb., 2003.

Bingen, Hildegard von: Heilkraft der Natur – „Physica". Freiburg, Basel, Wien: Herder, 1991.

Declara, Mirko: Wunderdoktoren und Hexenbücher im Südtiroler Volksglauben. In: Der Schlern, Heft 3, Oktober 2006.

Denz, Hermann: Tschaikner, Manfred: Alltagsmagie, Hexenglaube und Naturheilkunde im Bregenzerwald.

Diepgen, Paul: Volksmedizin und wissenschaftliche Heilkunde. Ihre geschichtlichen Beziehungen. In: Grabner, Elfriede (Hg.): Volksmedizin. Probleme und Forschungsgeschichte. Darmstadt, 1967.

Dieterich, Susanne: Weise Frau. Hebamme, Hexe und Doktorin. Zur Kulturgeschichte der weiblichen Heil kunst. Leinfelden-Echterdingen, 2007.

Freundeskreis Treiner Rosa: Das Kräuterbuch der Treiner Rosa. Rezepte aus der Volksmedizin. Bozen, 2002.

Illich, Ivan: Die Nemesis der Medizin. Die Kritik der Medikalisierung des Lebens. Müncen: C.H. Beck, Auflage 4., 2007.

Matscher, Hans: Volksmedizin. Brixen, 1958.
Merhart von, Nenna: Bauerndökter und Heiler in Tirol. Innsbruck – Wien, 1988.

Pickl-Herk Waltraud: Volksmedizinische Anwendung von Arzneipflanzen im Norden Südtirols. Univ., Wien, 1995.

Rätsch, Christian: Heilkräuter der Antike in Ägypten, Griechenland und Rom – Mythologie und Anwendung einst und heute. München: Diederichs Gelbe Reihe, 1995.

Rippe, Olaf; Madejsky, Margret: Die Kräuterkunde des Paracelsus. Baden, München: AT Verlag, 2006.

Sangalli, Maurizio: Donne che curano le donne. Levatrici, partorienti e miracolate in età moderna. In: Lorenzi, Roberto Andrea (Hg.): Sante medichesse e streghe nell'Arco Alpino. Bozen, 1994.

Siess, Halfried: Mein Leben als Heilerin. Wien, 2008
Steinlechner, Cornelia Ines: Frauenbilder Hexenbilder, Heilungsbilder. Univ., Innsbruck, Dipl.-Arb., 1998.

Stoiber, Elisabeth: Arzneipflanzen in der Volksmedizin in verschiedenen Gebieten Südtirols. Univ., Wien, Dipl.-Arb. 1994.

Weidinger, Hermann-Josef: Mit dem Kräuterpfarrer durchs ganze Jahr. St. Pölten, Wien: Verlag Niederösterreichisches Pressehaus, 1988.

Zaunick, Rudolph: Von Sinn und Unsinn volksmedizinischen Glaubens. In: Grabner Elfriede (Hg.): Volksmedizin. Probleme und Forschungsgeschichte. Darmstadt, 1967.

ZDN: Zentrum zur Dokumentation von Naturheilverfahren, div. Autoren: Volksmedizin in Tirol, Band I-IV. 2001, Tisens.

Verwendete Quellen im Internet

(Stand: 31.05.2013 – so aufgeführt, wie sie in den Einleitungen verwendet wurden):

- http://www.uni-hildesheim.de/fb4/institute/biologie/anthropologie/medizin-der-goetter/heilsysteme/mesopotamien-und-aegypten/export.pdf
- http://www.uni-hildesheim.de/index.php?id=1330
- http://www.uni-hildesheim.de/fb4/institute/biologie/anthropologie/medizin-der-goetter/heilsysteme/schamanische-traditionen/
- http://de.wikipedia.org/wiki/Abu_Muhammad_Ibn_al-Baitar
- http://de.wikipedia.org/wiki/Liber_de_cultura_hortorum

- http://de.wikipedia.org/wiki/Rotes_Buch_von_Hergest
- http://www.heilkraeuter.de/heiler/paracelsus.htm
- http://www.naturanaturans.de/artikel/pdf/heilen_im_einklang_mit_den_sternen.pdf
- http://www.natura-naturans.de/artikel/pdf/signaturenlehre_2003
- http://de.wikipedia.org/wiki/Friedrich_Sert%C3%BCrner
- http://de.wikipedia.org/wiki/Sebastian_Kneipp
- http://de.wikipedia.org/wiki/Johann_Siegmund_Hahn
- http://www.kneipp.de/de/kneipp_philosophie.html
- http://de.wikipedia.org/wiki/Johann_K%C3%BCnzle
- http://www.naturheilkraut.com/index.php/K%C3%BCnzle
- http://www.nur-zitate.com/autor/Johann_Kuenzle
- http://de.wikipedia.org/wiki/Hermann-Josef_Weidinger
- http://www.kraeuterpfarrer.at/kraeuterpfarrer/biografie/bio.php
- http://cba.fro.at/2261
- http://de.wikipedia.org/wiki/Biopiraterie
- http://www.fr-online.de/wissenschaft/pharmafirma-erfolglos-kein-patent-auf-heilpflanzen,1472788,2976016.html
- http://blogs.taz.de/drogerie/2010/11/04/pharmalobby_kaempft_fuer_verbot_von_heilpflanzen/
- http://www.zeitenschrift.com/magazin/69-Pharma-Diktatur-Verbot-von-Naturmedizin.ihtml
- http://www.baerbelmohr.de/online-magazin/9-gesundheitsartikel/206-was-ist-der-codex-alimentarius-wirklich.html
- http://www.ilcambiamento.it/legislazione_ambientale/autoproduzione_fuorilegge_proposta_legge_ue.html
- http://www.duden.de/suchen/dudenonline/kr%C3%A4uterfrau http://de.wikipedia.org/wiki/Heilung
- http://en.wikipedia.org/wiki/Women_in_medicine
- www.kaiserin.de
- http://www.selket.de/leben-im-alten-aegypten/medizin-und-krankheiten.html#aerzte
- http://en.wikipedia.org/wiki/Merit_Ptah
- http://de.wikipedia.org/wiki/Agamede_%28Tochter_des_Augeias%29
- http://de.wikipedia.org/wiki/Agnodike
- http://en.wikipedia.org/wiki/Metrodora
- http://de.wikipedia.org/wiki/Octavia_Minor
- http://de.wikipedia.org/wiki/Fabiola
- http://de.wikipedia.org/wiki/Hieronymus_%28Kirchenvater%29
- http://de.wikipedia.org/wiki/Paula_von_Rom
- http://www.fachdidaktik.klassphil.uni-muenchen.de/forschung/didaktik_waiblinger/marion_giebel/nicht_nur_sittsam.pdf
- http://www.ibka.org/artikel/ag98/frauen.html
- http://de.wikipedia.org/wiki/Brigid
- http://de.wikipedia.org/wiki/Druidin
- http://de.wikipedia.org/wiki/Tlachtga
- https://de.wikipedia.org/wiki/Germanen
- http://www.germanen-und-roemer.de/lex027d.htm
- http://de.wikipedia.org/wiki/Germanische_Seherin
- http://de.wikipedia.org/wiki/Ganna_%28Seherin%29
- http://de.wikipedia.org/wiki Albruna_%28Seherin%29
- http://www.uni-hildesheim.de/index.php?id=1331
- http://de.wikipedia.org/wiki/Frau_Holle
- http://www.hausfrauenseite.de/rezepte/kraeuterhexe/gruendonnerstagsuppe.html
- http://thehistoryofthehairsworld.com/haar_im_mittelalter.html
- http://en.wikipedia.org/wiki/Dorotea_Bucca
- http://en.wikipedia.org/wiki/Abella
- http://en.wikipedia.org/wiki/Rebecca_de_Guarna
- http://en.wikipedia.org/wiki/Mercuriade
- http://en.wikipedia.org/wiki/Jacobina_F%C3%A9licie
- http://en.wikipedia.org/wiki/Alessandra_Giliani
- http://en.wikipedia.org/wiki/Constance_Calenda
- http://en.wikipedia.org/wiki/Calrice_di_Durisio
- http://www.geburtskanal.de/index.html?mainFrame=http://www.geburtskanal.de/Wissen/Hebammen/Beruehmte_Hebammen.php&topFrame=http://www.geburtskanal.de/header.html
- http://www.kaiserin.de/marie-louise-bourgeois.php
- http://de.wikipedia.org/wiki/Louyse_Bourgeois
- http://www.sciencemuseum.org.uk/broughttolife/people/janesharp.aspx

- http://en.wikipedia.org/wiki/Jane_Sharp
- http://de.wikipedia.org/wiki/Justine_Siegemundin
- http://www.kaiserin.de/die-siegemundin.php
- http://en.wikipedia.org/wiki/Elinor_Sneshell
- http://en.wikipedia.org/wiki/Cunning_folk
- http://en.wikipedia.org/wiki/Brigitta_Andersdotter
- http://en.wikipedia.org/wiki/Ingeborg_i_Mj%C3%A4rhult
- http://en.wikipedia.org/wiki/Brita_Bi%C3%B6rn
- http://en.wikipedia.org/wiki/Gertrud_Ahlgren
- http://en.wikipedia.org/wiki/Mor_S%C3%A6ther
- http://en.wikipedia.org/wiki/Kisamor
- http://www.uni-tuebingen.de/frauenstudium/daten/ueberblick/hist-ueberblick_Europa.pdf
- http://en.wikipedia.org/wiki/Lovisa_%C3%85rberg
- http://en.wikipedia.org/wiki/Amalia_Assur
- http://en.wikipedia.org/wiki/Rosalie_Fougelberg
- http://it.wikipedia.org/wiki/Maria_Dalle_Donne
- http://en.wikipedia.org/wiki/Maria_Pettracini
- http://de.wikipedia.org/wiki/Elizabeth_Blackwell_%28%C3%84rztin%29
- http://de.wikipedia.org/wiki/Emily_Blackwell
- http://de.wikipedia.org/wiki/Marie_Zakrzewska
- http://de.wikipedia.org/wiki/Nadeschda_Prokofjewna_Suslowa
- http://de.wikipedia.org/wiki/Elizabeth_Garrett_Anderson
- http://en.wikipedia.org/wiki/James_Barry_%28surgeon%29
- http://de.wikipedia.org/wiki/Florence_Nightingale
- http://fr.wikipedia.org/wiki/Madeleine_Br%C3%A8s
- http://it.wikipedia.org/wiki/Ernestina_Paper
- https://scienzaa2voci.unibo.it/biografie/147-puritz-manasse-paper-ernestina
- http://de.wikipedia.org/wiki/Gabriele_Possanner
- http://de.wikipedia.org/wiki/Rosa_Kerschbaumer-Putjata
- http://de.wikipedia.org/wiki/Ayurveda#Ausbildung_zum_Arzt_oder_Therapeuten
- http://www.unesco.at/kultur/basisdokumente/in-off_ue_konvention_ike.pdf http://www.malvae.com/der_kraeuteranbau.html
- http://www.laimburg.it/de/sonderkulturen/460.asp
- http://www.biosuedtirol.it/language.html
- http://www.duden.de/rechtschreibung/Kraeuterfrau

Bildquellen Einleitung:

- S 8, S 10, S 17, S 27, S 30, S 55, S 56, S 66: Alice Hönigschmid
- S 15: Alexia Zöggeler
- S 16: http://de.wikipedia.org/wiki/St._Galler_Klosterplan
- S 21: http://commons.wikimedia.org/wiki/File:Two_English_Walnuts_edit.jpg?uselang=de AndonicO©
- S 22: http://commons.wikimedia.org/wiki/File:Papaver_somniferum_FotoTakkk_Hungary.jpg Takkk©
  http://commons.wikimedia.org/wiki/File:Mohn_z05.jpg Zyance©
- S 25: Armin Reinhardt
- S 34: http://en.wikipedia.org/wiki/File:Asclepius_and_hygieia_relief.jpg
- S 41: http://commons.wikimedia.org/wiki/File:Trotula_of_Salerno.jpg?uselang=de
- S 45: http://commons.wikimedia.org/wiki/File:Louise_Boursier.jpg?uselang=de
- S 48: http://commons.wikimedia.org/wiki/File:Gertrud_Ahlgren.jpg?uselang=de
- S 51: http://commons.wikimedia.org/wiki/File:Elizabeth_Blackwell_%28M.D.%29.jpg
- S 52: http://commons.wikimedia.org/wiki/File:James_Barry_%28surgeon%2901.jpg
- S 60: © Tiroler Landesmuseen (Ausstellung Dreck im Tiroler Volkskunstmuseum, 2013)
- S 63: http://commons.wikimedia.org/wiki/File:18th_century_dowser.jpg
- S 69: Laimburg

Autorinnen

Astrid Schönweger

„Ich war Zeit meines Lebens die Bewahrerin des mündlich überlieferten Wissens meiner Oma, habe über zwanzig Jahre lang im Frauenmuseum Frauenwissen angesammelt und ihm Bedeutung gegeben – für mich ist es eine folgerichtige Weiterentwicklung meines Weges, mich auf die Spuren der Südtiroler Kräuterfrauen zu begeben und ihr Wissen, ihr Leben und ihre Tipps zu erzählen."

v.l.n.r. Astrid Schönweger, Irene Hager, Alice Hönigschmid

Stand: verheiratet
Familie: 2 eigene Kinder, 2 Stiefkinder, 1 Ziehsohn, 1 Enkelin
Geburt: 12.6.1968 in Meran
Kindheit: in Bozen aufgewachsen
Wohnort: Meran
Arbeit: Publizistin, Erwachsenenbildnerin, Vintschger-Typenlehre-Beraterin
Berufung: unterhaltende, symbolische und informative Geschichten erzählen, Frauenwissen vor der Vergessenheit retten, hervorheben und verbreiten, das Wissen der eigenen Großmutter aufarbeiten und zugänglich machen

Bisherige Publikationen:
Schönweger, Astrid; Gutweniger, Ulrich: „Die Vintschger Typenlehre. Sich selbst und andere besser verstehen lernen"; Innsbruck: Löwenzahn Verlag, 2011.
Schönweger, Astrid (Hg.): Gott weiblich. Arunda, März 2010.
Schönweger, Astrid (Hg.): Von Schönheit, Alltag und Arbeit ... Das Frauenmuseum Meran erzählt. Innsbruck: StudienVerlag, 2006.
Seit 1995 zahlreiche Ausstellungskataloge und Beiträge in Zeitschriften und Büchern zu frauenspezifischen Themen im Auftrag des Frauenmuseums Meran.

Irene Hager von Strobele

„Die Pflanzen und im Besonderen die Kräuter standen mir immer schon nahe. Dieses Erbe habe ich von meiner Großmutter, die mit ihren 95 Jahren noch immer einen großen Garten hütet und ihre Brennnesseln pflegt wie andere ihre Tomaten. Für mich sind die zahlreichen Gespräche mit den Frauen über ihr Kräuterwissen ein ganz besonderer Weg, meinen eigenen Zugang zur Kräuterwelt zu finden und gleichzeitig anderen von einer großen Vielfalt zu erzählen."

Stand: lebt in Partnerschaft
Geburt: 16.7.1970 in Bozen
Kindheit: in Bozen aufgewachsen
Wohnort: Laatsch/Mals in Vinschgau
Arbeit: Museumspädagogin, Ausstellungskuratorin, Filzerin
Berufung: Leben im Rhythmus der Natur und der Jahreszeiten, ein Garten mit Kräutern, Obst und Gemüse, der sie und ihren Partner versorgt, regionale Kreisläufe, sich einmal im Jahr eine zweimonatige Auszeit auf der Alm gönnen.

Alice Hönigschmid

„Um mich wieder mit der Fülle der Natur und meinen mütterlichen Wurzeln zu verbinden bin ich vor drei Jahren nach Südtirol ‚zurück' gekommen. Mich fasziniert die stille, mystische Kraft der Pflanzenwelt schon, seit ich Kind war, und ich liebe es, Menschen zu begegnen, die sich dieser Welt leidenschaftlich und authentisch hingeben. Vielen Dank an alle Kräuterfrauen, dass ihr mich, jede auf ihre spezielle Art, ein Stück weit mitgenommen habt."

Stand: lebt in Partnerschaft
Geburt: 15.04.1970 in München
Kindheit: in München aufgewachsen
Wohnort: Eppan
Arbeit: Grafikerin (Ausstellung, Magazin und Fotografie), Yogalehrerin, Pferdephysiotherapeutin
Berufung: Mensch, Tier und Natur im Einklang spüren und darin leben. Das Bestreben nach Harmonie und Rhythmus bestimmt ihr tägliches Leben, ob in Text, Bild und Raum, beim Yoga, mit dem Pferd oder in zwischenmenschlichen Beziehungen.

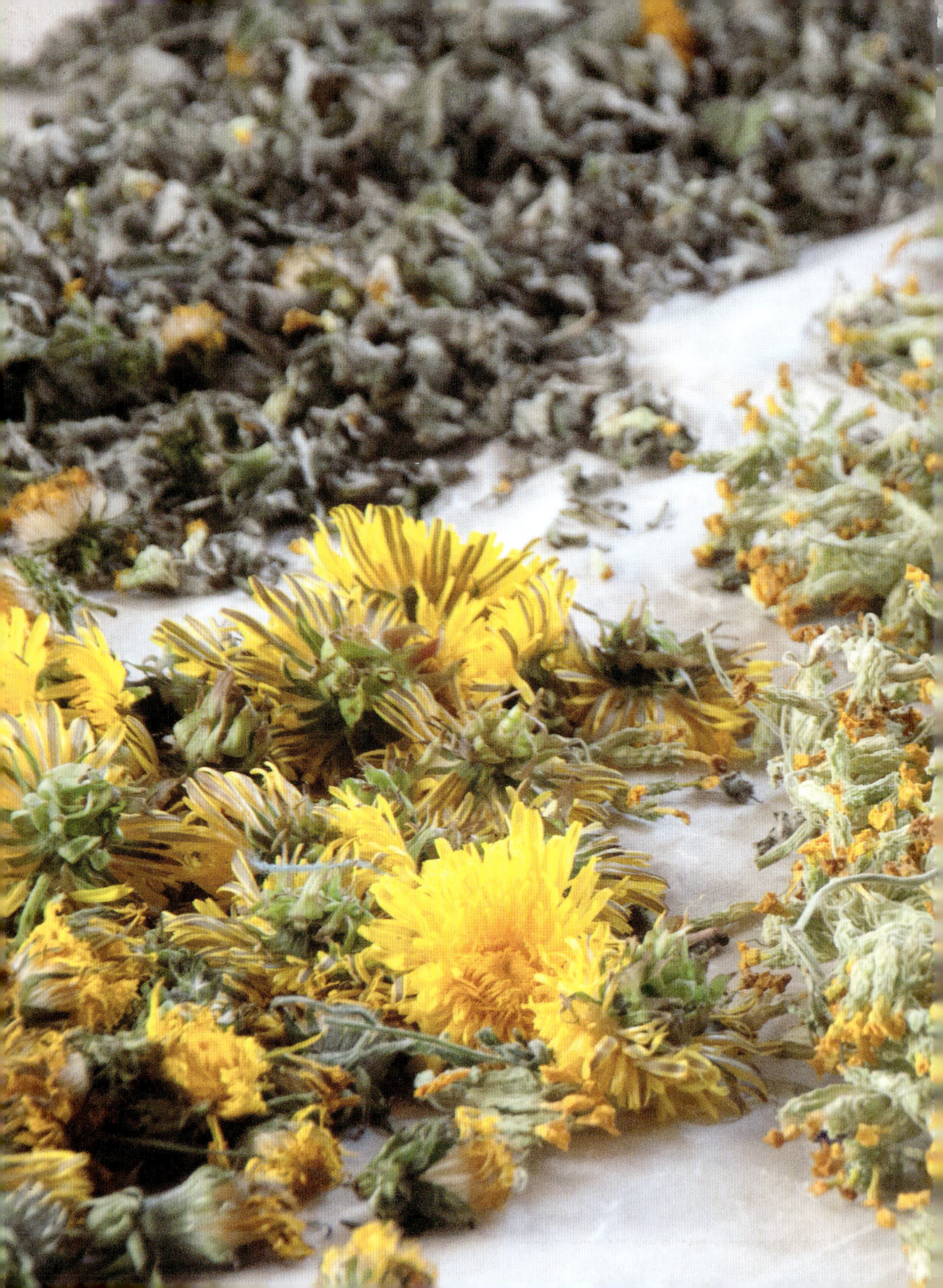